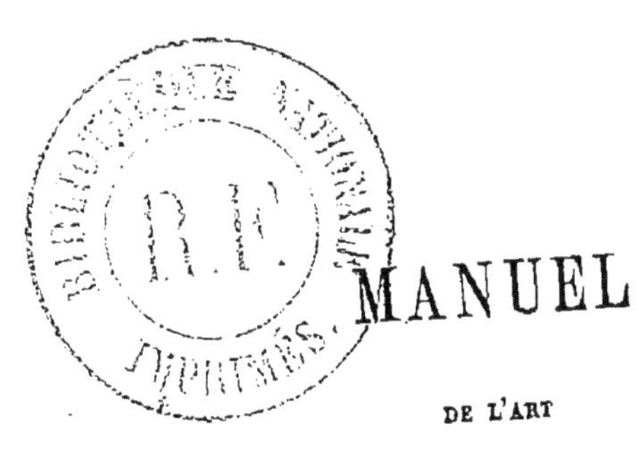

MANUEL

DE L'ART

DES ACCOUCHEMENTS

LIBRAIRIE MÉDICALE DE GERMER BAILLIÈRE,

17, RUE DE L'ÉCOLE-DE-MÉDECINE, 17.

BAUDELOCQUE. **L'art des accouchements.** 8e édition, 1844, 2 vol. in-8 de 1,340 pages, avec 17 pl. 18 fr.

BRACHET. **Traité de l'hystérie.** 1848, 1 vol. in-8. 3 fr. 50.

BRACHET. **Traité pratique des convulsions de l'enfance.** 2e édition, 1837, 1 vol. in-8. 3 fr. 50.

BECQUEREL. **Traité clinique des maladies de l'utérus et de ses annexes,** par M. L.-A. Becquerel, médecin de l'hôpital de la Pitié, professeur agrégé à la Faculté de médecine de Paris, etc., 1859, 2 vol. in-8 de 1,061 pages, avec un atlas de 18 pl. (dont 5 coloriées) représentant 44 figures. 20 fr.

BÉRAUD et ROBIN. **Manuel de physiologie de l'homme et des principaux vertébrés,** répondant à toutes les questions physiologiques du programme des examens de fin d'année, par M. Béraud, chirurgien des hôpitaux de Paris, revu par M. Ch. Robin, agrégé de la Faculté de médecine de Paris. 1856-1857, 2 vol. gr. in-18. 2e édition entièrement refondue. 12 fr.

DUPARCQUE. **Traité des maladies de la matrice,** 1839, 2 vol. in-18. 2e édition. 12 fr.

JACQUEMIER. **Manuel des accouchements et des maladies des femmes grosses et accouchées,** contenant les soins à donner aux nouveau-nés. 1846, 2 vol. gr. in-18 de 1,520 pages, avec 63 fig. dans le texte. 9 fr.

JAMAIN. **Nouveau traité élémentaire d'anatomie descriptive et de préparations anatomiques,** par M. le docteur Jamain, chirurgien des hôpitaux, suivi d'un **Précis d'embryologie,** par M. Verneuil, agrégé et chirurgien des hôpitaux, 2e édition. 1861, 1 vol. grand in-18 de 900 pages avec 200 fig. intercalées dans le texte. 12 fr.

JAMAIN. **Manuel de petite chirurgie contenant les pansements,** les médicaments topiques, les bandages, les appareils de fractures et des affections articulaires, l'application des bandages herniaires et des pessaires, les pansements des plaies, des hémorrhagies, de la gangrène, des brûlures, des ulcères, la rubéfaction, la vésication, la cautérisation, les ponctions, la vaccination, les incisions, la saignée, les ventouses, le cathétérisme, l'extraction des dents, les agents anesthésiques, etc., 1860, 3e édition refondue. 1 vol. gr. in-18 de 716 pages, avec 307 fig. 7 fr.

MOREAU. **Atlas de 60 planches sur l'art des accouchements.** Ces planches exécutées d'après nature, par M. Emile Beau, sur les préparations anatomiques du docteur Jacquemier, ancien interne de la maison d'accouchement de Paris, sont destinées à servir de complément à tous les traités d'accouchements.

Prix de l'atlas cartonné avec figures noires. 25 fr.

» avec figures coloriées. 60 fr.

NAEGELÉ. **Manuel d'accouchements à l'usage des élèves sages-femmes,** nouvelle traduction de l'allemand sur la dernière édition, par M. le docteur Schlesinger-Rahier, augmentée et annotée par M. le docteur Jacquemier, ancien interne de la maison d'accouchements de Paris, suivi d'un appendice contenant la saignée, les ventouses, la vaccine et les préparations pharmaceutiques les plus usuelles et les plus simples, et terminé par un **Questionnaire** complet. (Ouvrage placé, par décision ministérielle, au rang des livres classiques des élèves sages-femmes de la Maternité de Paris). 1 vol. gr. in-18, avec 87 fig. Nouvelle édition, augmentée. 1857. 6 fr.

PICHARD. **Maladies des femmes.** Des ulcérations et des ulcères du col de la matrice et de leur traitement. 1848, 1 vol. gr. in-8 de 500 pages, avec 27 fig. 8 fr.

VANIER (du Hâvre). **Clinique des hôpitaux des enfants,** et Revue rétrospective médico-chirurgicale, thérapeutique et hygiénique des maladies de l'enfance. 1841-1843, 3 vol. in-8. 7 fr.

MANUEL

DE L'ART DES

ACCOUCHEMENTS

précédé

D'UNE DESCRIPTION ABRÉGÉE DES FONCTIONS ET DES ORGANES DU CORPS HUMAIN

et suivi

D'UN EXPOSÉ SOMMAIRE DES PRÉPARATIONS PHARMACEUTIQUES ET DES OPÉRATIONS DE PETITE CHIRURGIE LES PLUS USITÉES

A L'USAGE DES ÉLÈVES SAGES-FEMMES

PAR

MAUNOURY et SALMON

Docteurs en médecine,
Professeurs du Cours gratuit d'accouchements du département d'Eure-et-Loir,
Chirurgiens de l'Hôtel-Dieu de Chartres, anciens Internes des hôpitaux de Paris

DEUXIÈME ÉDITION

CONSIDÉRABLEMENT MODIFIÉE

Avec 16 planches représentant 30 figures.

PARIS

GERMER BAILLIÈRE, LIBRAIRE-ÉDITEUR,

RUE DE L'ÉCOLE-DE-MÉDECINE, 17.

1861

PRÉFACE.

Nous soumettons à nos confrères dans l'enseignement de l'obstétrique pour les élèves sages-femmes la seconde édition de ce manuel de l'art des accouchements.

Ce que notre première édition présentait d'inexact ou d'incomplet a disparu dans celle-ci. Le livre est ainsi modifié profondément et considérablement amélioré. Il est en rapport avec les données de la science actuelle pour tout ce qui concerne la *caduque*, la *structure de l'ovule*, le *développement de l'œuf*. Dans aucun autre ouvrage de ce genre n'ont peut-être été décrites avec autant de détails les notions anatomiques relatives au *bassin*, aux *muscles* et aux *aponévroses*, aux *organes* de l'*appareil génital*. Dans la première partie, nous avons refait les articles concernant les *classifications*, le *mécanisme de l'accouchement*, la *délivrance*, etc. Dans la seconde partie, nous avons ajouté un paragraphe très-court sur la *stérilité*, modifié et remanié les articles *vices de conformation du bassin*, *obliquités de l'utérus*, *irrégularités de mécanisme dans l'accouchement*, *présentations du tronc*. Les seuls points qu'il ne nous ait pas semblé utile de développer davantage sont les *opérations obstétricales graves*, les *maladies des enfants* et les *maladies des femmes en couches*. Néanmoins une note sommaire indique tous les modes d'*application du forceps* au détroit inférieur, dans l'excavation, au détroit supérieur; un article très-étendu est destiné aux manœuvres de la *version;* enfin, dans l'*histoire des maladies*, nous avons toujours eu le soin d'insister sur la définition, les causes et les symptômes, etc., c'est-à-dire sur ce qui peut en donner aux élèves une connaissance précise.

Les professeurs retrouveront seulement dans ce livre deux choses qui n'ont pas été ou qui ont été peu modifiées; ce sont l'*introduction* et le *complément*. Or, pour l'introduction, nous n'avions rien à ajouter à ce que nous avions dit déjà touchant les devoirs des sages-femmes; pour le complément, nous ne pouvions pas oublier que la sage-femme n'exerce pas la médecine et ne doit pas l'exercer, et qu'il était dangereux d'augmenter la liste des préparations pharmaceutiques à son usage.

1er Novembre 1860.

INTRODUCTION.

---

§ I. La profession de sage-femme consiste principalement à donner des soins aux femmes dans le travail de l'enfantement.

Là ne se borne pas cependant l'exercice de cette utile profession.

a. La sage-femme est quelquefois appelée à constater si la conformation d'une jeune fille lui permet de contracter mariage sans danger pour elle ni pour les enfants qu'elle pourra mettre au monde.

b. Souvent elle est consultée pour rechercher si une femme est enceinte ou non.

c. Pendant la grossesse, elle est la conseillère habituelle et éclairée des femmes, dans toutes les circonstances favorables ou défavorables de cet état.

d. Au moment de l'enfantement, ordinairement elle est chargée seule de la difficile et grave mission de conserver deux existences: celle de la femme en travail qu'elle assiste, celle de l'enfant qui vient au monde.

e. Dans les cas critiques, heureusement assez rares, où l'intervention d'un homme de l'art est devenue nécessaire, la sage-femme est obligée encore à des devoirs importants. Elle dirige par des renseignements judicieux les premières recherches du médecin; elle l'éclaire sur la marche du travail; au moment d'agir dans les cas graves, elle sert d'intermédiaire précieux entre l'opérateur et la malade; elle est, dans l'opétion, l'aide unique sur lequel le chirurgien puisse immédiatement compter.

f. Après l'enfantement, combien d'autres soins rentrent dans les attributions de la sage-femme, alors même qu'un excès de zèle ne l'entraîne pas à les dépasser! Elle règle les conditions hygiéniques qui conviennent à la mère; elle prescrit le traitement de la fièvre produite par la montée du lait dans les mamelles; elle indique l'époque où la femme doit définitivement cesser d'être nourrice.

g. L'enfant mérite de la part de la sage-femme une attention plus délicate. Après un travail difficile, souvent il doit la vie à sa persévérance éclairée; plus tard, sa santé peut être compromise par le mauvais choix d'une nourrice; constamment le développement régulier de ses forces est soumis à la plus ou moins bonne direction des soins journaliers qu'il reçoit. La sage-femme outrepasserait ses devoirs auprès de l'enfant, si, comme cela arrive trop souvent, elle s'en instituait le médecin. Elle vaccine, elle combat certaines indispositions passagères, elle vient en aide à l'homme de l'art dans les prescriptions qu'il fait exécuter, mais elle doit refuser ses conseils dans les maladies.

§ II. De cette intervention journalière de la sage-femme dans les circonstances précédentes, devait résulter incontestablement la nécessité de connaissances sérieuses chez la femme qui se destine à cette profession. La loi a garanti ces connaissances par les dispositions suivantes:

Extrait de la loi du 19 ventôse an XI.

Art. 30. Il sera établi dans l'hospice le plus fréquenté de chaque département un cours annuel et gratuit d'accouchement théorique et pratique, destiné particulièrement à l'instruction des sages-femmes...

Art. 31. Les élèves sages-femmes devront avoir suivi au moins deux de ces cours, et vu pratiquer pendant neuf mois ou pratiqué elles-mêmes les accouchements pendant six mois dans un hospice ou sous la surveillance d'un professeur, avant de se présenter à l'examen.

Art. 33. Les sages-femmes ne pourront employer les instruments, dans les cas d'accouchements laborieux, sans appeler un docteur ou un médecin, ou un chirurgien anciennement reçu.

Art. 34. Les sages-femmes feront enregistrer leur diplôme au tribunal de première instance et à la sous-préfecture de l'arrondissement où elles s'établiront, et où elles auront été reçues.

Art. 35. Tout individu qui continuerait d'exercer l'art des accouchements sans avoir de diplôme, sera poursuivi et condamné à une amende pécuniaire envers les hospices.

Art. 36. L'amende pourra être portée à cent francs pour les femmes qui pratiquent illicitement l'art des accouchements.

Extrait d'un arrêté du Ministre de l'intérieur du 9 novembre 1811.

Il est ouvert à Paris, à l'hospice de la Maternité, une école d'accouchement destinée à former des élèves sages-femmes pour tous les départements du royaume.

On y enseigne :

1° La théorie et la pratique des accouchements ;

2° La vaccination ;

3° La saignée ;

4° La connaissance des plantes usuelles plus particulièrement destinées aux femmes enceintes et en couches.

Deux sortes d'examens sont offerts aux élèves sages-femmes :

1° Devant les jurys médicaux, où elles ont à répondre aux questions qui leur sont faites, en exécutant sur le fantôme *(mannequin)* les opérations les plus simples des accouchements, et expliquant les accidents qui peuvent les précéder, les accompagner et les suivre, ainsi que les moyens d'y remédier.

Lorsqu'elles ont répondu d'une manière satisfaisante, il leur est délivré gratuitement un diplôme d'après lequel elles peuvent exercer, mais seulement dans les départements où elles ont été examinées et reçues.

2° Devant trois professeurs d'une des Facultés de médecine, où elles sont soumises à deux examens, l'un sur la théorie, l'autre sur la pratique des accouchements, après avoir prouvé qu'elles ont suivi au moins deux des cours de l'École ou de l'hospice de la Maternité.

Les frais pour leur réception sont de *cent vingt francs.*

Les sages-femmes ainsi reçues peuvent s'établir dans tous les départements.

Extrait d'une ordonnance du 2 février 1823.

Dans les trois Facultés, il est ouvert, chaque année, des cours d'accouchement, où sont admises gratuitement toutes les femmes qui témoignent le dessein d'apprendre à exercer la profession d'accoucheuses.

§ III. Il ne suffit pas, pour exercer la profession de sage-femme, d'avoir satisfait à ces sérieuses exigences de la loi. Il faut offrir certaines qualités du cœur et présenter des garanties de bonnes mœurs.

On recherchera l'assistance de la sage-femme si, agréable

dans ses manières et bienveillante, elle est douée de cette sensibilité affectueuse qui fait compatir aux maux des autres. On l'estimera si, charitable, elle est toujours disposée à secourir également les pauvres et les riches. On ne redoutera pas de l'appeler sans l'assistance d'un médecin si elle est prudente et circonspecte, et si l'on sait qu'elle règle sa conduite plutôt sur les exigences d'un travail qui se prolonge qu'en vue d'abréger ses ennuis et ses fatigues.

Art. 319 (Code pénal). Quiconque, par maladresse, imprudence, inattention ou inobservation des règlements, aura commis involontairement un homicide, ou en aura été involontairement la cause, sera puni d'un emprisonnement de trois mois à deux ans, et d'une amende de 50 fr. à 600 fr.

Art. 320 (Code pénal). S'il n'est résulté du défaut d'adresse ou de précaution que des blessures ou des coups, l'emprisonnement sera de six jours à deux mois, et l'amende sera de 16 fr. à 100 fr.

La sage-femme devra encore, pour rester aux yeux de tous digne du respect dû à son utile profession, être décente dans ses manières et dans ses paroles, ce que n'empêche pas le langage scientifique qu'elle doit parler ; être loyale et sincère vis-à-vis des autres sages-femmes, ce qui constitue la véritable confraternité ; enfin, posséder de telles habitudes de discrétion, que la famille puisse la rendre sans danger dépositaire de ses plus importants secrets.

Art. 378 (Code pénal). — Les médecins, chirurgiens et autres officiers de santé, ainsi que les pharmaciens, les *sages-femmes* et autres dépositaires, par état ou profession, des secrets qu'on leur confie, qui, hors le cas où la loi les oblige à se porter dénonciateurs, auront révélé ces secrets, seront punis d'un emprisonnement d'un mois à six mois, et d'une amende de 100 à 200 fr.

Quant aux devoirs de la sage-femme aux yeux de la loi, ils ont une importance toute spéciale. Il lui faut une probité scrupuleuse et une fermeté inébranlable ; qu'elle se défie des mensonges, qu'elle repousse les promesses, qu'elle résiste aux prières et aux larmes, à toutes les obsessions dont le but est de l'associer à de criminelles tentatives !

Art. 317 (Code pénal). Quiconque, par aliments, breuvages, médicaments, violences ou par tout autre moyen, aura procuré l'avortement d'une femme enceinte, soit qu'elle ait consenti ou non, sera puni de la réclusion.

La même peine sera prononcée contre la femme qui se sera procuré l'avortement à elle-même, ou qui aura consenti à faire usage des moyens à elle indiqués ou administrés à cet effet, si l'avortement s'en est suivi.

Les médecins, chirurgiens et autres officiers de santé, ainsi que les pharmaciens, qui auront indiqué ou administré ces moyens, seront condamnés à la peine des travaux forcés à temps, dans les cas où l'avortement aurait lieu.

Art. 348 (Code pénal). Ceux qui auront porté à un hospice un enfant au-dessous de sept ans accomplis, qui leur aurait été confié afin qu'ils en prissent soin, ou pour toute autre cause, seront punis d'un emprisonnement de six semaines à six mois, et d'une amende de 16 fr. à 50 fr. Toutefois aucune peine ne sera prononcée s'ils n'étaient pas tenus ou ne s'étaient pas obligés de pourvoir gratuitement à la nourriture et à l'entretien de l'enfant, et si personne n'y avait pourvu.

Art. 349 (Code pénal). Ceux qui auront exposé et délaissé en un lieu solitaire un enfant au-dessous de l'âge de sept ans accomplis, ceux qui auront donné l'ordre de l'exposer ainsi, si cet acte a été exécuté, seront pour ce seul fait, condamnés à un emprisonnement de six mois à deux ans et à une amende de 16 fr. à 200 fr.

Art. 352 (Code pénal). Ceux qui auront exposé ou délaissé en un lieu non solitaire un enfant au-dessous de l'âge de sept ans accomplis, seront punis d'un emprisonnement de trois mois à un an, et d'une amende de 16 fr. à 100 fr.

Art. 345 (Code pénal). Les coupables d'enlèvement, de récélé ou de suppression d'un enfant, de substitution d'un enfant à un autre, ou de supposition d'un enfant à une femme qui ne sera pas accouchée, seront punis de la réclusion.

La même peine aura lieu contre ceux qui, étant chargés d'un enfant, ne le représenteraient point aux personnes qui ont droit de le réclamer.

Art. 77 (Code Napoléon). Aucune inhumation ne sera faite sans une autorisation, sur papier libre et sans frais, de l'officier de l'état-civil, qui ne pourra la délivrer qu'après s'être transporté auprès de la personne décédée, pour s'assurer du décès, et que vingt-quatre heures après le décès, hors les cas prévus par les réglements de police.

§ IV. D'après ce que nous venons de dire touchant les attributions de la sage-femme, on comprend combien doivent être variées et complètes les connaissances exigées dans la pratique.

Ce Manuel a pour objet de résumer ces connaissances.

Sous le titre de préliminaires, une description abrégée du corps humain initiera d'abord l'élève aux notions les plus usuelles de son art. Elle y apprendra par quel mécanisme fonctionne le corps dans l'état de vie, quelles parties constituent ce mécanisme, comment le sang circule dans les vaisseaux, etc.

Après cet aperçu général commencera l'histoire de la génération proprement dite. Nous étudierons cette fonction sous trois faces : 1° dans son état normal ou habituel ; 2° dans les anomalies qu'elle présente quelquefois ; 3° dans les accidents qui peuvent l'entraver.

La première partie, qui traite de l'état normal, comprendra : l'anatomie normale des organes de la génération, l'histoire de la conception et de la grossesse, les modes divers de l'accouchement naturel, les suites des couches.

Dans la seconde partie, après avoir parlé des causes d'anomalies dépendant des organes de la génération, nous étudierons les grossesses composées et extrà-utérines, les variétés nombreuses de l'accouchement difficile ou laborieux, les manœuvres opératoires qui les concernent.

La troisième partie sera consacrée aux maladies de la grossesse et de l'accouchement, comme les hémorrhagies et les convulsions, aux affections des femmes en couches, aux indispositions de l'enfant nouveau-né.

Nous terminons le livre par un traité succinct comprenant les préparations pharmaceutiques les plus usitées, et les opérations de petite chirurgie qui sont du ressort des sages-femmes.

MANUEL

DE L'ART

DES ACCOUCHEMENTS.

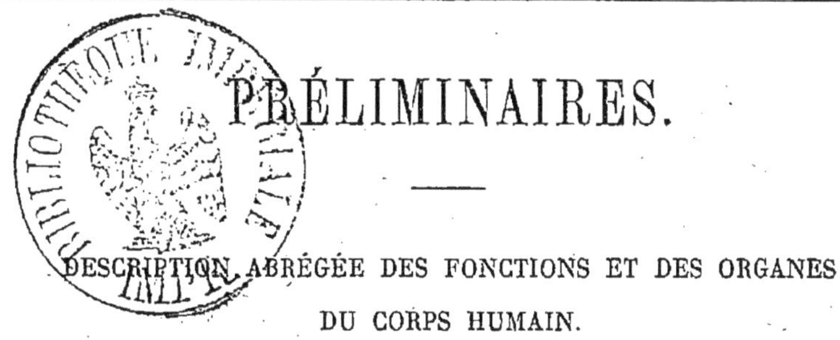

PRÉLIMINAIRES.

DESCRIPTION ABRÉGÉE DES FONCTIONS ET DES ORGANES DU CORPS HUMAIN.

La vie est la faculté dont jouissent certains êtres de durer pendant un temps limité sous une forme déterminée, de se reproduire, d'exécuter un certain ensemble d'actes dans le but de se développer et de se conserver.

Les êtres qui, comme les animaux, sont doués de cette faculté, portent le nom d'êtres *animés* ou *vivants*.

L'*homme* est le plus parfait des êtres vivants.

Le *corps humain* est l'ensemble des instruments au moyen desquels la vie s'exécute chez l'homme.

On appelle *organe* tout instrument qui sert à exécuter un acte ou une action.

On nomme *appareil* un groupe d'organes destinés à accomplir une série d'actes pour le même but.

On entend par *fonction* la série des actes qu'exécute un appareil; les mots *acte, action* et *fonction* ont ainsi une signification identique.

Il y a dans l'être humain quatre grandes fonctions principales et quatre grands appareils.

Trois servent à la conservation de l'individu ; le quatrième est destiné à la conservation de l'espèce humaine par la reproduction. Ils sont nommés :

1° *Fonction de l'innervation, appareil nerveux* qui ordonne et fait exécuter les mouvements. Les principaux organes de cet appareil sont le *cerveau*, la *moelle* et les *nerfs*.

2° *Fonction de la nutrition, appareil nutritif* destiné à transformer en sang les différentes substances qui forment nos aliments. Les principaux organes sont l'*estomac* et les *intestins*.

3° *Fonction de la respiration et de la circulation, appareil respiratoire et circulatoire* dont le but est de rendre le sang plus propre à la vie par son contact avec l'air et de le distribuer dans toutes les parties du corps. Les organes principaux sont les *poumons*, le *cœur*, les *vaisseaux*.

4° *Fonction de la génération, appareil génital* destiné à la conservation de l'espèce humaine par la reproduction. Les organes principaux sont, chez la femme, les *ovaires* et la *matrice*.

Chacun de ces appareils est renfermé en partie dans une cavité spéciale du corps; il y a donc quatre grandes cavités :

1° La cavité qui renferme une grande portion de l'appareil nerveux, ou la *tête*.

2° La cavité qui renferme l'appareil central de la circulation et de la respiration, ou la *poitrine*.

3° La cavité qui renferme l'appareil nutritif, ou le *ventre*.

4° La cavité qui renferme l'appareil génital, ou le *bassin*.

Nous allons commencer par décrire ces cavités ; puis nous compléterons cette étude par une indication sommaire : 1° de la *colonne vertébrale*, qui relie ensemble les quatre grandes cavités ; 2° du *cou*, qui unit la tête à la poitrine ; 3° des *membres*, organes destinés à la locomotion et aux mouvements ; 4° enfin, des principaux tissus de l'économie, les *ligaments*, les *muscles*, les *téguments*, etc.

§ I. — TÊTE.

La tête est l'extrémité supérieure du corps humain qui loge le principal centre de l'appareil nerveux et les principaux organes des sens. Elle est à peu près régulièrement arrondie, plus volumineuse comparativement chez le fœtus que chez l'adulte, et elle se compose de deux parties essentiellement distinctes : une partie, la plus supérieure, s'appelle le *crâne* ; l'autre, inférieure, s'appelle la *face*.

Le crâne présente à l'extérieur cinq régions : le front en avant, la nuque en arrière, les tempes de chaque côté, et le vertex à sa partie supérieure. Il loge seul l'appareil nerveux central. Pour protéger cet appareil, huit os épais, fortement articulés, forment une boîte résistante et dure. Cette boîte est en grande partie recouverte par le cuir chevelu. Elle est plus solide en haut et en arrière que sur les côtés et en avant. Dans la cavité du crâne sont le *cerveau* et ses dépendances, le *cervelet* et la *moelle allongée*. De ces centres émanent des filaments blancs et mous, les *nerfs*, destinés à porter l'influx nerveux dans toutes les parties du corps. L'ensemble du cerveau, du cervelet, de la moelle, des nerfs, forme l'appareil nerveux.

La *face* se compose d'éléments plus divers. Siége important des principaux organes des sens, la vue, l'ouïe, l'odorat, le goût, elle est encore, par la bouche et par les narines, l'aboutissant supérieur des appareils digestif et respiratoire.

Des pièces nombreuses, fortement unies entre elles, en forment la charpente osseuse. On y compte sept cavités :

Deux cavités, garanties par une sorte d'auvent plus ou moins saillant qu'on appelle le *nez*, sont creusées de chaque côté de la ligne moyenne, directement au-dessous du crâne, et portent le nom de *cavités nasales*, siége de l'odorat.

Deux autres, placées sur le côté des précédentes, au-dessous du front, sont les *orbites*, remplis de deux globes brillants, les *yeux*, siége de la vision.

De chaque côté du visage, on aperçoit les *oreilles*, pavillon extérieur d'un canal qui pénètre dans l'intérieur des os de la tête où siége l'organe de l'ouïe.

Une septième cavité s'ouvre au-dessous du nez : c'est la *bouche*, cavité dilatable, dont l'agrandissement dépend de l'écartement des deux mâchoires, et dans laquelle se trouve la *langue,* organe du goût. Dans la bouche, en outre de la langue, sont les *dents*, au nombre de trente-deux chez l'adulte. Enfin, au fond de cette cavité, s'ouvre un vestibule ou *arrière-bouche,* communiquant en haut avec la cavité nasale, en bas avec deux conduits, dont l'un porte l'air dans les poumons, dont l'autre dirige les aliments et les boissons dans l'estomac.

§ II. — POITRINE.

La poitrine est une cavité osseuse et charnue située à la moitié supérieure du corps, et renfermant les appareils centraux de la respiration et de la circulation.

La forme de cette cavité est celle d'un cône dont la base regarde en bas et le sommet en haut. Son squelette est formé par la *colonne vertébrale* en arrière; sur les côtés par les *côtes;* en avant par les *cartilages costaux* et le *sternum.*

Les côtes, au nombre de douze, sont séparées les unes des autres par des espaces musculo-membraneux assez analogues aux espaces membraneux interposés entre les lames d'un soufflet; en arrière, elles s'articulent d'une manière assez fixe sur la région dorsale de la colonne vertébrale; en avant, elles s'appuient, au moyen des cartilages qui leur servent d'arcs-boutants flexibles, sur le sternum, tige osseuse verticalement placée sur la ligne médiane.

A l'intérieur, la poitrine est divisée en trois compartiments : les deux compartiments latéraux logent les deux *poumons,* le compartiment moyen loge le *cœur.* Au-dessus de cet organe, qui occupe un espace assez étroit, est l'origine des gros *vaisseaux sanguins.* Plus haut et en arrière sont les *bronches,* conduits aériens dont les ramifications infinies établissent une communication facile entre l'air et la profondeur des poumons. Dans l'acte de la respiration en effet, la poitrine se dilate alternativement et se resserre; par le mouvement de dilatation, l'air entre par les cavités nasales, est *ins-*

piré dans l'intérieur des poumons ; par le mouvement de resserrement, il est au contraire *expiré*, quand il a été dépouillé de ses éléments principaux et vicié par son contact avec le sang.

Les poumons et les bronches, le cœur et ses vaisseaux, constituent en partie l'appareil respiratoire et circulatoire. Il faut y ajouter, pour le rendre complet, les vaisseaux secondaires qui distribuent le sang partout. Ces vaisseaux sont de deux genres : les vaisseaux à *sang rouge* ou *artères*, les vaisseaux à *sang noir* ou *veines*.

Les artères seules portent en réalité la vie. Le cœur est le point central où aboutissent les veines et d'où émanent les artères. C'est un organe creux, rougeâtre, composé de fibres entrelacées, et formé de quatre cavités : deux cavités qui communiquent uniquement avec les vaisseaux à sang noir sont à droite, et s'appellent *cavités droites ;* deux autres communiquent uniquement avec les vaisseaux à sang rouge, ce sont les *cavités gauches*.

Or, voici comment s'exécute l'acte de la circulation chez l'homme vivant :

Le sang noir, versé dans les cavités droites par les veines, qui l'ont charrié des extrémités vers le centre, est mélangé d'éléments impropres à la vie. Les cavités droites poussent le liquide aux poumons pour le reconstituer. L'air inspiré dans ces organes par l'acte de la respiration est l'agent de cette élaboration importante. Le sang en sort rouge et revivifié. Porté de là dans les cavités gauches, il est poussé par leurs contractions dans les artères qui le distribuent à la tête, à la poitrine, au ventre, au bassin, aux membres. C'est lui qui, sous l'impulsion donnée par le cœur, anime de battements ces vaisseaux et développe le pouls. Le sang rouge pénètre ainsi dans les canaux les plus déliés de nos organes ; on nomme ces canaux extrêmement ténus *vaisseaux capillaires ;* il y perd ses propriétés vitales et se mélange de matériaux qui l'altèrent. Les veines le reprennent alors pour le ramener au cœur. A mesure que ces vaisseaux charrient le sang noir en sens opposé des artères, ils se réunissent en conduits de plus en plus volumineux. Ces conduits constituent au tronc deux veines principales : ce sont les *veines caves*. Tandis que la *veine cave supérieure* reçoit, avec le sang qui lui arrive du bras et de la tête, le liquide *(chyle)* produit dans l'acte de la nutrition, la *veine cave inférieure* est le confluent des veines des jambes, du bassin et du ventre. Ces deux troncs versent leurs matériaux dans les cavités droites, et la circulation recommence pour une élaboration nouvelle.

Parmi les artères et les veines que l'on rencontre dans la poitrine, quatre seront spécialement importantes à connaître pour les sages-femmes quand nous dirons comment la circulation du sang a lieu chez l'enfant dans le sein de sa mère. Ces vaisseaux, dont nous ferons alors mention avec plus d'étendue, sont : les *veines caves* et l'*artère pulmonaire* pour les cavités droites, les *veines pulmonaires* et l'*aorte* pour les cavités gauches.

En outre des organes qui servent à la respiration et à la circulation, la poitrine sert de passage au canal qui fait communiquer l'arrière-bouche avec l'estomac. Ce canal, destiné à y porter l'aliment modifié déjà par la mastication, s'appelle l'*œsophage*.

Enfin, la cavité de la poitrine, ouverte en haut où elle communique avec le cou, est en bas à peu près complétement fermée. Une membrane rougeâtre, tendue d'un côté à l'autre en forme de voûte, et qu'on nomme *diaphragme* (tendu en travers), forme la cloison de séparation de la poitrine et du ventre, et s'insère à la colonne vertébrale et aux côtes.

§ III. — VENTRE.

Contrairement aux autres cavités du corps que nous décrivons, le ventre n'a pas de charpente osseuse proprement dite. Des masses charnues, rougeâtres, capables de se resserrer, et qu'on appelle des *muscles*, constituent les parois de cette cavité.

Le ventre s'appelle encore *abdomen*. Il est borné supérieurement par le diaphragme, inférieurement par les contours osseux du bassin, en arrière par la colonne vertébrale, sur les côtés et en avant par des plans musculeux.

On y distingue trois régions : la première, au-dessous de la poitrine, s'appelle *région épigastrique* au milieu et *hypochondres* sur les côtés ; la seconde, qui correspond au nombril ou *ombilic*, est la *région ombilicale*, et ses côtés se nomment les *flancs* ; enfin la troisième région est située entre les saillies des os des hanches, et est nommée *région hypogastrique*.

C'est dans l'intérieur de la cavité du ventre que sont renfermés les organes de l'appareil nutritif. On y trouve d'abord l'*estomac*, organe musculeux, contractile, assez ample, où le bol alimentaire, apporté par l'œsophage, subit sa première transformation *(chyme)*. Puis commence une longue suite de canaux étroits et blanchâtres, les *intestins grêles*, divisés en trois parties dont il n'est guère possible de marquer à l'extérieur la séparation. La première portion, c'est-à-dire celle qui fait suite à l'estomac, est fixe, a douze travers de doigt d'étendue, et porte le nom de *duodénum* ; les deux autres portions sont libres et flottantes dans la cavité du ventre et se nomment *jéjunum et iléon*. De ces intestins, le duodénum donne passage au bol alimentaire préparé par l'estomac et le modifie pour le rendre plus nutritif *(chyle)* par le mélange avec la bile qui arrive du *foie*, et le *suc pancréatique* venu d'un organe voisin, le *pancréas* ; le jéjunum et l'iléon le soumettent ensuite aux bouches multipliées des *vaisseaux chylifères* qui l'absorbent pour le porter dans le sang ; enfin ce dernier organe, iléon, expulse le résidu de la digestion dans d'autres intestins plus volumineux qui lui font suite. Ces autres intestins, nommés à cause de leur volume *gros intestins*, sont eux-mêmes divisés en trois parties qui ont reçu des noms différents. Le *cæcum* sépare par un renflement considérable l'iléon des gros intestins, et occupe le côté droit du ventre à la partie la plus basse de cette cavité ; le *colon* s'étend de droite à gauche, en contournant la masse mobile des intestins grêles ; le *rectum* va se terminer à l'anus.

Mentionnons, pour compléter l'indication des organes contenus dans le ventre : 1° le *péritoine*, membrane d'enveloppe extérieure des intestins ; 2° les *vaisseaux blancs* ou *vaisseaux chylifères*, invisibles à l'œil, et qui vont porter le produit de la digestion dans un canal, *canal thoracique*, lequel aboutit enfin au système veineux comme nous l'avons dit plus haut ; 3° le *foie*, d'où s'écoule la bile, et situé au-dessous du diaphragme, à droite ; 4° la *rate*, placée à gauche, et dont l'expérience n'a pas encore nettement éclairé les fonctions ; 5° le *pancréas*, situé en arrière des intestins ; 6° enfin, dans la région dite *région des reins* ou *des lombes*, les *reins*, organes glandulaires, au nombre de deux, qui séparent du sang l'urine pour être rejetée enfin à l'extérieur.

§ IV. — BASSIN.

La dernière cavité importante du corps est le *bassin* ; elle loge l'appareil génital.

Comme cet appareil et la cavité qui le contient font spécialement l'objet de ce livre, nous les passons actuellement sous silence pour les décrire plus amplement dans la suite.

§ V. — COLONNE VERTÉBRALE.

Une tige commune, verticale, osseuse, assez flexible, unit entre elles les quatre cavités, tête, poitrine, ventre et bassin, dont nous venons de parler. Ce lien commun est la *colonne vertébrale*.

On la définit : un ensemble de pièces osseuses formant, par leur superposition, une sorte de colonne placée à la partie postérieure du tronc, soutenant la tête et soutenue par le bassin.

La *colonne vertébrale* est ainsi appelée du nom des os ou *vertèbres* qui la constituent ; on la nomme encore *colonne épinière*, à cause des arêtes saillantes ou épines qui hérissent cette colonne en arrière. Elle se compose de vingt-quatre os; il y en a sept au cou, douze au dos, cinq aux lombes. Elle est étroite en haut, où elle s'articule avec la tête par des surfaces arrondies; mais elle devient plus volumineuse au dos et à mesure que l'on s'approche de la région lombaire. Un canal percé de trous latéraux existe au centre de cette colonne; ce canal loge et protége la *moelle épinière,* gros cordon nerveux qui fait suite au cerveau et au cervelet. Dans les trous passent les paires nerveuses qui émanent de ce cordon pour transmettre aux organes du corps le sentiment et le mouvement.

§ VI. — COU.

Le cou est cette partie du corps comprise entre la tête et la poitrine. En cette seule région la colonne vertébrale n'appartient pas aux grandes cavités, et sept vertèbres en forment le squelette. Leur nombre sert à isoler la poitrine de la tête, pour empêcher l'afflux trop considérable du sang que pousse le cœur vers un organe aussi délicat que le cerveau.

Le cou est une des régions les plus importantes du corps humain. Il donne passage, *en avant,* sur la ligne moyenne, au canal rigide, cartilagineux, qui porte l'air dans les poumons. La portion la plus supérieure de ce canal est le *larynx,* appareil où se module la voix ; la portion inférieure, plus étroite, s'appelle *trachée.* En arrière de ce canal est le conduit musculeux dont nous avons déjà parlé, l'*œsophage.* Sur les côtés sont les gros vaisseaux, verticalement dirigés, qui vont conduire le sang à la tête et le rapportent. Plus en dehors sont les masses charnues multipliées dont l'ensemble garantit les nombreux mouvements du cou. La sage-femme comprendra, par ce simple exposé, quel danger apportent à la conservation de la vie un lien, une pression circulaire, une torsion, un tiraillement, exercés sur cette région.

§ VII. — MEMBRES.

Les *membres* sont les organes destinés aux mouvements divers de relation ou de locomotion du corps humain.

On les nomme aussi *extrémités*, et ils sont au nombre de quatre. Deux pendent de la partie la plus élevée du tronc, sur les côtés de la poitrine, et sont appelés *membres supérieurs;* deux autres, placés sur les côtés du bassin qu'ils supportent, sont les *membres inférieurs*.

Des os diversement articulés divisent chacun de ces membres en parties dont la sage-femme doit connaître les noms.

Au membre supérieur, l'*épaule* sert d'union entre les bras et le tronc. Deux os articulés à angle saillant en dehors en forment le squelette ; l'un de ces os, situé en arrière, se nomme *omoplate ;* l'autre, allongé et transversal, est placé en avant, au-dessus de la poitrine, c'est la *clavicule*.

A l'épaule est appendu le *bras*, au centre duquel est un os long et assez volumineux, l'*humérus*. Entre le bras et la poitrine, et au-dessous de l'épaule, est le *creux de l'aisselle*, ouvert directement en bas.

Deux os existent à *l'avant-bras :* ce sont le *radius* et le *cubitus*. Tandis que le cubitus, fixé au bras au moyen d'une articulation en forme de charnière, et dont la saillie constitue le *coude*, est capable seulement de mouvements de flexion et d'extension, le radius permet à la main, qu'il supporte, d'exécuter un mouvement de rotation très-étendu. La main est dite *en supination* quand elle est renversée sur son dos, et en *pronation* quand elle est appuyée sur sa paume.

La *main*, composée de cinq doigts, se continue avec l'avant-bras au moyen du poignet. Des cinq doigts de la main, le *pouce*, le plus mobile, est le plus externe quand le membre est en supination ; après lui vient l'*indicateur*, dont se sert l'accoucheur pour le toucher ; on trouve ensuite le *médius* ou doigt du milieu, l'*annulaire*, qui porte l'anneau, le *petit doigt*.

Au membre inférieur, la *cuisse* est l'analogue du bras, mais s'articule directement avec le bassin. La *jambe* correspond à l'avant-bras, et la saillie que présente en avant son articulation avec la cuisse, articulation assez semblable à celle du coude, s'appelle le *genou*; enfin le *pied* complète le membre inférieur et représente la main. A cause de cette ressemblance des deux extrémités des membres, la main et le pied, il peut être possible de les confondre quand on les examine au moyen du toucher seulement et sans le concours de la vue, comme dans certaines manœuvres de l'accouchement et dans l'intérieur de la matrice. La sage-femme doit donc remarquer que le pied se distingue de la main par les deux chevilles ou *malléoles* situées à son union avec la jambe, par les cinq orteils placés sur un même plan d'une manière fixe, par son articulation avec la jambe à angle droit, enfin par l'existence d'une saillie arrondie, correspondant à cet angle, le *talon*.

§ VIII. — LIGAMENTS. MUSCLES. TÉGUMENTS.

Plusieurs organes complètent le corps humain, que nous venons de décrire. Les principaux sont : des organes d'union des os entre eux, ou *ligaments*; des organes destinés à exécuter les mouvements, ou *muscles*; des organes d'enveloppe, ou *téguments*.

Les ligaments sont assez multipliés. En quelque point qu'on les examine à la tête, aux membres, à la poitrine, ils se présentent sous la même forme. La couleur blanche des fibres qui les composent, leur contexture serrée, leur nombre et leur siége dans les parties d'une articulation où les chocs sont plus violents, leurs adhérences intimes aux os, les font aisément reconnaître.

Les muscles, composés de fibres rouges, ont des aspects plus variés. Larges et étalés en éventail, comme à l'abdomen, ils sont étroits, allongés, épais, là où des mouvements énergiques sont nécessaires, comme aux membres; ailleurs, comme aux intestins, ils sont décolorés et méconnaissables. Ce sont les muscles qui, par la contraction ou le raccourcissement de leurs fibres, impriment aux membres les mouvements qu'ils exécutent, servent à soulever des fardeaux énormes, et, dans le travail de l'enfantement, à l'expulsion de l'enfant. Insérés directement aux os par leurs deux extrémités, les muscles rapprochent leurs fibres en ces points, et se concentrent au sein de filaments serrés et luisants, d'un aspect nacré, qu'on appelle des *tendons*. Enfin, pour limiter les muscles dans leurs contractions, tout en augmentant leurs forces, des gaînes résistantes les enveloppent ; ce sont les *aponévroses*.

Une vaste membrane, extensible et dense, la *peau*, recouvre les parties diverses que nous venons d'énumérer. Un tissu lamelleux, à mailles très-larges, souvent doublé de graisse *(tissu cellulaire, cellulo-graisseux)*, remplit les vides qui la séparent des organes et arrondit les formes. Comme la peau n'a pas d'utilité spéciale, il suffit de savoir que partout où des ouvertures établissent une communication de l'extérieur à l'intérieur du corps, cette membrane se continue sur leur pourtour comme aux lèvres, et, modifiant sa structure, va constituer le tégument interne des organes, ou *membrane muqueuse*.

HISTOIRE

DE

LA GÉNÉRATION.

PREMIÈRE PARTIE.

ÉTAT NORMAL.

La *génération* (mot tiré du latin *generare,* qui signifie *procréer, produire, engendrer),* est la fonction par laquelle les êtres vivants donnent naissance à des individus nouveaux semblables à eux, dans le but de la conservation de leur espèce.

Toute plante, tout animal, quels qu'ils soient, tirent leur origine d'êtres absolument semblables à eux, en conséquence de l'acte de la génération, exercé par des organes spéciaux appelés *sexuels,* et distingués en *mâles* et *femelles.*

Certains êtres vivants, aux derniers degrés de l'échelle animale, portent réunis sur le même individu ces deux ordres d'organes mâles et femelles ; ils sont dits, pour cette raison, *hermaphrodites.*

Chez les animaux supérieurs, et en particulier chez l'homme, la condition indispensable de la génération est l'union de deux individus de sexe différent.

Chez la femelle, de petits œufs, *ovules,* existent dans des organes qu'on appelle les *ovaires.* Au moment de l'accouplement, le mâle projette une liqueur épaisse et blanchâtre nommée *liquide séminal, liquide spermatique.* Cette liqueur, mise en contact avec les ovules, exerce sur eux une action spéciale ; c'est la première période de la génération, nommée *fécondation, conception.*

Une fois l'ovule fécondé, il s'organise peu à peu ; il est d'abord *embryon;* puis, en s'élevant progressivement au degré de perfection que détermine sa nature propre, il devient *fœtus*. Cette période, dans laquelle le produit de la conception subit au sein de la mère ces transformations merveilleuses, s'appelle la *gestation* ou *grossesse*.

Quand le fœtus a acquis son développement complet, ses enveloppes se rompent ; il en sort un être vivant qui se nomme un *petit* en parlant des animaux, un *enfant* en parlant de l'homme ; c'est cette troisième période de la génération qui constitue la *parturition*, l'*accouchement*.

Ces trois phases d'une même fonction, conception, gestation, accouchement, s'accomplissent chez la femme au moyen d'organes spéciaux dont l'ensemble forme l'appareil génital. Cet appareil est composé : 1° d'organes essentiels à la conception, les *ovaires ;* 2° d'un organe essentiel à la gestation, la *matrice* ou *utérus ;* 3° d'un canal qui fait communiquer chaque ovaire avec la matrice, les *trompes ;* 4° d'un conduit intermédiaire entre la matrice et l'extérieur, et qui donne passage au fœtus dans l'accouchement, le *vagin ;* 5° de parties extérieures, organes d'excitation et de rapports, dont la plus importante est la *vulve*.

Comme la connaissance de ces parties est indispensable aux sages-femmes, il faut les décrire en détail. Nous commencerons par la cavité qui renferme l'appareil génital, le *bassin ;* puis nous étudierons l'appareil génital lui-même ; nous terminerons par les organes annexes de cet appareil, et destinés à l'allaitement de l'enfant après la naissance, les *mamelles*.

ART. I. — BASSIN.

Le bassin, encore appelé *pelvis*, est une grande cavité irrégulière à parois osseuses, située à la partie inférieure du tronc, auquel elle sert de base, au-dessus des membres inférieurs qui dans la station verticale sont ses points d'appui.

Il est limité à l'extérieur : 1° sur les côtés et en haut, par la saillie de l'*os des hanches ;* 2° en avant, par un pli de la peau, *pli de l'aine,* qui le sépare des cuisses ; 3° en arrière et en haut, par une dépression plus ou moins profonde, *chute des reins,* formée par l'union de la colonne vertébrale et du bassin ; 4° en arrière et en dehors, par les *fesses ;* 5° en bas, par un sillon très-étendu d'avant en arrière et très-important, le *périnée,* où se rencontrent l'anus en arrière et tous les organes extérieurs de la génération en avant.

A l'intérieur, le bassin est continu avec la cavité abdominale.

Plusieurs points sont à considérer dans le bassin, car il forme une espèce de filière ou de canal que le fœtus suit pour venir au monde. Nous étudierons donc successivement :

1° Les pièces osseuses qui en composent le squelette ; 2° les moyens d'union de ces pièces entre elles et avec les os environnants ; 3° la configuration générale et les dimensions des ouvertures qu'il présente ; 4° les parties molles qui recouvrent et enveloppent le squelette ; 5° enfin les organes que sa cavité contient en outre de l'appareil génital.

§ I. — SQUELETTE DU BASSIN.

Quatre os forment le squelette du bassin ; ce sont : le *sacrum,* en arrière, sur la ligne médiane du corps ; le *coccyx,* au-dessous du sacrum ; 3° les os *coxaux,* ou *os iliaques,* ou *os des hanches,* sur les côtés et en avant.

A. **Sacrum.**

Le sacrum est un os impair et symétrique, de forme triangulaire, aplati d'avant en arrière et courbé sur lui-même de haut en bas.

Il est situé à la partie supérieure et médiane du bassin, dont il forme un peu moins du tiers postérieur, au-dessous de la colonne vertébrale qu'il continue, au-dessus du coccyx et entre les os coxaux.

Pour l'étudier en position, il faut diriger en haut sa partie la plus large, ce qui lui donne la forme d'une pyramide renversée, et tourner sa face concave en avant.

On divise le sacrum en deux surfaces, l'une *antérieure* ou *interne*, l'autre *postérieure* ou *externe*, en deux bords latéraux, en base et en sommet.

Face antérieure. La face antérieure ou interne fait partie de la cavité du bassin ; elle est lisse, plus large en haut qu'en bas, et fortement concave. Cette concavité, plus ou moins prononcée selon les sujets, est plus considérable en général chez la femme que chez l'homme. On remarque sur cette face : 1° des lignes transversales saillantes au nombre de quatre, qui indiquent les points de soudure des cinq pièces ou *fausses vertèbres* dont le sacrum est composé chez les jeunes sujets ; 2° entre ces lignes, cinq espaces à peu près quadrilatères représentant la face antérieure de ces fausses vertèbres (1) ; 3° de chaque côté des lignes transversales, quatre trous, nommés *trous sacrés antérieurs*, taillés obliquement dans l'épaisseur de l'os, et auxquels font suite autant de gouttières destinées à loger les *nerfs sacrés antérieurs* et à protéger ces nerfs au moment du passage de la tête de l'enfant dans l'accouchement ; 4° en dehors des trous, des aspérités destinées à l'insertion des muscles *pyramidaux*.

Face postérieure. La face postérieure ou externe est très-inégale, convexe, et moins importante pour les sages-femmes. Elle présente : 1° en haut, l'ouverture triangulaire d'un canal, *canal sacré*, qui parcourt toute la hauteur du sacrum, et con-

(1) Toute vertèbre se compose de trois parties : le *corps* ou partie moyenne, les *apophyses*, le *canal vertébral*. Les apophyses sont des éminences nées de la surface de l'os ; il y en a sept. Une apophyse unique, qui termine chaque vertèbre en arrière, se nomme *apophyse épineuse*. Deux apophyses sont placées sur les côtés du corps de l'os, ce sont les *apophyses transverses*. Quatre apophyses, appliquées à la base de ces dernières, servent à l'articulation des vertèbres entre elles, et sont appelées *apophyses articulaires*. Le canal vertébral loge la moelle.

tinue le canal vertébral ; 2° sur la ligne médiane, la *crête sacrée*, assez souvent interrompue et bifurquée inférieurement, formée par les saillies des *apophyses épineuses* confondues ; 3° de chaque côté de cette crête, les quatre *trous sacrés postérieurs*, placés au fond d'une gouttière superficielle, vis-à-vis des trous antérieurs, mais plus petits et moins réguliers que ceux-ci, et donnant passage aux nerfs sacrés postérieurs ; 4° une série de tubercules placés les uns en dedans, les autres en dehors de ces trous, et qui représentent les *internes*, les *apophyses articulaires* soudées entre elles, les *externes*, la soudure des *apophyses transverses ;* 5° enfin, en bas, une échancrure oblongue, terminaison du canal sacré, bornée de chaque côté par deux petites apophyses lisses, articulaires, *petites cornes du sacrum*, qui continuent les branches de la bifurcation de la crête médiane, et sont destinées à s'articuler avec le coccyx.

Bords. Les bords du sacrum s'articulent avec les os iliaques ; ils sont, dans ce but, très-épais supérieurement et taillés obliquemement en biseau de haut en bas, d'avant en arrière, et de dehors en dedans. Par cette disposition, le sacrum est solidement enclavé entre les os iliaques à la manière d'un double coin. On remarque sur ses bords, en avant et en haut, une surface articulaire semi-lunaire dont la forme se rapproche du pavillon d'une oreille humaine, et nommée pour ce motif *facette auriculaire ;* elle est destinée à s'unir à une facette semblable de l'os coxal. En arrière de ces surfaces sont des éminences et des enfoncements auxquels s'insèrent des ligaments de cette articulation. En bas les bords s'amincissent, deviennent sinueux pour donner attache à des ligaments. Enfin, tout à fait en bas, les bords présentent une échancrure peu profonde située sur la même ligne que les trous sacrés, et qu'un petit faisceau fibreux convertit en un trou qui donne passage au dernier nerf sacré.

Base. La base ou extrémité supérieure est en partie articulaire et en partie non articulaire.

La partie articulaire est médiane, et présente à considérer : 1° une large surface elliptique inclinée d'avant en arrière et de haut en bas, encroûtée de cartilage dans l'état frais, pour s'unir à la face inférieure du corps de la dernière vertèbre lombaire, laquelle face inférieure est inclinée au contraire d'avant en arrière et de bas en haut. Cette disposition détermine un changement de direction de la colonne vertébrale, d'où résulte un angle saillant qui mérite une attention spéciale dans les accouchements et qui porte le nom d'*angle sacro-vertébral* ou *promontoire;* 2° en arrière de cette surface et de chaque côté du canal sacré, deux apophyses articulaires, verticales, convexes en avant, concaves par leur face postérieure et interne, qui complètent, en se juxtaposant avec les apophyses articulaires inférieures de la cinquième vertèbre lombaire, l'union du sacrum avec la colonne vertébrale ; 3° à la base et en avant de chaque apophyse, une échancrure destinée à former, avec une échancrure correspondante de la vertèbre précédente, un trou qui donne passage à la dernière paire des nerfs lombaires.

Les parties non articulaires, situées sur les côtés de la base du sacrum, se présentent sous la forme d'*ailerons* lisses et triangulaires ; ces ailerons, inclinés en bas et en avant, sont séparés de la face antérieure de l'os par un bord arrondi et concave qui fait partie de la *marge du bassin*. Ils sont recouverts dans l'état frais par un ligament, et ils forment la partie postérieure d'une fosse très-large qu'on remarque sur les os iliaques, et nommée *fosse iliaque interne*.

Sommet. Le sommet du sacrum, très-mince, présente une facette elliptique et transversale, qui s'articule avec la base du coccyx.

Dimensions. Le sacrum, mesuré de la base à son sommet, compte 11 centimètres en ligne droite et 13 en suivant sa courbure. Sa base, mesurée d'un côté à l'autre, donne 9 centimètres ; mesurée d'avant en arrière, en y comprenant le canal vertébral et la première apophyse épineuse, elle a 6 centimètres 1/2 (1).

B. Coccyx.

Le coccyx est un os impair, très-petit, placé au-dessous du sacrum, à la partie inférieure et postérieure du bassin.

Il ressemble au sacrum par sa forme; il en diffère seulement par l'absence de canal creusé dans son intérieur.

Il est triangulaire comme lui, recourbé de haut en bas, et composé de plusieurs pièces ou fausses vertèbres, mais très-imparfaites. Ces pièces, au nombre de trois ou de quatre, se soudent assez tard entre elles; de là une certaine flexibilité très-utile à connaître pour le mécanisme de l'accouchement. Mais vers l'âge de 50 à 60 ans, il n'est pas rare de voir la première pièce soudée au sacrum lui-même.

Le coccyx se divise comme le sacrum en *deux faces*, *deux bords*, une *base* et un *sommet*.

La face *antérieure* concave soutient l'extrémité inférieure du rectum et continue la courbure du sacrum; la face *postérieure* rugueuse et convexe est seulement séparée de la peau par des ligaments; les *bords* sont dentelés et sinueux à cause des renflements que présente chaque pièce du coccyx, et destinés à des insertions ligamenteuses; la *base* dirigée en haut montre une facette articulaire transversale surmontée en arrière de deux apophyses, *cornes du coccyx*, pour s'articuler avec la facette inférieure et les cornes du sacrum.

Le *sommet*, quelquefois renflé, quelquefois bifurqué, d'autres fois incliné plus ou moins sur les côtés ou en avant, donne insertion aux *muscles releveurs de l'anus*.

(1) Le nombre des fausses vertèbres du sacrum varie beaucoup : quelquefois il y en a six, rarement quatre. La vertèbre supérieure présente le plus de variations : dans certains cas, on la trouve presque séparée des autres pièces de l'os, et alors son apophyse épineuse est isolée. Le sacrum est, comme toutes les vertèbres, composé presque uniquement de tissu spongieux, et ainsi s'explique la légèreté très-grande de l'os relativement à son volume.

Dimensions. Le coccyx mesure de la base au sommet 3 à 4 centimètres, et d'un côté à l'autre dans sa partie la plus large 1 à 2 centimètres.

C. **Os coxaux, os iliaques,** aussi nommés **os des hanches, os des îles, os innominés.**

Les os coxaux sont au nombre de deux, et situés, l'un à droite, l'autre à gauche, sur les côtés et en avant du bassin dont ils forment les deux tiers environ.

Ils sont d'une forme irrégulière, rétrécis et épais à leur partie moyenne, comme tordus sur eux-mêmes en sens opposé par leurs extrémités élargies, ce qui rend leur description générale difficile.

A l'exemple de BAUDELOCQUE et de plusieurs autres accoucheurs, nous diviserons chaque os coxal, pour l'étudier, en trois portions, correspondant aux trois pièces dont cet os se compose presque jusqu'à l'âge de puberté: 1° sous le nom de *portion iliaque* ou *ilium*, nous décrirons toute la partie supérieure, large et évasée, qui est située au-dessus d'une cavité nommée *cavité cotyloïde*; 2° sous le nom de *portion pubienne* ou *pubis,* nous comprendrons une sorte de barre transversale, dirigée en dedans de la cavité précédente pour s'unir avec l'os du côté opposé; 3° sous le nom de *portion ischiatique* ou ischium, il faudra entendre toute la partie située au-dessous des précédentes, et qui offre une tubérosité volumineuse sur laquelle le corps repose quand il est assis. C'est seulement vers l'âge de 15 ans environ que ces trois pièces, réunies jusque-là entre elles par une masse cartilagineuse dont la partie la plus épaisse correspond au centre de leur point d'union, c'est-à-dire à la cavité cotyloïde, se confondent pour former l'os unique dont nous allons étudier chaque portion en particulier.

1° *Portion iliaque* ou *ilium.*

La portion iliaque est la plus étendue; sa forme triangulaire et son aspect plat et mince permettent de lui distinguer *deux faces*, face interne et face externe, *trois bords* et *trois angles.*

Face interne. La face interne, très-importante, est en partie excavée et lisse, et en partie rugueuse et articulaire ; une ligne saillante, très-obliquement dirigée de haut en bas et d'avant en arrière, établit très-nettement cette séparation vers l'union du tiers postérieur avec les deux tiers antérieurs de cette face. Toute la portion située en avant et en haut forme une fosse peu profonde qu'on appelle *fosse iliaque interne*, et sur laquelle est appliqué, dans l'état frais, un muscle nommé *muscle iliaque ;* cette fosse est séparée de l'ischium par un rebord arrondi et concave d'avant en arrière, qui fait partie de la marge du bassin. Toute la portion située en arrière et au-dessous présente au contraire, immédiatement derrière la ligne de séparation, une surface taillée en forme d'oreille et encroûtée de cartilage, *facette auriculaire*, qui s'articule avec une facette analogue du sacrum. Enfin, en arrière, sont des inégalités qui correspondent aux inégalités indiquées sur les bords du sacrum, et qui dépassent de plusieurs centimètres cet os sur un bassin articulé.

Face externe. La face externe de l'ilium est légèrement inclinée en bas, et alternativement concave en arrière et convexe en avant. Elle porte improprement le nom de *fosse iliaque externe*, en opposition avec la précédente. On y remarque deux lignes courbes à concavité antérieure, dont l'une, située tout à fait en arrière, est la plus courte, et dont l'autre existe à peu près à la partie moyenne de la fosse iliaque. Sur la *ligne demi-circulaire postérieure* s'insère le muscle *grand-fessier ;* entre celle-ci et la *ligne demi-circulaire antérieure* s'insère le *moyen fessier ;* au-dessous de celle-ci s'attache le *petit fessier.*

Bords. Trois bords limitent *en haut, en avant* et *en arrière* la portion iliaque.

Le *bord supérieur*, épais, arrondi en manière de crête, et contourné sur lui-même comme un *S* italique, s'appelle *crête iliaque;* sa division en deux lèvres, *lèvre externe* et *lèvre interne*, et un *interstice,* permet l'insertion des trois plans de muscles qui forment la paroi antérieure de l'abdomen.

Le *bord antérieur,* plus court que le précédent, commence du côté de la crête iliaque par une saillie qui porte le nom d'*épine iliaque antérieure* et *supérieure,* et finit du côté du pubis par une éminence nommée *éminence ilio-pectinée.* Dans l'intervalle de ces deux saillies se trouve, immédiatement au-dessus de la cavité cotyloïde, l'*épine iliaque antérieure* et *inférieure;* elle est séparée de l'épine supérieure par une échancrure peu profonde et sans importance, et de l'éminence ilio-pectinée par une gouttière destinée au passage du muscle iliaque déjà indiqué et des *muscles psoas* qui vont se rendre à la cuisse.

Le *bord postérieur,* qui a encore reçu le nom de *tubérosité,* est le plus épais, et sert à des insertions ligamenteuses. On remarque en haut une épine qui fait suite à la crête iliaque et qu'on nomme *épine iliaque postérieure et supérieure;* au-dessous de cette épine est une coulisse sans importance; puis au-dessous est une autre épine nommée *épine postérieure* et *inférieure;* enfin, au-dessous encore, est une échancrure très-large qui fait partie du *grand trou sciatique* dont nous parlerons plus tard.

Angles. Des trois angles de l'ilium, l'un est *antérieur* et *supérieur,* l'autre *postérieur* et *supérieur,* le troisième *inférieur.* Les *deux angles supérieurs* portent les deux épines iliaques antérieure et postérieure déjà mentionnées. L'*angle inférieur,* très-épais et tronqué, correspond au sommet de la cavité cotyloïde qu'il concourt à former en s'unissant en avant avec la portion pubienne, en arrière et en bas avec la portion ischiatique.

2° *Portion pubienne ou pubis.*

Le pubis est la partie la plus petite des trois portions de l'os coxal; il est situé en avant et en dedans de l'ilium, à la partie supérieure et interne de l'ischium, et il forme, en se réunissant avec le côté opposé, un arc de cercle très-étendu.

Cet arc de cercle occupe *en haut* tout l'intervalle compris entre les cavités cotyloïdes, et *en bas* et *en dehors* il s'incline pour s'unir à la portion ischiatique.

On divise le pubis en trois parties distinctes : une *supérieure* s'appelle *branche horizontale du pubis*, une seconde *inférieure et oblique* s'appelle *branche descendante*, une *troisième* située entre les deux précédentes, à leur point de jonction, est plus élargie et se nomme *corps du pubis*.

La branche horizontale du pubis continue en avant le bord antérieur de l'ilium, et se présente sous la forme d'une pyramide triangulaire. On lui distingue trois *faces* et trois *bords*, une *base*, un *sommet*. La *face supérieure*, large en dehors et étroite en dedans, présente à partir de l'ilium : 1° l'*éminence ilio-pectinée* déjà indiquée ; 2° une gouttière lisse, légèremement concave transversalement et inclinée de haut en bas, qui donne passage à l'artère et à la veine crurales, vaisseaux principaux de la cuisse : on la nomme *surface pectinée ;* 3° une épine, nommée *épine du pubis*, placée à la jonction de la branche horizontale avec le corps. La *face postérieure* ou *interne* est, contrairement à la précédente, plus large en dedans qu'en dehors ; elle est lisse et forme un plan incliné d'arrière en avant dont nous nous occuperons plus tard. La *face antérieure* se continue sans ligne de démarcation avec la face supérieure déjà décrite. Des *trois bords* de cette branche horizontale, le *bord antérieur* est à peine marqué, et concourt, avec les deux faces antérieure et supérieure, à former la gouttière sur laquelle passent les vaisseaux cruraux. Le *bord postérieur* est au contraire très-saillant : il porte le nom de *crête du pubis* et continue en avant le rebord mousse de l'ilium pour former avec lui la marge du bassin. Le *bord inférieur* sert à limiter un trou ovale nommé *sous-pubien* ou encore *trou obturateur ;* il est parcouru de dehors en dedans et d'avant en arrière par une gouttière destinée à loger les vaisseaux et les nerfs obturateurs. Enfin la *base* de cette branche horizontale présente une facette encroûtée de cartilage qui fait partie de la cavité cotyloïde, et le *sommet* assez épais se continue avec le corps du pubis lui-même.

Le *corps du pubis* est aplati d'avant en arrière ; il présente deux *faces* et trois *bords*. La *face antérieure*, à peu près quadrilatère, est rugueuse pour l'insertion des muscles internes de la cuisse. La *face postérieure*, lisse et concave, continue le plan incliné formé par la face interne de la branche horizontale. Le *bord supérieur* présente : en dehors, l'*épine du pubis*, déjà mentionnée, à sa jonction avec la branche horizontale ; puis, en dedans de cette épine, une surface arrondie sur laquelle passe un des ligaments de la matrice ; enfin, à l'union du bord supérieur avec le bord interne, un angle à peu près droit, nommé *angle du pubis*, épais d'un à deux centimètres environ. Le *bord interne* sert à l'articulation du corps du pubis avec son congénère du côté opposé ; il est, dans une étendue de quatre centimètres, encroûté de cartilage dans l'état frais, rugueux dans l'état sec, et obliquement taillé en biseau d'avant en arrière et de dehors en dedans. Le *bord externe*, mince, concourt à former le pourtour du trou sous-pubien.

La *branche descendante du pubis* prend son origine de la partie inférieure du corps, et est inclinée obliquement en dehors et en avant vers la portion ischiatique. Elle est très-courte, assez mince, et aplatie comme le corps d'avant en arrière. La *face antérieure* est concave et inégale pour des insertions musculaires. La *face postérieure* est au contraire lisse, légèrement inclinée de dehors en dedans et convexe. Le *bord interne* appartient à une arcade triangulaire que l'on rencontre au-dessous du pubis sur un bassin articulé, et qui a reçu le nom d'*arcade pubienne*. Le *bord externe* fait partie du trou ovale ou sous-pubien.

3° *Portion ischiatique* ou *ischium*.

La portion ischiatique est située à peu près verticalement au-dessous des portions précédentes, iliaque et pubienne, de l'os coxal.

C'est la région la plus inférieure de cet os. Sa forme est assez semblable à celle d'un V dont la partie la plus épaisse est en dehors. On lui considère pour ce motif deux branches : une *branche postérieure* qu'on appelle aussi le *corps*, une *branche antérieure* nommée *branche ascendante*.

La *branche postérieure* de l'ischium est très-volumineuse et d'autant plus large qu'elle est plus rapprochée de l'ilium. On lui distingue *deux faces*, l'une *interne* et l'autre *externe*, *deux bords*, l'un *antérieur*, l'autre *postérieur*. La face *interne* fait partie de l'excavation du bassin ; elle est très-large, à peu près quadrilatère en haut où elle forme l'arrière-fond de la cavité cotyloïde, et plus étroite en bas vers la tubérosité ischiatique ; elle est en outre lisse, légèrement concave, et présente un plan incliné d'avant en arrière, de haut en bas et de dedans en dehors, qui complète le plan incliné déjà indiqué à la face interne du corps du pubis, et qui a pour beaucoup d'accoucheurs une grande importance dans l'accouchement. La *face externe* est irrégulière ; on y trouve : 1° en haut et en avant, une cavité articulaire considérable, profondément échancrée en dedans, qui constitue en grande partie la cavité cotyloïde ; 2° en haut et en arrière, une surface concave, rugueuse, séparée de la cavité cotyloïde par un rebord très-épais et très-saillant, qui complète le rebord ou *sourcil cotyloïdien ;* 3° au-dessous de celui-ci, une gouttière horizontale pour le passage du tendon du *muscle obturateur externe ;* 4° une tubérosité rugueuse, *tubérosité ischiatique*, comprise entre deux lèvres saillantes, et à laquelle s'attachent presque tous les muscles postérieurs de la cuisse. Le *bord antérieur* fait partie du trou sous-pubien. Le *bord postérieur* est divisé en deux parties par une épine nommée *épine sciatique:* la portion située au-dessus de cette épine est droite et mince et fait partie de la grande *échancrure sacro-sciatique ;* la portion située au-dessous appartient à la petite *échancrure sacro-sciatique*, et est légèrement creusée en gouttière pour le passage du tendon du *muscle obturateur interne.*

La *branche antérieure* ou *ascendante* de l'ischium naît de la tubérosité ischiatique et se dirige obliquement en haut et en avant pour former avec le pubis la branche dite *ischio-pubienne*. Cette branche est légèrement tordue en dehors sur elle-même et divisée en *deux faces* et *deux bords*. Les faces *interne* et *externe* n'offrent rien de particulier. Des bords, le *supérieur* complète en dedans le trou ovale ; l'*inférieur*, qui est presque antérieur en haut, forme l'un des côtés de l'arcade pubienne.

Dimensions. L'os coxal mesure, de l'épine iliaque antérieure et supérieure à l'épine iliaque postérieure et supérieure, 16 centimètres; de l'épine iliaque antérieure et supérieure à la tubérosité ischiatique, 17 centimètres; du milieu de la crête iliaque à la tubérosité ischiatique, 19 centimètres.

§ II. — ARTICULATIONS DU BASSIN.

Les quatre os que nous venons de décrire forment, par leur assemblage entre eux et avec les os environnants, les *articulations* du bassin (1).

Ces articulations, dont le but est d'assurer à cette cavité la plus grande solidité possible, appartiennent toutes, moins une,

(1) Tous les os du corps humain sont assemblés entre eux. On nomme *articulation* les parties par lesquelles les os sont réunis. Les parties qui composent une articulation sont : 1° des surfaces osseuses, 2° des cartilages, 3° des fibro-cartilages, 4° des ligaments, 5° enfin, des membranes synoviales pour faciliter les glissements. Or les surfaces sont : 1° tantôt mobiles l'une sur l'autre, et alors elles sont recouvertes d'un cartilage d'encroûtement et d'une membrane synoviale qui facilitent leur glissement ; 2° tantôt complétement immobiles, alors elles sont continues l'une à l'autre sans cartilage intermédiaire, de sorte qu'elles ne peuvent glisser l'une sur l'autre ; 3° enfin les surfaces osseuses peuvent être réunies entre elles au moyen d'un fibro-cartilage intermédiaire, lequel ne permet pas le glissement, mais un léger balancement entre les deux os. Cette dernière classe constitue les symphyses, et forme les articulations des vertèbres des os du bassin.

à la classe des *symphyses*. Une symphyse unit les deux pubis entre eux, *symphyse pubienne ; deux symphyses*, une de chaque côté, servent à l'articulation des os iliaques avec le sacrum, *symphyses sacro-iliaques ;* une symphyse joint le sacrum au coccyx, *symphyse sacro-coccygienne ;* une autre unit le sacrum à la colonne vertébrale, *symphyse sacro-vertébrale*. La seule articulation du bassin qui soit extrêmement mobile est l'articulation de l'os coxal avec la cuisse, *articulation coxo-fémorale*.

A. Symphyse pubienne.

La symphyse pubienne est formée par le rapprochement sur la ligne médiane des deux facettes articulaires signalées sur le bord interne du corps du pubis ; elle est complétée : 1° par un fibro-cartilage, 2° par des ligaments.

Le *fibro-cartilage* occupe l'intervalle placé entre les deux facettes du pubis, et les déborde légèrement en arrière. C'est une lame triangulaire, plus épaisse en avant qu'en arrière, et beaucoup plus large aussi en bas qu'en haut ; son adhérence aux os par ses faces latérales est telle, qu'on a décrit ce cartilage comme formé de deux moitiés. Dans l'intervalle qui sépare chaque moitié est un espace tantôt si petit qu'il a l'air d'une simple fente, tantôt si étendu qu'on a pu, aussitôt après l'accouchement, lui trouver un écartement de plusieurs millimètres. Un liquide visqueux nommé *synovie* remplit cet intervalle, et son augmentation produit quelquefois le relâchement des symphyses (1).

Les *ligaments* de la symphyse pubienne sont au nombre de

(1) Cette disposition explique comment certains anatomistes décrivent le tiers postérieur des facettes du pubis comme formant une articulation distincte du genre des symphyses. Pour la découvrir, il faut l'ouvrir en dedans du bassin chez une femme à la fin de sa grossesse. On rencontre alors deux facettes cartilagineuses, lisses, polies, longues de 12 millimètres et larges de 4, dont l'une est convexe et l'autre concave ; l'articulation est lubréfiée par une synoviale distincte.

quatre, et se distinguent, suivant le siége qu'ils occupent, en *antérieur, postérieur, supérieur, inférieur.*

Le *ligament pubien antérieur* est composé de fibres obliques qui s'entre-croisent au-devant de l'articulation et se répandent jusque sur les branches descendant du pubis.

Le *ligament pubien postérieur* n'est autre qu'une membrane mince à fibres transversales et rares, sorte d'épaississement du périoste.

Le *ligament pubien supérieur* ou *sus-pubien*, très-épais, se continue de chaque côté avec un cordon fibreux qui efface les saillies des bords supérieurs de l'os.

Enfin, le *ligament pubien inférieur* ou *sous-pubien* est triangulaire, adhère intimement au fibro-cartilage inter-articulaire par son sommet; il arrondit par sa base concave l'angle rentrant de l'arcade pubienne.

La symphyse du pubis ne permet aucun mouvement; si les os iliaques sont mobiles l'un sur l'autre chez quelques femmes après l'accouchement, on doit regarder cette mobilité plutôt comme un état morbide que comme un moyen employé par la nature pour rendre l'accouchement plus facile.

B. Symphyses sacro-iliaques.

Les symphyses sacro-iliaques sont formées par les surfaces articulaires, précédemment décrites, par lesquelles le sacrum et l'os iliaque se correspondent de chaque côté. Chaque articulation est en outre complétée : 1° par un fibro-cartilage, 2° par des ligaments.

Le *fibro-cartilage* a très-peu d'importance ; il est mince, à surface granuleuse du côté du sacrum, et plus mince et plus inégal encore du côté de l'os iliaque.

Les *ligaments* qui affermissent l'articulation sont au contraire extrêmement solides.

Ils sont au nombre de six : ce sont quatre *ligaments sacro-iliaques,* et deux *ligaments sacro-sciatiques.*

Les *ligaments sacro-iliaques* forment autour de la symphyse un cercle fibreux à peu près complet, et sont au nombre de quatre. On appelle *sacro-iliaque postérieur* le plus considérable, qui s'étend du sacrum aux épines iliaques postérieures et comble tout l'espace que le sacrum et l'os iliaque laissent entre eux en arrière; *sacro-iliaque antérieur*, une expansion membraneuse appliquée directement en avant sur la symphyse sacro-iliaque; *sacro-iliaque supérieur*, un trousseau fibreux très-épais, étendu de la base du sacrum à l'os coxal; enfin, *sacro-iliaque inférieur* ou *sacro-épineux*, un faisceau de fibres verticales étendues de l'épine iliaque postérieure et supérieure à l'apophyse transverse de la troisième vertèbre sacrée.

Les *ligaments sacro-sciatiques* sont étendus du bord libre du sacrum et du coccyx à l'épine et à la tubérosité sciatique. On distingue ces ligaments en *grand* et en *petit* ligament sacro-sciatique.

Le *grand ligament sacro-sciatique* a la forme d'un triangle dont la base très-étendue correspond au sacrum et au coccyx, et dont le sommet élargi s'insère à la lèvre interne de la tubérosité ischiatique et à la branche ascendante de l'ischium. Il est dirigé de haut en bas, d'arrière en avant et de dedans en dehors. On lui décrit deux faces et deux bords: la *face postérieure* ou *externe* donne insertion à beaucoup de fibres du muscle grand fessier; la *face antérieure* ou *interne*, confondue en dedans avec le petit ligament sacro-sciatique, est libre en bas et appartient à l'excavation du bassin; le *bord supérieur* regarde en dehors; le *bord inférieur* concave, incliné en dedans, forme une partie de l'ouverture inférieure du bassin.

Le *petit ligament sacro-sciatique* est antérieur au précédent et plus exactement triangulaire que lui. Il naît de l'épine sciatique, se dirige à peu près transversalement en arrière, croise le grand ligament à la face interne duquel il est uni par du tissu cellulaire, enfin confond ses fibres avec lui pour l'insérer sur les parties latérales du sacrum et du coccyx.

Ces ligaments convertissent en deux trous les échancrures situées au-dessus et au-dessous de l'épine sciatique. Le trou supérieur ou *grand trou sciatique* est très-considérable et a la forme d'un triangle à angles arrondis dont la base est formée par le bord supérieur du petit ligament sacro-sciatique; il donne passage au *muscle pyramidal,* aux vaisseaux et *nerfs fessiers,* et surtout au *grand* et aux *petits nerfs sciatiques.* Le trou inférieur ou *petit trou sciatique* est situé entre l'épine sciatique et la tubérosité de l'ischium; il donne passage au *muscle obturateur interne,* aux *vaisseaux* et aux *nerfs honteux internes* qui se distribuent à l'extérieur des organes génitaux.

C. Symphyse sacro-coccygienne.

La symphyse sacro-coccygienne est formée par les deux facettes ovalaires par lesquelles le sacrum et le coccyx se correspondent, et en outre par un fibro-cartilage et des ligaments.

Le *fibro-cartilage* inter-articulaire est analogue à ceux des vertèbres, et formé de lames multipliées en arrière et en avant. Son peu d'épaisseur fait qu'il cède plus facilement que ceux des vertèbres aux impulsions qu'il reçoit: aussi le coccyx est-il plus mobile sur le sacrum que deux vertèbres contiguës ne le sont l'une sur l'autre. Il s'ossifie par les progrès de l'âge, mais c'est seulement dans un âge avancé chez la femme que cette ossification a lieu. Comme la soudure du sacrum et du coccyx a pour objet d'empêcher les mouvements d'avant en arrière de l'articulation, elle mérite l'attention de la sage-femme.

Les *ligaments* sont au nombre de deux: l'un est *antérieur* et l'autre *postérieur;* mais ils ne présentent rien de particulier.

D. Symphyse sacro-vertébrale.

Le sacrum s'unit avec la colonne vertébrale par trois surfaces, qui sont la surface ovalaire de sa base et les facettes des apophyses articulaires; ces parties correspondent à des surfaces et à des facettes analogues de la dernière vertèbre lombaire. L'articulation est complétée par un fibro-cartilage et par des ligaments.

Le *fibro-cartilage* est considérable, plus épais en avant qu'en arrière ; il est lisse en avant et concourt à former l'angle sacro-vertébral.

Les *ligaments* sont au nombre de cinq : le *ligament antérieur* est la continuation du ligament vertébral commun ; le *ligament postérieur* est situé dans le canal vertébral ; deux autres ligaments, l'un *inter-épineux*, l'autre *sus-épineux*, sont placés en arrière, dans l'intervalle des apophyses épineuses ; enfin le ligament *ilio-lombaire* est étendu du tiers postérieur environ de la crête iliaque à l'apophyse transverse de la cinquième vertèbre lombaire.

E. **Articulation coxo-fémorale.**

L'articulation coxo-fémorale n'appartient pas à proprement parler au bassin, et à cause de cela elle jouit de mouvements très-étendus dans tous les sens. Elle est formée du côté du bassin par la cavité cotyloïde, du côté de la cuisse par la tête du fémur, et complétée par des ligaments intra-articulaires et extra-articulaires.

La *tête du fémur* est à peu près sphérique ; elle est soutenue par un collet rétréci nommé *col du fémur ;* en outre ce col est renforcé à sa base par deux tubérosités qui ont reçu le nom de *trochanters*. Ces trochanters sont divisés en *grand* et en *petit trochanter*. Le grand trochanter est une tubérosité volumineuse placée en dehors et facile à sentir à travers la peau ; il sert, par la position qu'il occupe un peu au-dessous de la partie moyenne du bassin et en dehors, à mesurer les dimensions de cette cavité à l'extérieur. Le petit trochanter est placé au contraire en dedans, et caché au milieu des muscles de la cuisse.

La *cavité cotyloïde* est plus profonde sur un cadavre intact que sur le squelette. Elle est en effet enveloppée à sa circonférence par un fibro-cartilage à fibres entre-croisées qui comblent toutes les échancrures qu'elle présentait sur les os desséchés: on nomme ce fibro-cartilage *bourrelet cotyloïdien.* Au niveau de la grande échanchure ischio-pubienne, ce bourrelet laisse un trou pour les vaisseaux qui se rendent à l'articulation.

Les *ligaments* de l'articulation coxo-fémorale sont: 1° le *ligament capsulaire* ou *extra-articulaire,* qui enveloppe en forme de manchon la cavité cotyloïde et le col du fémur; 2° le *ligament intra-articulaire* ou *ligament rond,* obliquement étendu du sommet de la tête de l'os à l'échancrure interne, destinée au passage des vaisseaux de l'articulation.

§ III. — BASSIN CONSIDÉRÉ DANS SON ENSEMBLE.

Après avoir étudié les os qui forment le squelette du bassin et les articulations qui unissent les os entre eux, il importe de considérer ce canal osseux dans son ensemble.

Le bassin a la forme d'un côue tronqué dont la base regarde en haut et en avant et dont le sommet est tourné en bas et en arrière; il ressemble assez bien encore au *plat des barbiers,* d'où lui vient son nom de *bassin.*

On le divise, pour l'étudier, en deux surfaces, *surface externe, surface interne,* et en deux circonférences, une *supérieure* ou *base,* une *inférieure* ou *sommet.*

Nous allons décrire séparément chacune des surfaces. Quant aux deux circonférences, elles seront décrites ultérieurement, l'une à propos du grand bassin, l'autre à propos du petit.

A. **Surface externe du bassin.**

La *surface externe,* moins importante à connaître sous le rapport de l'accouchement, se subdivise en *quatre régions:* une *antérieure,* une *postérieure,* deux *latérales.*

La *région antérieure* comprend toutes les parties contenues entre les cavités cotyloïdes, et est limitée de chaque côté par une ligne fictive étendue de l'épine iliaque antérieure et supérieure à la tubérosité ischiatique.

On y remarque : 1° en haut, une large échancrure remplie sur le vivant par les muscles qui forment la partie antérieure de l'abdomen ; 2° sur la ligne médiane, la symphyse pubienne obliquement dirigée de haut en bas et d'avant en arrière, direction particulière à l'espèce humaine ; 3° de chaque côté, le corps du pubis, irrégulièrement quadrilatère, et sa branche descendante destinée à des insertions musculaires ; 4° plus en dedans, le trou ovale ou sous-pubien fermé par une membrane, membrane obturatrice ; 5° immédiatement en bas, l'arcade pubienne de forme triangulaire et dont le sommet, situé sous le corps des pubis, est émoussé par le ligament sous-pubien.

La hauteur de cette région est, au niveau de la symphyse, de 4 centimètres environ ; au niveau de l'éminence iliopectinée, de 10 centimètres ; au niveau de l'épine iliaque antérieure et supérieure, de 19 centimètres.

L'arcade du pubis est large de 9 centimètres à sa base, de 3 à 4 centimètres au-dessous de la symphyse, et mesure en hauteur 5 à 6 centimètres.

La *région postérieure* ou *sacrée* est formée par la portion la plus postérieure de l'os coxal et par les faces postérieures du sacrum et du coccyx. Elle est bornée sur les côtés par une ligne imaginaire étendue du tiers postérieur des crêtes iliaques à la partie la plus reculée des tubérosités ischiatiques.

Les parties les plus importantes sont : 1° sur la ligne médiane, la rangée des apophyses épineuses constituant la crête sacrée, recouverte par le ligament sus-épineux ; 2° au-dessus de cette ligne, le commencement du canal sacré, de chaque côté duquel on aperçoit les deux facettes des deux apophyses articulaires du sacrum ; 3° au-dessous, une petite ouverture oblongue qui est la fin du canal vertébral ; 4° de chaque côté de la ligne médiane, deux gouttières profondes qui sont destinées à loger la masse commune des muscles lombaires et dorsaux ; 5° au fond de la gouttière, les quatre trous sacrés postérieurs, dont le dernier est quelquefois fermé en partie par le grand ligament sacro-sciatique ; 6° la portion la plus reculée de la fosse iliaque externe et les tubérosités iliaques, dont les saillies augmentent la profondeur des gouttières précédentes ; 7° les faces postérieures du grand et du petit ligament sacro-sciatique, entre lesquelles on aperçoit en partie le grand et le petit trou sciatique.

La hauteur de cette région est, sur la ligne médiane, de 11 centimètres ; au niveau de l'épine iliaque postérieure, de 13 centimètres ; au niveau du tiers postérieur de la crête iliaque, de 17 centimètres.

Les *régions latérales* comprennent l'espace intermédiaire aux régions antérieure et postérieure que nous venons de décrire.

Elles sont formées : 1° en haut, par les deux tiers antérieurs de la fosse iliaque externe ; 2° au-dessous et en avant, par la cavité cotyloïde dont le sourcil ou rebord est creusé de trois échancrures : une supérieure superficielle, à l'union de l'ilium et du pubis ; une postérieure, à peine apparente, à l'union de l'ilium avec l'ischium ; l'autre antérieure, très-profonde, à l'union de l'ischium et du pubis ; 3° au-dessous de la cavité cotyloïde, par la coulisse de l'obturateur externe et la tubérosité ischiatique ; 4° en arrière, par une partie de la face postérieure des ligaments sacro-sciatiques et des trous qu'ils circonscrivent.

La hauteur de cette région est, au niveau de la partie la plus élevée de la crête iliaque, de 20 centimètres.

B. Surface interne du bassin.

La surface interne du bassin se divise en deux parties : une supérieure, très-évasée, s'appelle *grand bassin* ; une inférieure se nomme *petit bassin*.

1° *Grand bassin.*

Le grand bassin forme une espèce d'entonnoir ou de pavillon incomplet qui conduit dans le petit bassin. Comme il fait surtout partie de l'abdomen, il est encore appelé *bassin abdominal*. Son usage est uniquement, dans la fonction de la génération, de soutenir le produit de la conception et la matrice dans les derniers temps de la grossesse.

On lui distingue une *circonférence supérieure* qui forme la base du bassin, une *circonférence inférieure* qui se confond avec la marge du petit bassin, et trois régions divisées en deux *régions latérales* et une *région postérieure*.

La *circonférence supérieure* du bassin est irrégulière, et regarde en haut et en avant; elle est profondément échancrée dans sa partie antérieure, et formée dans ce point par la face supérieure de la branche horizontale du pubis et par le bord antérieur de l'ilium obliquement dirigé en bas et en avant.

On y remarque : 1° sur la ligne médiane, le bord supérieur de la symphyse pubienne; 2° de chaque côté de cette symphyse, l'épine du pubis; 3° la surface pectinée, limitée en arrière par la crête du pubis; 4° l'éminence ilio-pectinée; 5° la gouttière sur laquelle passent les tendons des muscles psoas et iliaque; 6° l'épine iliaque antérieure et inférieure; 7° une dépression sans nom particulier; 8° l'épine iliaque antérieure et supérieure; 9° sur les côtés, les crêtes iliaques; 10° enfin, en arrière, l'angle sacro-vertébral de chaque côté duquel est situé le ligament sacro-iliaque supérieur, destiné à combler en partie deux échancrures légères comprises entre la colonne lombaire et la crête iliaque.

La *circonférence inférieure* forme un rétrécissement naturel qui sera décrit sous le nom de détroit supérieur.

Des trois régions du grand bassin, les *régions latérales* sont occupées par les deux fosses iliaques internes, très-obliquement inclinées en bas, en avant et en dedans; la *région postérieure* est constituée au contraire, en y comprenant la cinquième vertèbre lombaire : 1° sur la ligne médiane, par la saillie de l'angle sacro-vertébral ou promontoire et par la face antérieure et convexe du corps de la vertèbre précédente; 2° sur les côtés et en haut, par une gouttière peu profonde limitée en arrière par le ligament iliolombaire et le ligament sacro-iliaque supérieur; 3° sur les côtés et en bas, par la face antérieure des ailerons du sacrum et la partie supérieure de la symphyse sacro-iliaque, continuée en avant avec la fosse iliaque interne.

La hauteur du grand bassin est, de la partie la plus élevée de la crête iliaque à la marge du bassin, de 6 centimètres et demi. Sa largeur est, au niveau des épines iliaques antérieures et supérieures, de 26 à 27 centimètres, et du milieu des crêtes iliaques, de 28 à 29 centimètres. La distance qui sépare le milieu de la crête iliaque du grand trochanter est de 11 centimètres.

2° *Petit bassin.*

Le petit bassin est le bassin proprement dit : c'est lui qu'on désigne dans le langage lorsqu'on parle du bassin sans aucune autre indication. Il est situé au-dessous du précédent, et séparé de lui par la marge du bassin. Il forme une cavité dont l'entrée et la sortie sont moins étendues que la partie moyenne. Les deux extrémités, qui sont les parties rétrécies, portent le nom de *détroits;* on les nomme, suivant la place qu'ils occupent, *détroit supérieur*, *détroit inférieur;* le milieu du canal se nomme l'*excavation.*

a. **Détroit supérieur.**

Le détroit supérieur ou *abdominal* sépare le grand bassin du petit bassin. Sa forme est celle d'un ovale ou encore d'un cœur de carte à jouer. C'est la première ouverture que l'enfant doit franchir dans l'accouchement et celle qui le plus souvent met obstacle à son passage. Il est formé : en arrière, par l'angle sacro-vertébral et le bord antérieur des ailerons du sacrum; sur les côtés, par le rebord mousse de l'ilium; en avant, par la crête et le bord supérieur des pubis.

Dimensions. Pour connaître les dimensions de ce détroit, on a imaginé quatre diamètres (1).

Le *diamètre antéro-postérieur* ou *sacro-pubien,* qui va du milieu de l'angle sacro-vertébral à la symphyse pubienne, a de 11 centimètres à 11 centimètres et demi. Les *diamètres obliques,* qui mesurent l'intervalle compris entre la symphyse sacro-iliaque d'un côté et l'éminence ilio-pectinée du côté opposé, sont au nombre de deux, l'un droit, l'autre gauche, et présentent une longueur de 12 centimètres. Le *diamètre transverse* ou *bis-iliaque,* étendu du milieu du rebord mousse d'un ilium au même point du côté opposé, est de 13 centimètres.

b. Excavation.

L'excavation du bassin, ou *excavation pelvienne,* fait suite au détroit supérieur. C'est dans cette cavité que la tête de l'enfant exécute ses mouvemements principaux pour se dégager plus facilement à l'extérieur.

On distingue aux parois qui la constituent quatre régions, que l'on divise par des lignes fictives, analogues à celles qui limitent la surface interne ; l'une est *antérieure,* deux sont *latérales,* la quatrième est *postérieure.* On y décrit en outre quatre *plans inclinés.*

La *région antérieure* est concave transversalement ; elle présente : 1° sur la ligne médiane, la face postérieure de la symphyse pubienne, marquée par un bourrelet vertical que détermine le bord postérieur du fibro-cartilage ; 2° de chaque côté, la face interne du corps des pubis, plus large en haut qu'en bas, et continue en haut avec la branche horizontale et en bas avec la branche ischio-pubienne ; 3° plus en dehors, les fosses obturatrices internes, ainsi nommées à cause de la

(1) On appelle *diamètre* toute ligne droite menée d'un point à un autre du pourtour d'un cercle et passant nécessairement par son centre. Ici ce mot n'a pas la signification ordinaire. La ligne droite menée d'un point à un autre ne passe pas absolument au centre du détroit supérieur, et comme le cercle que ce détroit représente n'est pas parfait, les diamètres ne sont pas égaux.

membrane obturatrice qui ferme l'ouverture du trou sous-pubien.

La hauteur de cette région est de 4 centimètres en avant au niveau de la symphyse pubienne, et de 9 centimètres 1/2 de l'éminence ilio-pectinée à la tubérosité sciatique.

Les *régions latérales* sont exclusivement osseuses en avant, et en grande partie ligamenteuses et vides en arrière ; elles sont constituées : 1° en avant, par une large surface à peu près quadrilatère, plus étendue en haut qu'en bas, qui appartient à la face interne de la branche postérieure de l'ischium, et qui forme dans sa moitié supérieure l'arrière-fond de la cavité cotyloïde ; 2° en arrière et en haut, par le grand trou sciatique occupé dans l'état frais par le muscle pyramidal ; 3° en arrière et en bas, par la face interne des grands et des petits ligaments sacro-sciatiques, par l'épine sciatique et par le petit trou sciatique.

La hauteur de ces régions latérales est de 9 centimètres et demi au niveau de l'arrière-fond de la cavité cotyloïde.

La *région postérieure* de l'excavation est concave de haut en bas ; on y trouve : 1° sur la ligne médiane, la face antérieure du sacrum presque droite dans une hauteur de 6 à 9 centimètres supérieurement, et seulement recourbée en arc de cercle dans sa moitié ou son tiers inférieur, où elle se continue avec la face antérieure du coccyx ; 2° sur les côtés et en haut, la symphyse sacro-iliaque, à peine recouverte par son ligament antérieur ; 3° sur les côtés et en bas, la partie postérieure des deux ligaments sacro-sciatiques, à peu près confondus à leurs insertions aux bords latéraux du sacrum et du coccyx.

La hauteur de cette région est de 11 centimètres en mesurant directement de l'angle sacro-vertébral à la pointe du coccyx, et de 13 centimètres 1/2 en suivant la courbure du sacrum.

Les *quatre plans inclinés* qu'on remarque sur les parois de l'excavation pelvienne ne sont pas divisés de la même manière que les régions précédentes. Pour les circonscrire, il faut supposer que le bassin est coupé en quatre parts : 1° d'avant en arrière au moyen d'un plan vertical passant par le diamètre sacro-pubien; 2° d'un côté à l'autre au moyen d'un autre plan vertical passant par le diamètre bis-iliaque.

Il résulte de cette division *deux plans inclinés antérieurs* et *deux plans inclinés postérieurs.*

Les *deux plans inclinés antérieurs* sont l'un à droite, l'autre à gauche de la symphyse pubienne, et étendus de cette symphyse au niveau de l'épine sciatique. Leur direction est oblique de haut en bas, de dehors en dedans et d'arrière en avant.

Les *deux plans inclinés postérieurs* sont situés l'un à droite, l'autre à gauche de la face antérieure du sacrum, et limités en avant par leur point de rencontre avec les plans inclinés antérieurs, au niveau de l'épine sciatique. Leur direction est oblique d'avant en arrière, de haut en bas et de dehors en dedans; elle est inverse par conséquent de la direction des plans inclinés antérieurs.

Par cette disposition, les accoucheurs expliquent comment, pendant qu'une partie de la tête roule sur le plan incliné antérieur gauche, par exemple, pour se porter sous les pubis, une partie opposée de la tête descend sur le plan incliné postérieur droit pour se rendre dans la courbure du sacrum. Toutefois, il est reconnu aujourd'hui que ces plans n'ont pas l'importance qu'on leur a longtemps attribuée.

Dimensions. Comme la forme de l'excavation n'est pas exactement cylindrique, et comme les inclinaisons de ses parois en bas et en dedans rendent sa partie la plus déclive un peu plus étroite que sa partie supérieure, les dimensions, mesurées suivant quatre diamètres, ne sont pas partout identiques, ainsi :

Au niveau de la partie moyenne qui correspond à la plus grande profondeur de la courbure du sacrum, les quatre diamètres ont à peu près chacun 12 centimètres, à l'exception du *diamètre antéro-postérieur* qui en a 13.

Au niveau des épines sciatiques, le diamètre transverse est

de 1 centimètre au moins plus petit, et le contour du canal y représente une sorte de détroit médian.

Enfin, à mesure que l'on descend dans l'excavation, les *diamètres obliques* et *transverse* décroissent successivement et finissent par mesurer la même longueur, 11 centimètres, que les diamètres correspondants du détroit inférieur.

c. Détroit inférieur.

Le détroit inférieur, aussi nommé *détroit périnéal* parce qu'il correspond au périnée, est l'ouverture de sortie de l'excavation. Il présente une forme assez irrégulière ; il a été comparé, malgré la surface courbe qu'il présente, à un ovale dont la grosse extrémité est en arrière. Il n'est pas, comme le détroit supérieur, formé seulement de parties osseuses ; des ligaments, qui constituent sa moitié postérieure, assurent l'élasticité de ses parois et permettent un léger agrandissement.

Il est constitué : en avant sur la ligne médiane, par le bord inférieur de la symphyse pubienne ; sur les côtés de cette symphyse, par l'arcade pubienne, dont les bords déjetés en dehors sont formés par les branches descendantes du pubis et ascendantes de l'ischium ; sur les côtés et dans la portion la plus déclive, par les deux tubérosités ischiatiques ; sur les côtés et en arrière, par le bord inférieur du grand ligament sacro-sciatique ; tout à fait en arrière, par la pointe et par les bords latéraux du coccyx.

Dimensions. On a considéré au détroit inférieur, comme au détroit supérieur et à l'excavation, quatre diamètres.

Le diamètre antéro-postérieur ou *coccy-pubien*, qui s'étend du bord inférieur de la symphyse à la pointe du coccyx, a 11 centimètres. Le diamètre transverse ou *bis-ischiatique*, qui va d'une tubérosité ischiatique à l'autre, a 11 centimètres. Les deux diamètres obliques que l'on mesure du milieu de l'un des bords de l'arcade pubienne à la partie moyenne du grand ligament sacro-sciatique ont chacun 11 centimètres. Dans le travail de l'enfantement, la rétrocession du coccyx, l'élasticité des ligaments sacro-sciatiques, agrandissent le diamètre coccy-pubien et les diamètres obliques de 1 centimètre (1).

§ IV. — BASSIN CONSIDÉRÉ DANS LA DIRECTION DE SES PLANS ET DE SES AXES.

Le bassin, considéré dans son ensemble, n'est pas horizontal, comme on serait porté à le penser d'après la position qu'on a coutume de lui donner devant soi pour l'étudier.

On appelle *inclinaison* la direction que ce canal affecte par rapport à l'horizon sur le vivant ou sur un squelette articulé.

Naegelé est l'accoucheur qui a le mieux étudié ces diverses inclinaisons, et, après avoir pris des mesures sur 500 femmes bien conformées et comparé ces résultats avec ceux qu'il observa sur 11 bassins de femmes examinées après la mort, il a figuré un *bassin type* qu'il représente comme un bassin parfait.

Voici comment on obtient les caractères de ce bassin-type, au point de vue de l'inclinaison et de la direction de ses ouvertures.

On suppose dans le bassin, d'une part, des *plans* ou *surfaces planes* qu'on imagine appliqués sur les ouvertures du bassin et les fermant exactement, et d'autre part, des *lignes centrales* ou *axes* tombant perpendiculairement sur les plans et traversant les diverses parties du canal pelvien par leur centre.

Il y a ainsi deux plans : 1° *le plan du détroit supérieur,*

(1) De la comparaison des diamètres des deux détroits, il résulte : 1° que le diamètre transverse de l'inférieur est moins grand que le même diamètre du supérieur, ce qui donne la mesure du rapprochement par en bas des plans inclinés du bassin ; 2° que le plus grand diamètre du détroit inférieur croise la direction de celui du détroit supérieur, et que la tête de l'enfant, pour se présenter convenablement à chacun de ces détroits, doit exécuter un mouvement de rotation dans le petit bassin (Désormeaux).

2° *le plan du détroit inférieur ;* et trois axes : 1° l'*axe du détroit supérieur,* 2° *l'axe de l'excavation,* 3° *l'axe du détroit inférieur.* La réunion de ces axes constitue l'axe du bassin.

Disons maintenant la direction de ces plans et de ces axes.

1° *Direction des plans du bassin.*

a. **Direction du plan du détroit supérieur.**

Le plan du détroit supérieur est la surface plane fictive qui, appliquée sur le détroit supérieur, fermerait exactement cette ouverture.

La ligne qui figure la direction de ce plan est la ligne sacro-pubienne, nommée diamètre sacro-pubien.

Sur un bassin parfait, les caractères de cette ligne sont les suivants :

1° Elle est très-inclinée par rapport à l'horizon.

2° Cette inclinaison est telle que l'extrémité antérieure qui correspond au bord supérieur des pubis est à peu près vis-à-vis de l'union de la deuxième pièce du coccyx avec la troisième, c'est-à-dire près de 12 centimètres plus bas que l'extrémité postérieure qui est formée par l'angle sacro-vertébral.

3° Le plan du détroit supérieur regarde ainsi à la fois en haut et presque directement en avant.

4° La ligne qu'il représente, étant prolongée, coupe la ligne qui représente l'horizon, en faisant avec elle un angle qui, mesuré en arrière, est de 58 à 60° (1).

(1) On appelle *angle* la figure formée par deux lignes droites qui se coupent. Lorsqu'une ligne en coupe une autre de telle sorte qu'elle ne penche pas sur celle-ci d'un côté plus que de l'autre, la figure formée s'appelle un *angle droit.* Tout angle plus grand qu'un angle droit est dit *angle obtus;* tout angle plus petit qu'un angle droit est un *angle aigu.* Pour évaluer en nombre l'espace compris entre les deux côtés d'un angle, on a divisé la ligne courbe, ou *circonférence,* qui limite un cercle, en 360 parties égales, appelées *degrés.* Un angle droit vaut 90 degrés, ce qui s'exprime en écrivant 90°.

b. Direction du plan du détroit inférieur.

On appelle *plan du détroit inférieur* la surface plane fictive qui, appliquée sur le détroit inférieur, fermerait exactement cette ouverture.

La ligne qui représente le mieux ce plan est le diamètre coccy-pubien.

Voici ce que l'on observe sur un bassin parfait par rapport à la direction de ce plan :

1° Il est très-peu incliné par rapport à l'horizon.

2° L'inclinaison est si peu considérable, que l'extrémité antérieure de ce plan correspondant au bord inférieur des pubis est seulement 16 millimètres plus bas que l'extrémité postérieure ou pointe du coccyx.

3° Le plan du détroit inférieur regarde donc presque directement en bas et un peu en arrière.

4° La ligne qui représente ce plan coupe celle qui représente l'horizon sous un angle mesurant en arrière 11°.

2° *Direction des axes du bassin.*

a. Direction de l'axe du détroit supérieur.

L'axe du détroit supérieur est la ligne fictive dirigée perpendiculairement au plan du détroit supérieur et traversant ce détroit par son centre.

Sur un bassin de configuration parfaite cet axe a les caractères suivants :

1° Il est oblique de haut en bas et d'avant en arrière.

2° Prolongé en haut, il va aboutir à l'ombilic.

3° Prolongé en bas, il tombe sur la face antérieure du coccyx près de l'articulation sacro-coccygienne.

Cet axe indique que si on voulait faire passer à travers le détroit supérieur un corps volumineux pour qu'il descendît dans l'excavation, il faudrait tirer ce corps très en arrière et en bas.

b. Axe de l'excavation.

On appelle *axe de l'excavation* la ligne fictive qui traverse toute l'étendue de l'excavation en occupant toujours le centre.

Mais il est difficile de tracer cet axe, puisque l'excavation constitue un canal dont la paroi postérieure est courbe, représentée qu'elle est par la face antérieure du sacrum.

De là des différences, suivant les auteurs, dans les caractères de cette ligne.

Pour les uns, la meilleure manière de l'obtenir consiste à tracer dans l'excavation de haut en bas un arc de cercle ayant pour rayon la moitié du diamètre antéro-postérieur de l'excavation, et pour centre le milieu de la face postérieure du pubis. Mais, remarque NAEGELÉ, cet arc de cercle s'incline en bas trop brusquement en avant, et l'accoucheur qui tirerait une tête de fœtus dans cette direction ne manquerait pas de la faire heurter contre la face postérieure de la symphyse pubienne.

On s'accorde à dire aujourd'hui qu'il vaut mieux opérer comme il suit : On divise l'excavation en une série de surfaces planes qu'on fait partir des traces de soudure des vertèbres du sacrum, et qui se réunissent en avant de la symphyse pubienne en un point correspondant au milieu environ de la hauteur de la paroi antérieure du bassin ; puis on abaisse sur chacune des lignes représentant ces plans une perpendiculaire qui forme leurs axes. La réunion de toutes les perpendiculaires est l'axe réel de l'excavation, puisque, traversant toute l'étendue de ce canal, il en occupe toujours le centre.

Voici les caractères de cet axe :

1° Il est courbe, à concavité dirigée en avant, et il suit à peu près la courbure de la face antérieure du sacrum ;

2° Cependant, ce n'est qu'au-dessous de la troisième vertèbre sacrée que la courbure commence à se produire ; au-dessus, la ligne de l'axe de l'excavation est droite et n'est qu'un prolongement de l'axe du détroit supérieur.

3° Mais au-dessous de la troisième vertèbre sacrée, la courbure se prononce de plus en plus, et, les petits axes des plans successifs dont se compose l'excavation étant prolongés, on voit qu'en haut ils sont de plus en plus éloignés en arrière de l'ombilic, et qu'en bas ils s'écartent de plus en plus en avant de la pointe du coccyx.

c. Axe du détroit inférieur.

On nomme *axe du détroit inférieur* la ligne fictive abaissée perpendiculairement au plan du détroit inférieur et traversant ce détroit par son centre.

Mais à cause de la mobilité de la pointe du coccyx, la direction de cet axe n'est pas la même, ou sur un bassin desséché, ou sur une femme vivante en dehors de l'accouchement, ou sur une femme vivante pendant l'accouchement.

1° Sur un bassin desséché, la pointe du coccyx étant portée un peu en avant par le retrait des ligaments sacro-sciatiques, la ligne coccy-pubienne est plus courte, et son centre se trouve reporté plus en avant.

2° Sur une femme vivante pendant l'accouchement, l'effort que fait la tête pour franchir le détroit inférieur allonge un peu les ligaments sacro-sciatiques, refoule la pointe du coccyx ; la pointe du coccyx est plus longue, le plan du détroit inférieur est moins incliné par rapport à l'horizon, enfin son centre est repoussé un peu en arrière.

Quoi qu'il en soit, voici, sauf les modifications que nous venons d'indiquer, les caractères de l'axe du détroit inférieur :

1° Il est presque vertical, mais avec une légère inclinaison en bas et en arrière.

2° Prolongé en haut, il croise à angle obtus l'axe du détroit supérieur vers le milieu de l'excavation.

3° Prolongé encore en haut, il aboutit au-devant de l'angle sacro-vertébral, ou, au plus, sur la face antérieure de la dernière vertèbre lombaire.

4° Prolongé en bas, il traverse le périnée entre la vulve et l'anus, mais très-près de l'anus.

3° *Exceptions relatives aux directions des plans et des axes.*

Les inclinaisons des plans et des axes du bassin varient, seulement par rapport au tronc et par rapport à l'horizon, dans quelques conditions qu'il faut connaître ; ainsi : 1° dans la position de la femme enceinte debout et déjetant le haut du corps en arrière ; 2° dans la position de la femme couchée sur le dos comme pour le travail de l'enfantement.

a. Direction des plans et des axes chez la femme enceinte dans la station debout.

1° Le plan du détroit supérieur est presque vertical et regarde directement en avant.

2° Le plan du détroit inférieur est très-oblique par rapport à l'horizon, et regarde en bas et surtout en arrière.

3° L'axe du détroit supérieur prolongé en haut se porte en avant au lieu de se rendre en haut vers l'ombilic.

4° La concavité de l'axe de l'excavation regarde presque directement en bas.

5° L'axe du détroit inférieur regarde en bas et en arrière, et, prolongé en haut, il aboutirait à la région épigastrique.

b. Direction des plans et des axes chez la femme couchée sur le dos.

1° Le plan du détroit supérieur regarde en haut et en arrière.

2° Le plan du détroit inférieur regarde directement en avant.

3° L'axe du détroit supérieur est oblique de haut en bas, d'arrière en avant.

4° L'axe de l'excavation présente sa concavité directement en haut.

5° L'axe du détroit inférieur se porte directement en avant (1).

(1) Le bassin n'est pas absolument conformé chez l'homme comme chez la femme. Chez l'homme, les fosses iliaques moins évasées rendent les hanches moins saillantes ; les tubérosités sciatiques, plutôt inclinées en dedans qu'en dehors, rétrécissent le détroit inférieur. L'angle sacro-vertébral est moins prononcé, le sacrum est plus long, l'arcade pubienne moins large ; les cavités cotyloïdes sont plus rapprochées ; l'articulation du sacrum avec le coccyx se soude de bonne heure, et ce dernier os est plus fortement courbé en avant.

§ V. — PARTIES MOLLES DU BASSIN.

On appelle parties molles du bassin les chairs, *muscles*, *aponévroses*, *vaisseaux* et *nerfs* qui tapissent les surfaces externes et internes du bassin, et les *viscères* qui sont contenues dans sa cavité avec les organes de l'appareil génital.

A. Muscles et aponévroses du bassin.

Nous décrirons sous ce titre les muscles et les aponévroses qui, placés autour du bassin, soit au-dessus, soit en dehors, soit en dedans de sa cavité, jouent un rôle dans l'accouchement.

Nous appelons *muscles sus-pelviens* ceux qui sont placés au-dessus du bassin, *muscles extra-pelviens* ceux qui sont placés à la surface externe du bassin, *muscles intra-pelviens* ceux qui sont placés à la surface interne du bassin.

1° *Muscles sus-pelviens.*

Les muscles sus-pelviens utiles à connaître pour le mécanisme de l'accouchement sont : en haut, entre la poitrine et le ventre, le *diaphragme;* en arrière, le muscle *carré des lombes* et le *psoas ;* sur les côtés et en avant, le *grand oblique*, le *petit oblique* et le *transverse ;* tout à fait en avant et de chaque côté de la ligne médiane, les *muscles droits* et les *pyramidaux.*

a. Diaphragme.

Le diaphragme est situé entre la cavité de la poitrine et celle du ventre, qu'il sépare l'une de l'autre.

Il est aplati de haut en bas et recourbé sur lui-même en forme de voûte dont la concavité regarde du côté de l'abdomen.

Il est en partie aponévrotique, à son centre, et en partie charnu, à ses extrémités. Il s'insère : en avant, par des digitations nombreuses, à la face postérieure du sternum et des cartilages des six dernières côtes ; en arrière, par deux tendons très-épais et très-résistants qui portent le nom de *piliers*, aux corps des trois premières vertèbres lombaires. L'intervalle que laissent entre eux les piliers est partagé en deux ouvertures au moyen de deux faisceaux de communication qui s'entre-croisent; l'ouverture supérieure et antérieure donne passage à l'œsophage; l'ouverture inférieure et postérieure donne passage à l'aorte; enfin, à droite, un peu en avant des précédentes, se remarque une troisième ouverture entièrement aponévrotique, par laquelle s'engage la veine cave inférieure.

Le diaphragme est surtout l'agent essentiel de la respiration. Mais dans l'accouchement il assujettit la poitrine et la rend immobile en tirant les côtes en dedans, tandis que les muscles abdominaux les tirent en bas; ainsi, en se contractant, il refoule de haut en bas les organes contenus dans la cavité du ventre.

b. Muscle carré des lombes et muscle psoas.

Le *muscle carré des lombes*, ainsi nommé à cause de sa forme et de son siége, est situé dans la région lombaire, entre la douzième côte et la crête iliaque.

Il naît en bas du tiers postérieur de la lèvre interne de cette crête et du ligament ilio-lombaire, se dirige obliquement en haut et en dedans, et s'insère par de petits faisceaux aux parties antérieure et inférieure des apophyses transverses des vertèbres lombaires, mais surtout au bord inférieur de la douzième côte. Ce muscle recouvre en arrière la masse commune des muscles sacro-lombaires; il est en partie séparé des viscères de l'abdomen par le muscle psoas situé en avant de lui; il est renfermé en totalité dans une gaîne formée par deux lames de l'aponévrose postérieure du muscle transverse.

Le *muscle psoas* ne fait partie de la paroi postérieure du ventre que par sa partie supérieure; il sera décrit à propos des muscles intra-pelviens.

c. Muscle grand oblique. — Muscle petit oblique.
Muscle transverse.

Les muscles *grand oblique* et *petits obliques* et les *transverses* superposés d'avant en arrière peuvent être réunis dans une seule description. Ils sont situés sur les régions latérales et antérieures de l'abdomen, mais on peut dire que par les aponévroses qui les terminent en avant et en arrière ils enveloppent de toutes parts cette cavité.

Ils s'étendent de la base de la poitrine à la circonférence supérieure du bassin; ils sont aplatis en forme de toiles et quadrilatères. Ils s'attachent : en haut, aux sept dernières côtes ; en bas, à la crête iliaque; en arrière, aux apophyses épineuses des vertèbres lombaires; en avant, ils se continuent avec de larges aponévroses dont les fibres s'entre-croisent sur la ligne médiane.

Chacun des muscles que nous venons d'indiquer a ses fibres charnues dirigées en sens différents; ainsi : les fibres du grand oblique vont en bas et en avant; les fibres du petit oblique, en haut et en arrière; les fibres du transverse, horizontalement d'arrière en avant. Cette superposition de fibres entre-croisées donne une grande élasticité et une grande force de résistance aux parois du ventre.

d. Muscles droits de l'abdomen.

Les *muscles droits* vont de la partie antérieure et inférieure de la poitrine au pubis; ils sont allongés, et situés de chaque côté de la ligne médiane; ils prennent leur insertion supérieure aux cartilages des trois dernières côtes qui se rendent au sternum, et leur insertion inférieure au pubis.

e. Muscles pyramidaux.

Les *muscles pyramidaux* sont deux petits muscles triangulaires situés à la partie inférieure du bas-ventre; ils s'insèrent en bas au pubis, et en haut à la ligne aponévrotique médiane qu'ils tendent par leurs contractions.

f. Aponévrose abdominale.

On appelle *aponévrose abdominale* une aponévrose très-résistante, formée par les muscles grand oblique, petit oblique et transverse, qui enveloppe le carré des lombes en arrière, et les muscles droits et les muscles pyramidaux en avant. Cette aponévrose occupe toute la partie antérieure de l'abdomen. Elle est formée, sur les côtés de la ligne médiane, par quatre feuillets qui sont les aponévroses des muscles grands et petits

4

obliques et des muscles transverses. Sur la ligne médiane, ces feuillets s'entre-croisent et constituent *la ligne blanche*. Cette ligne est comprise entre le sternum et la symphyse des pubis auxquels elle est fixée ; elle est percée, au-dessous de sa partie moyenne, d'une ouverture étroite nommée *ombilic*, qui chez le fœtus donne passage aux vaisseaux ombilicaux. Quelquefois les viscères abdominaux franchissent cette ouverture et forment une tumeur appelée *hernie ombilicale*.

L'aponévrose abdominale se termine en bas par un repli nommé *ligament de* FALLOPE étendu entre l'épine iliaque antérieure supérieure et le pubis. Ce ligament forme le côté antérieur d'un triangle dont le tendon des muscles psoas et iliaque compose le côté externe, et dont la branche horizontale des pubis représente le côté interne. Les vaisseaux et les nerfs fémoraux traversent cette ouverture. C'est à sa partie interne, en dedans des vaisseaux, que l'intestin vient quelquefois sortir pour former la *hernie crurale*. Enfin, au-dessus du pubis, l'aponévrose abdominale forme, par l'écartement de ses fibres, *l'anneau inguinal externe*, trou ovalaire dirigé de haut en bas et de dehors en dedans et qui donne passage, chez la femme, au ligament rond de la matrice. C'est à travers cet anneau que les viscères abdominaux peuvent passer et déterminent ainsi la *hernie inguinale* (1).

Usage des muscles sus-pelviens. La paroi abdominale antérieure a pour effet de garantir les organes du ventre, de resserrer l'abdomen sur lui-même et de faire fléchir la poitrine sur le bassin. Dans l'acte du resserrement de l'abdomen, le bassin et surtout la poitrine étant préalablement fixés, les contractions des muscles obliques et transverse sont puissantes ; ces muscles, combinant leurs contractions avec celles du diaphragme, rétrécissent la cavité abdominale et viennent au secours de la matrice en la comprimant et en lui fournis-

(1) On nomme, par opposition, *anneau inguinal interne* une ouverture formée du côté du ventre par le ligament rond de la matrice en s'engageant au-dessous du muscle petit oblique.

sant des points d'appui plus solides pour ses contractions; ils agissent aussi sur le fœtus, en le poussant de haut en bas et d'avant en arrière dans le canal pelvien. Les muscles droits ont pour action de rapprocher la poitrine sur le bassin, et, quand les cuisses sont fléchies, d'opérer un relâchement des parois abdominales. Cette attitude devra souvent être mise à profit par la sage-femme dans l'exploration de l'abdomen, soit pendant la grossesse, soit après l'accouchement.

2° *Muscles extra-pelviens.*

Les muscles extra-pelviens forment autour du bassin une couche musculaire protectrice contre les chocs extérieurs. Ils se rendent de l'os coxal au fémur, et sont les agents d'une partie des mouvements de la cuisse. Il faut en excepter des muscles formant une masse musculaire désignée sous le nom de *masse commune des muscles sacro-lombaires et longs dorsaux,* qui est destinée aux mouvements de la colonne vertébrale et qui recouvre toute la face postérieure du sacrum dans les gouttières profondes situées de chaque côté de la crête épineuse de cet os.

Mais comme tous ces muscles n'offrent aucune particularité pour l'étude des accouchements, nous en ferons seulement une indication sommaire.

Ces muscles sont: 1° sur les parties latérales et postérieures de la surface externe du bassin, les *muscles fessiers,* le *muscle fascia lata,* les *muscles jumeaux* et le *muscle carré de la cuisse;* 2° à la région antérieure, les muscles *couturier, grand droit antérieur de la cuisse, obturateur externe, pectiné, adducteurs* et *droit interne.*

Parmi les muscles qui tapissent les surfaces latérales et postérieure du bassin, trois seulement ont quelqu'importance par leur volume; ce sont les *muscles fessiers.* Le *muscle fascia lata* est une simple lame musculaire qui naît de l'épine iliaque antérieure et supérieure pour se fixer à l'aponévrose de la cuisse nommée *fascia lata.* Les deux muscles jumeaux, divisés en *supérieur* et *inférieur,* et le muscle *carré de la cuisse* sont cachés profondément sous les fessiers et s'étendent transversalement, le jumeau supérieur de l'épine sciatique, le jumeau inférieur et le carré de la tubérosité sciatique, à la face interne du grand trochanter. Enfin les *muscles fessiers*, divisés en *grand, petit* et *moyen* fessiers, sont au nombre de trois ; ils s'insèrent en haut comme nous l'avons déjà dit à la fosse iliaque externe ; à partir de ce point, ils se dirigent tous les trois de haut en bas, puis concentrent leurs fibres dans un tendon très-volumineux et très-résistant, enfin s'attachent à la face externe du grand trochanter. Ces muscles recouvrent les fosses iliaques externes et les deux trous sacro-sciatiques.

Les muscles nombreux qui existent à la région antérieure de la face externe du bassin sont pour la plupart uniquement fixés au bassin par une de leurs extrémités ; tels sont : le *couturier*, inséré à l'épine iliaque antérieure et supérieure en dedans du muscle fascia lata ; le *droit antérieur*, fixé à l'épine iliaque antérieure et inférieure ; le *pectiné*, étendu sur la surface dite pectinée, et venu de l'épine et de la crête du pubis ; enfin le *droit interne* et les trois *adducteurs*, divisés en *petit, moyen* et *grand*, situés les uns en dehors des autres à la face antérieure du corps du pubis. Un seul de ces muscles est appliqué sur toute la face antérieure du bassin qu'il tapisse, c'est le muscle *obturateur externe*. Il est triangulaire, et s'insère par sa partie la plus élargie : 1° à la face antérieure du corps des pubis ; 2° à la face externe de la branche ischio-pubienne ; 3° à la membrane obturatrice. De là, ses fibres se concentrent, glissent dans la gouttière sous-cotyloïdienne de l'ischium, pour s'insérer à la face interne du grand trochanter.

Usage des muscles extra-pelviens. Les muscles que nous venons d'indiquer n'ont pas d'action bien spéciale dans le mécanisme de l'accouchement ; ils produisent seulement des mouvements de rotation, d'écartement ou de rapprochement, de flexion ou d'extension des cuisses.

3° *Muscles intra-pelviens.*

Les muscles intra-pelviens servent à former un coussin

élastique dans l'intérieur du bassin; certains d'entre eux ont en outre pour usage de s'opposer par leurs contractions à la trop rapide expulsion du fœtus dans l'accouchement. Ils peuvent être divisés en *deux séries*, l'une *supérieure*, propre au grand bassin, l'autre *inférieure*, propre au petit bassin. La première est composée des muscles *psoas* et *iliaque*, situés sur les fosses iliaques internes; la seconde comprend le *muscle pyramidal* dans la moitié postérieure du bassin, le *muscle obturateur interne* dans la moitié antérieure, le *muscle releveur* de l'anus, *l'ischio-coccygien*, le *transverse du périnée*, au plancher de l'excavation pelvienne.

a. Muscle psoas.

Les psoas sont situés l'un à droite, l'autre à gauche, sur les parties latérales et inférieures de la colonne vertébrale, sur les parties latérales du détroit supérieur du bassin et à la partie antérieure et supérieure de la cuisse. Ils s'insèrent en haut sur les côtés du corps de la dernière vertèbre dorsale et des cinq vertèbres lombaires, ainsi qu'aux cartilages intra-vertébraux; de là, leurs fibres charnues se dirigent en bas et en dehors vers la circonférence du détroit supérieur qu'elles débordent légèrement; puis elle s'engagent au-dessous de l'arcade crurale pour se fixer au petit trochanter.

b. Muscle iliaque.

Le muscle iliaque tapisse la fosse iliaque interne et s'unit avec le précédent un peu avant son passage au-dessous de l'arcade crurale. Il naît de la fosse iliaque interne, de la lèvre interne de la crête iliaque, des ailerons du sacrum, de l'épine iliaque antérieure et supérieure, et de l'échancrure qui sépare celle-ci de l'épine iliaque antérieure et inférieure. Il est recouvert d'une aponévrose nommée *aponévrose iliaque* qui forme une gaîne complète aux muscles psoas et iliaque réunis, adhère en haut avec l'arcade crurale, et se continue en bas avec l'aponévrose fascia lata de la cuisse.

c. Muscle pyramidal.

Le pyramidal tapisse la moitié postérieure de l'excavation

pelvienne; en d'autres termes, il recouvre les surfaces ligamenteuses et osseuses qui forment les plans inclinés postérieurs. Il s'insère au bassin : 1° par trois ou quatre digitations au pourtour des trous sacrés antérieurs et au fond des gouttières qui font suite à ces trous en dehors; 2° au bord supérieur du ligament sacro-sciatique; 3° à la partie supérieure de la grande échancrure sciatique. A partir de ces insertions, il se dirige en dehors, sort du bassin par le grand trou sciatique, se place au-dessous du muscle moyen fessier, et s'insère enfin à la face interne et au bord supérieur du grand trochanter.

d. Muscle obturateur interne.

Le muscle obturateur interne recouvre la moitié antérieure de l'excavation, en d'autres termes, les surfaces osseuses et un peu ligamenteuses qui forment les plans inclinés antérieurs. Il s'attache : 1° à la face postérieure du corps du pubis et de la branche ischio-pubienne ; 2° au bord interne de la portion la plus antérieure du ligament sacro-sciatique ; 3° à la face interne de la membrane obturatrice ; 4° à la face quadrilatère de la branche postérieure de l'ischium ; 5° enfin, par ses fibres les plus élevées, au détroit supérieur du bassin. Aussitôt après son origine, ce muscle concentre ses fibres, se dirige de haut en bas, s'engage par le petit trou sciatique, et sort enfin du bassin pour s'insérer à la face interne du grand trochanter où il est presque confondu avec les muscles jumeaux déjà indiqués.

e. Muscle releveur de l'anus.

Le muscle releveur de l'anus ferme complétement, avec les muscles *ischio-coccygiens* et *transverses du périnée* le détroit inférieur du bassin, sauf les points laissés vides pour la terminaison de l'intestin rectum, des organes urinaires et des organes génitaux. C'est un muscle mince, aplati de haut en bas et représentant une courbure à concavité supérieure, en sens opposé par conséquent de celle du diaphragme. Il s'insère : 1° en avant, à la face postérieure du corps du pubis et même de la symphyse pubienne; 2° sur les côtés, au pourtour supérieur du trou sous-pubien et même au détroit supérieur du bassin; 3° en arrière, au sommet et au bord postérieur de l'épine sciatique. De ces diverses insertions, le releveur de l'anus se dirige en bas, en arrière et en dedans : les fibres antérieures, pour se porter sur les côtés du bas-fond de la vessie; les moyennes, pour se rendre sur les côtés du vagin; les postérieures, à peu près transversales, pour s'unir avec celles du côté opposé sur les côtés du rectum et dans l'espace qui sépare celui-ci de la pointe du coccyx.

f. Muscle ischio-coccygien.

Le muscle ischio-coccygien est placé sur le même plan que le releveur de l'anus, il confond même avec lui ses insertions antérieures. M. Paul Dubois, tenant compte de l'action toujours simultanée de ces deux muscles dans l'accouchement, a même cru devoir les considérer comme une masse musculaire unique. Il naît, comme le muscle releveur, du sommet et du bord de l'épine sciatique, et, en outre, de la face antérieure du petit ligament sacro-sciatique. Il est triangulaire, confondu par son bord antérieur avec le bord postérieur du muscle précédent, et il se rend par des fibres rayonnées aux bords du coccyx et à la partie inférieure des bords du sacrum.

g. Muscle transverse du périnée.

Le muscle transverse du périnée appartient à une couche charnue entièrement distincte de la couche précédente. C'est un petit muscle triangulaire, transversalement situé au-devant de l'anus et qui naît de la lèvre interne et de la partie antérieure de la tubérosité ischiatique pour se porter sur la ligne médiane où il se réunit en partie avec le muscle du côté opposé. Il circonscrit par sa présence en avant et en arrière un double espace triangulaire. Dans l'espace triangulaire antérieur sont situés sur le même plan que lui le muscle *constricteur du vagin* et le muscle *ischio-caverneux* dont nous reparlerons. Dans l'espace triangulaire postérieur se trouve le *sphincter de l'anus*, sorte d'anneau elliptique allongé d'avant en arrière autour de l'extrémité inférieure du rectum, et dont les fibres postérieures s'insèrent à la pointe du coccyx. Les fibres antérieures de ce petit muscle s'entre-croisent au contraire avec celles du côté opposé pour former le *constricteur du vagin.*

h. Aponévrose pelvienne.

Tous les muscles du petit bassin dont nous venons de parler sont recouverts et enveloppés par des toiles aponévrotiques très-importantes. La plus supérieure de ces aponévroses, celle qui est sus-jacente aux muscles releveurs de l'anus et ischio-coccygiens, porte le nom d'*aponévrose pelvienne.* Elle est étendue de la face postérieure du corps et de la branche horizontale du pubis et du pourtour du détroit supérieur à la face antérieure du sacrum.

Sa face supérieure concave est immédiatement en rapport avec la cavité pelvienne, et recouverte par le *péritoine,* membrane séreuse commune à tous les organes de cette cavité. La face inférieure convexe recouvre : en avant, la partie supérieure des muscles obturateurs internes ; en arrière, les muscles pyramidaux ; en bas, la face concave des muscles releveurs de l'anus et ischio-coccygiens. Elle se confond en outre : en avant, avec l'aponévrose des parois abdominales ; sur les côtés, avec l'aponévrose iliaque ; en arrière, avec la lame fibreuse qui recouvre les parois postérieures du ventre.

Toutefois, ses rapports sont plus importants sur la ligne médiane et transversalement en arrière sur le trajet d'une ligne étendue de l'épine sciatique à celle du côté opposé. Sur la ligne médiane, l'aponévrose rencontre en effet la terminaison du tube digestif et des organes génito-urinaires. Au lieu de présenter, au niveau de ces parties, une perforation réelle, elle se replie de bas en haut sur elles, et se prolonge ainsi en expansions fibreuses : 1° en avant, sur les côtés de la vessie ; 2° au milieu, sur les parties latérales, antérieure et postérieure du vagin ; 3° en arrière, sur le rectum, à deux ou trois centimètres au devant du sommet du coccyx. En arrière et snr le trajet d'une ligne étendue d'une épine sciatique à l'autre, l'aponévrose pelvienne est de même soulevée pour donner passage aux vaisseaux qui se rendent des parties latérales du bassin à l'utérus. Il résulte de cette disposition une sorte de cloison verticale et transversale dont la base est en bas et dont le sommet est en haut, et qui divise l'excavation en deux parties, une antérieure plus grande où se trouvent le vagin et la vessie, une postérieure beaucoup plus petite où est placé le rectum. Ce soulèvement n'existe pas cependant dans toute la hauteur des parties latérales, et il se remarque dans les deux tiers inférieurs seulement.

i. Aponévrose périnéale.

Au-dessous du muscle releveur de l'anus sont trois autres feuillets aponévrotiques qu'on appelle *aponévroses périnéales,* et qu'on divise suivant leur siége en *supérieure, moyenne* et *inférieure.* Ces trois feuillets ont ceci de particulier qu'ils se confondent en arrière entre eux à l'union d'une ligne menée d'une tubérosité ischiatique à celle du côté opposé, le feuillet supérieur se recourbant de haut en bas, l'inférieur se recourbant de bas en haut pour s'unir l'un et l'autre avec le feuillet moyen. D'un autre côté, l'aponévrose supérieure s'insère en avant au bord inférieur du ligament triangulaire sous-pubien, et sur les côtés à la lèvre interne de la branche ilio-pubienne; l'aponévrose moyenne se fixe à la face antérieure du corps des pubis et à la lèvre externe de la branche précédente; enfin l'aponévrose superficielle s'attache au bord externe de l'arcade des pubis et se confond avec l'aponévrose superficielle de l'abdomen au devant de la face antérieure de la symphyse. Entre l'aponévrose pelvienne et l'aponévrose périnéale supérieure est logé le muscle releveur de l'anus; au-dessous de l'aponévrose supérieure se place le muscle constricteur du vagin; enfin, entre deux feuillets de l'aponévrose inférieure est placé le muscle ischio-caverneux.

Usage des muscles intra-pelviens. Le psoas et l'iliaque servent à la flexion de la cuisse sur le bassin; le pyramidal et l'obturateur interne impriment à la cuisse un mouvement de rotation en dehors; le releveur de l'anus oppose surtout une résistance passagère à la sortie du fœtus poussé par les contractions des muscles abdominaux et de la matrice.

B. Vaisseaux du bassin.

Les vaisseaux du bassin sont divisés en *artères, veines et vaisseaux lymphatiques.*

1° *Artères.*

Les artères proviennent de *l'aorte abdominale* qui se bifurque au niveau de la quatrième vertèbre lombaire pour donner naissance aux deux *artères iliaques primitives.* Ces artères, après un court trajet oblique en bas, en avant, et en dehors, se terminent elles-mêmes au niveau de la symphyse sacro-iliaque en deux branches de bifurcation, qui sont *l'artère iliaque interne* et *l'artère iliaque externe.*

L'artère iliaque interne, encore nommée, à cause des parties auxquelles elle se distribue, *artère hypogastrique,* est d'abord un peu oblique en bas et en avant, puis elle s'enfonce verticalement dans le bassin, et se divise enfin en plusieurs branches de calibre différent dont les principales sont : 1° *l'artère ombilicale,* importante chez le fœtus, mais réduite après la naissance en un cordon fibreux imperforé ; 2° *l'artère obturatrice,* destinée aux parties molles des fosses obturatrices internes et externes et qui se dirige en avant, parallèlement au détroit supérieur, pour sortir de l'excavation par le canal du trou sous-pubien ; 3° *l'artère honteuse interne,* placée à son origine au-devant du muscle pyramidal, s'engageant ensuite au-dessus du petit ligament sacro-sciatique qu'elle contourne pour revenir par le petit trou sciatique, se dirigeant enfin en dedans de la tubérosité sciatique et de la branche ischio-pubienne, entre l'obturateur interne et le releveur de l'anus, pour se rendre aux organes génitaux; 4° *l'artère fessière,* branche volumineuse qui sort du bassin au-dessus du muscle pyramidal, à la partie la plus élevée de la grande échancrure sciatique, pour se distribuer aux muscles fessiers.

Les autres branches sont : les *artères utérines* émanant quelquefois de la honteuse interne, les *artères vésicales* fournies ordinairement par l'hypogastrique, enfin les *artères rectales* et les *artères vaginales* dont nous reparlerons.

L'*artère iliaque externe* est la branche externe de bifurcation de l'iliaque primitive ; elle se dirige en bas et en dehors le long du bord interne du muscle psoas, passe sous l'arcade crurale où elle change de nom pour prendre celui d'artère fémorale.

2° *Veines.*

Les veines du bassin sont toutes satellites des artères, c'est-à-dire que chaque branche artérielle est accompagnée d'une veine correspondante. Elles aboutissent : 1° les veines de la cuisse à l'iliaque externe ; 2° les veines hypogastriques à la veine iliaque interne ; 3° les deux veines iliaques externes et internes aux veines iliaques primitives qui se rendent dans la veine-cave inférieure située à droite et en arrière de l'aorte, le long de la colonne lombaire.

3° *Vaisseaux lymphatiques.*

Les vaisseaux lymphatiques du bassin accompagnent les artères et les veines, et forment autour des artères et des veines iliaques des lacis ou plexus très-considérables. Dans certains points, ils constituent un entrelâchement inextricable plus ou moins volumineux qu'on appelle *ganglion.* Il existe de ces ganglions nombreux : 1° au pourtour des artères et des veines iliaques externes et primitives : ce sont des *ganglions iliaques externes ;* 2° autour des vaisseaux hypogastriques sur les parois latérales du bassin : on les nomme *ganglions hypogastriques ;* 3° sur la paroi postérieure du bassin, au-devant du sacrum : ils constituent les *ganglions sacrés.* La communication de ces ganglions est établie en haut avec les *ganglions lombaires,* et en bas, au-dessous de l'arcade crurale, avec les ganglions de l'aîne ou *ganglions inguinaux.*

C. **Nerfs du bassin.**

Les nerfs qui se distribuent au bassin ont une double origine : les uns, les plus nombreux, émanent des gros cordons nerveux qui viennent de la moelle en sortant par les trous sacrés antérieurs, ce sont les *nerfs soumis à la volonté;* les autres ont leur source du grand sympathique, ce sont les *nerfs indépendants de la volonté.*

1° *Nerfs du bassin provenant de la moelle.*

Les nerfs du bassin qui émanent des paires inférieures de la moelle sont les suivants :

1° Le *nerf crural,* branche de terminaison du plexus situé en arrière du muscle psoas, *plexus lombaire,* formé par la réunion des branches antérieures des trois premières paires lombaires. Ce nerf, situé d'abord dans l'épaisseur du psoas, se dégage bientôt pour se placer dans la gouttière formée par celui-ci et par le muscle iliaque; enfin il sort de l'abdomen au-dessus de l'arcade crurale dans la gaîne de ces muscles.

2° Le *nerf obturateur,* autre branche terminale du plexus précédent et qui accompagne l'artère obturatrice pour sortir avec elle par le canal sous-pubien.

3° Le *plexus sacré,* situé sur les parties latérales et postérieures de l'excavation du bassin au-devant du muscle pyramidal, et formé par les branches antérieures des trois premières paires sacrées, *nerfs sacrés antérieurs,* auxquelles s'est réunie en haut une branche volumineuse du plexus lombaire nommée *nerf lombo-sacré.*

4° Le *nerf honteux interne,* branche née du plexus sacré, et dont la distribution est absolument la même que celle de l'artère honteuse interne qu'il accompagne dans tout son trajet.

5° Le *grand nerf sciatique,* le plus volumineux de tous les nerfs du corps, branche terminale du plexus sacré, et situé en dehors du bassin au sommet du triangle formé par ce plexus immédiatement au-dessus du petit ligament sacro-sciatique. Ce nerf se distribue aux muscles et à la peau du membre inférieur tout entier.

6° Enfin les *nerfs sacrés postérieurs*, qui n'offrent aucun intérêt pour les accouchements.

2° *Nerfs provenant du grand sympathique.*

Les nerfs qui proviennent du grand sympathique sont moins multipliés, mais ils sont plus spécialement destinés aux organes renfermés dans le basssin; ce sont :

1° Le *plexus lombo-aortique*, qui enlace l'aorte abdominale jusqu'au-dessous de sa bifurcation.

2° Le *plexus hypogastrique*, situé en arrière et sur les côtés du rectum, de la vessie, et du vagin, et desquels émanent les nerfs multipliés qui se distribuent à ces parties et à l'utérus.

3° Les *cordons sacrés* au nombre de deux, composés chacun de quatre à six ganglions allongés, faisant suite aux cordons qui se remarquent tout le long de la partie antérieure de la colonne vertébrale, et situés au-devant des nerfs sacrés antérieurs avec lesquels ils s'anastamosent.

D. **Viscères du bassin.**

Les viscères contenus dans la cavité pelvienne sont : la *vessie* qui termine l'appareil urinaire, et le *rectum* qui termine l'appareil digestif. Entre ces deux organes se trouve *l'appareil génital*. Au-dessus de ces parties est, comme membrane d'enveloppe, le *péritoine*.

1° *Vessie.*

La *vessie* est située à la partie moyenne et antérieure de l'excavation du bassin, derrière les os pubis, au-devant de la matrice. Elle forme le réservoir de l'urine. Dans ce but, elle communique par sa partie la plus basse ou *son fond* avec deux conduits qui partent des reins, et qui descendent dans l'excavation sur les parties latérales et en dedans des vaisseaux iliaques : ce sont les *uretères*. Par sa partie antérieure, au contraire, le fond se termine par un petit canal, l'*urètre*, destiné à l'écoulement de l'urine au dehors, et dont il sera parlé plus tard. La vessie est en outre fixée dans sa position : en bas et en avant, par des ligaments qui vont de la vessie au pubis ; en haut, par trois cordons fibreux qui se rendent à l'ombilic et qui se nomment le moyen, l'*ouraque*, les deux latéraux, les *artères ombilicales*. Il sera fait mention des usages de ces parties dans l'histoire du développement du fœtus. Remarquons enfin que le volume de la vessie n'est pas constant : lorsqu'elle est vide, elle se réduit au volume d'un petit œuf et ne s'élève pas au-dessus des pubis ; mais lorsqu'elle est distendue, elle dépasse le bord supérieur de cet os et fait une saillie plus ou moins considérable dans la région hypogastrique.

2° *Rectum.*

Le *rectum*, dernière portion du canal intestinal, est situé dans la partie postérieure de l'excavation, au-devant du sacrum dont il suit la courbure, derrière la matrice et le vagin. Il commence au niveau de la dernière vertèbre des lombes à la terminaison de l'os iliaque ; il se dirige de là au-devant de la symphyse sacro-iliaque du côté gauche, puis se place sur la ligne médiane et atteint ainsi la pointe du coccyx ; en cet endroit, il s'infléchit en bas et en avant pour se terminer à l'anus dans l'épaisseur du plancher périnéal. Le rectum est maintenu dans sa position, en arrière, par un tissu cellulaire assez dense ; en bas, par le muscle releveur de l'anus et l'aponévrose pelvienne à 2 ou 3 centimètres en avant du coccyx. Nous avons déjà vu, en outre, qu'à son extrémité anale il est pourvu d'un muscle elliptique allongé, nommé *sphincter de l'anus*, qui détermine par ses contractions les froncements de cet orifice, et empêche les matières fécales de s'écouler au dehors. Quand le rectum est vide, il est aplati contre la paroi antérieure du sacrum ; quand il est rempli, il se dilate, et, comme il appuie en arrière contre des parois osseuses, ce développement se produit surtout en avant, c'est-à-dire du côté du vagin (1).

(1) Dans un cas observé par M. PAUL DUBOIS, la paroi antérieure du rectum et la paroi correspondante du vagin avaient formé en avant sur les parties génitales extérieures une tumeur volumineuse, par suite d'une accumulation considérable de matières fécales.

3° *Péritoine.*

La vessie et le rectum sont tapissés par le péritoine, ainsi que l'aponévrose pelvienne, l'aponévrose iliaque et l'aponévrose postérieure des parois abdominales. Celui-ci toutefois ne forme pas à ces deux organes une enveloppe complète, il recouvre seulement la face postérieure de la vessie et la face antérieure du rectum. De cette façon la paroi antérieure de la vessie est appliquée directement contre le pubis, et la paroi postérieure du rectum contre le sacrum. Toutefois, dans sa portion verticale, le rectum est fréquemment enveloppé complétement par le péritoine, qui forme en arrière de lui une sorte de repli nommé *méso-rectum*.

E. **Modifications apportées dans les diamètres du bassin par les parties molles.**

Les parties molles contenues dans le bassin ne sont pas seulement utiles à connaître à cause de leurs rapports avec les organes de l'appareil génital, elles méritent encore de fixer l'attention au point de vue des modifications qu'elles apportent dans les dimensions des ouvertures du bassin.

Modifications du détroit supérieur. 1° A cause de la saillie des muscles psoas sur les côtés du détroit supérieur, cette ouverture ressemble à un ovale dont la grosse extrémité regarde en avant; 2° l'angle sacro-vertébral est moins saillant; 3° le diamètre transverse ou bis-iliaque paraît plus petit que les deux autres diamètres et réduit à 11 ou 12 centimètres au plus; mais, en réalité dans l'accouchement, la pression exercée sur ces muscles par le poids de la partie fœtale rend cette diminution moins sensible; 4° enfin, l'inclinaison du détroit semble un peu augmentée à cause du relief des muscles psoas, relief plus considérable en arrière qu'en avant.

Modifications de l'excavation. 1° L'excavation n'est plus un canal ouvert en bas et en arrière ; c'est une cavité ouverte supérieurement, close inférieurement par les muscles releveurs de l'anus, ischio-coccygiens, etc., et par l'aponévrose pelvienne; 2° les diamètres sont un peu réduits : l'antéro-postérieur, de 4 à 5 millimètres à cause de la vessie et du rectum dans l'état de vacuité; les diamètres obliques, de quelques millimètres à cause des muscles obturateurs internes et pyramidaux; mais dans les cas de distension de la vessie et du rectum, la réduction des diamètres peut être beaucoup plus considérable.

Modifications du détroit inférieur. 1° L'ouverture du détroit inférieur a disparu à cause du plancher périnéal; il ne reste plus qu'une fente étroite placée entre la vessie en avant et le rectum en arrière, c'est l'ouverture vulvaire dont nous parlerons plus bas ; 2° l'axe de cette ouverture nouvelle ne répond plus tout à fait à l'axe du détroit inférieur, car, prolongé en haut, cet axe touche à peu près à la moitié de la première pièce du sacrum, au lieu de tomber au-devant de l'angle sacro-vertébral; 3° enfin, au moment de l'accouchement, l'enfant, pour se dégager au dehors, est obligé de distendre les parties molles placées en arrière de cette ouverture, et, par cette distension du plancher périnéal, l'étendue de la paroi postérieure de l'excavation est portée à 22 et même à 27 centimètres au lieu de 13, « circonstance favorable à la lenteur, mais aussi à l'heureuse issue de l'accouchement » (NAEGELÉ).

F. Tableau général indiquant les diverses dimensions du bassin.

1° DIMENSIONS DU GRAND BASSIN.

a. Transversalement.

D'une épine iliaque antérieure et supérieure à l'autre	24 à 27 centim.
D'une épine iliaque antérieure et inférieure à l'autre	21 centim.
Du milieu d'une crête iliaque à l'autre	28 à 29 centim.
D'une épine iliaque postérieure et supérieure à l'autre	9 à 10 centim.

b. Verticalement.

Du milieu de la crête iliaque à la marge du bassin du même côté	6 centim. 1/2.
Du milieu de la crête iliaque au grand trochanter	11 centim.
De l'épine iliaque antérieure et supérieure au grand trochanter	9 centim.

c. D'avant en arrière.

De l'épine iliaque antérieure et supérieure d'un côté à l'épine iliaque postérieure et supérieure du côté opposé	21 à 23 centim.

2° DIMENSIONS DU PETIT BASSIN.

a. Détroit supérieur.

Diamètre sacro-pubien	11 à 11 centim. 1/2.
Diamètres obliques, chacun	12 centim.
Diamètre bis-iliaque	13 centim. 1/2.

b. Excavation.

Diamètres obliques et transverse, chacun	12 centim.
Diamètre antéro-postérieur	13 centim.

c. Détroit inférieur.

Diamètre bis-ischiatique, invariable	11 centim.
Diamètre cocci-pubien, variable à cause du coccyx	11 à 12 centim.
Diamètres obliques, variables à cause des ligaments sacro-sciatiques, chacun	11 à 12 centim.

d. Transversalement.

D'un grand trochanter à l'autre	29 à 31 centim.
Au sommet de l'arcade pubienne	3 à 4 centim. 1/2.
A la base de cette arcade	9 à 9 centim. 1/2.

e. Verticalement.

Du bord supérieur de la symphyse au sommet de l'arcade pubienne.	4 centim. 1/2.
Du sommet de l'arcade à sa base	5 à 6 centim.
De l'éminence ilio-pectinée à la tubérosité ischiatique	10 centim.
De la marge du bassin à la même tubérosité	9 centim. 1/2.
De l'angle sacro-vertébral à la pointe du coccyx, directement	11 centim.
De l'angle sacro-vertébral à la pointe du coccyx, en suivant la courbure du sacrum	13 centim. 1/2.

f. D'avant en arrière.

De la partie antérieure et supérieure de la symphyse pubienne au sommet de la première apophyse épineuse du sacrum	19 centim.
Epaisseur du sacrum	6 centim. 1/2.
Epaisseur de la symphyse pubienne	1 centim. 1/2.

3° DIMENSIONS DU BASSIN DANS SON ENSEMBLE.

Verticalement.

Du milieu de la crête iliaque à la tubérosité ischiatique	19 centim.
De l'épine iliaque antérieure et supérieure à la même tubérosité.	19 centim.
De l'épine iliaque postérieure et supérieure à la même tubérosité	13 centim.
Du tiers postérieur de la crête iliaque à la même tubérosité	17 centim.

ART. II. — ORGANES DE LA GÉNÉRATION.

Les organes de la génération que nous avons indiqués déjà, à savoir : les *ovaires* et les *trompes*, l'*utérus* et le *vagin*, ne forment pas en totalité l'appareil génital. D'autres organes placés à l'extérieur du bassin complètent cet appareil et lui servent pour ainsi dire de vestibule, ce sont : la *vulve* située à l'orifice externe du vagin, le *mont de Vénus* au-dessus de la vulve, le *périnée* entre celle-ci et l'anus. On appelle les premiers *parties génitales internes,* à cause de leur situation en dedans de la cavité pelvienne ; on nomme les seconds *parties génitales externes* parce qu'ils sont placés au dehors de cette cavité.

Commençons par les parties génitales internes qui sont les plus importantes.

§ Ier — PARTIES GÉNITALES INTERNES.

A. Ovaires.

Les ovaires sont les organes producteurs des ovules.

Ils sont au nombre de deux, un droit et un gauche ; ils sont situés dans l'excavation pelvienne sur les parties latérales et supérieures de l'utérus, dans deux replis du péritoine, les *ligaments larges,* qui les unissent à cet organe, au-devant du rectum et en arrière de la vessie.

Leur forme est celle d'un corps ovoïde, aplati d'avant en arrière, large de 4 centimètres, épais de 1 centimètre 1/2, étendu de 2 centimètres de haut en bas. Leur volume, assez variable suivant les individus, est un peu plus considérable chez les femmes jeunes que chez les femmes déjà vieilles. On les compare en général à une amande. La couleur en est blanchâtre ou légèrement rosée, souvent tirant un peu sur le bleu dans les points correspondant à des parties transparentes.

On distingue aux ovaires deux faces, une *antérieure,* l'autre *postérieure;* deux bords, un *supérieur* et un *inférieur;* deux extrémités, l'une *externe* et l'autre *interne.*

Les *deux faces* sont un peu convexes, lisses chez les femmes jeunes, inégales et marquées de cicatrices enfoncées chez les femmes d'un âge mur (1).

(1) On a longtemps attribué les rugosités de la surface de l'ovaire et les cicatrices qui forment ces rugosités à la rupture des vésicules de

Le *bord supérieur* est convexe, mince et lisse, et flotte librement dans la cavité pelvienne en contact avec les circonvolutions intestinales. Le *bord inférieur* est droit ou un peu concave dans le milieu, et tient aux ligaments larges; c'est par cette partie seulement que les vaisseaux et les nerfs pénètrent dans l'intérieur de l'organe.

L'*extrémité externe,* un peu arrondie, est dirigée vers la trompe et y adhère légèrement. *L'extrémité interne,* plus aiguë, se dirige horizontalement en dedans vers la matrice, à laquelle elle tient par le moyen d'un ligament nommé *ligament de l'ovaire.* Ce ligament est uniquement un cordon fibreux imperforé, du volume d'une plume à écrire, et dont le tissu n'est autre que le tissu même de l'utérus prolongé.

Structure. Le péritoine recouvre extérieurement les ovaires auxquels il forme une enveloppe très-adhérente, nommée *tunique séreuse;* au-dessous de lui est une seconde enveloppe d'un blanc brillant qui entoure l'ovaire de toutes parts et se trouve percée au bord inférieur par le passage des vaisseaux et des nerfs, c'est la *tunique propre de l'ovaire.* A l'intérieur cette tunique envoie des prolongements au sein du tissu spongieux, ferme, et très-riche en vaisseaux, qu'on appelle *stroma* ou *parenchyme* de l'ovaire, et qui sert de nid aux *ovules.*

Mais les ovules sont contenus dans de petites vessies presques rondes, qui sont remplies d'un liquide incolore, et qui portent le nom de *vésicules de* Graaf, de celui de l'anatomiste qui en a donné le premier une bonne description. Leur nombre est de 15 à 20; toutefois elles n'ont pas toutes le même volume; plusieurs, ce sont les plus petites, sont plongées

Graaf après la fécondation des ovules qu'elles contiennent; suivant cette opinion, il y aurait autant de cicatrices que la femme aurait eu d'enfants. Il n'en est pas ainsi; on remarque ordinairement des cicatrices nombreuses à la surface des ovaires; à la suite des règles, on en trouve quelquefois de très-récentes, et il paraît aujourd'hui démontré que la femme serait soumise, comme les ovipares, à une ponte périodique correspondant à chaque époque menstruelle.

dans l'intérieur même de l'ovaire; d'autres, plus grosses et précisément les plus mûres, occupent la surface de l'organe, au-dessus duquel elles produisent assez souvent de petites élévations transparentes qui donnent à l'ovaire un aspect tuberculeux.

Quant aux ovules, il faut savoir qu'ils ne sont visibles qu'au moyen du microscope et qu'il y en a ordinairement un pour chaque vésicule. Mais il n'est point placé, comme on pourrait le croire, au centre du liquide que contient chaque vésicule de GRAAF. Il est situé dans cette vésicule dans l'épaisseur, si l'on peut ainsi dire, de la paroi qui correspond à la surface libre de l'ovaire; souvent même on voit celui-ci percer à travers cette paroi sous la forme d'un point blanc sphérique, mais toujours ce point blanc disparaît et s'échappe avec le contenu de la vésicule, quand on ouvre celle-ci pour l'apercevoir. C'est à cette circonstance qu'il faut attribuer la raison pour laquelle la présence de ces ovules n'avait pas été constatée jusqu'à ces derniers temps. De là la nécessité, pour découvrir les ovules, de n'ouvrir les vésicules de GRAAF que sur une lame de verre, afin d'en retenir à la surface le contenu.

Les *artères* de l'ovaire proviennent de l'artère ovarique qui naît des parties latérales de l'aorte, au niveau de la première ou de la seconde vertèbre lombaire. Les *veines*, volumineuses et fréquemment anastomosées en forme de plexus, se rendent directement dans la veine-cave inférieure à droite, et par l'intermédiaire de la veine rénale à gauche. Les *nerfs* proviennent du grand sympathique, et se rendent dans le tissu de l'organe en accompagnant les vaisseaux.

B. Trompes utérines.

Les trompes utérines ou *trompes de* FALLOPE sont deux canaux membraneux qui font communiquer les ovaires avec l'utérus, et ont pour objet de transmettre dans celui-ci l'œuf détaché de la vésicule de GRAAF.

Elles sont situées transversalement l'une à droite, l'autre à gauche, en suivant une ligne onduleuse étendue de la matrice vers la paroi latérale du bassin, au-devant et au-dessous des ovaires, dans l'intérieur des ligaments larges dont le bord supérieur les enveloppe en manière de gaîne.

Leurs rapports sont en avant avec la vessie, en arrière avec les circonvolutions de l'intestin grêle, le rectum et l'*S* iliaque du colon, dans le cas de réplétion de la vessie.

Les trompes ont la forme d'un entonnoir et une largeur de 15 centimètres quand elles sont étalées. On les divise en deux extrémités, une *externe* et l'autre *interne*, et une *partie moyenne.*

L'*extrémité externe*, évasée en infundibulum, présente l'orifice libre de la trompe qui s'ouvre dans la cavité abdominale, et permet l'introduction d'une plume d'oie; elle se termine par des franges flottantes, disposées en rayonnant autour de l'orifice; la plus grande de ces franges se fixe à l'extrémité libre de l'ovaire en se recourbant en forme de gouttière dont la concavité regarde en arrière et en bas. Chez les jeunes vierges, ces franges sont généralement tournées les unes vers les autres et l'orifice est couvert par elles; chez les multipares, l'orifice est libre et les franges sont plus déployées et plus lâches. On nomme cette extrémité *pavillon de la trompe, pavillon frangé.*

L'*extrémité interne* est grêle et s'ouvre dans l'intérieur de l'utérus par un orifice direct, très-étroit, qui peut admettre à peine une soie de sanglier.

La *partie moyenne* est flottante, tortueuse surtout vers l'extrémité externe où elle s'infléchit en arrière et en dedans pour se rapprocher de l'ovaire; en même temps elle s'élargit à mesure qu'elle se dirige en dehors au point de représenter, quand on l'insuffle, un canal de six à huit millimètres de largeur.

Structure. Le canal de la trompe est constitué, en allant de dehors en dedans: 1° par une tunique externe, *tunique séreuse* fournie par le péritoine qui forme les ligaments larges;

2° par une tunique moyenne, *tunique musculeuse,* continuation du tissu propre de la matrice et formée par deux couches de fibres très-pâles qui sont, en allant de l'extérieur à l'intérieur de la trompe, les unes longitudinales, les autres circulaires ; 3° enfin par une tunique interne, *tunique muqueuse,* plissée dans le sens de sa longueur, et continuation elle-même de la muqueuse de la matrice.

A cause des fibres musculeuses de la trompe, on a comparé les mouvements qu'elle exécute, pour faire cheminer l'ovule de l'ovaire à l'utérus, aux mouvements qu'exécutent les intestins pour diriger les matières alimentaires de l'estomac à l'anus.

Les *vaisseaux* et les *nerfs* des trompes ont la même origine que ceux des ovaires.

C. Matrice ou Utérus.

L'utérus est pour la sage-femme très-important à connaître ; c'est en effet dans son intérieur que l'œuf séjourne pendant toute la durée de la grossesse pour y prendre la forme d'un fœtus, et, en outre, il est l'organe qui expulse ce produit dans l'accouchement.

C'est un viscère creux, placé dans l'excavation pelvienne, entre la vessie et le rectum, au-dessous des intestins grêles, et au-dessus du vagin auquel il est fixé.

Sa forme est celle d'une poire ou d'une bouteille renversée et aplatie d'avant en arrière, ou bien encore celle d'un corps conique dont la base est en haut et le sommet en bas. Sa direction est parallèle à l'axe du détroit supérieur du bassin ; par conséquent dans la station debout son fond ou base est incliné en avant et en haut, et le sommet est dirigé en arrière et en bas. Enfin son volume varie suivant l'âge et suivant l'état de vacuité ou de grossesse ; il est en effet très-peu considérable jusqu'à l'époque de la puberté ; puis il augmente rapidement de volume, en conservant toutefois un volume un peu plus grand chez la femme qui a eu des enfants ; enfin s'atrophie un peu dans la vieillesse.

On divise l'utérus en *fond*, en *corps* et en *col*.

Le *fond* comprend toute la partie supérieure située au-dessus de l'insertion des trompes. Le *corps* s'étend depuis cette insertion jusqu'à la partie rétrécie de l'organe. Le *col* est un renflement en forme de fuseau situé au-dessous de ce rétrécissement. Mais, comme organe creux, l'utérus se divise en outre en *surface extérieure* et en *surface intérieure;* or nous suivrons cette division, qui est la plus générale et la plus commode.

Surface extérieure. La surface extérieure présente à étudier deux faces : l'une *antérieure*, l'autre *postérieure ;* trois bords, qui sont l'un *supérieur* et les deux autres *latéraux;* trois angles, deux *supérieurs*, l'autre *inférieur*.

Les deux faces de l'utérus sont en grande partie libres dans la cavité pelvienne et tapissées par le péritoine. Elles sont toutes deux lisses et convexes d'un côté à l'autre; cependant la face postérieure l'est toujours un peu plus. Quelquefois même chez la femme qui a eu des enfants la convexité est telle qu'il serait possible de subdiviser cette face en deux moitiés latérales réunies ensemble sur la ligne médiane à angle obtus.

La *face antérieure* est immédiatement en rapport en bas, dans le quart inférieur, avec le fond de la vessie, auquel elle adhère par un tissu cellulaire assez lâche ; la *face postérieure* est en rapport seulement médiat avec le rectum, car, dans l'état de vacuité de l'utérus, ces deux organes sont constamment séparés l'un de l'autre par des anses de l'intestin grêle.

Le *bord supérieur* représente le fond de l'utérus : il est presque droit chez les femmes qui n'ont pas eu des enfants; il est au contraire fortement convexe chez les multipares ; en outre, il est recouvert en entier par le péritoine ; chez l'adulte, il atteint presque le détroit supérieur du bassin.

Les *bords latéraux*, l'un à droite, l'autre à gauche, sont convexes d'avant en arrière et de haut en bas ; mais, un peu au-dessous de la partie moyenne où commence le col de la matrice, ils sont légèrement concaves. Ces bords sont renfermés dans l'écartement des feuillets du péritoine qui forment les ligaments larges, et c'est par cet intervalle qu'ils reçoivent les vaisseaux et les nerfs.

Trois angles réunissent les bords précédents.

Aux deux *angles supérieurs* aboutissent : 1° en arrière, les ligaments de l'ovaire ; 2° au milieu, les trompes utérines ; 3° en avant, les ligaments ronds.

L'*angle inférieur* constitue la portion du col qui fait saillie dans le vagin, c'est-à-dire tout au plus le tiers inférieur du col proprement dit chez les femmes qui n'ont pas eu d'enfants. Cette portion du col ressemble à un mamelon conoïde au centre duquel on remarque une petite ouverture en forme de fente transversale qu'on appelle *orifice externe de l'utérus.* Les bords qui circonscrivent cette fente portent le nom de *lèvres,* divisées en *lèvre antérieure* et en *lèvre postérieure.* La *lèvre antérieure* est plus volumineuse que la *lèvre postérieure* mais un peu plus courte, ce qui tient à ce que vagin s'insère plus haut en arrière qu'en avant. Les anciens anatomistes désignaient toute cette partie sous le nom de *museau de tanche,* probablement parce que la lèvre antérieure déborde légèrement la lèvre postérieure.

Chez les femmes qui ont eu des enfants, la portion *vaginale* du col est presque égale en hauteur à la portion située au-dessus du vagin ou *sus-vaginale.* En outre les lèvres sont plus volumineuses, le museau de tanche est moins conique, l'orifice a la forme non plus d'une dépression très-légère, mais d'une fente transversale très-évidente.

Nous empruntons à l'ouvrage de M. CAZEAUX le tableau suivant :

Chez la femme qui n'a pas eu d'enfants :	*Chez la femme qui a eu des enfants :*
1° Le col est séparé du corps de l'utérus par une partie rétrécie.	1° Le col se continue insensiblement avec le corps de l'utérus.

Chez la femme qui n'a pas eu d'enfants :	*Chez la femme qui a eu des enfants :*
2° Sa forme est une espèce de petit baril renflé à sa partie moyenne.	2° Sa forme représente un mamelon.
3° Sa surface est lisse et polie.	3° Sa surface est bosselée.
4° Sa longueur est fixe de 2 centimètres et demi à 3 centim.	4° Sa longueur est très-variable; elle diminue en raison directe du nombre des enfants, au point que le col disparaît complétement chez certaines femmes.
5° L'extrémité inférieure, ou museau de tanche, est complétement fermée et difficile à sentir; elle présente deux lèvres séparées par une petite fente transversale.	5° Le museau de tanche est assez ouvert pour que l'extrémité du doigt puisse s'y introduire.
6° Des deux lèvres qui circonscrivent le museau de tanche, l'antérieure est plus épaisse et plus longue que la postérieure; ces lèvres sont lisses et polie.	6° Les lèvres sont inégales; elles présentent des échancrures plus ou moins nombreuses, échancrures qui se rencontrent habituellement au niveau des commissures.

Surface intérieure. La surface intérieure de l'utérus forme une cavité extrêmement petite.

On la divise en *cavité du corps* et en *cavité du col.*

Cavité du corps. La cavité du corps est triangulaire, à base supérieure et à sommet inférieur.

Les deux parois, *paroi antérieure* et *paroi postérieure* sont planes et tellement rapprochées l'une de l'autre que la cavité peut à peine loger une *fève de marais*. Les *bords* sont concaves, mais chez les femmes qui n'ont pas eu d'enfants ils représentent au contraire une courbe dont la convexité est dirigée vers la cavité même, disposition inverse de celle qu'affectent les bords latéraux extérieurs. Les *angles* sont divisés comme les angles de la surface extérieure et représentent chacun une sorte d'entonnoir au fond duquel se trouve un orifice. Au fond des *deux angles supérieurs* est l'*orifice utérin* de la trompe correspondante. Au fond de l'*angle inférieur* est l'*orifice interne* de l'utérus, ainsi nommé par opposition avec l'orifice vaginal ou *orifice externe ;* il est constamment rétréci au point de s'opposer momentanément à l'introduction des corps étrangers solides, comme les sondes, etc.; on appelle encore cette partie *isthme de l'utérus,* parce qu'elle constitue plutôt un rétrécissement annulaire qu'un orifice véritable (Guyon).

Cavité du col. La cavité du col est située entre l'orifice interne et l'orifice externe de l'utérus. Elle représente un canal allongé, plus large à sa partie moyenne qu'à ses extrémités. On y distingue *deux parois* et *deux bords latéraux.* Les parois *antérieure* et *postérieure* sont planes comme les parois analogues de la cavité du col; seulement, on remarque sur la ligne médiane une crête longitudinale très-saillante à laquelle aboutissent de petites colonnes légèrement obliques situées les unes au-dessus des autres, et qui, par leur disposition, représentent assez bien les nervures d'une feuille de fougère. On appelle cet ensemble de rameaux *arbre de vie.* Les *bords latéraux* sont constamment concaves et ils portent une légère saillie verticale à laquelle se terminent les replis obliques de l'*arbre de vie.* On a expliqué l'état d'occlusion dans lequel on trouve l'extrémité supérieure du col utérin par l'emboitement réciproque de ces plis (Ch. Robin).

Structure de l'utérus. La structure de l'utérus est complexe comme les fonctions que cet organe est appelé à remplir. Nous allons étudier successivement : 1° son enveloppe extérieure, *tunique séreuse* destinée à faciliter le glissement; 2° son *tissu propre,* agent d'expulsion et par conséquent musculaire; 3° sa *membrane muqueuse,* tunique interne, destinée à servir de réceptacle à l'œuf après la fécondation; 4° *ses vaisseaux,* dont l'importance est indiquée par leur but de servir à la nutrition de l'enfant; 5° les *ligaments.*

1° *Tunique séreuse.* La tunique séreuse de l'utérus est formée par le péritoine, comme celle des autres organes de l'abdomen et de l'excavation pelvienne. Cette membrane, après avoir recouvert la face postérieure de la vessie, se replie de bas en haut sur la face antérieure de la matrice qu'elle revêt à partir seulement de l'union du corps avec le col. Puis, arrivée sur le bord supérieur, elle le tapisse, et s'étale en même temps sur les organes qui naissent des angles supérieurs, à savoir les ligaments de l'ovaire, les trompes utérines et les ligaments ronds ; ensuite, se dirigeant de haut en bas, elle recouvre la face postérieure de l'organe jusqu'à la partie supérieurs du vagin ; enfin, à partir de là, elle se replie de nouveau de bas en haut sur la face antérieure du rectum.

Il résulte de cette disposition : 1° que toute la portion de la face antérieure de l'utérus qui est formée par le col n'est pas tapissée par le péritoine ; 2° que les bords latéraux n'ont pas non plus de membrane séreuse ; 3° que le péritoine forme entre la vessie et l'utérus en avant, entre l'utérus et le rectum en arrière, deux culs-de-sac, l'un cul-de-sac *utéro-vésical*, l'autre cul-de-sac *utéro-rectal ;* 4° que le cul-de-sac utéro-rectal est plus profond que le premier, puisque le péritoine recouvre en arrière, outre la paroi postérieure de l'utérus, l'extrémité supérieure du vagin; 5° que le péritoine, se repliant de chaque côté de l'utérus sur les ligaments de l'ovaire, les trompes et les ligaments ronds, forme de chaque côté de la matrice deux lames adossées l'une à l'autre, et qu'on appelle les ligaments larges.

2° *Tissu propre.* Le tissu propre de l'utérus a une apparence rosée, inextricable et fibreuse dans l'état de vacuité. Il est au contraire manifestement musculaire lorsque l'utérus est distendu par le produit de la conception.

On lui a considéré alors deux couches de fibres que nous allons indiquer ici, pour n'avoir pas à y revenir : 1° Une *couche superficielle* ou *externe,* composée en partie de *faisceaux longitudinaux* qui descendent en fibres très-serrées du milieu du fond de la matrice jusqu'au milieu des faces antérieure et postérieure et même jusqu'au col, en partie de *fibres transverses et obliques* qui couvrent le fond de l'organe, surtout à la face antérieure, et se prolongent latéralement dans les ligaments ronds et les ligaments de l'ovaire ; 2° une *couche profonde* ou *interne,* formée de fibres concentriques multipliées, qui entourent en haut chaque orifice des trompes, et qui, en bas, constituent au col une tunique musculeuse très-compacte entremêlée seulement de quelques rares fibres longitudinales.

3° *Membrane muqueuse.* La membrane muqueuse de l'utérus n'est véritablement bien connue que depuis les travaux modernes. Niée par les uns, mal décrite par les autres, elle doit être aujourd'hui envisagée comme une partie constituante très-importante des parois de l'utérus. Elle forme en effet vers le milieu du corps le tiers environ de ses parois, et mesure de 3 à 5 millimètres d'épaisseur.

Il est facile de se convaincre de ce fait en coupant l'utérus de haut en bas et d'avant en arrière sur la ligne médiane. On aperçoit alors la membrane muqueuse parfaitement distincte de la musculeuse, d'abord par une coloration plus rosée, puis par une petite rangée d'orifices sanguins très-rapprochés les uns des autres formant une ligne de démarcation rougeâtre, enfin par un aspect uniforme qui contraste avec les nombreuses ouvertures vasculaires qu'on rencontre toujours béantes en coupant le tissu propre de la matrice.

La membrane muqueuse de l'utérus n'est pas cependant identique dans tous les points de son étendue, et c'est seulement au corps qu'elle offre l'apparence que nous venons d'indiquer. Au niveau des orifices des trompes, ainsi qu'au niveau du col, il n'est pas rare de trouver chez les femmes qui ont eu des enfants un bord dentelé plus ou moins saillant, marquant une séparation bien tranchée entre la muqueuse de la cavité du corps, qui s'est détachée par le fait de l'accouchement, et celle de la cavité du col qui persiste toujours. Cette dernière partie de la muqueuse est en effet plus blanche, beaucoup moins épaisse, plus en rapport par sa structure, surtout au niveau du museau de tanche, avec la muqueuse qui tapisse l'intérieur du vagin. On y rencontre assez fréquemment de petits corps transparents, vésiculeux appelés improprement *œufs de* NABOTH, qui sont le résultat de l'oblitération des glandes sphériques spéciales à cette cavité, et de l'accumulation dans leur intérieur du liquide épais, tenace et dense, que ces petits organes sont chargés de sécréter.

Dans la muqueuse du corps, on trouve aussi un grand nombre de glandes; elles y sont même infiniment plus multipliées. Vue à la loupe, elle apparaît pour ce motif marquée d'un grand nombre de saillies, qu'on a prises à tort pour des villosités. Ces saillies portent les orifices de glandes tubuleuses, et non sphériques comme au col, flexueuses, rangées verticalement les unes à côté des autres, et dont la sécrétion est un liquide visqueux, légèrement brunâtre et quelquefois teint de sang (CH. ROBIN).

4° *Vaisseaux*. Aucune partie de l'appareil génital n'est aussi riche en vaisseaux que la matrice.

Les *artères* émanent, soit directement de l'artère hypogastrique, *artères utérines*, soit indirectement de l'artère ovarique. Quelle que soit leur origine, elles se dirigent des parties latérales du bassin entre les lames des ligaments larges vers les bords latéraux de l'utérus, pénètrent de là dans l'intérieur de l'organe où elles se ramifient et s'anastomosent à l'infini, en conservant toujours un volume très-considérable.

Les *veines* suivent à peu près le même trajet que les artères ; seulement leur volume est encore plus grand, et, en s'anastomosant entre elles, elles forment des plexus considérables qu'on aperçoit presque sans préparation entre les deux lames du péritoine.

Cette disposition des vaisseaux est encore plus manifeste pendant la grossesse : alors les artères ovariques sont presque aussi volumineuses que les veines iliaques externes, et les artères utérines ont la grosseur du petit doigt. Il en est de même dans l'intérieur de la matrice : le système veineux de cet organe se présente alors sous l'aspect de vastes canaux situés au centre du tissu musculaire, à peu près à égale distance de la surface séreuse et de la membrane interne. Il constitue en ce point une sorte de couche vasculaire intermédiaire, plus épaisse que les autres couches réunies, et, pour donner une idée de leur calibre très-considérable, on a appelé ces dilatations veineuses *sinus utérins*.

On observe enfin la même disposition vasculaire dans la muqueuse, où les capillaires, après avoir marché sous forme de deux petites colonnes rouges de chaque côté des glandes tubuleuses décrites plus haut, se ramifient en un réseau superficiel, marqué de dilatations nombreuses, à mailles polygonales, au centre desquelles s'ouvre l'orifice glanduleux.

Les *vaisseaux lymphatiques* n'offrent rien de particulier; les *nerfs* proviennent du plexus sacré et du plexus hypogastrique.

5° *Ligaments de l'utérus*. Un certain nombre de ligaments ou de replis maintiennent l'utérus dans la position qu'il occupe : ce sont, dans l'ordre de leur importance, les *ligaments larges* sur les côtés, les *ligaments ronds* en haut et en dehors, les *ligaments utéro-sacrés* en arrière et en bas, enfin les *ligaments vésico-utérins* en avant et en bas.

a. Les *ligaments larges* résultent, comme nous l'avons déjà dit, de l'adossement des deux lames du péritoine qui, après avoir tapissé en avant la matrice et les vaisseaux et les nerfs qui s'y rendent, s'est replié de haut en bas sur ces parties pour les recouvrir en arrière. Ce sont deux replis quadrilatères, étendus transversalement des bords latéraux de l'utérus aux parties latérales de l'excavation.

On leur distingue *deux faces et quatre bords*. La *face antérieure* est en rapport avec la vessie, et la *face postérieure* avec le rectum. Des bords, l'*inférieur* adhère au plancher du bassin, et est plus élevé en avant qu'en arrière, ce qui tient à ce que le feuillet antérieur du repli péritonéal est le plus court; le *bord externe* est fixé au côté correspondant de l'excavation ; le *bord interne* descend du fond de l'utérus jusqu'à la partie supérieure du vagin ; seul le *bord supérieur*, étendu des angles supérieurs de la matrice au milieu de la marge du bassin, est libre en flottant. On distingue à ce bord trois plis nommés *ailerons : l'aileron antérieur*, le moins prononcé, loge le ligament rond; l'*aileron moyen*, le plus supérieur, suit la direction flexueuse de la trompe qu'il enveloppe; l'*aileron postérieur* contient l'ovaire et son ligament.

Les ligaments larges renferment dans leur épaisseur, en outre des organes précédents : 1° les vaisseaux et les nerfs des ovaires, des trompes et de l'utérus; 2° un tissu cellulaire lamelleux, très-lâche, continu en bas et sur les côtés avec celui qui recouvre l'aponévrose pelvienne, en haut et sur les côtés avec celui qui tapisse les fosses iliaques.

b. Les *ligaments ronds* sont situés, l'un à droite, l'autre à gauche de l'utérus, d'où ils naissent immédiatement au-dessous et en avant de l'orifice utérin de la trompe. Leur forme est celle d'un cylindre plus épais et plus large du côté de l'utérus que sur les parties latérales.

A peu près constamment, le ligament rond du côté droit est plus court et plus gros que celui du côté gauche, ce qui détermine dans la grossesse une légère inclinaison de l'utérus à droite.

Placés dès leur origine dans l'aileron antérieur des ligaments larges, les ligaments ronds se dirigent en formant une arcade à concavité antérieure vers l'orifice interne du canal inguinal, par conséquent en dehors. Parvenus en ce point, ils se réfléchissent à angle assez aigu de dehors en dedans pour suivre le canal inguinal dans toute sa longueur; enfin, ils se dégagent par l'anneau inguinal externe pour se perdre en s'épanouissant en plusieurs faisceaux dans le coussin graisseux et l'aponévrose qui recouvre en avant la symphyse pubienne.

Les ligaments ronds sont enveloppés dans le bassin par le péritoine qui leur forme une *membrane externe séreuse*. Mais dans le canal inguinal, ils sont réduits à leur *tissu propre*, qui est composé de fibres longitudinales, dépendant manifestement des fibres analogues de la matrice.

3° Les *ligaments utéro-sacrés* sont deux petits ligaments qui forment un léger relief semi-lunaire et très-court au-dessus du niveau du péritoine, au fond du cul-de-sac utéro-rectal.

Ils sont tendus de la face postérieure et des bords latéraux du col de la matrice à la partie moyenne et latérale de la face antérieure du sacrum. Ils sont plus saillants chez la femme qui n'a pas eu d'enfants, et paraissent être, d'après Madame Boivin, le produit de la bifurcation de la bande musculaire médiane que nous avons vue former en partie la couche superficielle de la face postérieure de la matrice.

4° Enfin, les *ligaments vésico-utérins* sont étendus de la face antérieure et des parties latérales du col de l'utérus à la face postérieure de la vessie; mais ils n'offrent rien de particulier.

La hauteur de l'utérus est de 7 à 8 centimères; sa largeur, au niveau du fond, de 3 à 4 centimètres; les dimensions du col dans tous les sens sont de 2 centimètres à 2 centimètres 1/2.

D. Vagin.

Le vagin est un conduit membraneux qui s'étend de l'extrémité inférieure du col de l'utérus à la vulve.

Il représente un cylindre creux, légèrement aplati d'avant en arrière, et dont les parois se touchent lorsqu'aucun corps étranger ne les tient écartées.

Il est situé dans le petit bassin, entre la vessie et le rectum, au-dessous de l'utérus auquel il s'insère et qu'il sert à maintenir, au-dessus de la vulve qui lui sert d'ouverture inférieure. Sa direction est oblique de haut en bas et d'arrière en avant, et forme avec la direction de l'utérus un angle obtus dont la concavité est antérieure.

On lui distingue une *surface extérieure*, une *surface intérieure* et *deux extrémités*.

Surface extérieure. La surface extérieure, confondue plus ou moins avec les parties environnantes, comprend quatre parois, divisées en *antérieure, postérieure* et *latérales*. La *paroi antérieure*, un peu concave, est en rapport dans la partie supérieure avec le bas-fond de la vessie sur laquelle elle se moule, et dans la partie inférieure avec le canal de l'urètre. La *paroi postérieure*, convexe, un peu plus longue que la précédente, a des connexions importantes: 1° dans son quart supérieur, elle est recouverte par le péritoine qui ferme le cul-de-sac recto-utérin; 2° dans ses trois-quarts inférieurs à peu près, elle est unie intimement avec le rectum au moyen d'un tissu cellulo-graisseux qui forme la cloison recto-vaginale; 3° tout à fait dans sa partie inférieure, elle est séparée du rectum par un espace triangulaire dont la base constitue le périnée. Enfin, les *parois latérales* répondent successivement en allant de haut en bas: 1° au tissu cellulaire du bord inférieur des ligaments larges; 2° à l'aponévrose pelvienne; 3° au muscle releveur de l'anus; 4° aux aponévroses du périnée; 5° au muscle constricteur du vagin.

Surface intérieure. La surface intérieure du vagin représente une cavité dont les dimensions varient suivant les âges et suivant les individus. Son extensibilité est telle que, hors du temps de la grossesse, on peut y introduire des instruments solides très-volumineux. On y remarque, surtout sur la paroi antérieure et postérieure, des plis de deux sortes: les premiers sont des *plis transversaux*, d'une dureté presque cartilagineuse, tous serrés les uns contre les autres, plus abondants à la partie inférieure qu'à la partie supérieure où ils s'effacent un peu, et que l'on appelle *rides du vagin*; les seconds sont des *plis longitudinaux* nommés *colonnes du vagin*; il y en a deux, l'un *antérieur*, très-saillant, l'autre *postérieur*; ils commencent à l'entrée du vagin par une extrémité plus ou moins arrondie, assez semblable à une végétation, vont ensuite en s'aplatissant peu à peu dans le milieu de la hauteur du canal, et finissent par disparaître vers sa partie supérieure. Chez les femmes mariées, ces plis s'effacent plus ou moins vite; mais cela s'observe surtout chez les femmes qui ont eu de nombreux enfants.

Extrémités. Le vagin a deux extrémités, une *extrémité supérieure* ou *utérine*, et une *extrémité inférieure* ou *vulvaire*.

L'*extrémité supérieure* est plus large que l'extrémité inférieure; elle est taillée obliquement d'arrière en avant et de haut en bas, et se continue sans ligne de démarcation bien tranchée avec la portion sus-vaginale du col; en outre, en se repliant sur la portion sous-vaginale, elle forme un cul-de-sac d'autant plus considérable que le col est plus saillant, et constamment ce cul-de-sac est plus profond en arrière qu'en avant.

Les rapports de cette extrémité supérieure sont: en avant, avec le bas-fond de la vessie; en arrière, avec le péritoine; sur les côtés, avec le bord inférieur des ligaments larges.

L'*extrémité inférieure* est l'ouverture d'entrée du vagin; elle est plus ou moins rétrécie suivant les individus, et, chez les vierges, elle est occupée ordinairement par un repli muqueux que nous décrirons plus tard, et qu'on appelle la membrane *hymen*.

Les parties qui sont en rapport avec cette extrémité sont: 1° dans toute sa circonférence, le muscle constricteur du vagin déjà indiqué; 2° en dehors et en haut, le bulbe du vagin; 3° en avant, le canal de l'urètre et son orifice extérieur; 4° un peu plus en avant, la symphyse pubienne et le ligament sous-pubien.

Structure. Le vagin est composé, en allant de dehors en dedans, d'une *tunique externe*, du *bulbe*, d'un *tissu propre*, d'une *tunique interne* ou *membrane muqueuse*, et ensuite de *vaisseaux* et de *nerfs*.

La *tunique externe* du vagin est uniquement celluleuse et élastique. Le *bulbe* est un corps vasculaire, spongieux, de nature érectile, formant autour de l'extrémité vulvaire un anneau incomplet, étroit et mince en avant et en haut, au contraire large et renflé sur les parties latérales et inférieures, mais absolument nul en bas et en arrière. Le *tissu propre* est une couche ferme, épaisse, remarquable par d'abondants vaisseaux sanguins flexueux et fréquemment anastamosés, et dont les caractères se rapprochent beaucoup du tissu érectile; il est mince dans la partie postérieure et en haut, mais son épaisseur augmente en avant et en bas, au niveau du canal de l'urètre qui se trouve presque contenu dans son intérieur. La *membrane muqueuse* est rosée, plus ou moins lisse, et continue en bas avec celle de la vulve, et en haut avec la muqueuse qui tapisse le col de l'utérus et la cavité du col. Les *vaisseaux* émanent des vaisseaux hypogastriques; les *lymphatiques* se rendent aux ganglions lymphatiques pelviens; les *nerfs* viennent des plexus hypogastriques.

§ II. — PARTIES GÉNITALES EXTERNES.

Les parties génitales externes comprennent le *mont de Vénus*, la *vulve* et le *périnée*.

A. Mont de Vénus.

On appelle mont de Vénus ou *pénil* l'éminence arrondie qui recouvre la symphyse des pubis. Il est couvert de poils, plus ou moins bombé suivant l'état d'embonpoint des individus, et constitué : 1° par la peau; 2° par un épais coussin de graisse; 3° par du tissu cellulaire, élastique et très-dense; 4° enfin par les extrémités épanouies des ligaments ronds.

B. Vulve.

On comprend sous le nom de vulve l'ensemble des organes génitaux externes proprement dits, non compris par conséquent le mont de Vénus et le périnée, qui ne sont que des parties complémentaires.

La vulve se présente sous la forme d'une fente longitudinale, située sur la ligne médiane, au-dessous du mont de Vénus, en avant du périnée, et dans l'intervalle des cuisses.

On y trouve : les *grandes* et les *petites lèvres* qui la circonscrivent sur les côtés et en arrière; le *clitoris* au point de jonction des petites lèvres en avant; le *méat urinaire* directement au-dessus et en avant de l'orifice du vagin; le *vestibule* entre le clitoris et ce méat; l'*orifice du vagin*, avec l'hymen ou les débris de cette membrane, les *caroncules myrtiformes;* dans l'épaisseur des grandes lèvres, la *glande vulvo-vaginale;* enfin, tout à fait en arrière, la *fosse naviculaire* et la *fourchette*.

1° *Grandes lèvres.*

Les grandes lèvres déterminent par leur longueur celle de la vulve. Ce sont deux replis de la peau placés l'un à droite, l'autre à gauche, de chaque côté de l'orifice inférieur du vagin, et qui semblent résulter de la bifurcation du mont de Vénus. Elles sont aplaties transversalement, et, dans l'état ordinaire, entièrement en contact l'une avec l'autre par leur portion interne.

On leur distingue deux faces, une *externe* et une *interne*, un *bord libre* et deux extrémités, l'une *antérieure*, l'autre *postérieure*.

La *face externe* ou *cutanée* est convexe, recouverte de poils, et plus ou moins plissée et flasque suivant les individus, mais surtout chez les femmes qui ont eu des enfants. Elle est en rapport avec la face interne des cuisses, et forme avec elles un pli profond, *pli génito-crural*, au fond duquel on rencontre de nombreux follicules sébacés. La *face interne* ou *muqueuse* est lisse, et plus ou moins rosée; elle s'applique exactement sur la face interne du côté opposé; seulement, elle en est séparée dans une certaine étendue en arrière et en avant par la présence des petites lèvres.

Le *bord libre* placé à l'union des deux faces est convexe, et d'autant plus arrondi que les grandes lèvres sont plus volumineuses; il est ordinairement couvert de poils nombreux et longs.

L'*extrémité antérieure* se perd dans le mont de Vénus, et forme, par son union avec celle de la grande lèvre du côté opposé, la *commissure antérieure* de la vulve.

L'*extrémité postérieure*, plus amincie, se continue avec le périnée, et constitue la *commissure postérieure* dont nous reparlerons sous le nom de fourchette.

Structure. On trouve dans la composition des grandes lèvres : 1° la *peau*, continuation de la peau de la face interne des cuisses, mais très-abondamment pourvue de follicules sébacés dont le produit en s'altérant détermine quelquefois une rougeur intense et des démangeaisons insupportables ; 2° au-dessous de la peau, un *tissu cellulaire* lamelleux, très-facile à s'infiltrer de sérosité ou de sang, quelquefois doublé si abondamment de graisse que l'on peut difficilement arriver avec les instruments à l'orifice inférieur du vagin ; 3° une *membrane muqueuse* servant de transition à la peau et à la muqueuse de la cavité vaginale. Les *artères* des grandes lèvres viennent des artères honteuses externes et internes ; les *veines* assez volumineuses sont quelquefois affectées de varices ; enfin, les *lymphatiques* se rendent aux ganglions inguinaux.

2° *Petites lèvres.*

Les petites lèvres ou *nymphes* sont des replis muqueux situés en dedans des grandes lèvres. Leur forme est assez bien comparable à des crêtes de coq. Elles s'étendent de la commissure antérieure de la vulve jusque vers le milieu des grandes lèvres en arrière.

On leur distingue comme aux grandes lèvres *deux faces*, *un bord libre* et *deux extrémités*.

Les faces sont humides et rosées. La *face externe* est séparée des grandes lèvres par un pli plus ou moins profond, suivant la longueur des petites lèvres. La *face interne* d'un côté est en contact avec celle du côté opposé, mais elle recouvre en même temps le clitoris, le méat urinaire et en partie l'orifice du vagin. Le *bord libre* est onduleux et déchiqueté, et le plus souvent caché entre les grandes lèvres ; mais chez certaines femmes et dans certaines races, ce bord libre présente une assez grande épaisseur, descend plus ou moins en dehors de la vulve, y acquiert une coloration brune et un aspect cutané très-remarquable. Des extrémités, l'*extrémité postérieure* se confond peu à peu, vers l'union du tiers postérieur avec les deux tiers antérieurs, avec la face interne des grandes lèvres; mais l'*extrémité supérieure* est plus importante; en effet, au niveau du clitoris, chaque extémité se divise en deux branches : une branche supérieure monte sur le clitoris et le recouvre comme un capuchon en se continuant avec la même branche du côté opposé, c'est ce qu'on appelle le *prépuce du clitoris;* la branche inférieure passe au contraire au-dessous de l'organe précédent, s'y fixe près de son extrémité libre, en formant, par son union avec la même branche du côté opposé, une sorte de filet qu'on nomme *frein du clitoris.*

Structure. Les petites lèvres sont constituées : 1° par une *enveloppe externe* muqueuse, très-fine et très-riche en follicules sébacés qui sécrètent une humeur très-odorante et épaisse; 2° par du *tissu cellulaire,* lâche, plus riche en vaisseaux et en nerfs que les grandes lèvres, et même érectile à la base et à la face inférieure du clitoris. Les *vaisseaux* et les *nerfs* n'offrent rien à signaler.

3° *Clitoris.*

Le clitoris est un petit tubercule rougeâtre situé entre les grandes lèvres et dans l'écartement de l'extrémité supérieure de chaque petite lèvre. Il ne s'aperçoit bien manifestement qu'en écartant ces dernières avec le doigt et en le faisant saillir par une compression légère portée d'avant en arrière.

Il se compose de deux parties : 1° une *portion libre* que nous venons d'indiquer, et dont la forme arrondie et mamelonnée l'a fait comparer au gland, c'est ce qu'on appelle le *gland du clitoris;* 2° une *portion adhérente,* constamment enveloppée par le capuchon formé par les petites lèvres, c'est le *corps du clitoris,* dont la direction est en partie oblique de haut en bas.

Le corps du clitoris, simple en avant, est divisé au contraire en deux racines au-dessous de l'arcade des pubis. Chacune de ces racines va se fixer au bord externe de chaque branche ischio-pubienne, en y adhérant intimement, et se termine par une extrémité notablement amincie, qu'enveloppe le muscle ischio-caverneux. Le clitoris assez long chez le fœtus, où il déborde les petites lèvres, reste constamment petit chez l'adulte, et c'est seulement par exception qu'on l'a trouvé d'une longueur de 8 centimètres, égalant en volume le doigt indicateur (PARENT-DUCHATELET).

Structure. La structure du clitoris est essentiellement celle d'un *tissu spongieux* et érectile. Il est recouvert d'une *tunique fibreuse* qui forme ensuite dans l'intérieur du corps du clitoris une cloison très-petite correspondant à la division des deux racines. Les *vaisseaux* et les *nerfs* ne présentent rien de particulier.

4° *Vestibule.*

Le vestibule est situé immédiatement au-dessous du clitoris. Il n'a pas d'importance spéciale, et constitue l'espace triangulaire qui sépare, latéralement, les petites lèvres l'une de l'autre, et, d'avant en arrière, le clitoris du méat urinaire. Il faut noter toutefois sur la muqueuse qui le tapisse les pertuis très-étroits de huit ou dix follicules, *follicules vestibulaires*, très-peu profonds, destinés à la sécrétion muqueuse de la vulve.

5° *Méat urinaire.*

Le méat urinaire est situé au-dessous du vestibule, au-devant de l'orifice vaginal. C'est l'ouverture externe d'un canal, l'*urètre*, placé au-dessous de la symphyse pubienne, dans l'épaisseur de la paroi antérieure du vagin.

L'urètre a deux ou trois centimètres et demi de longueur; il est oblique en bas et en avant, et présente une légère courbure à concavité tournée dans le même sens. Son *extrémité supérieure* s'ouvre dans la vessie, et son *extrémité inférieure* est le méat urinaire, plus étroit que le canal lui-même.

Le méat est ordinairement perdu dans les inégalités de la muqueuse de la vulve; mais toujours pour le trouver, il suffit de reconnaître avec le doigt un petit tubercule ou bourrelet saillant et arrondi au centre duquel il est placé, et qui est situé à la partie antérieure du vagin.

Autour du méat urinaire sont groupés de petits follicules qu'on appelle *follicules urétraux*, mais dont les portions cachées dans les plis du tubercule précédent sont très-difficiles à découvrir.

6° *Orifice vaginal, Hymen, Caroncules myrtiformes.*

L'orifice vaginal est la portion la plus profonde de la vulve.

Pour le découvrir, quand les cuisses de la femme sont peu écartées, il faut séparer en premier lieu les grandes lèvres, et en second lieu, les petites lèvres; encore après cette manœuvre ne l'aperçoit-on pas encore entièrement, car les bords en sont ordinairement rapprochés, et en outre l'extrémité antérieure est obstruée par un tubercule rugueux, *tubercule médian du vagin*, prolongement de la colonne antérieure du vagin. Il n'en est pas ainsi en arrière; presque toujours en ce point il existe entre les bords un écartement léger qui permet d'y introduire le doigt, avec d'autant plus de facilité que de ce côté les petites lèvres n'existent plus.

Le tubercule médian n'est pas la seule saillie qui obstrue l'orifice vaginal. Chez les vierges, il est occupé par un repli muqueux, l'*hymen*, dont la forme est celle d'un croissant situé presque horizontalement d'un bord de l'orifice à l'autre. Comme cette membrane se déchire presque immédiatement après les premiers rapports sexuels, elle n'a pas d'importance dans les accouchements. Disons seulement qu'on distingue à cette membrane *deux faces* et *deux bords* : une *face supérieure*, en rapport avec l'intérieur du vagin; une *face inférieure*, dirigée en bas vers les grandes lèvres; un *bord postérieur*, convexe, adhérent aux bords et à la face postérieure de l'orifice vaginal; un *bord antérieur*, concave, plus ou moins étendu et dirigé du côté du méat urinaire.

Après les premiers rapports sexuels, deux à quatre tubercules arrondis et rougeâtres remplacent l'hymen rupturé. Ce sont les *caroncules myrtiformes*, nommées ainsi à cause de leur forme ; on les appelle encore *caroncules hyménales*, du nom de la membrane hymen dont ils sont le résultat. Ces caroncules sont inégalement réparties sur le pourtour de l'orifice vaginal ; en général, on trouve des caroncules postérieures et des caroncules latérales ; mais leur volume est excessivement variable, ce qui tient, d'une part au mode d'après lequel a eu lieu la rupture de l'hymen, et d'autre part au nombre des accouchements que la femme a subi depuis cette rupture.

7° *Glande vulvo-vaginale.*

La glande vulvo-vaginale a été bien décrite la première fois par M. Huguier. Sa fonction est de sécréter, sous l'influence des excitations vénériennes, un liquide blanchâtre, visqueux, et d'une odeur fort pénétrante. Ainsi cette glande est un organe important dans l'acte de la génération, et il faut la décrire à part comme partie constituante de la vulve.

Cette glande est placée, l'une à droite, l'autre à gauche, vers les parties latérales et postérieures du vagin, dans l'espace triangulaire formé de chaque côté par la réunion du rectum et du vagin. Elle est distante de la face interne de la branche ischio-pubienne de 1 centim. à 1 cent. 1/2, du bord libre de la grande lèvre de 2 à 3 centimètres, du pli génito-crural de 1 centimètre seulement. On la découvre avec le doigt chez les femmes où cette glande est tuméfiée, en palpant sur la partie antérieure et latérale du périnée. Son volume et sa forme sont en général ceux d'une amande d'abricot ; c'est de 16 à 20 ans qu'elle présente son maximum de développement. De chaque glande naît un conduit excréteur qui se dirige de bas en haut, d'arrière en avant et de dehors en dedans, pour s'ouvrir au dehors au niveau de l'angle rentrant formé par la base des caroncules myrtiformes latérales et postérieures avec l'ouverture de la vulve, à l'union du tiers postérieur avec les deux tiers antérieurs. Comme ce conduit s'ouvre obliquement sous la muqueuse, il faut, pour le découvrir, porter celle-ci, avec le doigt, en dehors et en bas ; en outre, en pressant de bas en haut et de dehors en dedans sur le point où siége la glande, on fait refluer par l'orifice une certaine quantité de liquide qui permet de reconnaître la position de celle-ci.

8° *Fosse naviculaire et fourchette.*

La fosse naviculaire et la fourchette complètent la vulve en arrière.

La fosse naviculaire est un petit enfoncement en forme de nacelle placé immédiatement en arrière de l'orifice vaginal.

La fourchette est une bride transversale très-mince, à concavité antérieure, qu'on aperçoit en écartant les grandes lèvres l'une de l'autre, et qui forme la commissure postérieure des grandes lèvres. Cette bride sépare la vulve du périnée, et il n'est pas rare de la voir se déchirer dans l'accouchement. Ajoutons que la fosse naviculaire disparaît souvent elle-même chez les femmes qui ont eu des enfants.

C. **Périnée.**

Chez les femmes, on nomme périnée l'espace seulement qui sépare la vulve de l'anus. Il forme le plancher inférieur de l'intervalle triangulaire compris entre le vagin et le rectum. Il n'a guère, dans l'état ordinaire, que 2 à 3 centim. de longueur, mais il peut acquérir dans les derniers moments du travail une étendue beaucoup plus considérable. L'amincissement qui en résulte explique comment il a pu se déchirer quelquefois et entraîner avec lui la rupture de la cloison recto-vaginale.

Structure. La structure du périnée est à la fois *musculaire* et *cutanée*. Les *muscles* sont les extrémités réunies des muscles constricteurs du vagin et sphincter de l'anus, et plus profondément le releveur de l'anus ; la peau est séparée des muscles par une couche de graisse variable en épaisseur, mais ne présente d'ailleurs rien de particulier. Les *vaisseaux* ne méritent pas d'être signalés.

ART. III. — ORGANES ANNEXES DE L'APPAREIL GÉNITAL.

Mamelles.

Les mamelles sont les organes glanduleux destinés à la sécrétion du lait.

Elles sont au nombre de deux dans l'espèce humaine, et sont situées à droite et à gauche sur la partie antérieure et supérieure de la poitrine ; elles s'étendent de haut en bas du bord inférieur de la seconde côte à la cinquième ou à la sixième, et transversalement depuis le bord latéral du sternum jusqu'auprès du creux de l'aisselle. Du côté interne, elles laissent entre elles un enfoncement qui correspond à la face antérieure du sternum, et dont la profondeur est en rapport avec le volume qu'elles affectent.

La forme et le volume des mamelles varient suivant les individus et suivant les âges ; toutefois, la forme est en général celle d'un hémisphère. Toute la partie élargie est appliquée contre la poitrine, et le volume mesure à la base de 11 à 12 centimètres verticalement, et 9 à 10 d'avant en arrière. Mais l'âge et des accouchements répétés rendent ordinairement les mamelles pendantes et flasques ; souvent aussi la graisse leur donne un volume qui n'est pas en rapport avec celui de la glande, ce qui a fait dire que les mamelles les plus grosses ne sont pas celles qui fournissent le plus de lait ; quelquefois, enfin, des corsets trop serrés empêchent l'organe d'acquérir son développement complet.

A l'*extérieur*, trois parties se remarquent sur les mamelles ; ce sont : 1° la *peau* qui couvre la glande ; 2° l'*aréole*, disque coloré situé au sommet de l'organe ; 3° le *mamelon*, au centre de l'aréole.

La peau forme la plus grande partie de l'enveloppe extérieure des mamelles ; elle y est plus fine et plus délicate qu'en aucune autre partie du corps, et aussi plus blanche et plus unie. Sa finesse permet d'apercevoir le trajet bleuâtre des veines superficielles qui se rendent à la glande.

L'aréole, ou *auréole*, est ordinairement distinct de la peau par une teinte circulaire bien tranchée ; il a une étendue de 3 centimètres environ. Sa couleur est rosée chez les jeunes filles et brunâtre chez la plupart des femmes qui ont eu des enfants. Sa surface offre un aspect rugueux, dû à 10 ou 20 petites glandes dispersées plus ou moins régulièrement en cercle autour du mamelon, et qui sécrètent un liquide cireux propre à lubréfier celui-ci, et à empêcher les gerçures lors de l'allaitement. Sa peau est plus lisse que celle du mamelon, et quelquefois il y pousse de gros poils, surtout chez les femmes brunes et robustes.

Le mamelon est la saillie par laquelle suinte le lait. Il occupe le centre de la mamelle, mais un peu en dedans. Sa forme excessivement variable est ordinairement conique ou cylindrique. Sa couleur est plus foncée que celle de l'aréole ; sa surface extérieure est tuberculeuse et chagrinée. Sa longueur est de 1 centimètre à 1 centimètre 1/2 environ ; toutefois il est souvent aplati par des corsets trop étroits et même caché dans un enfoncement assez profond ; il est percé à son sommet de petits pertuis par lesquels s'écoule le lait chez la femme qui nourrit.

A l'*intérieur*, les mamelles se composent : 1° de la *glande mammaire ;* 2° d'un *tissu cellulo-graisseux* plus ou moins abondant.

La glande mammaire ne présente en réalité sa configuration anatomique véritable que chez une femme qui allaite ou qui a allaité. Chez une femme qui n'a pas eu d'enfants, sa coupe offre un aspect uniforme d'une coloration bleuâtre assez comparable au blanc d'œuf coagulé, et sans cloisons celluleuses distinctes. Chez une femme qui allaite, non-seulement la vue constate une apparence granuleuse évidente, mais encore le toucher avec la main permet de l'apprécier à travers le tissu graisseux de l'organe. A cet état, on décrit la mamelle comme formée de lobes, de lobules, de granulations et de conduits lactifères. Les granulations sont de petits corps à peu près sphériques très-multipliés ayant le volume d'un grain de millet et représentant des vésicules de la surface desquelles est secrété le lait ; de chaque vésicule naît un conduit qui bientôt se réunit au canal d'une autre granulation ; celui-ci se réunit à un troisième, et ainsi de suite. La réunion de plusieurs granulations forme des lobules qui, réunis au moyen d'un tissu fibreux assez résistant constituent les lobes de la glande mammaire. Les conduits lactifères naissent des granulations, et se réunissent en convergeant de la circonférence vers le centre; ils traversent toute l'épaisseur de la glande et aboutissent ainsi à son centre au niveau de l'aréole; là, ils forment des ampoules ou dilatations considérables qui ne laissent presqu'aucun intervalle entre elles. Arrivés à la base du mamelon, les canaux se rétrécissent; ils sont rectilignes et marchent parallèlement pour s'ouvrir au sommet du mamelon par des orifices bien plus étroits que les conduits eux-mêmes.

Les conduits lactifères sont entourés, soit dans le mamelon, soit au niveau de l'aréole, par un tissu dartoïde dont la présence explique l'état d'érectilité dans lequel peut entrer le mamelon ainsi que l'excrétion en jet du liquide par suite de l'excitation de la mamelle.

La mamelle reçoit des *artères* et des *veines* en très-grand nombre; les *veines* se dessinent sous la peau en cercles bleuâtres autour de l'aréole; les *artères* se distribuent dans l'intérieur de la glande. Les *vaisseaux lymphatiques* sont très-multipliés, et vont se rendre aux ganglions axillaires.

CHAPITRE PREMIER.

CONCEPTION.

On définit la *conception* le premier acte de la fonction génitale par lequel le principe fécondant fourni par l'homme développe sur l'ovule fourni par la femme les modifications nécessaires pour produire un nouvel être.

Or, comme deux conditions sont indispensables pour assurer la conception: 1° le développement suffisant des organes génitaux démontrée par la *puberté*, 2° la maturité des ovules dans les ovaires démontrée par la *menstruation*, nous les décrirons en premier lieu, et nous terminerons par la théorie actuelle de la conception.

ART. Ier — PUBERTÉ.

On appelle puberté l'état des individus qui ont passé l'âge de l'enfance, et chez lesquels un développement suffisant des organes génitaux permet à la fécondation de s'accomplir.

Cet état s'annonce chez la femme par une transformation de tout l'extérieur du corps. Le bassin s'élargit et s'évase, la région pubienne s'arrondit et se couvre de poils, les hanches deviennent plus saillantes ; les seins prennent peu à peu du volume, le mamelon proémine et l'auréole se colore ; les ovaires, lisses et aplatis jusque-là, sont plus gros, plus arrondis, plus bosselés, ce qui tient au développement plus grand des vésicules de GRAAF ; le pavillon des trompes s'allonge ; l'utérus reçoit plus de sang et son corps acquiert du volume relativement au col qui reste petit ; le vagin devient plus extensible et plus vasculaire ; une excitation générale se produit dans les organes génitaux ; la sécrétion périodique d'un liquide sanguinolent à la surface de l'utérus et du vagin s'établit et constitue la *menstruation* ou les *règles*.

ART. II. — MENSTRUATION.

La menstruation est une fonction exclusivement spéciale à la femme, et caractérisée par un écoulement sanguinolent par la vulve, dû à une secrétion périodique.

La menstruation a lieu périodiquement tous les 28 jours ; aussi a-t-elle reçu le nom de *période mensuelle*. L'époque de la menstruation est liée à celle de la puberté et de la faculté de conception, mais cette époque n'est pas toujours celle de *la nubilité*, c'est-à-dire de la véritable maturité procréatrice.

Quoique certaines filles soient réglées de très-bonne heure, la loi ne permet pas à la femme de contracter *mariage* avant 15 ans révolus (art. 144 du code NAPOLÉON).

Les menstrues commencent de 13 à 17 ans dans nos climats; elles paraissent plus tôt dans les contrées méridionales. Une vie active et laborieuse retarde leur apparition ; l'oisiveté au contraire en avance l'époque. Dans certains cas rares, elle ne se manifeste qu'à l'âge de 20 ans, ou même après le mariage.

La menstruation est ordinairement précédée, au moment de la première apparition, de pesanteur et de lassitude dans les membres, de chaleur et de tension dans le bassin et dans les cuisses, quelquefois de démangeaisons à la vulve. Elle n'est pas à beaucoup près aussi pénible à toutes les époques ; souvent le sang coule de lui-même, sans symptômes précurseurs appréciables; chez les femmes un peu plus difficilement réglées, quelques coliques se développent dans le bas-ventre, les seins deviennent un peu douloureux, un état de langueur général se produit, les yeux se cernent; mais à mesure que le sang s'écoule, le sentiment de tension diminue; bientôt un écoulement séreux de peu de durée le remplace et les règles sont terminées. La durée de chaque époque est de 2 à 8 jours.

Le liquide sécrété varie beaucoup dans sa quantité suivant les individus; tantôt l'écoulement est très-abondant, tantôt il se réduit à quelques gouttes; les femmes chez lesquelles les règles sont abondantes sont considérées comme plus aptes à la fécondation. La qualité du liquide menstruel est aussi très-variable. Dans les règles naturelles, le sang est noir, épais, onctueux ; chez les personnes affaiblies et pâles, il est rosé et laisse sur le linge une auréole blanchâtre autour de la tâche sanguinolente ; d'autres fois il est presque séreux, et ce dernier état constitue la *leucorrhée* ou les *fleurs blanches*.

Examiné au microscope, le sang menstruel contient des cellules entières ou des débris de cellules épithéliales de forme sphérique ou pavimenteuse suivant que le sang provient de la cavité de la matrice, de la cavité du col ou de la surface interne du vagin ; c'est la présence de ces cellules épithéliales qui est l'indication différentielle entre le sang menstruel et le sang provenant des artères ou des veines.

La cessation de la menstruation s'appelle *ménopause*.

Elle a lieu dans nos climats de 45 à 50 ans; cependant l'époque varie, comme celle de la première apparition des règles, suivant la constitution, le climat et le genre de vie. Ordinairement, plus les menstrues ont paru de bonne heure, plus la ménopause est précoce.

La cessation a lieu de deux manières: tantôt les menstrues s'arrêtent subitement, tantôt elles diminuent peu à peu; dans ce dernier cas, elles manquent une fois ou deux fois, puis reparaissent; mais elle deviennent ainsi de plus en plus rares, jusqu'à ce qu'elles cessent tout à fait de couler. Ce dernier mode est le plus commun et on le considère comme le moins nuisible à l'organisme.

La ménopause est toujours de la plus haute importance; elle exerce même souvent une influence décisive sur la vie des femmes. Aussi l'appelle-t-on avec raison *âge critique*, car, c'est alors qu'il survient souvent des indispositions et des maladies.

ART. III. — THÉORIE DE LA CONCEPTION.

La conception peut avoir lieu dès qu'une femme est bien réglée, et d'un autre côté elle cesse d'être possible après la cessation des menstrues.

Voici comment on a expliqué ces importants phénomènes:

1° A chaque époque menstruelle, une vésicule de Graaf est parvenue au terme de son accroissement, se rompt et laisse échapper un ovule qui, reçu par le pavillon frangé, descend dans le canal des trompes, puis arrive dans l'utérus, et enfin est expulsé au dehors si la conception n'a pas lieu.

La vésicule vidée est remplie par un produit plus ou moins sanguinolent qui disparaît rapidement et qu'on nomme, à cause de son aspect, *corps jaune*.

2° D'un autre côté, l'action du liquide séminal ne s'exerce sur l'ovule qu'à la condition du contact immédiat de l'un avec l'autre.

3° Avant l'époque de la première menstruation, en dehors des périodes menstruelles, après la ménopause, il n'y a pas d'ovule rendu libre de la vésicule de Graaf qui le contenait; ainsi il n'y a pas possibilité de fécondation.

4° Cependant quelques personnes prétendent, et des faits paraissent appuyer cette opinion, que des excitations sexuelles répétées peuvent amener la maturité d'une vésicule de Graaf, donner lieu à la chute d'un ovule, enfin à la fécondation de cet ovule, en dehors des périodes menstruelles et même chez une femme qui n'est pas habituellement réglée.

5° Toutefois l'époque la plus favorable à la fécondation est celle qui suit la menstruation.

6° On a comparé en effet avec raison la menstruation chez la femme au rut chez les animaux.

7° Mais on ne sait pas bien nettement comment le principe fécondant arrive à l'ovule dans le canal des trompes, pendant combien de temps il peut rester sans altération dans le sein de la femme, si l'action de ce liquide sur l'ovule se produit immédiatement pendant le rapprochement sexuel, etc.;

8° Il semble toutefois démontré: 1° que l'ascension du liquide séminal jusqu'au pavillon frangé ne peut être mise en doute puisqu'on l'a observé chez les animaux (Bischoff); 2° que l'ovule sorti de la vésicule de Graaf commence à s'altérer quand il est parvenu à la moitié du canal des trompes (Coste); 3° que l'action du liquide séminal est due à de petits corps animés de mouvements très-rapides et nommés *spermatozoïdes;* 4° que les spermatozoïdes pénètrent dans l'intérieur de l'ovule, et que de cette pénétration résultent en réalité les phénomènes qui ont pour conséquence la formation d'un nouvel être.

Quoi qu'il en soit, après l'union féconde des sexes, une excitation survient dans tout l'appareil génital, l'ovule fécondé descend lentement dans le canal des trompes utérines, arrive dans la matrice; la seconde période de la génération commence alors, c'est la *grossesse* ou la *gestation.*

CHAPITRE DEUXIÈME.

GROSSESSE.

La grossesse est l'état de la femme qui a conçu et qui porte dans son sein le produit de la conception.

Cet état, qui commence à l'époque où l'ovule fécondé est arrivé dans l'utérus et qui finit à l'accouchement, a une durée de 270 jours ou de neuf mois révolus.

Pour mieux faire comprendre la succession des phénomènes qui surviennent pendant la grossesse, nous diviserons cette époque en deux périodes : 1° *période embryonnaire*, qui est de 90 jours ou de trois mois ; 2° *période fœtale*, qui compte 180 jours ou six mois. En outre, pour que ces phénomènes se classent mieux dans la mémoire, nous les décrirons d'abord dans l'ordre de leur manifestation : 1° du côté de la matrice ; 2° du côté de l'œuf ; 3° du côté des mamelles ; 4° dans l'état général de la femme. Puis nous complèterons chaque période par un résumé servant à établir le diagnostic de la grossesse. Nous terminerons par l'indication des soins que réclame une femme enceinte.

ART. I. — PÉRIODE EMBRYONNAIRE.

La période embryonnaire comprend à la fois une période de 20 jours, *période ovulaire* des auteurs, pendant laquelle l'embryon n'est pas encore reconnaissable, et la période embryonnaire proprement dite.

On l'a appelée période embryonnaire, parce que, pendant toute sa durée, le produit de la conception conserve encore le nom d'*embryon*, mot qui signifie qu'il est encore en voie de développement des parties importantes de son être.

§ Ier — MODIFICATIONS SURVENANT DANS LA MATRICE PENDANT LA PÉRIODE EMBRYONNAIRE.

Trois phénomènes se succèdent du côté de la matrice pendant la période embryonnaire, ce sont: 1° l'occlusion du col utérin; 2° la formation de la membrane caduque; 3° l'augmentation de volume du corps de l'utérus et le ramollissement général du tissu de cet organe.

A. Occlusion du col utérin.

L'occlusion du col utérin est un phénomène qui a pour effet de fermer toute communication du corps de la matrice avec l'extérieur pendant tout le temps de la grossesse.

Elle est le résultat de la congestion produite par la conception. Sous cette influence, la muqueuse du col prend une coloration rouge foncée et augmente de volume. Les follicules placés entre les plis de l'arbre de vie font une saillie considérable dans la cavité du col; on observe souvent de gros œufs de NABOTH, dus à ces follicules volumineux et oblitérés. En même temps il se produit un mucus épais et filant, analogue à celui que le col sécrète souvent chez les femmes ayant des inflammations légères de la matrice. Mais ce mucus, au lieu de s'écouler, remplit la cavité et adhère à la muqueuse. Un bouchon est ainsi formé, on le nomme *bouchon gélatineux*. à cause de l'aspect qu'il présente; il est épais, transparent, de la couleur de la gelée de groseille quelquefois, et très-difficile à dissoudre dans l'eau. Ce bouchon ne sera expulsé plus tard que dans les premières périodes de l'accouchement.

B. Formation de la membrane caduque.

La membrane caduque est un produit membraneux de la muqueuse du corps de l'utérus, qui a pour effet de fixer l'œuf dans la matrice et de servir à son développement dans les premiers temps de la gestation.

On l'appelle *caduque* parce qu'elle n'est que transitoire, parce qu'elle disparaît par suite du développement ultérieur de l'œuf, et enfin parce qu'elle se détache pour être expulsée du corps après chaque grossesse.

Les premiers accoucheurs qui ont étudié la caduque la décrivaient comme une fausse membrane sécrétée par la muqueuse du corps de la matrice, et ils la définissaient une poche sans ouverture, fermée au niveau des trompes et de l'orifice interne du col utérin, et remplie d'un liquide transparent. Dès-lors, voici comment ils expliquaient ses fonctions par rapport à l'œuf. Avant que l'œuf arrivât dans la matrice, la caduque tapissait donc toute la surface interne de la cavité du corps; mais au moment où l'ovule descendait par l'une des trompes, il refoulait la membrane caduque, et, celle-ci se détachant en ce point, il y avait à sa surface externe une cavité où se logeait l'ovule. Puis l'ovule, se développant ensuite peu à peu, la cavité précédente était agrandie de plus en plus. Enfin, après un refoulement complet, la caduque se trouvait formée à la surface externe de *deux portions;* l'une très-grande, tapissant la matrice à l'exception du point où se trouvait l'ovule, était appelée *caduque utérine* ou *directe;* l'autre, plus petite, en rapport avec l'ovule qui s'y était creusé une cavité, était nommée *caduque ovulaire* ou *réfléchie.* En outre, on supposait que, pour fixer l'ovule dans la partie où il était en contact avec la matrice seulement, il se formait ultérieurement une caduque nommée *caduque sérotine, caduque consécutive, caduque secondaire,* laquelle était destinée comme nous le dirons plus tard, à l'implantation des filaments vasculaires de l'œuf devant former le placenta.

Aujourd'hui, il est démontré, et accepté par tous les accoucheurs, que la membrane caduque n'est pas une fausse membrane de sécrétion nouvelle. On sait, par des recherches faites au moyen du microscope, qu'elle est formée par la muqueuse même du corps de la matrice dont les éléments sont hypertrophiés. Ainsi la caduque n'est pas une poche sans ouverture; et au niveau des trompes, l'ovule, en arrivant dans la matrice, n'a pas à refouler cette poche, ainsi qu'il a été dit plus haut. Mais comme la muqueuse hypertrophiée est trop volumineuse relativement aux dimensions de la cavité de la matrice, des plis se forment. L'œuf, descendu par les trompes, s'arrête dans l'un de ces plis plus ou moins loin de celles-ci et plus ou moins près de l'orifice interne de la cavité du col. Ainsi, il est bientôt enveloppé par les bourgeons que la muqueuse, en augmentant de volume, produit sans cesse autour de lui. Plus tard, ces bourgeons se rapprochent, et l'œuf ne s'aperçoit plus à nu dans la cavité utérine qu'à travers une petite ouverture. Enfin les bourgeons se joignent, ferment complétement l'ouverture précédente qu'on a appelée *ombilic caducal*, et l'œuf se trouve alors englobé de toutes parts dans les replis muqueux. On peut appeler *caduque réfléchie* la portion hypertrophiée de la muqueuse qui se forme au-dessus de l'ovule et l'enveloppe du côté de la surface de la cavité du corps de la matrice; *caduque utérine*, la portion de la muqueuse qui tapisse la paroi de l'organe en dehors de l'œuf; *caduque utérine, ovulaire* ou seulement *sérotine*, la caduque utérine en rapport direct avec l'ovule.

Terminons ce qui concerne la caduque en disant : 1° que, contrairement à l'opinion de quelques accoucheurs partisans de la théorie ancienne, la membrane caduque est extrêmement vasculaire et formée de lacs sanguins qui mesurent de 4 à 5 millimètres de largeur sur 1 à 2 centimètres de longueur ; 2° qu'à mesure que l'œuf prend de l'accroissement, la portion réfléchie s'agrandit et se met en contact avec la face interne de la portion utérine non ovulaire ; 3° que vers la fin du troisième mois elle est réduite à des dimensions extrêmement minimes et que déjà au-dessous d'elle apparaissent les éléments d'une muqueuse utérine nouvelle ; 4° que la seule portion de la caduque qui reste active est la caduque utérine ovulaire, sur laquelle s'implantent les ramifications du placenta.

C. Augmentation de volume du corps de la matrice et ramollissement général du tissu de cet organe.

L'augmentation de volume du corps de la matrice et le ramollissement général du tissu de cet organe sont des phénomènes qui apparaissent beaucoup plus tard que les deux précédents, puisque l'augmentation de volume est en rapport avec l'accroissement même du produit de la conception.

Voici l'ordre dans lequel ces phénomènes se produisent :

La muqueuse du col se boursoufle d'abord dès les premiers temps de la grossesse; on a comparé la sensation qu'elle donne au toucher, à celle que produit une table couverte d'un drap épais et mou ; — puis le col lui-même se ramollit vers le museau de tanche et devient plus épais ; — alors la forme de ce museau est plus pointue chez les primipares et l'orifice externe est plus circulaire ; — d'un autre côté, les règles se suppriment; — puis le corps de la matrice augmente de volume, et cette augmentation porte sur la face postérieure et sur le fond de cet organe ; — il en résulte que la portion vaginale du col s'abaisse, se rapproche de la vulve, et que la matrice semble renversée d'avant en arrière dans la courbure du sacrum ; — cependant l'utérus ne dépasse pas encore la ceinture pubienne ; il remplit seulement la cavité du bassin, comprime la vessie, le rectum et les vaisseaux hypogastriques; — de là des envies fréquentes d'uriner, de la constipation, des lassitudes dans les membres inférieurs ; mais l'abdomen n'a pris encore aucun développement apparent.

§ II. — MODIFICATIONS SURVENANT DANS L'OEUF PENDANT LA PÉRIODE EMBRYONNAIRE.

Les modifications que subit l'œuf humain pendant la période embryonnaire sont : les unes dépendant de l'action exercée sur lui par le liquide fécondant, par le fait de la conception et avant l'arrivée de l'ovule dans la matrice; les autres résultant du développement que l'œuf acquiert dans l'utérus au milieu des lacs sanguins formés par la membrane caduque. Mais, pour bien comprendre ces modifications, nous allons décrire en premier lieu l'ovule humain non fécondé; en second lieu, nous étudierons les modifications que la conception lui a fait subir; en troisième lieu, nous le suivrons dans son développement jusqu'à la fin du troisième mois.

A. Description de l'ovule avant la fécondation.

L'ovule humain est une petite sphère jaunâtre et translucide de 2/10 environ de millimètre.

Pour l'étudier, il faut prendre un ovaire frais et inciser une des vésicules visibles à la surface de cet ovaire, en ayant soin de recevoir le contenu sur une lame de verre, puis examiner ce contenu avec le microscope.

On aperçoit alors très-bien l'ovule; mais dans cet état il est toujours accompagné d'une couche assez épaisse de granulations qui est due aux cellules de l'épithélium qui tapissent la face interne de la vésicule de GRAAF, et qui lui forment une sorte de membrane externe d'enveloppe. Avant que l'anatomie eût éclairé convenablement cette question, on croyait que cette membrane était une dépendance importante de l'ovule, et on la nommait *disque proligère*. Au contraire, il faut faire, pour l'étude, abstraction de cette couche.

Alors, il reste à l'ovule *deux parties* seulement très-distinctes et très-visibles sur le corps aplati et sphérique que montre le microscope; ce sont: 1° une couche externe épaisse, transparente, formant une sorte de zône, et nommée pour ce motif *zône transparente;* 2° une masse intérieure de granulations un peu jaunâtres, nommée le *jaune* ou *vitellus.*

Comme la zône transparente se montre toujours identique de quelque manière qu'on examine l'ovule, il est démontré actuellement que la couche représentant une zône autour du jaune est une véritable membrane, et comme elle enveloppe le vitellus, on l'appelle *membrane vitelline.*

Quand l'œuf n'est pas à maturité, une autre partie est visible dans le jaune très-près de la membrane vitelline, c'est une petite vésicule extrêmement transparente, et à laquelle on avait attribué une grande importance, d'où le nom de *vésicule germinative* qu'on lui avait donné. Enfin on trouve encore dans cette vésicule de gros corpuscules sans signification sérieuse, et qu'on avait appelés aussi à tort *taches germinatives*.

B. Modifications apportées par la fécondation dans la structure de l'ovule.

On a décrit les modifications apportées par la fécondation dans la structure de l'ovule d'après les faits observés expérimentalement chez les animaux.

Ces modifications sont les suivantes :

1° La membrane vitelline se recouvre quelquefois d'une couche albumineuse qui augmente ainsi son épaisseur, mais ce phénomène n'est pas constant chez tous les animaux, et rien ne démontre qu'il existe chez la femme.

2° Le jaune se partage d'abord en deux moitiés à peu près égales; puis chacune de ces moitiés étant ramenée à la forme sphérique, on observe bientôt que chacune d'elles se divise encore en deux parts, ce qui élève à quatre les segments de la sphère vitelline primitive; puis chacun de ces quatre segments se divise encore en deux, puis chacun des huit segments se divise en deux encore pour former trente-deux sphères, etc.; enfin quand la division est aussi complète que possible, le jaune est converti en un corps formé d'une agglomération de sphères nombreuses, c'est le *corps muriforme*. Les phénomènes que nous venons de décrire se nomment *segmentation du jaune*.

3° Enfin, quand la segmentation est terminée, une désagrégation s'opère dans les divisions sphériques du corps muriforme; une membrane d'enveloppe circonscrit chaque globe; le premier élément anatomique est formé, c'est une cellule; puis, par la désagrégation, chacune d'elle se rapproche de la face interne de la membrane vitelline et la tapisse; alors il naît de cette réunion une membrane nouvelle qu'on appelle *blastoderme*, mot qui signifie *peau qui formera le germe*; enfin, en un point de cette membrane existe une plus grande accumulation de cellules qui y forme tache, c'est la *tache embryonnaire*.

On suppose que c'est à cet état que l'ovule entre dans la matrice, et on a assigné à la période que nous venons de décrire une durée de huit à douze jours.

C. Modifications apportées par la grossesse à la structure de l'œuf pendant la période embryonnaire. — Développement de l'embryon.

Ovule dans les premières heures de la grossesse. Dans les premières heures de la grossesse, l'ovule arrivé dans la matrice est libre dans la cavité de la caduque et sans adhérence avec elle, et on peut encore le détacher en soufflant sur lui.

Il est composé de deux membranes appliquées immédiatement l'une contre l'autre. La membrane extérieure est la *membrane vitelline,* enveloppe primitive de l'œuf, ou *chorion primitif* ou *premier chorion ;* la membrane intérieure qui renferme un liquide albumineux est le *blastoderme,* encore appelé *vésicule blastodermique.* La seule trace de l'embryon est un amas de cellules formant un épaississement du blastoderme, nommé, comme nous l'avons dit, *tache embryonnaire.*

Ovule dans les premiers jours. Mais le développement va à partir de ce moment marcher avec rapidité. Alors l'ovule présente en effet à sa surface de rares élevures irrégulières et molles qu'on appelle des *villosités,* et assez comparables au chevelu des racines des plantes. Il est ainsi fixé dans la caduque à la fois par ces saillies et par les plis de cette membrane.

En outre, la vésicule blastodermique, simple d'abord, apparaît en réalité formée de deux feuillets entre lesquels est placée la tache embryonnaire. Ces feuillets sont appelés : 1° le premier ou le plus externe, *feuillet séreux* ou *animal,* parce que de lui naîtront les os, la peau et tout le système de relation du fœtus ; 2° le second ou le plus interne, *feuillet muqueux* ou *végétatif,* parce qu'il formera les organes nutritifs, etc.

Quant à la tache, elle a augmenté de volume par adjonction de matériaux nouveaux vers l'un de ses diamètres plus que vers l'autre. Elle s'est ainsi allongée transversalement au grand diamètre de l'ovule, et de circulaire qu'elle était elle est devenue ovale, puis elliptique. Enfin, à son centre, une ligne claire commence à se dessiner, on l'a nommée *ligne primitive de l'embryon.*

Ovule du 6e au 10e jour. L'ovule ne présente encore que de rares villosités.

Cependant un troisième feuillet se montre, entre le feuillet séreux et le feuillet végétatif, par la formation de cellules isolées d'abord, mais qui bientôt se réunissent en conduit et forment des vaisseaux : ce feuillet s'appelle *feuillet vasculaire.*

La tache embryonnaire a encore augmenté d'épaisseur, mais spécialement par agglomération de matériaux à sa face interne ; elle prend alors la forme d'une gouttière ou mieux d'une barque renversée. Au fond de la gouttière est la ligne primitive dont nous avons déjà parlé. En outre, il y a deux extrémités visibles et deux parties latérales ; à l'extrémité la plus grosse est l'*extrémité céphalique*, l'extrémité pointue lancéolée est l'*extrémité caudale*, les parties latérales qui semblent se porter à la rencontre l'une de l'autre, comme pour fermer la gouttière embryonnaire, s'appellent *lames viscérales* ou *ventrales.*

Il est résulté plusieurs phénomènes de ce développement de la tache embryonnaire :

1° Elle est devenue convexe en dehors du côté qui représente le dos, concave en dedans du côté du ventre.

2° Au lieu d'être appliquée à plat contre la membrane vitelline et par une grande surface, elle ne lui touche plus que par une petite surface, la partie la plus convexe du dos.

3° Les rapports sont changés entre le feuillet séreux et la membrane vitelline au niveau de la tache embryonnaire. Ce feuillet, en suivant les inversions de la tache en dedans de l'œuf, a formé des replis au niveau desquels il s'est séparé de la membrane externe de l'œuf. Ces replis en forme de capuchons existent : 1° au-dessus de la tête, *capuchon céphalique ;*

2° au-dessus de l'extrémité caudale, *capuchon caudal ;* 3° au-dessus des masses latérales ou ventrales, *capuchons latéraux.*

4° Enfin le feuillet muqueux, au lieu de passer à plat sur la face intérieure de l'embryon, présente un léger étranglement au point où les lames viscérales ainsi que les extrémités céphaliques et caudales se rapprochent, ce qui divisera ce feuillet en deux portions comme nous allons le dire tout à l'heure.

Ovule du 10e *au* 14e *jour.* Il a 1 centimètre de diamètre environ.

Les villosités ont augmenté, et à la fin de la première quinzaine elle recouvrent déjà tout l'ovule, mais n'y forment qu'un léger duvet.

L'embryon est vermiforme, opaque, d'un blanc grisâtre et gélatineux. Les extrémités céphalique et caudale se touchent presque. La tête n'est qu'un petit renflement séparé du reste du corps par une sorte d'entaille. L'extrémité caudale est terminée en pointe.

Les capuchons ou replis formés par le feuillet séreux au-dessus du dos de l'embryon sont plus profonds; et en ouvrant le chorion de ce côté, on y voit une sorte d'ombilic étroit existant entre ces plis, et on peut retirer par là l'embryon qui y est couché à plat ventre comme dans une espèce de fosse.

Les deux portions du feuillet muqueux sont tout à fait distinctes: les lames ventrales ont enfermé la partie qui tapissait la gouttière embryonnaire pour former le *tube intestinal;* la seconde partie extérieure à l'embryon, ou ovulaire, représente une vessie nommée *vésicule ombilicale.* Au point de jonction de ces deux parties existe une ouverture ou canal encore très-court nommé *conduit omphalo-mésentérique.*

Enfin, les vaisseaux du feuillet vasculaire s'étant multipliés, un riche réseau sanguin couvre la vésicule ombilicale; quatre vaisseaux, nommés *vaisseaux omphalo-mésentériques,* y aboutissent; en outre, un canal central, *canal cardiaque,* situé dans la gouttière embryonnaire, est animé de battements;

alors la *première circulation* commence, mais allant seulement du cœur à la vésicule ombilicale et réciproquement.

Ovule du 14e au 20e jour. L'ovule a 1 centimètre 1/2 à 2 centimètres de diamètre.

L'embryon mesure 4 millimètres de longueur.

Des phénomènes intéressants signalent cette période.

L'embryon est complétement isolé dans l'intérieur de l'œuf et ne tient plus à la membrane vitelline. Il doit cet isolement au rapprochement des capuchons du feuillet séreux qui, en se fermant complétement au-dessus du dos de l'embryon, lui ont constitué une nouvelle membrane d'enveloppe. On nomme cette enveloppe, qui est transparente, la *membrane amnios;* on appelle la cavité, ou sac qui enferme l'embryon, la *cavité amniotique.*

Mais le phénomène le plus important est dû au développement d'une vésicule nouvelle nommée *vésicule allantoïde,* laquelle naît de l'extrémité inférieure de l'intestin de l'embryon, dans l'espace libre entre l'amnios et la vésicule ombilicale. Quatre vaisseaux, *deux artères* et *deux veines,* l'accompagnent. On la trouve d'abord allongée en forme de saucisse (allantoïde signifie en forme de saucisse); puis elle gagne le feuillet séreux qui tapisse les parois de l'œuf et s'y étale en devenant pyriforme; puis, s'étendant encore, elle s'épanouit et se déploie sur toute la surface de ce feuillet en enveloppant à la fois la vésicule ombilicale et l'amnios, qu'elle isole ainsi complétement; puis, s'accolant complétement aux parois de l'œuf, elle déprime le feuillet séreux et le détruit; enfin, s'engageant dans les villosités que l'ovule a développées à sa surface, elle y porte ses vaisseaux, et alors commence la *seconde circulation* dont nous reparlerons plus loin.

Ovule du 20e au 30e jour. Depuis que les vaisseaux allantoïdiens ont pénétré les villosités de l'œuf, les ramifications de ces villosités se sont extrêmement développées. A leur centre, il existe un canal dans lequel on rencontre les extrémités de ces vaisseaux. Il y a deux conduits, l'un *artériel,* l'autre *vei-*

neux. Ces conduits sont continus l'un avec l'autre au sommet de la villosité; mais, dans sa longueur, ils sont un peu flexueux et adossés à peu près à la manière des deux canons d'un fusil double.

D'un autre côté, l'œuf acquiert peu à peu le volume d'un œuf de pigeon.

Dans son intérieur, l'embryon devient long de 1 centimètre.

Le chorion définitif est formé; il résulte de la fusion opérée entre la membrane vitelline et le feuillet séreux du blastoderme *(deuxième chorion)* et les vaisseaux allantoïdiens eux-mêmes. On l'a appelé ainsi *troisième chorion*.

L'amnios commence à augmenter de volume par la production du liquide amniotique.

La vésicule ombilicale, repoussée par le développement de l'amnios et par le rapprochement des lames ventrales, est séparée du tube intestinal par un pédicule assez long formé par le conduit omphalo-mésentrique.

Enfin, au-dessous de ce pédicule est le cordon gros et court formé par l'allantoïde, et qui, parti du ventre du fœtus, va aboutir aux parois de l'œuf. Or ce point est en rapport avec la caduque utéro-ovulaire ou caduque directe.

OEuf du 30e *au* 60e *jour*. A partir du 30e jour de la grossesse, l'ovule prend le nom d'œuf; il grossit en effet notablement, et d'autre part il va présenter dans son évolution des phénomènes qui le rapprochent de plus en plus de l'œuf à terme.

Ainsi, au 30e jour, il occupe déjà toute la cavité de la matrice, et il a, par son développement, amené au contact les deux feuillets de la caduque, feuillet utérin non ovulaire et feuillet réfléchi.

Au 35e jour, les vaisseaux qui tapissaient le feuillet réfléchi, étant allongés outre mesure, commencent à diminuer de volume et à s'atrophier. Il en est de même des villosités qui tapissaient la surface de l'ovule correspondant à ce feuillet réfléchi; et dans certains cas, dès cette époque, on n'aperçoit déjà plus de villosités de ce côté.

Au 48e jour, l'œuf a à peu près le volume d'un petit œuf de poule. Le feuillet réfléchi de la caduque est très-notablement aminci et présente à peine des traces de vaisseaux; les villosités correspondantes sont écartées les unes des autres, isolées, et pour la plupart oblitérées. Au contraire, celles qui sont implantées sur la caduque utéro-ovulaire ont augmenté de volume, et elles commencent à former une masse vasculaire, circonscrite, arborescente et sous la forme chevelue; on l'appelle *placenta frondosum*.

Voilà pour l'extérieur de l'œuf: quant à l'intérieur, les modifications sont aussi importantes.

L'embryon est devenu de plus en plus volumineux; il mesure 2 à 2 centimètres 1/2 de longueur au 48e jour, et de 3 à 4 centimètres au 60e. Les membres, qui au 40e jour ont commencé à se montrer, sont très-distincts au 60e jour; on peut y reconnaître l'avant-bras, la main, et sur le squelette la clavicule, l'omoplate, les pièces du pelvis.

D'un autre côté, tous les éléments transitoires de l'embryon tendent à disparaître. La vésicule ombilicale n'est plus qu'une petite vessie très-aplatie, n'attenant au ventre de l'enfant que par un long pédicule imperforé; l'ombilic est formé, et delà part un cordon vasculaire en sorte d'entonnoir, à base située du côté du ventre, et qui se rend aux parois de l'œuf correspondant au *placenta frondosum*. Enfin l'amnios, ayant successivement augmenté de volume occupe en grande partie la cavité du chorion avec lequel elle est sur le point de se mettre en contact.

OEuf du 60e jour au 90e jour. Dans le dernier terme de la période embryonnaire, les feuillets utérins et réfléchis de la caduque, affaissés peu à peu par le développement de l'œuf, ne présentent plus de traces de vaisseaux, et ils sont confondus sur le chorion dont les villosités ont disparu par atrophie successive. Une seule partie de la caduque, la *partie utéro-ovulaire*, est restée active et forme la portion maternelle du placenta.

En outre, l'amnios, s'étant agrandie, s'est mise au contact de la face interne du chorion. On trouve l'œuf composé seulement des deux membranes, le *chorion* et l'*amnios*. Il a le volume du poing et même plus. Dans cet œuf est un embryon de 13 à 15 centimètres de longueur, pesant 100 à 125 grammes, et dont toutes les parties extérieures sont distinctes. Du ventre de cet embryon part un cordon assez large et déjà contourné en spirale. Il n'y a plus de traces de la vésicule ombilicale ni de son pédicule. Enfin, depuis le 75e jour, le placenta forme un véritable *gâteau vasculaire* compact, et dont on ne fait plus flotter les villosités quand on le place sous l'eau.

§ III. — MODIFICATIONS APPORTÉES PAR LA GROSSESSE DANS LES MAMELLES PENDANT LA PÉRIODE EMBRYONNAIRE.

Les mamelles sont, après la matrice, les organes qui ressentent les premiers les impressions résultant de la grossesse. Elles se tuméfient en effet dès la fin du 1er mois, et cette tuméfaction coïncide ainsi avec la première suppression de la sécrétion menstruelle. En même temps, elles sont le siége de picottements et d'élancements plus ou moins douloureux ; quelquefois même il y a un engorgement véritable accompagné d'un léger gonflement des ganglions de l'aisselle. Mais ordinairement les femmes ne se préoccupent pas de ces signes, parce que de simples retards des menstrues les déterminent souvent. Il est vrai qu'il n'est pas rare d'observer au commencement de la grossesse un véritable affaissement des seins au lieu du gonflement que nous venons d'indiquer.

A la fin du deuxième mois, les modifications que subissent les mamelles sont plus caractéristiques. Alors le mamelon est plus gonflé, plus sensible, plus érectile et plus saillant. On peut même, chez une femme qui n'a pas eu d'enfants, en pressant la glande mammaire entre le pouce et l'index, un peu au-delà de l'aréole, et en exprimant le mamelon à plusieurs reprises, en faire suinter une ou deux gouttes de liquide très-clair qu'il ne faut pas confondre avec l'humeur sébacée.

A la fin du troisième mois, les mamelles sont déjà plus arrondies et plus volumineuses ; la peau se tend et devient plus transparente ; les veines cutanées se dessinent ; l'aréole s'élargit et prend une teinte légèrement jaunâtre. Enfin, en faisant l'épreuve précédente sur l'une et sur l'autre mamelle, on ne peut manquer d'obtenir de l'une d'elles du liquide laiteux ; mais ceci ne serait d'aucune importance si la femme avait nourri déjà des enfants, car on peut voir du lait se montrer dans les seins longtemps après la fin de la dernière lactation ou du dernier accouchement.

§ IV. — MODIFICATIONS APPORTÉES PAR LA GROSSESSE DANS L'ÉTAT GÉNÉRAL DE LA FEMME PENDANT LA PÉRIODE EMBRYONNAIRE.

De tous les changements produits par la grossesse, le plus remarquable, d'après M. Moreau, est la modification qui survient dans le système nerveux. La sensibilité est plus vive, l'impressionnabilité plus grande ; certaines femmes, de bonnes, confiantes, douces, enjouées qu'elles étaient, deviennent emportées, colères, jalouses, taciturnes. En même temps, les syncopes sont plus fréquentes, les yeux se cavent et s'entourent d'un cercle violacé ; les traits se tirent et la figure pâlit. D'un autre côté, le goût se pervertit et devient quelquefois bizarre ; alors les digestions sont plus laborieuses et les nausées ou les vomissements deviennent assez communs. Un des caractères curieux de ces vomissements est de se reproduire pour ainsi dire à heure fixe ; c'est le matin au lever, d'autres fois c'est après le repas principal qu'ils ont lieu. Le liquide rendu au moment du lever est filant, blanchâtre, mousseux, et ressemble à du blanc d'œuf battu ; après le repas, ce sont les aliments qui sont expulsés, tantôt en totalité, tantôt en partie seulement.

Mais heureusement, ces phénomènes ne sont pas de longue durée et ils cessent ou diminuent avec la période embryonnaire, et c'est par exception qu'ils constituent des accidents plus ou moins graves qui seront indiqués dans la troisième partie de ce livre.

§ V. — DIAGNOSTIC DE LA GROSSESSE PENDANT LA PÉRIODE EMBRYONNAIRE.

Le *diagnostic* est l'ensemble des signes qui sont propres à un état physiologique quelconque ou à une maladie, et qui servent à les faire reconnaître d'une manière certaine.

Or, pendant les trois premiers mois de la grossesse, les modifications survenues dans le produit de la conception et dans l'organisme de la mère ne peuvent toutes être appréciées d'une manière positive par la sage-femme ou par le médecin, ni constituer pour eux des signes certains de grossesse.

En effet, la nouvelle fonction qui s'accomplit dans l'utérus a bien déterminé un ébranlement général dans le système nerveux, dans le système sanguin, dans le système nutritif de la femme, mais ces phénomènes manquent souvent ou du moins sont peu prononcés chez les personnes douées d'une bonne santé et d'une constitution parfaite.

D'un autre côté, le gonflement anormal des mamelles, les vomissements et les nausées, le volume plus considérable de l'utérus peuvent coïncider avec l'existence d'autres états morbides qui ne sont pas l'état de grossesse.

Tous ces signes réunis peuvent ainsi tout au plus constituer une présomption de cet état.

Cependant, un phénomène présente une plus grande importance que les autres, et attire plus spécialement l'attention des femmes, c'est la *suppression des règles*. Toutes les fois, en effet, qu'une femme habituellement bien réglée éprouve une suppression qui n'est suivie d'aucun trouble notable dans la santé, il y a, sinon certitude, au moins très-grande probabilité en faveur de la grossesse. Si quelques personnes peuvent continuer de voir dans les premiers temps de la gestation, si même certaines femmes sont réglées seulement pendant leur grossesse, comme on en a cité des exemples, il ne faut pas considérer cet écoulement comme un écoulement menstruel véritable ; en général il ne coïncide pas avec les époques ordinaires des règles, et sa durée, la manière dont il se produit, sa quantité, ne permettent pas de le confondre avec les règles ordinaires (MOREAU).

Mais lorsque la suppression des règles a lieu chez une femme par suite d'une maladie, ou par les progrès de l'âge, ou chez les femmes qui nourrissent, il n'existe plus pour l'accoucheur, comme signes probables de la grossesse, que les modifications survenues dans les seins et dans l'état général. Dans cette occurrence, il importe d'observer la plus grande réserve et d'attendre les signes sensibles qui vont apparaître dans la période suivante.

ART. II. — PÉRIODE FOETALE.

La période fœtale est le laps de six mois pendant lequel le produit de la conception, nommé *fœtus*, est déjà développé dans les parties importantes de son être, et va subir les modifications nécessaires pour pouvoir vivre d'une vie propre en dehors du sein de la mère ; elle s'écoule depuis le 90e jour de la grossesse jusqu'au 270e jour.

Pour faire connaître toutes les particularités de cette période, nous la diviserons comme la période embryonnaire ; mais, pour en faciliter l'intelligence, nous les étudierons dans l'ordre suivant : 1° modifications subies par l'œuf et par le fœtus ; 2° modifications subies par la matrice ; 3° modifications apportées dans les mamelles ; 4° modifications résultant du volume de la matrice sur les organes environnant l'appareil génital ; 5° modifications dans l'état général de la femme ; 6° enfin nous terminerons par le diagnostic de la grossesse.

§ Ier — MODIFICATIONS SUBIES PAR L'OEUF ET PAR LE FOETUS PENDANT LA PÉRIODE FOETALE.

Quelle que soit l'époque de la période fœtale à laquelle on examine l'œuf humain, il présente toujours les mêmes caractères, et il n'offre de différences que dans son volume.

Mais en réalité, pour en bien connaître les détails, il faut les étudier sur un œuf à terme. Quant au fœtus, nous aurons à suivre son développement successif jusqu'à la fin de la gestation.

A. Œuf humain pendant la période fœtale et à terme.

On définit l'œuf humain, du 90e jour de la grossesse à son terme, une vessie membraneuse renfermant un fœtus, transparente dans la plus grande partie de son étendue, mais dont les 2/5 environ sont occupés par une masse vasculaire, épaisse, rougeâtre et spongieuse.

On nomme *chorion* l'enveloppe extérieure de l'œuf comprenant à la fois la partie transparente et la partie sur laquelle la masse spongieuse est appliquée; on nomme *amnios* la membrane interne lisse qui tapisse le chorion au-dedans de l'œuf; on appelle *placenta* la masse vasculaire et spongieuse de l'œuf; enfin on donne le nom de *cordon ombilical* à une tige vasculaire, tordue sur elle-même, qui part du centre de la masse vasculaire de l'œuf pour aller aboutir à l'ombilic de l'enfant. Enfin la réunion de ces parties constitue l'*arrière-faix,* les *secondines,* le *délivre,* parce qu'elles sont, dans l'accouchement, expulsées après l'enfant, et parce qu'elles complètent ainsi la délivrance de la femme.

1° *Chorion.*

Le chorion est la membrane transparente qui forme la plus externe des enveloppes de l'œuf.

Il en constitue en réalité la seule partie résistante ou la coque.

On décrit au chorion deux faces : une *face externe* et une *face interne.*

La *face externe* est celle qui, lorsque l'œuf est en position dans la matrice, correspond aux parois de cet organe. Au contraire, quand l'œuf est sorti de la matrice par le fait de l'accouchement, c'est la face qui est placée en dedans du délivre, celui-ci, tiré par le cordon, s'étant complétement retourné. Cette face est tomenteuse dans sa partie transparente; mais dans sa partie recouverte par le placenta, elle fournit une sorte de gaîne aux vaisseaux placentaires et les accompagne jusqu'à leur terminaison. La *face interne* est lisse, et en contact avec l'amnios qui la tapisse et avec laquelle elle adhère par un tissu cellulaire assez lâche.

Structure du chorion. D'après le développement de l'œuf que nous avons décrit, on comprend combien est complexe la structure du chorion : 1° il a entraîné avec lui sur toute sa partie transparente la caduque réfléchie et la caduque utérine non ovulaire correspondante; 2° il procède de la membrane vitelline primitive, du feuillet séreux du blastoderme, enfin de la membrane allantoïde; 3° on peut y trouver au microscope des villosités atrophiées, indice des villosités qui le recouvraient dans les premiers temps de son développement.

2° *Amnios et liquide amniotique.*

L'amnios est la membrane interne de l'œuf, renfermant dans sa cavité le *liquide amniotique* dans lequel baignent le fœtus et le cordon ombilical.

On lui décrit deux faces comme au chorion. La *face externe* tapisse, d'une part, la face interne du chorion, et lui adhère par un tissu cellulaire assez lâche dans lequel s'amasse quelquefois du liquide nommé *fausses eaux;* d'autre part, elle accompagne le cordon ombilical, mais ne peut en être séparée que dans une étendue de quelques centimètres à partir de son insertion au placenta. La *face interne* est lisse, polie, et correspond au fœtus dont elle n'est séparée que par le liquide amniotique.

Quant à ce liquide, ses caractères sont très-variables; ainsi :

1° Sa quantité est relativement d'autant moins considérable que l'on est plus rapproché du terme de la grossesse, et alors il n'y en a guère plus de 1 litre dans un œuf mesurant près de 24 centimètres de diamètre. Toutefois, il y a des cas où ce volume augmente notablement, même sans constituer ce que nous décrirons plus loin sous le nom d'*hydropisie de l'amnios*.

2° Son aspect change suivant le temps de la grossesse et suivant certaines conditions de cet état.

Au début de la grossesse, les *eaux* sont limpides et incolores.

A la fin, elles deviennent onctueuses, épaisses, et d'une coloration légèrement citronée.

Souvent elles sont un peu blanches, opalines, et mélangées de flocons blanchâtres ou de grumeaux qui sont des produits épidermiques du fœtus.

D'autres fois, la couleur est verte, très-foncée, ce qui tient à ce que le fœtus y a versé une plus ou moins grande quantité de *méconium*, matière verte foncée qui remplit l'extrémité inférieure de son intestin.

Dans d'autres cas enfin, elles sont rosées, ce que M. Paul Dubois explique par le mélange du liquide amniotique avec le sang extravasé par la peau d'un fœtus putréfié.

3° Les mêmes différences s'observent dans l'odeur du liquide amniotique.

Ordinairement elles sont fades, d'une odeur nauséabonde qui rappelle celle du liquide séminal, mais exagérée.

D'autres fois elles sont fétides, soit parce qu'elles ont été corrompues par le contact de l'air, soit par une disposition spéciale et individuelle de la femme : ainsi on a observé l'odeur de tabac pourri chez les femmes des manufactures de tabac (Stoltz), et l'odeur fétide chez des femmes travaillant dans un air chargé de parcelles métalliques (Pajot).

Le liquide amniotique provient de la sécrétion de la membrane amnios. Qu'il soit ou non mélangé des sécrétions du fœtus, cela ne modifie en rien son origine primitive. Ses usages sont : 1° pendant la grossesse, de servir à l'isolement des parties extérieures du fœtus, de favoriser ses mouvements, de le garantir des chocs extérieurs, de mettre le cordon à l'abri de toute pression ; 2° pendant l'accouchement, de donner lieu à la formation de la poche pour dilater le col utérin, et de s'opposer à ce que la pression de la matrice s'exerce trop directement sur l'enfant, puis, après la rupture des membranes, de lubréfier le canal pelvien, et de faciliter ainsi la sortie du fœtus.

3° *Placenta.*

Le placenta est un organe vasculaire dépendant du chorion, et se présentant sous la forme d'un corps spongieux, rougeâtre, situé sur une certaine étendue de la face externe de l'œuf et lui servant de connexion avec l'utérus.

Son nom signifie gâteau et lui vient de sa forme ordinairement ronde et aplatie.

Le placenta recouvre un quart environ de l'enveloppe externe de l'œuf ; il mesure 17 à 18 cent. de diamètre. Son épaisseur est de 2 centimètres au centre, qui est le plus souvent le point d'insertion du cordon ; mais à mesure qu'on se rapproche de la circonférence, cette épaisseur diminue et devient de 4 à 6 millimètres seulement.

On distingue au placenta *deux faces* et une *circonférence.*

La *face externe,* qui est en rapport avec l'utérus, est irrégulière, spongieuse, labourée par de profondes scissures qui démontrent que cet organe est composé de plusieurs lobes qui ont été nommés *cotylédons.* La *face interne,* qui est tournée du côté de l'enfant, est lisse et recouverte par les membranes chorion et amnios ; c'est d'elle que part le cordon ombilical. La *circonférence* est amincie, à bord tranchant et inégal ; son étendue est en général de 65 centimètres.

Le placenta est ordinairement situé au fond de l'utérus et un peu à droite ; cependant il peut s'implanter dans toutes les parties de la cavité utérine. Lorsqu'il est implanté dans le voisinage de l'orifice utérin ou sur cet orifice même, cela constitue une circonstance extrêmement fâcheuse.

Structure. Le placenta est un organe composé exclusivement de vaisseaux ; mais ses adhérences avec l'utérus font qu'il entraîne avec lui, en se détachant, une couche superficielle qui est une mince portion de la muqueuse de la matrice.

On a appelé cette partie de la muqueuse utérine inter-utéro-placentaire, *placenta maternel*, en opposition avec la partie formée par les vaisseaux du fœtus et nommée *placenta fœtal*.

Voici d'ailleurs la disposition de ces parties quand on les examine en place dans l'utérus.

Le placenta maternel est formé par une large saillie de la muqueuse de la matrice *(caduque utéro-ovulaire)*; mais une partie seulement en est expulsée au moment de la délivrance. Dans ce placenta sont les lacs ou sinus développés par la grossesse (V. *membrane caduque*) et en communication avec les vaisseaux volumineux aussi de la couche musculeuse de la matrice.

Les villosités formées par les vaisseaux du placenta fœtal, ou *vaisseaux allantoïdiens*, rencontrant ce placenta maternel, s'y creusent des excavations; puis bientôt leurs extrémités plongent et flottent dans l'intérieur des lacs sanguins dont elles ont déprimé les parois; enfin, la circulation s'opérant dans les lacs utérins d'une part et dans les vaisseaux allantoïdiens ou fœtaux d'autre part, il en résulte un échange endosmotique des matériaux du sang de la mère au sang du fœtus (1). Remarquons qu'il n'y a pas ainsi continuité de vaisseaux, puisque entre le sang de la mère et le sang du fœtus il y a : 1° les parois des villosités du chorion; 2° les parois propres des vaisseaux allantoïdiens; 3° les éléments de la muqueuse de la matrice, *épithélium*, etc.; 4° les parois des lacs sanguins.

(1) Le mélange par *endosmose* se produit toutes les fois que deux liquides miscibles, mais différents, sont séparés par une cloison membraneuse. Il y a échange réciproque; mais l'un des liquides, celui qui est le plus dense, reçoit plus que l'autre; ici, le liquide qui reçoit le plus est le sang fœtal.

Quant aux villosités formant la structure propre du placenta fœtal, elles sont disposées comme il suit :

1° Chacune des villosités primitives de l'œuf est devenue par ses ramifications le centre de chaque groupe visible à la surface du placenta sous le nom de cotylédon.

2° Il y a indépendance entre la circulation de chaque cotylédon.

3° Les ramifications extrêmes des villosités de chaque cotylédon sont enchevêtrées et ne sont plus flottantes sous l'eau comme dans le *placenta frondosum*.

4° Dans chacune de ces ramifications, le microscope montre: *a.* qu'il y a terminaison de la villosité en cul-de-sac ; *b.* que la paroi est formée par la substance même du chorion ; *c.* que les vaisseaux allantoïdiens contenus dans le cul-de-sac sont une artère et une veine adossées l'une à l'autre, et s'unissant en formant une anse au sommet de la villosité.

4° *Cordon ombilical.*

Le cordon ombilical est une tige vasculaire, flexible, qui unit le fœtus au placenta.

Il a ordinairement de 45 à 50 centimètres de longueur. Son volume est un peu moindre que celui du pouce.

Le cordon est composé de *deux artères* et d'*une veine ;* il est entouré d'une gaîne formée par la membrane amnios, doublée d'une mince couche de tissu lamineux. Dans cette gaîne se trouve, avec les vaisseaux que nous venons d'indiquer, une substance gélatineuse nommée *gélatine* de WARTHON. Les *artères ombilicales* conduisent le sang de l'enfant au placenta, et la *veine ombilicale* transmet le sang de la mère à l'enfant.

Les artères ombilicales commencent au fœtus et sont une des divisions de l'artère hypogastrique (V. page 58); elles sont plus longues et plus minces que la veine ; elles s'enroulent autour de celle-ci, et, arrivées au placenta, elles se divisent en plusieurs branches, lesquelles se subdivisent en une infinité de ramuscules.

La veine ombilicale commence au placenta ; les différentes

racines de cette veine dans le placenta donnent naissance au tronc veineux qui, constamment enveloppé dans les circonvolutions en spirales des artères, arrive à la région ombilicale de l'enfant.

L'épaisseur du cordon ombilical est très-variable; elle dépend de la quantité plus ou moins grande du tissu cellulaire gélatineux qui le constitue; souvent, près de l'insertion au placenta, la résistance est si minime qu'en tirant très-fortement sur lui, on risquerait de le déchirer. D'autres fois, on rencontre le long du cordon des tumeurs qui sont formées par une accumulation plus grande de la substance gélatineuse, et quelquefois aussi par des circonvolutions des artères ombilicales. La longueur du cordon est, du reste, très-variable, car dans certains cas, il n'a que 6 à 8 centimètres au plus.

Le placenta et le cordon ombilical sont destinés à transmettre les éléments de vie de la mère à l'enfant. Cette transmission consiste en ce que le sang de l'enfant passe au placenta par les artères ombilicales, entre en contact médiat avec le sang de la mère, subit les modifications indispensables à la nutrition et à la vie de l'individu (V. page 119), puis est rapporté par la veine ombilicale à l'enfant.

B. Développement du fœtus depuis la fin du 3e mois jusqu'à terme.

Sous l'influence de la circulation placentaire, le fœtus va prendre un rapide développement.

A la fin du 4e mois, la longueur du corps est de 16 à 20 centimètres, son poids est de 230 à 260 grammes. Sa tête se couvre d'un léger duvet; le fœtus est formé, et celui qui naîtrait à cette époque pourrait vivre quelques instants.

A la fin du 5e mois, le fœtus a de 20 à 25 centimètres de longueur; son poids est de 250 à 350 grammes. Les cheveux commencent à poindre; les ongles sont visibles; le fœtus peut déjà naître vivant, c'est-à-dire qu'après être séparé du corps de sa mère, il peut respirer et se mouvoir pendant quelque temps ; mais son expulsion du sein de la mère constitue encore un *avortement*, ce qui indique qu'il est né avant le temps convenable pour continuer de vivre.

A la fin du 6e mois, le fœtus a de 22 à 27 centimètres; son poids est d'un demi-kilogramme environ. La peau se couvre d'un duvet très-apparent; les cheveux se colorent; c'est à cette époque que le fœtus est reconnu *viable*, c'est-à-dire pouvant vivre de la vie extrà-utérine.

A la fin du 7e mois, le fœtus est de 32 à 36 centimètres de longueur; son poids est d'un kilogramme.

A la fin du 8e mois, sa longueur est de 40 à 45 centimètres; son poids est de 2 à 2 kilogrammes et demi.

A la fin du 9e mois, c'est-à-dire *à terme*, le fœtus a de 50 à 55 centimètres environ de longueur; il pèse de 3 à 4 kilogrammes; l'épiderme est solide et lisse; la peau est dense et d'un blanc rougeâtre; l'insertion du cordon à l'abdomen, qui s'est successivement éloignée de la région hypogastrique, ne correspond cependant pas au milieu de la longueur du fœtus; ainsi, chez un fœtus de 50 centimètres, on trouvera en général 27 à 28 centimètres du sommet de la tête à l'ombilic.

C. Attitude du fœtus dans l'œuf.

Dès qu'on peut apercevoir l'embryon, on le voit recourbé sur lui-même, ayant l'extrémité céphalique rapprochée du coccyx, et formant une sorte de cercle à concavité du côté du sternum et de l'abdomen, et à convexité du côté du dos.

Il en est ainsi pendant toute la vie intrà-utérine jusqu'à terme, et cela s'explique en considérant d'une part que le fœtus à terme mesure dans toute sa hauteur 40 à 50 centimètres, tandis que l'œuf ne présente pas plus de 30 cent. de haut en bas, et de 20 cent. d'un côté à l'autre.

Le fœtus est donc ramassé sur lui-même, *pelotonné* comme on dit. Il représente alors un corps arrondi et ovoïde; la grosse extrémité de cet ovoïde est formée par le siége de l'enfant, y compris les membres abdominaux; la petite extrémité est formée par la tête.

En outre, les rapports de toutes ces parties de l'ovoïde fœtal entre elles sont les suivants : les membres supérieurs sont croisés sur le devant du sternum ; la tête, légèrement fléchie, appuie par le menton sur la partie antérieure et supérieure de la poitrine, et celui-ci est logé entre les deux mains de l'enfant ; les pieds sont fléchis et relevés sur les jambes, celles-ci sont fléchies fortement sur les cuisses ; les cuisses fléchies fortement sur le bassin couvrent les parois abdominales antérieures ; les genoux sont toutefois écartés l'un de l'autre ; quant aux talons, ils sont rapprochés et appliqués contre les fesses. Enfin, l'ovoïde entier mesure à peine 28 cent. de hauteur.

C'est par exception que, hors le temps du travail, la tête peut être défléchie et renversée sur le dos, qu'un seul bras ou que les deux bras se relèvent sur les côtés de la tête, que la face antérieure d'une seule cuisse ou des deux cuisses quitte la face antérieure de l'abdomen et abaisse ainsi les genoux, etc.

Maintenant il nous reste à parler de la position des diverses parties du fœtus par rapport à la cavité utérine. Or, on comprend, à cause des mouvements exécutés par l'enfant, que ces rapports ne peuvent être exactement indiqués qu'au moment où son volume trop considérable l'empêchera de se déplacer en totalité, c'est-à-dire dans les deux derniers mois de la grossesse, époque à laquelle le diamètre vertical de l'ovoïde qu'il représente est supérieur au diamètre antéro-postérieur et transversal de la cavité de la matrice. Alors on trouve presque constamment ce qui suit : l'extrémité céphalique occupe la moitié inférieure de l'utérus ; l'extrémité pelvienne occupe la moitié supérieure ; le dos de l'enfant regarde en avant et à gauche ; le devant du ventre et de la poitrine avec les membres supérieurs et inférieurs sont en arrière et à droite. Dans l'attitude opposée, qui est beaucoup plus rare, l'extrémité pelvienne est en bas, la tête au fond de la matrice, le dos en arrière, etc.

Remarque. Les auteurs se sont beaucoup préoccupés des raisons de cette situation ordinaire de la tête à l'orifice inférieur de l'utérus. Le plus grand nombre l'a attribuée à la pesanteur plus grande de cette extrémité relativement à celle des autres parties du corps. D'autres ont donné pour cause l'insertion du cordon ombilical sur l'abdomen de l'enfant, très-près de l'extrémité pelvienne. M. Paul Dubois, après avoir démontré expérimentalement que le fœtus, suspendu par le cordon dans un bain, ne tombe pas sur la tête, a expliqué cette situation en supposant une détermination instinctive de l'enfant. Enfin, M. Cazeaux croit que le fœtus, étant animé de mouvements et renfermé dans la matrice comme dans un vase clos, doit mécaniquement se placer dans la position où ses parties les plus volumineuses et les plus mobiles correspondent aux points les plus spacieux de l'utérus, comme le fond; or ces parties les plus volumineuses et les plus mobiles sont l'extrémité pelvienne et les membres abdominaux.

Rappelons encore qu'à la fin du dernier siècle on enseignait que jusqu'au 7e mois l'enfant était placé dans la matrice la tête en haut, le siége à l'orifice interne; mais à 7 mois, la tête devenant plus lourde, sa pesanteur l'entraînait en bas, ce qui constituait la *culbute*. Cette culbute rapide occasionnait même quelquefois des douleurs très-vives et d'assez longue durée pour faire croire à un accouchement prochain. Hâtons-nous de dire que rien ne justifie cette assertion.

D. Fonctions du fœtus.

Nous avons vu que dans les premiers temps de la période embryonnaire, le produit se développait au moyen du contenu de la vésicule blastodermique et ensuite de la vésicule ombilicale. Nous avons montré ensuite que la première circulation s'opérait seulement entre le cœur de l'embryon et les vaisseaux de cette vésicule ou vaisseaux omphalo-mésentériques, et nous avons appelé cet état la *première circulation*. Enfin, on se souvient que vers le 25e jour, la vésicule allantoïde s'étant prolongée dans les villosités du chorion, il en était résulté *une deuxième circulation*, se produisant du cœur du fœtus aux villosités choriales, et réciproquement.

Il s'agit d'expliquer cette circulation, qui comprend à la fois la *nutrition* et la *respiration* de l'enfant dans le sein de la mère.

Circulation, nutrition et respiration du fœtus.

Chez l'adulte, la nutrition s'exécute au moyen de l'ingestion des aliments qui, portés dans l'estomac et dans les intestins, sont changés en chyme d'abord, puis en chyle, et qui enfin, à cet état, se rendent dans le système veineux pour y subir leur dernière transformation (V. pag. 7 et 8). Chez le fœtus, il n'y a alimentation possible de l'enfant que par le liquide amniotique. Or, quoique ce liquide ait été rencontré dans l'estomac du fœtus, il n'est pas probable que la nutrition s'exécute chez lui par cette voie. On suppose avec plus de raison que l'enfant se nourrit aux dépens de la mère, en dépouillant le sang de celle-ci des matériaux qui lui conviennent par l'échange endosmotique que nous avons indiqué en parlant du placenta (V. pag. 119).

D'un autre côté, en même temps que le fœtus se nourrit dans le placenta maternel, il *respire* dans ce placenta, c'est-à-dire que son sang, après s'être vicié en se distribuant à tous les organes du corps, y subit une modification analogue à celle que le sang noir chez l'adulte éprouve au contact de l'air dans les poumons (V. pag. 5).

On peut ainsi confondre dans un même paragraphe ces trois parties d'une même fonction : circulation, nutrition, respiration.

Chez le fœtus, il n'existe pas comme chez l'adulte deux cœurs entièrement séparés, à savoir : le *cœur droit* pour le *sang veineux*, le *cœur gauche* pour le *sang artériel*. Mais, d'une part, entre le cœur droit et le cœur gauche, il existe une communication dans la paroi des oreillettes, c'est le *trou de* Botal; et d'autre part, entre l'artère pulmonaire, qui vient du ventricule droit du cœur, et l'aorte, qui vient du ventricule gauche, on trouve un canal de jonction qui s'appelle le *canal artériel*. Après la naissance, le trou de BOTAL se ferme et le canal artériel s'oblitère, et ainsi est complète la séparation des deux cœurs dont nous venons de parler.

Mais pourquoi cette séparation n'existe-t-elle pas chez le fœtus? C'est : 1° parce que, comme on va le voir, chez celui-ci le cœur gauche doit recevoir le sang de l'oreillette droite qui vient de la veine ombilicale; 2° parce que le ventricule droit doit pousser dans l'aorte descendante, et de là dans les artères ombilicales et dans le placenta, le sang qui a déjà servi à la nutrition des parties supérieures de l'enfant.

Voici ce qui se passe en effet :

La veine ombilicale apporte au fœtus le sang qui lui revient du placenta. Cette veine traverse l'ombilic; mais arrivée au sillon transverse du foie, d'une part elle s'unit à la *veine-porte* qui conduit au foie le sang de l'intestin, et d'autre part elle s'abouche à la *veine-cave inférieure* au moyen d'un canal nommé *canal veineux* qui disparaîtra aussi après la naissance. Enfin, dans cette veine, le sang de la veine ombilicale, se mêlant avec celui qui provient des parties inférieures du fœtus, et en outre à celui qui vient du foie par les *veines sus-hépatiques*, entre dans l'*oreillette droite du cœur*.

Mais, dans cette oreillette, l'ouverture de la veine-cave inférieure regarde vers le trou de BOTAL, et en outre la présence d'une valvule nommée *valvule d'*EUSTACHE dirige le sang de ce côté. Il passe ainsi dans l'*oreillette gauche*. Enfin, de l'oreillette gauche entrant dans le *ventricule gauche*, il est porté par l'*aorte ascendante* dans les parties supérieures du corps.

On explique ainsi comment ces parties supérieures du corps, la tête et les membres thoraciques, recevant le sang le plus riche, acquièrent plus de développement que les parties inférieures, auxquelles il se rend au contraire un peu épuisé déjà, comme nous allons le dire maintenant.

En effet, quand le sang, dont nous venons de parler, a été distribué par l'aorte ascendante à la tête et aux membres supérieurs, il suit la circulation commune, et il est ramené de haut en bas, par les *veines jugulaires* et *axillaires,* dans la *veine-cave supérieure.* Il arrive ainsi dans l'oreille droite. Or, comme l'ouverture de la *veine-cave supérieure* est placée immédiatement au-dessus de l'ouverture du *ventricule droit,* le sang est versé directement dans ce ventricule. Puis, celui-ci le pousse dans l'*artère pulmonaire.* Mais les poumons sont encore inactifs; le sang qui remplit l'artère pulmonaire passe alors à travers le *canal artériel* qui joint ce vaisseau à l'aorte descendante, comme nous l'avons dit plus haut. Il se distribue enfin, en partie aux membres inférieurs par les *artères iliaques externes* et va nourrir les extrémités inférieures, en plus grande partie par les *artères ombilicales* pour gagner le placenta où il se vivifie de nouveau.

Il est probable: 1° que le sang qui vient de la veine-cave supérieure entraîne, en passant de l'oreillette droite dans le ventricule droit, *un peu* du sang de la veine ombilicale; 2° que dans l'aorte descendante surtout, il est en outre mélangé à une partie de sang de cette même veine qui s'est séparée de la colonne ascendante au niveau de la crosse aortique.

§ II. MODIFICATIONS SURVENANT DANS LA MATRICE PENDANT LA PÉRIODE FOETALE.

De même que, dans la période embryonnaire, nous avons divisé les modifications survenant dans l'utérus suivant qu'elles ont lieu dans la cavité du corps de l'organe ou dans la cavité du col, de même, pendant la période fœtale, il y a à distinguer les modifications qui se produisent, suivant qu'elles se passent dans le corps ou dans le col de la matrice. Nous ferons comprendre ainsi : comment le corps de l'utérus, étant l'organe unique de la gestation, se modifie en volume, en forme, en direction, en position, suivant l'agrandissement des dimensions de l'œuf qu'il renferme; comment le col change au contraire dans sa consistance seulement, puis dans sa longueur à la fin de la grossesse, pour arriver à ne plus constituer qu'un orifice unique par lequel sortira l'enfant dans l'accouchement.

A. Modifications survenant dans le corps de la matrice pendant la période fœtale.

A la fin du 4e mois, le volume de la matrice, distendue par l'œuf, s'élève au-dessus du pubis et le dépasse de 2 cent. environ.

A la fin du 5e mois, le fond de l'utérus, qui indique le plus haut point du développement de l'organe, arrive au milieu de l'espace compris entre la symphyse des pubis et l'ombilic.

A la fin du 6e mois, le fond de l'utérus a atteint l'ombilic. En même temps la forme de l'organe devient *globuleuse* ou *sphéroïde,* et ressemble aux ballons usités dans les laboratoires, le col de la matrice représentant le goulot (Chailly). En outre, comme le développement s'est produit suivant la direction de l'axe du détroit supérieur du bassin, il est manifeste que le fond repousse directement l'ombilic en avant, tandis que le col est en arrière dans la direction de la partie la plus basse de la courbure du sacrum.

A la fin du 7e mois, l'utérus est élevé à deux ou trois travers de doigt au-dessus de l'ombilic ; mais il s'est en même temps incliné à droite (8 fois sur 10), ce qu'on a attribué à la brièveté du ligament rond de ce côté.

A la fin du 8e mois correspond le plus grand développement apparent en hauteur du corps de la matrice, car le fond atteint le creux de l'estomac. Mais on observe la même forme globuleuse et la même inclinaison en avant et à droite que ci-dessus. Il faut y ajouter toutefois une sorte de torsion de l'organe sur son axe, d'où il résulte que la partie antérieure regarde un peu à droite, tandis que la face postérieure est un peu tournée à gauche.

A la fin du 9e mois, la matrice est disposée pour l'expulsion de l'œuf. La structure musculaire de l'utérus se montre avec la plus grande netteté. Le développement est de 24 centimètres en travers, sur 22 à 23 d'avant en arrière, et sur 32 à 37 de haut en bas. Les parois sont cependant à peu près aussi épaisses qu'à l'état normal, ce qu'on explique par une exagération dans la nutrition de l'organe. La *forme globuleuse* a fait place à la *forme ovoïde.* Le fond de l'utérus distendu représente la grosse extrémité qui est en haut; la petite extrémité est en bas, formée par le segment inférieur du corps et par le col. On sent à cette extrémité la tête du fœtus, qui est ordinairement placée dans cette position, et c'est elle qui a engagé le segment inférieur dans l'excavation pelvienne. Enfin le haut de la matrice, ayant suivi l'abaissement de la partie inférieure, est tombé un peu au-dessous du point du 8e mois, et même au niveau qu'il occupait à la fin du 7e mois, c'est-à-dire entre l'épigastre et l'ombilic environ.

EXCEPTIONS. Chez les femmes qui ont eu beaucoup d'enfants ou dont les parois abdominales ont été amincies avant la grossesse par l'hydropisie du ventre, la matrice ne prend pas ce développement en hauteur ; elle s'incline en avant, et même, s'il y a déjà eu plusieurs grossesses, elle se développe en largeur; alors, au 9e mois, elle peut dépasser à peine l'ombilic.

B. Modifications survenant dans le col de la matrice pendant la période fœtale.

Jusqu'à ces derniers temps, on pensait que le col diminuait à la fois de consistance et de longueur à mesure que marchait la grossesse. De plus, on prétendait reconnaître l'époque à laquelle elle était arrivée, par le plus ou le moins de diminution du col. On doit à M. STOLTZ d'avoir démontré que le col conserve son étendue normale jusqu'à la dernière quinzaine de la grossesse, et à M. CAZEAUX d'avoir popularisé cette opinion. Enfin M. CHAILLY, qui la considère comme exagérée, reconnaît cependant que cela est vrai pour la partie sus-vaginale. Or, cette assertion suffit, puisque le but de M. STOLTZ était de faire connaître que le col anatomique de la matrice ne s'évasait pas pour concourir à l'ampliation de la cavité utérine, ce qu'on avait cru jusque-là (1).

Le col ne diminue donc pas de longueur pendant la grossesse, mais il se modifie dans sa consistance, dans sa position et dans ses orifices, comme nous allons le dire maintenant.

A la fin du 4e mois, même état que pendant la période embryonnaire.

A la fin du 5e mois, le doigt devra chercher le col plus haut qu'à l'époque précédente; le ramollissement est plus grand.

Chez la femme primipare :	*Chez la femme déjà mère :*
Orifice externe fermé.	Orifice externe irrégulier à cause des cicatrices antérieures, entr'ouvert, et en forme de dé à coudre.

A la fin du 6e mois, le ramollissement a envahi la partie sus-vaginale.

Chez la femme primipare :	*Chez la femme déjà mère :*
Orifice externe fermé. Le doigt le déprime, mais ne peut y pénétrer.	Le doigt pénètre jusqu'à la moitié du col, qui est en forme d'entonnoir, et rarement au-delà.

A la fin du 7e mois, le col est fortement porté en arrière et à gauche et difficile à atteindre.

Chez la femme primipare :	*Chez la femme déjà mère :*
Orifice externe fermé. Le doigt le déprime seulement au point d'y faire pénétrer une demi-phalange. Mais l'anneau de l'orifice résiste.	Le doigt pénètre jusqu'au sommet du col. Il peut même s'engager jusque dans l'orifice interne, si la femme a eu beaucoup d'enfants.

A la fin du 8e mois, le col est porté encore plus en arrière,

(1) Il est probable que l'erreur tient au ramollissement du col. Quand on touche une femme non enceinte, le col forme une saillie dure que l'on reconnaît aisément. Mais lorsque le col est ramolli, comme il permet de sentir à travers ses parois les parties dures du fœtus, comme la tête, on le croit raccourci. Pour éviter cette erreur, il faut mesurer le col par l'étendue de sa cavité; et alors on observe que, pour arriver à l'orifice interne, il faut faire pénétrer dans son intérieur une phalange et demie ou deux phalanges du doigt indicateur.

ce qui tient à ce que le fond de la matrice regarde très-fortement en avant (antéversion); il est ainsi très-difficile à atteindre, et il faut pour cela porter le doigt jusque vers la seconde pièce du sacrum ; en outre, son ramollissement est tel, qu'il se confond avec les parois du vagin, et qu'on ne peut acquérir la certitude de l'avoir touché si le doigt ne pénètre pas dans l'orifice.

Chez la femme primipare :

Col moins diffluent. Orifice externe fermé. Le doigt le déprime assez loin pour atteindre presque l'orifice interne tout à fait fermé aussi.

Chez la femme déjà mère :

Orifice externe et cavité cervicale admettant toute la première phalange et souvent la moitié de la seconde. Orifice interne fermé encore, sauf exception rare.

A la fin du 9e mois, même état qu'à la période précédente; mais depuis la dernière semaine, de faibles contractions ont préludé au travail de l'enfantement, et le col s'est à peu près effacé.

Chez la femme primipare :

On ne sent plus au fond du vagin aucune saillie. Les deux orifices sont très-rapprochés, et une petite épaisseur seulement de tissu les sépare. L'orifice externe est évasé et forme un anneau mince, complet et tranchant. L'orifice interne forme, au centre de l'anneau précédent, une ouverture rétrécie qui ne s'ouvre souvent qu'au moment du travail.

Chez la femme déjà mère :

Quelquefois, bourrelet permanent plus ou moins épais et mollasse. Mais l'orifice externe et l'orifice interne laissent le doigt pénétrer librement jusqu'aux membranes.

Exceptions. On peut trouver l'orifice externe ouvert dès le commencement de la grossesse chez certaines femmes primipares, surtout chez celles qui ont servi à des touchers nombreux. D'un autre côté, il peut se faire que, chez les femmes qui ont eu beaucoup d'enfants, on rencontre dès le sixième mois de la grossesse l'orifice interne ouvert et formant canal avec l'orifice externe et le reste de la cavité du col.

§ III. MODIFICATIONS SURVENANT PENDANT LA PÉRIODE FOETALE DANS LES PARTIES QUI ENVIRONNENT LA MATRICE ET DANS LES AUTRES ORGANES DE L'APPAREIL GÉNITAL.

On comprend que les changements qui se sont produits dans la matrice ne se soient pas tout à fait bornés à cet organe, et que son augmentation successive de volume ait changé ses rapports avec les parties molles environnantes.

De là des modifications utiles à connaître pour expliquer à la fois certains signes servant au diagnostic de la grossesse et des accidents qui accompagnent fréquemment cet état.

A la fin du quatrième mois, parois du vagin ramollies déjà par imbibition de liquide, et souvent coloration violacée de la vulve. Dépression ombilicale encore bien marquée.

A la fin du cinquième mois, le vagin paraît plus allongé, la dépression ombilicale est moins considérable, le fond de la matrice a refoulé les intestins grêles en haut et en arrière et à gauche, et s'est placé derrière la paroi abdominale antérieure; la vessie, comprimée entre ce fond et les parois abdominales est quelquefois refoulée en bas, et fait saillie dans le vagin *(cystocèle)*.

A la fin du sixième mois, la dépression ombilicale s'est placée presque de niveau avec la peau; elle est un peu brune, et à quelques millimètres à son pourtour on observe un cercle dont l'ombilic forme le centre. On commence à apercevoir chez certaines femmes une ligne foncée remplaçant la ligne blanche et étendue de l'ombilic au pubis.

A la fin du septième mois, la dépression ombilicale est remplacée par une petite tumeur entourée du cercle brun dont nous avons parlé. La matrice a entraîné en se développant la vessie et l'urètre; la vessie est au-dessus du pubis; l'urètre allongé forme une courbure à concavité antérieure derrière la symphyse; le méat urinaire est caché très-profondément en arrière de la vulve, mais les colonnes du vagin étant devenues volumineuses, la colonne antérieure surtout chez les primipares, il est facile de retrouver le méat au-dessus du tubercule qui termine cette colonne; si la femme n'urinait pas, il faudrait la sonder avec une sonde en gomme et flexible. Au-dessus de l'angle sacro-vertébral, l'S iliaque est distendue par des matières fécales, et 96 fois sur 100 il y a constipation.

A la fin du huitième mois, la dépression ombilicale est remplacée par une véritable tumeur; chez les femmes qui ont eu beaucoup d'enfants, les muscles droits de l'abdomen sont tellement écartés que la ligne blanche qui les sépare a presque 6 à 8 cent. de largeur; la peau, amincie et distendue, est marquée d'espaces violacés irréguliers et en zig-zag, nommés *vergetures*, qui s'étendent jusque sur le haut des cuisses. Souvent, à cette époque, il y a des tumeurs hémorrhoïdales autour de l'anus et des varices des membres inférieurs dues à la pression exercée par le corps de la matrice sur la veine-cave et sur les veines iliaques. Enfin certaines femmes commencent à se plaindre d'un écoulement de liquide verdâtre et abondant venant du vagin, dont les parois sont livides et granuleuses.

A la fin du neuvième mois, les rapports de l'utérus avec les organes environnants sont les suivants: la face antérieure est immédiatement placée derrière la paroi abdominale antérieure, excepté en bas, où la vessie distendue forme souvent au-dessus des pubis une tumeur molle et fluctuante; l'épiploon est relevé au-dessus du fond de la matrice et occupe avec le colon transverse la région de l'épigastre; le diaphragme refoulé dans le thorax rétrécit le diamètre vertical de la poitrine; les intestins grêles sont cachés les uns à droite, les autres à gauche, les autres en arrière de la matrice, et c'est par exception qu'on a pu en trouver quelque partie entre la matrice et les parois du ventre en avant (PAUL DUBOIS). D'un autre côté, l'insertion des trompes paraît se faire presqu'au milieu de la hauteur de la matrice; les muscles psoas et iliaques, sur lesquels l'utérus pèse de tout son poids, sont aplatis, ainsi que les artères et les veines iliaques; les fibro-cartilages des symphyses du basssin sont abreuvés de liquide et ramollis. Enfin le vagin devient chaud et mou, la vulve se dilate et proémine fortement en avant ; tout est préparé pour un accouchement prochain.

§ IV. MODIFICATIONS SURVENANT DANS LES MAMELLES PENDANT LA PÉRIODE FOETALE.

Les modifications que subissent les mamelles pendant la période fœtale ne sont que des exagérations de celles qui se sont montrées pendant la période embryonnaire.

La coloration de l'aréole est devenue couleur de café au lait un peu clair, puis elle s'est élargie. *A la fin du 5e mois,* souvent le cercle mesure de 2 à 3 centimètres et demi d'étendue autour du mamelon. Plus tard, *à la fin du 6e mois,* l'aréole et le mamelon deviennent couleur bistre ou chocolat foncé ; l'aréole occupe le quart et même la moitié de la mamelle. *A la fin du 7e mois,* de petites taches brunes, irrégulières, forment autour de l'aréole primitive une aréole secondaire *tachetée, pommelée,* et envahissent quelquefois toute la peau. En même temps, de petits tubercules de la grosseur d'un pois, qui avaient apparu depuis la fin du 3e mois et qu'on nomme *tubercules papillaires,* se montrent plus nombreux près du mamelon lui-même, et on peut en compter de 12 à 20. En outre, en examinant la mamelle à contre-jour, on voit que l'aréole présente en avant un relief plus considérable que le sein ; cette aréole figure ainsi exactement la saillie que produirait un verre de montre appliqué sur ce dernier. *A la fin du 8e mois,* des troncs veineux considérables dessinent des lignes bleues sous la peau, et traversent même l'aréole par leurs ramifications. Un liquide d'un blanc jaunâtre s'échappe du mamelon, soit spontanément, soit par une pression légère, et dès-lors ces phénomènes continuent à se présenter jusqu'à terme.

EXCEPTIONS. 1° Chez certaines femmes qui seront mauvaises nourrices, les seins s'affaissent dès le 4e mois et persistent à cet état jusqu'à la fin de la grossesse (DONNÉ) ; 2° chez beaucoup de femmes qui seront cependant bonnes nourrices, on peut n'observer ni la coloration brune de l'aréole ni l'aréole secondaire tachetée, mais il faudra examiner l'abondance de la sécrétion laiteuse, la coloration plus ou moins blanche de ce liquide, etc.; 3° enfin, chez des femmes qui allaitent, on peut rencontrer les modifications de l'aréole précédemment indiquées, sans qu'il y ait grossesse.

§ V. — MODIFICATIONS SURVENANT DANS L'ÉTAT GÉNÉRAL DE LA FEMME PENDANT LA PÉRIODE FOETALE.

Lorsque du troisième au quatrième mois l'utérus a quitté la cavité pelvienne pour occuper la cavité abdominale, il réagit moins activement sur les organes du bassin et sur le système nerveux de la femme; ainsi les vomissements cessent souvent, l'appétit est moins bizarre, l'embonpoint semble reprendre un peu, le caractère redevient quelquefois ce qu'il était avant la grossesse. Mais cette amélioration n'est pas ordinairement de longue durée, et des phénomènes nouveaux s'ajoutent aux précédents, vers la fin de la grossesse, quand la présence de la matrice gêne de nouveau les organes du ventre et quand le sang s'est appauvri pour satisfaire à la nutrition de l'enfant.

Ces phénomènes nouveaux sont les suivants :

Du 3e au 6e mois, les urines se chargent d'un nuage laiteux, et quand on les laisse reposer pendant plusieurs heures, 24 à 36 heures environ, on voit se former à leur surface une pellicule brillante, épaisse, opaline, inégale et raboteuse, due à de petites granulations comme cristallines. On a appelé cette pellicule *kyestéine* pour signifier qu'elle est un produit de la grossesse; mais cette production n'est pas constante, et on l'a attribuée à la décomposition de l'urine résultant d'un défaut d'acidité de ce liquide chez la femme enceinte.

Du 5e au 9e mois, le sang s'appauvrit d'une manière notable; il est moins riche en parties solides; l'eau a augmenté dans une quantité considérable; enfin le fer qui s'y rencontre normalement a diminué dans une assez grande proportion. Cet état se rapproche de la maladie qu'on appelle la *chlorose*, et on a expliqué ainsi la plus grande fréquence du pouls, les maux de tête, les douleurs de dents, les éblouissements, les tintements d'oreilles, la somnolence, les envies de vomir et les aigreurs qu'on observe chez la femme enceinte vers la fin de la gestation (CAZEAUX). Il y a ainsi rarement pléthore sanguine comme on le pensait autrefois; il n'y a souvent que pléthore séreuse.

Du 7e au 8e mois se montre le *masque*. Ordinairement c'est la peau du visage seulement qui présente cette particularité; elle prend ainsi une coloration jaune, terreuse, qui existe par plaques et défigure complétement la femme. Ces plaques se prolongent souvent sur le cou, quelquefois même sur le reste du corps, mais le front en présente toujours le plus grand nombre. Le masque persiste souvent après la grossesse, et il disparaît avec la plus grande lenteur.

Enfin, *du 8e au 9e mois*, l'attitude de la femme est tout à fait changée. Les traits du visage expriment la tristesse et la fatigue; la marche est chancelante et mal assurée; souvent elle est interrompue par des crampes ou des faiblesses qui forcent à s'arrêter tout à coup. Enfin, l'utérus étant penché fortement en avant sur les parois abdominales, les femmes sont sujettes à tomber, et, pour assurer l'équilibre, elles renversent le haut du corps en arrière comme font les femmes qui portent des fardeaux sur le ventre; ainsi se trouve augmentée l'inclinaison du bassin.

§ VI. — DIAGNOSTIC DE LA GROSSESSE PENDANT LA PÉRIODE FOETALE.

Le diagnostic de la grossesse, pendant la période fœtale, repose sur les signes fournis par la matrice remplie du produit de la conception et par le trouble des diverses fonctions de la mère, et sur les signes fournis par le fœtus. Les premiers sont appelés *signes de probabilité* ou *signes rationnels;* les seconds sont en général des *signes de certitude* et connus sous le nom de *signes sensibles*.

A. Signes rationnels de la grossesse pendant la période fœtale.

Les signes rationnels de la grossesse sont comme leur nom l'indique, les signes déduits par le raisonnement pour affirmer si une femme est ou n'est pas enceinte.

Sont des signes rationnels de grossesse : 1° la suppression des règles ; 2° l'augmentation de volume du ventre et de la matrice ; 3° l'existence de vergetures sur la peau de l'abdomen et des cuisses ; 4° le gonflement des mamelles, la coloration brune de l'aréole, l'aréole secondaire et la présence du lait dans le sein ; 5° le développement de la kyestéine dans l'urine ; 6° les troubles fonctionnels des organes digestifs ; 7° la coloration violacée de la vulve.

Mais ces signes n'ont pas réellement de signification importante : 1° parce qu'ils ne se rencontrent pas ordinairement tous réunis chez une femme enceinte ; 2° parce que certains d'entre eux peuvent tenir à des états morbides de la femme ou mal connus, ou déguisés, ou mal appréciés ; 3° parce qu'ils résultent de renseignements fournis par les femmes, et que l'accoucheur n'a pas les moyens de les vérifier tous, comme la suppression des règles, les troubles fonctionnels, etc. Nous n'insisterons donc pas davantage sur ce point que nous avons d'ailleurs développé amplement déjà. (V. § II, III, IV, V.)

B. Signes sensibles de la grossesse pendant la période fœtale.

Les signes sensibles de la grossesse devraient être définis, comme leur nom l'indique, les signes obtenus par l'application des organes des sens au diagnostic de la grossesse. Mais l'usage a fait accepter comme signes sensibles de grossesse les signes seulement qui, obtenus par l'application des organes des sens, démontrent la présence d'un enfant dans la matrice. De là, le nom de *signes de certitude* qui leur a été encore donné.

Sont des signes sensibles de grossesse : 1° les mouvements que l'on peut imprimer au fœtus en le déplaçant comme une masse inerte dans la cavité utérine, soit avec la main, soit avec les doigts : *mouvements passifs, ballottement ;* 2° les mouvements que le fœtus lui-même exécute comme corps actif dans le sein de sa mère, mouvements que la main de l'accoucheur peut percevoir : *mouvements actifs ;* 3° les bruits divers qui appartiennent à la matrice ou au fœtus, et que l'oreille peut aisément distinguer : *bruit de souffle utérin* et *bruits du cœur du fœtus.*

Décrivons ces signes avec détail, en étudiant : 1° à propos des mouvements passifs et actifs, le *toucher* chez la femme enceinte et le *palper ;* 2° à propos des bruits du cœur et du souffle utérin, l'auscultation appliquée à l'obstétrique ou *auscultation obstétricale.*

1° *Toucher.*

Le toucher est un moyen d'exploration qui consiste à introduire un ou deux doigts et même la main dans les cavités naturelles comme le vagin et le rectum, pour explorer les organes de la génération.

Il y a ainsi deux sortes de touchers : 1° *toucher vaginal* ou par le vagin ; 2° *toucher rectal* ou par le rectum ; mais ce dernier n'est usité que par exception dans les accouchements.

Le toucher a pour but de constater l'existence et l'époque de la grossesse, l'imminence d'un accouchement prochain, les progrès du travail, la présentation et la position du fœtus, les obstacles qui peuvent s'opposer à la terminaison spontanée du travail, etc. ; aussi l'accoucheur doit-il chercher sans cesse à se perfectionner dans l'exercice de ce moyen explorateur.

Pour pratiquer le toucher, on se sert ordinairement d'un seul doigt : le doigt indicateur de la main droite ou de la main gauche ; on l'enduit d'un corps gras ou mucilagineux (beurre, huile ou eau de guimauve), pour faciliter son glissement, ou le garantir, dans certains cas, de quelque virus contagieux.

Il est présenté horizontalement dans le sillon des fesses, puis ramené d'arrière en avant jusqu'à l'ouverture de la vulve; alors il est poussé presque directement en arrière, en suivant la paroi postérieure du vagin. Lorsqu'il a pénétré d'un tiers dans ce canal, on le dirige verticalement en haut, en abaissant fortement le poignet; par cette manœuvre, le pouce est placé au-devant des pubis, le bord externe de l'indicateur est tourné en avant, son bord interne est appliqué en arrière contre la commissure antérieure du périnée.

Pour être soumise au toucher, la femme doit être *debout* ou *couchée*, suivant l'état où elle se trouve et suivant le but qu'on se propose. Pendant la grossesse ou au commencement du travail, si la femme se porte bien, il vaut mieux la toucher lorsqu'elle est debout, car les parties se rapprochent beaucoup mieux du doigt qui examine.

Pour toucher la femme *debout*, on la fait appuyer soit contre un mur soit contre un meuble, les jambes écartées pour que la main puisse s'introduire sous les vêtements sans découvrir la malade. On se place ensuite devant elle; si on doit toucher de la main droite, on mettra le genou gauche à terre; le genou droit, étant seulement fléchi, sert de point d'appui au coude droit.

Pour toucher la femme *couchée*, il faut la faire placer sur le dos, les cuisses légèrement fléchies et la tête appuyée et un peu relevée. Puis, on se place à son côté droit, si on veut pratiquer le toucher de la main droite, et au côté gauche, si on opère de la main gauche; l'autre main est placée sous les reins si le col utérin est difficile à atteindre, ou bien sur la paroi antérieure du ventre de la femme si l'on veut explorer à la fois le fond et le col de la matrice.

Il ne faut pas retirer le doigt qui touche sans avoir constaté la largeur ou la longueur du vagin, l'état poli ou rugueux de sa muqueuse, les diverses maladies ou dégénérations qui pourraient exister à sa surface ou dans l'épaisseur de ses parois; sans avoir reconnu la plénitude ou la vacuité du rectum ou de la vessie ; sans avoir examiné le col et le corps de l'utérus, cherché les modifications anatomiques qui sont survenues pendant la grossesse ; enfin, sans avoir essayé d'établir la présence du fœtus en déterminant les mouvements passifs ou le ballottement.

Mouvements passifs ou ballottement.

On peut définir le ballottement la sensation que donne au toucher un corps solide flottant dans un liquide.

Le seul fait de la disparition de ce corps flottant, quand le doigt l'a une fois touché, est du ballottement. Il n'est donc pas indispensable, pour dire qu'il y a ballottement, d'attendre que le corps flottant qui a disparu sous la pression du doigt retombe ensuite sur ce doigt.

Pour l'obtenir, la femme doit être couchée ou debout ; la station debout est cependant beaucoup plus convenable. Puis on place le doigt indicateur introduit dans le vagin, la pulpe en avant, sur la tumeur utérine que l'on sent à la partie supérieure du vagin, entre la symphyse du pubis et la lèvre antérieure du col. M. Cazeaux conseille, au contraire, de placer le doigt index en arrière du col. D'un autre côté, la face palmaire de l'autre main est appliquée sur le fond de la matrice. Alors on cherche à travers les parois utérines une partie dure formée par une des régions du fœtus. Quand on l'a trouvée, on lui fait exécuter, avec de petits mouvements de flexion du doigt, de légers déplacements de projection ; on l'élève ainsi de 1 à 2 centimètres au plus. Le ballottement sera *complet* si, après cette projection, le fœtus abaissé par la main appuyée sur le ventre retombe sur le doigt de l'opérateur en produisant une sorte de choc en retour.

C'est ordinairement *vers le quatrième mois* que l'on commence à pouvoir obtenir ce signe ; avant cette époque, le fœtus est trop petit, et les parois utérines sont trop épaisses. C'est *vers le septième mois* que le ballottement est le plus nettement perçu. *A la fin du huitième et dans le neuvième*, le volume du fœtus est trop considérable ; le doigt le soulève bien, mais le resserrement que l'enfant éprouve de la part des parois utérines rend presque nul l'effet d'ascension imprimé par le doigt.

Le ballottement indique d'une manière presque certaine la présence du fœtus dans la matrice; on ne l'obtient pas sur des *tumeurs solides* de l'utérus ; des *tumeurs liquides* ne sauraient y donner lieu ; enfin des *tumeurs solides et liquides à la fois*, les seules sur lesquelles on puisse le déterminer, sont rares. Le ballottement est ainsi d'une grande valeur comme moyen de diagnostic de la grossesse.

2° *Palper abdominal.*

Le palper abdominal est l'exploration des organes contenus dans le ventre, à l'aide des mains appliquées sur les régions antérieures et latérales de l'abdomen.

On pratique le palper soit en appliquant les deux mains à plat sur l'abdomen et en déprimant ensuite lentement les parois, soit en combinant ensemble le toucher et le palper, une main étant appliquée sur le ventre tandis que l'indicateur de l'autre main est sur le col.

Pendant la grossesse, il sert à reconnaître le volume, la position et la forme de la matrice, à constater les mouvements actifs du fœtus ; enfin on l'utilise avec avantage au moment de l'accouchement pour déterminer la présentation et la position de l'enfant.

Mouvements actifs.

Les mouvements actifs paraissent *au quatrième mois* de la grossesse ; ils ne sont d'abord qu'une espèce de chatouillement léger. A dater *du cinquième jusqu'au huitième mois*, ils augmentent de force. Tantôt les femmes ressentent un frottement général dans la matrice devenue très-sensible ; tantôt on reconnaît les mouvements du fœtus à des bosselures très-volumineuses qui se dessinent à travers les parois de l'abdomen ; tantôt ce sont de véritables chocs.

C'est surtout lorsque la femme est couchée qu'on peut aisément les observer, et il suffit souvent pour cela d'appliquer la main froide sur le ventre. Lorsqu'ils sont vagues et peu prononcés, on peut en outre rendre le contact de la main plus sensible pour l'enfant en y versant soit de l'alcool, soit de l'éther, soit de l'ammoniaque. Enfin, dans quelques cas, ils sont assez lents à apparaître, et pour les obtenir il faut recommencer à plusieurs reprises la manœuvre en la modifiant successivement de façons diverses.

Les mouvements actifs ne sont un signe certain de grossesse que s'ils sont très-manifestes et si on les a constatés après plusieurs observations ; car il est arrivé, dans quelques cas, que des mouvements intestinaux ont pu tromper non-seulement la femme, mais encore le médecin.

3° *Auscultation obstétricale.*

On entend par auscultation obstétricale l'application du sens de l'ouïe dans le but d'entendre les bruits qui se produisent dans la cavité de la matrice ou du ventre, et qui peuvent être utiles dans la pratique des accouchements.

Pour entendre ces bruits, on se sert soit de l'oreille nue qu'on place sur le ventre de la femme, soit d'un instrument appelé *stéthoscope* sur lequel l'oreille est appliquée. Mais le plus souvent il est indispensable d'employer le stéthoscope.

Quand on pratique l'auscultation, la femme doit être couchée sur le dos, les cuisses fléchies sur l'abdomen, afin de placer les muscles du ventre dans le relâchement. De son côté l'accoucheur aura soin, avant d'appliquer son oreille sur le stéthoscope, de placer celui-ci bien perpendiculairement à la surface qu'il voudra examiner. Il devra en outre, s'il n'entend pas d'abord le bruit qu'il cherche, presser de plus en plus sur l'instrument, mais avec précaution, sans le déplacer.

Quant au point du ventre sur lequel il appliquera l'instrument, il variera suivant qu'on cherche les *bruits du cœur* ou le *souffle utérin*, comme nous allons le dire maintenant.

a. **Bruits du cœur du fœtus.**

C'est *au cinquième mois* de la grossesse que les battements du cœur du fœtus commencent à se faire entendre.

Ils sont composés de deux chocs séparés par un petit silence : le premier plus fort, le second plus faible. Ils ressemblent ainsi assez bien au tic-tac d'une montre enveloppée dans un linge.

Au cinquième et au sixième mois, il est encore difficile de les percevoir nettement ; mais *dans les derniers temps* de la grossesse, à cause de la fixité du fœtus dans la matrice, on arrive toujours à les entendre aisément. Le plus souvent alors ils sont sensibles sur la paroi abdominale antérieure et inférieure, soit au-dessus des fosses iliaques, soit aussi, mais plus rarement, sur la ligne médiane. En outre, ce n'est pas sur un point très-limité, mais bien dans un rayon de 6 à 8 centimètres, qu'on les perçoit ; mais il est nécessaire de chercher toujours le point où le double bruit est le plus intense, car ce point indique la région dorsale du fœtus correspondant au cœur.

Les pulsations du fœtus sont, terme moyen, de 140 à la minute, tandis que celles de la mère ne sont, dans le même temps, que de 60, ce qui d'une part prouve l'indépendance complète entre la circulation fœtale et la circulation maternelle, et d'autre part permet de ne pas confondre ces bruits avec ceux du cœur ou des artères de la mère.

Pendant le travail de l'accouchement, les pulsations ne changent pas avant la rupture des membranes ; mais après l'écoulement du liquide amniotique, l'oreille de l'observateur étant plus rapprochée du corps du fœtus, elles deviennent plus bruyantes. A mesure que les contractions utérines sont plus actives, les pulsations fœtales sont plus faibles, moins régulières et plus lentes. Enfin, après l'accouchement, le nombre des pulsations décroit, le cœur ne bat plus que 110 à 120 fois à la minute.

L'auscultation des bruits du cœur a pour utilité : 1° d'être un signe certain de la grossesse ; 2° d'annoncer d'une manière assurée la mort du produit, lorsque l'absence de ces bruits a été bien constatée par plusieurs explorations faites à quelques heures d'intervalle, après le sixième mois; 3° de faire reconnaître une grossesse double; 4° de préciser la position du fœtus, etc.

b. Bruit de souffle ou souffle utérin.

Le second bruit, appelé bruit de souffle ou encore *souffle utérin,* est un bruit maternel, et en rapport par conséquent avec le pouls de la femme.

On l'a comparé avec raison au bruit que produit le vent en passant à travers une porte mal fermée.

Le bruit de souffle est beaucoup plus facile à percevoir que les battements du cœur; mais il est quelquefois intermittent, c'est-à-dire qu'il cesse par instants pour reparaître ensuite. On doit le chercher sur les côtés de l'utérus vers les fosses iliaques, où on le rencontre ordinairement. D'autres fois il est à peu près général, et on peut le trouver sur toutes les parties de la matrice. Quand on ne l'entend pas au niveau des fosses iliaques ou en avant, il faut recommencer l'examen à plusieurs reprises et déprimer fortement avec le stéthoscope les parois abdominales. En effet, le bruit de souffle ne manque jamais complétement dans la grossesse.

A cause de ces irrégularités du bruit de souffle, on connaît mal la cause qui le produit. Les accoucheurs, qui le croyaient développé par la circulation utéro-placentaire, l'ont nommé *bruit de souffle placentaire.* D'autres pensent qu'il tient à la fois aux artères iliaques et aux vaisseaux utérins comprimés. D'autres l'attribuent à la cause précédente et à la chlorose des femmes enceintes (CAZEAUX). M. PAUL DUBOIS prétend qu'il a sa source dans les veines utérines, devenues volumineuses et mises en communication avec les artères de la matrice par de larges dilatations des capillaires; il y a ainsi formation, dit-il, d'une sorte de varice anévrismale, et bruit de souffle comme dans ces maladies. Mais, quelle que soit son origine, il vaut mieux l'appeler souffle utérin, comme le fait M. P. DUBOIS, que souffle utéro-placentaire, comme on l'avait nommé d'abord.

En tout cas, comme on l'a observé dans certains cas rares de tumeurs abdominales, il n'est pas un signe absolument certain de grossesse. Il ne sert pas non plus à préciser l'insertion du placenta.

§ VII. — TABLEAUX DES SIGNES DE LA GROSSESSE.

Nous empruntons à M. Pajot les tableaux suivants :

1° *Tableau des signes de la grossesse fournis par les modifications fonctionnelles.*

Signes rationnels de probabilité.

MENSTRUATION.	Suppression. (Les exceptions sont très-rares, mais la suppression pour autres causes que la grossesse est fréquente.) (P. Dubois).
DIGESTION.......	Troubles (dégoûts, nausées, vomissements), surexcitation de la fonction (rare), perversion (commun). Constipation (état ordinaire), diarrhée (état exceptionnel).
SÉCRÉTIONS.....	Phénomènes du côté des mamelles (picotements, gonflement, aréole colorée, mouchetée, sa projection, tubercules papillaires, colostrum, lait, etc.); du côté des reins (kyestéine, albumine, diminution des sels calcaires); de la peau (masque, coloration de la ligne blanche); des glandes salivaires (ptyalisme).
INNERVATION...	Névralgies dentaire, faciale, etc. Névroses : éclampsie, chorée, etc.; ces troubles sont rares.
CIRCULATION....	Palpitations, varices, œdème, modifications du sang. (Diminution des globules et augmentation de la fibrine à la fin.)
RESPIRATION....	Troubles mécaniques.

2° *Tableau des signes de la grossesse fournis par le toucher.*

a. **Signes sensibles de probabilité.**

MODIFICATIONS de la PARTIE INFÉRIEURE DE L'UTÉRUS.	DU COL	*Consistance.*	Diminuée; ramollissement de bas en haut graduel jusqu'à égaler la mollesse du vagin.
		Forme de la cavité et des orifices.	Primipare : cavité fusiforme, orifice externe fermé jusqu'à l'accouchement; par exception (pas très-rare), ouvert, laissant pénétrer le tiers de la phalange (Pajot). Multipare : cavité en éteignoir; orifice externe largement ouvert; orifice interne fermé, sauf exception rare. (A six mois, la portion unguéale de la phalange pénètre dans le col.)
		Longueur...	Modifiée seulement dans les dernières semaines, elle diminue (Stolz).
		Position....	On dit le col plus bas au commencement, plus élevé à la fin.
		Direction...	Inclinée à gauche et en arrière, résultat de l'inclinaison inverse du corps.
	DU CORPS.		Augmenté de volume et ramolli (caoutchouc).

b. **Signe sensible de certitude relative.**

BALLOTTEMENT.	Sensation d'un corps solide, flottant, mobile dans un liquide, perçue par le doigt de l'accoucheur placé, soit dans le cul-de-sac antérieur (P. Dubois, Pajot), soit dans le col lui-même (Velpeau, Depaul).

3° *Tableau des signes de la grossesse fournis par le palper.*

a. Signes sensibles de probabilité.

MODIFICATIONS de la PARTIE SUPÉRIEURE DE L'UTÉRUS.	*Volume*.....	Augmention graduelle: à 9 mois, épigastre (un peu au-dessous). 8............ 7............ à 6 mois, ombilic (un peu au-dessus). 5............ 4............ à 3 mois, pubis (partie supérieure).
	Consistance.	Diminuée. — Ramollissement. — Sensation kystique, fluctuation assez nette dans quelques cas rares.
	Forme......	(En vacuité, pyriforme); en gestation : sphéroïde, puis ovoïde.
	Direction...	De haut en bas et de droite à gauche. (Par exception directement au centre ou de gauche à droite.)
	Position....	Légèrement tordu sur son axe, de façon à rendre la paroi latérale gauche un peu antérieure.

b. Signes sensibles de certitude relative.

MOUVEMENTS FŒTAUX.	*Actifs ou propres* (STOLTZ). De trois espèces. Chocs sur les parois latérales (les plus communs). Soubresauts, frottements (main froide sur le ventre). Certitude, mais perçus par l'accoucheur. *Passifs ou communiqués* (STOLTZ). Ballottement abdominal, sensation de corps mobiles dans un liquide.

4° *Tableau des signes de la grossesse fournis par l'auscultation.*

a. Signes sensibles de probabilité.

BRUIT DE SOUFFLE.	Isochrone au pouls de la mère — fugace — le plus souvent dans les régions latérales et inférieures de l'utérus (souffle placentaire, KERGARADEC), (souffle abdominal, BOUILLAUD, *compression*) (souffle utérin, P. DUBOIS, *anévrisme artérioso-veineux*). Trois espèces de souffles distincts dans l'utérus (PAJOT) : 1° souffle sans choc, le plus ordinaire ; 2° souffle avec choc, plus rare ; 3° souffle au cœur fœtal, très-rare. — J'ai entendu aussi très-rarement le bruit de piaulement, signalé par quelques accoucheurs.

b. Signes sensibles de certitude absolue.

BRUIT DU CŒUR FŒTAL.	Tic-tac de montre : 130 pulsations à la minute en moyenne, 108 au minimum, 160 au maximum, — se trouve sur les parties latérales et inférieures de l'utérus le plus souvent, et surtout à gauche à cause de la position occipito-iliaque gauche antérieure la plus fréquente. (Comparer au pouls de la mère.)

NOTA. La PERCUSSION est un moyen d'exploration indispensable seulement dans quelques grossesses douteuses.

ART. III. SOINS QUE RÉCLAME UNE FEMME ENCEINTE.

La sage-femme n'a pas seulement pour devoir de servir d'aide à la nature dans la fonction de l'accouchement, et de donner des soins à la mère et à l'enfant après les couches, elle est souvent appelée aussi à donner des conseils et quelquefois des secours pendant la grossesse. Cependant la sage-femme doit, lorsqu'elle a affaire à une femme faible ou réellement malade, et dont les grossesses antérieures ont été mauvaises, appeler un médecin, afin de mettre à couvert sa responsabilité. Dans aucun cas elle ne devra ordonner un médicament actif.

Indiquons en quelques mots quels sont les conseils que peut réclamer la femme enceinte et que peut prescrire la sage-femme.

1° La femme enceinte doit suivre le régime qu'elle suivait avant la grossesse.

2° Elle évitera de porter des vêtements ou des portions de vêtements qui serreraient un peu le corps.

3° Elle prendra de l'exercice aussi fréquemment que possible; à moins de circonstances extraordinaires qui seront indiquées plus loin, elle ne doit pas être condamnée au repos absolu; en général, les femmes qui travaillent accouchent plus aisément que celles dont la vie s'écoule dans l'oisiveté.

4° Elle s'abstiendra cependant de tout effort et de tout mouvement violent; elle ne devra pas surtout porter ou soulever des fardeaux pesants.

5° S'il survient un peu de fatigue, on conseillera la situation horizontale prolongée pendant quelques heures; c'est le moyen qui soulage avec le plus d'efficacité et le plus de promptitude.

6° On entretiendra toujours le ventre libre, surtout vers les derniers mois de la grossesse, au moyen de lavements et de boissons délayantes et rafraîchissantes.

7° La femme enceinte doit se soustraire à tout ce qui peut exciter des passions ou des affections trop vives, comme la colère, le chagrin, la peur, la frayeur, la tristesse. Il faudra être toujours prêt à dissiper les craintes ou les chimères qui peuvent survenir dans son esprit.

8° Les femmes enceintes doivent veiller avec soin à ce que les mamelons ne soient ni froissés ni comprimés; dans les derniers mois de la grossesse, on conseillera de les frotter matin et soir avec de l'eau-de-vie.

9° La propreté la plus grande est le moyen le plus sûr de maintenir la santé d'une femme enceinte; aussi doit-on attacher beaucoup d'importance à l'emploi des bains entiers tièdes. On défendra cependant les bains de pieds.

10° Une femme enceinte doit-elle être saignée pendant sa grossesse?

Non, si aucune circonstance, telle qu'une congestion vers la tête, des douleurs de reins, une pesanteur dans les membres inférieurs, un état de torpeur générale, ne commande une évacuation sanguine. Il faut surtout éviter la saignée chez les femmes lymphatiques et molles qui sont atteintes d'une infiltration générale des membres.

On peut au contraire pratiquer une petite saignée, si le sang se porte à la tête, s'il y a oppression considérable, si le pouls est développé et trop plein, s'il y a des maux de tête continus et des éblouissements, si le facies est très-coloré; mais alors il vaut mieux pratiquer une saignée vers le 7e ou vers le 8e mois.

Ajoutons, en terminant, que lorsqu'on saigne une femme enceinte il faut avoir soin de la placer sur un lit, les jambes allongées, pendant l'opération; on évite ainsi la syncope, qui peut être préjudiciable à la grossesse.

CHAPITRE TROISIÈME.

ACCOUCHEMENT.

L'accouchement, ou *part*, ou *parturition*, est la fonction par laquelle la femme est délivrée du produit de la conception quand il a acquis le terme de sa viabilité.

On l'a encore défini : l'expulsion ou l'extraction du fœtus viable et de ses annexes à travers les parties naturelles de la génération.

On appelle en effet *avortement* l'accident par lequel la femme est délivrée du produit de la conception avant le terme de sa viabilité.

On nomme *accouchement à terme* la délivrance d'un fœtus à la fin du 9e mois, *accouchement prématuré* la délivrance d'un fœtus après la fin du 7e mois et avant la fin du 9e, *accouchement retardé* la délivrance d'un fœtus après le 10e mois.

Nous ne parlerons ici que de l'accouchement normal et à terme.

Enfin, on doit diviser l'accouchement en deux parties : 1° l'expulsion du fœtus; 2° l'expulsion de ses annexes. La première partie s'appelle *accouchement proprement dit*, la seconde partie se nomme *délivrance*.

ART. Ier ACCOUCHEMENT PROPREMENT DIT.

Quoique l'accouchement normal s'exécute sans intervention active du médecin ou de la sage-femme, cependant il est indispensable d'en connaître toutes les phases de la manière la plus complète. Avec ces connaissances, on s'aperçoit aisément quand commencent les irrégularités du travail, et on peut y remédier utilement suivant le mode qui se rapproche le plus de l'expulsion naturelle.

Voici comment nous diviserons notre sujet : en premier lieu, nous dirons comment on connaît le terme la grossesse; en second lieu, nous étudierons les dimensions du corps du fœtus à terme; en troisième lieu, nous indiquerons quelles sont les causes de l'accouchement; en quatrième lieu, nous décrirons les phénomènes qui indiquent que la femme entre dans la période critique de la parturition; en cinquième lieu, nous ferons l'histoire de tous les modes suivant lesquels peut s'affectuer l'accouchement normal.

§ Ier — MANIÈRE DE CONNAÎTRE LE TERME DE LA GROSSESSE.

Nous avons dit que le terme de la grossesse était de 270 jours; cependant la loi reconnaît qu'il peut se prolonger sans être contesté jusqu'au 300e jour. Mais entre ces deux extrêmes n'existe-t-il pas de moyen de connaître approximativement le moment où l'accouchement aura lieu ?

Voici les moyens différents indiqués par les accoucheurs :

1° Compter à partir de la dernière menstruation comme si la grossesse était de 9 mois accomplis plus 8 jours, et prendre pour terme le huitième jour (NÆGELÉ) ; ainsi, soit la dernière menstruation du 1er au 5 janvier, compter 9 mois à la suite, ce qui amène au 5 octobre, ajouter 8 jours, la femme accouchera vers le 13 de ce mois.

2° Au lieu de compter 9 mois révolus à partir de la dernière menstruation, marquer trois mois en arrière ; ainsi, soit la dernière mestruation du 1er au 5 janvier, compter 3 mois en arrière, ce qui amène au 5 octobre, la femme accouchera vers cette époque.

3° Se servir de l'époque à laquelle les premiers mouvements actifs de l'enfant ont été sensibles pour la mère ; on peut sans faire une erreur de plus de 15 jours, fixer l'époque de la délivrance à la 20e ou à la 22e semaine qui suivra la perception de ces mouvements (SCANZONI).

4° S'il n'y a eu qu'une seule cohabitation, se servir de ce jour comme point de repère et compter à la suite 9 mois révolus.

5° Enfin, savoir que beaucoup de femmes prétendent avoir ressenti pendant un coït fécondant une sensation voluptueuse plus vive, un spasme plus prononcé, et alors se servir de cette époque comme point de repère pour indiquer l'accouchement après 9 mois révolus.

§ II. CONFORMATION ET DIMENSIONS DU FOETUS A TERME.

C'est seulement au point de vue de l'accouchement qu'il est utile de connaître les dimensions du fœtus à terme, afin d'apprécier le plus ou moins de difficultés qu'il éprouvera pour franchir le canal pelvien. On se fonde sur ces dimensions pour étudier le mécanisme de l'accouchement suivant que l'enfant apparaît à l'orifice utérin par la tête, par l'extrémité pelvienne ou par le tronc. On juge, en outre, par la conformation des différentes parties du corps, le plus ou moins de danger qui résulte pour le produit, soit de son passage à travers la courbure du canal pelvien, soit des tractions qu'on peut être obligé d'exercer sur son corps pour le dégager.

A cause de l'importance de cette étude, nous allons examiner séparément : 1° l'*extrémité céphalique*, 2° l'*extrémité pelvienne*, 3° *le tronc*.

A. Conformation et dimensions de l'extrémité céphalique ou tête du fœtus.

La tête du fœtus est une boîte osseuse formée de deux parties distinctes, le *crâne* en haut, la face *en avant*.

Il y a 8 os au crâne et 14 os à la face.

Les os du crâne sont : l'*os frontal*, divisé en deux moitiés au milieu du front ; les *deux pariétaux*, situés sur le milieu du crâne en arrière du frontal, et remarquables par une bosse placée au centre de chacun d'eux et nommée *bosse pariétale ;* l'*occipital*, placé en arrière des pariétaux, et formant la grosse extrémité de la tête nommée *occiput;* les *deux temporaux*, disposés sur les côtés du crâne et au-dessous des pariétaux ; enfin l'*ethmoïde* et le *sphénoïde*, dont la présence derrière le frontal et en avant de l'occiput constitue la *base* du crâne. L'ossification de cette partie, étant plus avancée que celle des autres os qui forment la *voûte*, rend impossible toute réduction des dimensions de cette partie.

Les 14 os de la face portent les noms suivants : pour la mâchoire inférieure, le *maxillaire inférieur ;* pour la mâchoire supérieure, les *deux maxillaires supérieurs ;* pour les pommettes, les *deux os malaires ;* pour le nez, les *deux os propres du nez ;* dans l'orbite, les *deux os unguis;* dans la bouche, les *deux os du palais* ou *os palatins ;* dans les fosses nasales, le *vomer* et les *deux cornets*.

Les os que nous venons d'énumérer sont encore en partie incomplets chez le fœtus à terme ; et ils se lient entre eux par des membranes seulement. Cela permet à ces os de chevaucher légèrement les uns sur les autres, surtout à la voûte du crâne, suivant le degré de compression de la tête.

On appelle *sutures* les endroits où les os du crâne se joignent entre eux.

On nomme *fontanelles* des espaces membraneux formés par l'absence d'ossification des angles des os et par la réunion à cet endroit de plusieurs sutures.

Quatre sutures et six fontanelles sont surtout importantes à connaître pour l'accoucheur.

Les sutures sont : 1° la *suture sagittale,* qui s'étend de la racine du nez à l'occipital ; elle sépare en avant les deux moitiés de l'os frontal, et en arrière les deux pariétaux ; 2° les *deux sutures fronto-pariétales,* qui séparent l'os frontal des pariétaux ; elles se croisent à angle droit avec la suture sagittale; 3° la *suture lambdoïde,* qui sépare l'occipital des pariétaux; elle est placée à l'extrémité postérieure de la suture sagittale.

Parmi les six fontanelles, deux seulement sont senties très-facilement sous la peau.

L'une, quadrilatère, est placée au point d'entrecroisement des sutures fronto-pariétales avec la suture sagittale, et s'appelle, à cause de son siége, *fontanelle antérieure ;* mais on la nomme encore *bregma,* qui signifie *fontaine.* La seconde, placée au point de réunion de la suture sagittale et de la suture lambdoïde, est un espace triangulaire moins large que le précédent, et on la nomme *fontanelle postérieure.*

Les quatre autres sont de petits espaces situés de chaque côté de la tête, deux à droite et deux à gauche, et nommés *fontanelles latérales ;* l'une est en avant du temporal, l'autre est en arrière de cet os.

Ainsi formée, la tête du fœtus est la moins réductible de toutes les parties du corps de l'enfant, et sa forme représente un ovoïde, aplati sur les côtés, dont la grosse extrémité en arrière correspond à l'occiput, et dont la petite extrémité placée en avant est formée par le menton.

En outre, on lui distingue *cinq régions*. La *région supérieure,* nommée *vertex* ou *sommet,* est recouverte de cheveux, et formée des deux pariétaux, de la suture sagittale, des fontanelles antérieure et postérieure et des parties les plus élevées du frontal ou de l'occipital. La *région inférieure,* appelée *base du crâne,* est cachée dans la profondeur de la face et du crâne. Les *régions latérales,* au nombre de deux, comprennent les temporaux et les oreilles. Enfin la *région antérieure* est occupée par la face, dont on connaît la disposition.

Quant à l'union de la tête avec le cou, il importe à l'accoucheur de savoir :

1° Que les mouvements de flexion antérieure, d'inclinaison latérale et d'extension, peuvent être portés jusqu'au point où le menton appuie sur la poitrine *(flexion antérieure)*, où les côtés de la face et du crâne touchent l'épaule *(inclinaison latérale)*, où l'occiput rencontre le dos *(extension)*.

2° Que le *mouvement de rotation* de la tête est au contraire assez borné, et que sous peine de luxer la tête du fœtus et de produire la mort par compression de la moëlle allongée, l'accoucheur ne doit forcer dans aucun cas ce mouvement au-delà d'un quart de cercle environ, c'est-à-dire, au plus, amener la face vis-à-vis de l'épaule.

3° Que les adhérences ligamenteuses de la base du crâne avec la colonne vertébrale ne sont pas tellement résistantes qu'elles ne puissent céder à des tractions violentes exercées sur le cou du fœtus, la tête étant retenue dans le bassin, et que ces tractions auraient pour résultat de déchirer la colonne vertébrale et la moëlle.

Les dimensions de la tête sont :

1° *D'arrière en avant.*

Du tubercule de l'occiput à la bosse du frontal *(diamètre occipito-frontal)*. 11 centim.

De la fontanelle postérieure à la pointe du menton *(diamètre occipito-mentonnier)*. . . . . 13 centim. 1/2

De la fontanelle antérieure au-dessous de l'occiput *(diamètre sous-occipito bregmatique)* . . . . 8 centim. 1/2

De la fontanelle postérieure à la partie antérieure du cou *(diamètre trachélo-occipital)*. . . . . 11 centim.

2° *De haut en bas.*

Du sommet de la tête en avant du trou occipital *(diamètre trachélo-bregmatique)*	9 centim. 1/2
De la fontanelle antérieure en avant du trou occipital *(diamètre cervico-bregmatique)*	9 centim. 1/2
De la fontanelle antérieure au menton *(diamètre mento-bregmatique)*	11 centim.
De la bosse du frontal à la pointe du menton *(diamètre fronto-mentonnier ou facial)*	8 centim.
De la bosse du frontal à la partie antérieure du cou *(diamètre trachélo-frontal)*	8 centim. 1/2

3° *D'un côté à l'autre.*

D'une bosse pariétale à l'autre *(diamètre bi-pariétal)*	9 à 9 cent. 1/2
D'un temporal à l'autre *(diamètre bi-temporal)*	7 à 8 centim.

B. Conformation et dimensions de l'extrémité pelvienne.

L'extrémité pelvienne du fœtus comprend la réunion du *pelvis* ou du *siége* de l'enfant et des membres abdominaux.

Quand l'extrémité pelvienne est constituée par cette réunion du pelvis et des membres inférieurs, on l'appelle *extrémité pelvienne complète;* quand l'extrémité pelvienne ne présente plus que le siége et les cuisses de l'enfant, les jambes étant relevées sur le devant de la poitrine, on la nomme *extrémité pelvienne défléchie.* Enfin quand il y a séparation complète entre les membres pelviens et le siége, l'extrémité pelvienne est dite *décomplétée,* et l'on nomme le siége seul *extrémité pelvienne simple,* et les pieds seuls *extrémité podalique.*

Comme l'extrémité pelvienne peut subir dans le sein de la mère et au moment du travail toutes ces modifications de volume, on comprend qu'elle n'est pas la grosse extrémité réelle du fœtus. En outre, comme le bassin de l'enfant est formé d'os cartilagineux, il peut être extrêmement réduit dans son volume, et cette réduction peut même avoir lieu quand l'extrémité pelvienne est complète. On explique ainsi comment cette extrémité est à la fois la grosse extrémité apparente de l'ovoïde fœtal, et la petite extrémité réelle.

Les dimensions de l'extrémité pelvienne sont :

1° *D'un côté à l'autre.*

D'une crête iliaque à l'autre *(diamètre bis-iliaque)*	9 à 10 centim.
D'un trochanter à l'autre *(diamètre bi-trochantérien)*	9 1/2 à 10 1/2

Sauf réduction rendue possible par les cartilages qui forment les os du bassin.

2° *D'avant en arrière.*

Des lombes au pubis *(diamètre sacro-pubien)*........................ 7 centim.
Des lombes aux genoux de l'enfant.................................... 10 à 11 centim.

Ce diamètre est encore plus réductible que les précédents par la flexion exagérée des cuisses ou encore par l'extension forcée des jambes, qui se relèvent au-devant de l'abdomen.

C. Conformation et dimensions du tronc du fœtus.

Le tronc du fœtus est formé de la réunion du cou, de la poitrine, du ventre et des membres thoraciques.

On le divise en quatre régions principales qui sont : la *région antérieure* ou *plan antérieur*, formée par les membres réunis du fœtus, par le devant de la poitrine et par le devant de l'abdomen au centre duquel est l'insertion du cordon ; la *région postérieure* ou *plan postérieur* convexe, composée du dos et des lombes ; les *régions latérales*, composées des côtés du cou, du moignon de l'épaule, du relief des côtes, des flancs et des hanches.

Comme le tronc est presque tout entier cartilagineux et charnu, il jouit d'une très-grande flexibilité et se réduit à des dimensions très-minimes. Toutefois la place considérable occupée par le foie dans l'abdomen impose à l'accoucheur le devoir de se garder d'exercer des pressions trop fortes sur cette région.

Voici les dimensions du tronc :

1° *D'un côté à l'autre.*

Du sommet d'une épaule à l'autre *(diamètre bi-acromial)*.............. 10 à 11 c. 1/2

2° *D'avant en arrière.*

De l'extrémité du dos à la pointe du sternum *(diamètre dorso-sternal)*.... 8 à 9 centim.

§ III. — CAUSES DE L'ACCOUCHEMENT NATUREL.

Les causes de l'accouchement ont été divisées en *causes efficientes* et en *causes déterminantes*.

A. Causes efficientes de l'accouchement.

La cause efficiente de l'accouchement, c'est-à-dire la force qui expulse l'enfant de la matrice, réside surtout dans l'utérus. Les contractions des parois de l'organe agissent seules dans toute la première moitié du travail ; mais dans la seconde période elles sont aidées par les contractions des muscles abdominaux, et celles-ci deviennent d'autant plus actives que le travail est plus près de sa fin. Les contractions utérines pourraient souvent suffire, mais les contractions abdominales seules ne pourront presque jamais terminer l'accouchement.

Les contractions de l'utérus sont indépendantes de la volonté de la mère ; les contractions des muscles abdominaux sont au contraire sous l'influence de cette volonté. Aussi, recommander à la mère *de faire valoir* ses douleurs, c'est l'exciter aux efforts musculaires ; lui reprocher au contraire de *perdre ses douleurs,* c'est lui faire sentir la nécessité de ces mêmes efforts, et l'engager à les soutenir.

Plusieurs auteurs ont regardé le fœtus comme le principal agent de son expulsion ; mais l'enfant est passif dans cette opération, et ne fait pas plus pour accélérer sa sortie que ne le ferait un corps solide inanimé et du même volume, qui serait renfermé dans la matrice. La sortie d'un enfant mort, celle d'un placenta ou d'une môle s'opèrent, malgré leur état d'inertie, de la même manière que la sortie d'un enfant vivant et bien portant.

B. Causes déterminantes de l'accouchement.

C'est dans l'utérus que les auteurs s'accordent à placer les causes détermitantes. Pour les uns, l'utérus entre en contraction quand il présente toutes les modifications qu'il doit subir au terme de la gestation. Pour d'autres, c'est l'excès de distension de la matrice qui la force à réagir sur le produit. Pour M. PAUL DUBOIS, le col arrivé à sa dilatation complète est irrité par le contact des membranes et des parties fœtales auxquelles il n'était pas accoutumé ; il réagit sympathiquement sur les fibres musculaires du fond de l'utérus et détermine leurs contractions.

Aucune de ces théories ne satisfait pleinement la raison, et l'on est forcé de dire : au temps fixé par la nature, le corps maternel tend à se débarrasser d'un fardeau qui, s'il en demeurait chargé plus longtemps, porterait le trouble et le désordre dans la vie.

§ IV. — PHÉNOMÈNES DE L'ACCOUCHEMENT.

L'accouchement s'accompagne de phénomènes qu'on divise en *phénomènes physiologiques* et en *phénomènes mécaniques*.

On entend par phénomènes physiologiques toutes les manifestations qui surviennent dans l'économie de la femme au moment de la phase critique de la génération.

On entend par phénomènes mécaniques, les différentes *adaptations* des diamètres du fœtus avec ceux du canal pelvien, et les différentes évolutions passives de l'enfant pour sortir du sein de sa mère.

A. Phénomènes physiologiques de l'accouchement.

Les phénomènes physiologiques de l'accouchement qu'on a aussi appelés *phénomènes maternels*, sont, les uns *locaux*, c'est-à-dire spéciaux aux parties naturelles de la génération; les autres *généraux*, c'est-à-dire se manifestant dans toute l'économie de la mère.

Par l'état des premiers, nous connaîtrons les phases les plus importantes de l'accouchement. En décrivant les seconds, nous ferons la description sommaire du travail.

1° *Phénomènes physiologiques locaux de l'accouchement.*

Les phénomènes physiologiques locaux sont très-utiles à étudier parce qu'ils servent à démontrer : 1° que le travail de l'accouchement est commencé ; 2° depuis combien de temps à peu près il dure ; 3° pendant combien de temps il pourra se continuer encore, etc.

On en décrit cinq principaux qui sont : 1° *la contraction de la matrice ;* 2° *la dilatation de l'orifice utérin ;* 3° *la formation de la poche des eaux ;* 4° *la rupture de la poche ;* 5° *la sécrétion des glaires*. La dilatation du vagin et du périnée, les crampes, ne sont que des phénomènes locaux secondaires qui seront indiqués plus loin, et nous en parlerons dans la description générale du travail.

a. Contraction de la matrice.

La contraction de la matrice se caractérise par une sorte de resserrement de l'utérus pendant lequel les parois de l'organe se rapprochent, et tendent, en diminuant le volume de sa cavité, à expulser le fœtus qui est contenu dans son intérieur.

La contraction est le phénomène indispensable de l'accouchement, et sans contraction utérine il n'y a pas et il ne peut y avoir de travail.

Dans l'accouchement proprement dit, l'effort que fait l'organe pour se resserrer sur l'enfant est un effort douloureux. Pour ce motif, le mot *douleur* en tocologie est devenu synonyme du mot *contraction*. Toutefois, il y a des femmes qui accouchent sans éprouver ce sentiment douloureux, et cela se rencontre plus généralement chez les femmes de la campagne que chez celles qui habitent les villes. Cependant, il ne faut pas confondre certaines douleurs erratiques qui peuvent se manifester pendant le travail, avec celles qui sont la conséquence de la contraction de la matrice elle-même.

Nous allons indiquer : 1° quels sont les caractères auxquels on reconnaît une contraction ; 2° quels sont les variétés de douleurs qui se produisent dans l'accouchement ; 3° quels sont les caractères auxquels ont reconnaît les douleurs qui ne sont pas accompagnées de contractions.

1° *Caractères de la contraction utérine.* Les contractions de la matrice, comme les contractions physiologiques des organes musculaires, ne sont jamais continues, et on observe entre chaque effort un temps de repos plus ou moins long. Mais il y a de très-grandes irrégularités dans la durée des efforts eux-mêmes, et dans le temps de repos qui sépare chacun d'eux. Au commencement du travail, les contractions sont éloignées les unes des autres et très-faibles; à la fin, elles sont plus longues, répétées, très-violentes. On dit qu'elles sont *régulières*, lorsqu'elles surviennent, comme cela a lieu fréquemment, à des périodes à peu près fixes et en présentant une intensité en rapport avec l'énergie de la femme et avec la progression du travail; elles sont dites *irrégulières,* lorsqu'elles sont tantôt fortes et tantôt faibles, tantôt trop rapprochées et trop éloignées, etc.

Enfin on reconnaît les contractions de la matrice à ce que: 1° si on palpe le ventre de la femme, on sent la matrice se durcir et se tendre pendant toute la durée de la contraction; 2° si on touche, on trouve le col plus tranchant, plus mince, plus arrondi et plus dur.

2° *Variétés de la douleur.* On a décrit cinq classes de douleurs: 1° les *mouches;* 2° les *douleurs préparantes;* 3° les *douleurs expulsives;* 4° les *douleurs conquassantes;* 5° enfin tous les accoucheurs ont encore signalé les *douleurs de reins* qui méritent une attention spéciale.

Les *mouches* sont caractérisées de légers pincements assez analogues aux piqûres que produisent certaines mouches sur la peau. Elles sont vagues, de peu de durée; elles naissent dans la région ombilicale, et se perdent dans les flancs. Ce sont les *douleurs préliminaires* de l'accouchement, les *petites douleurs.*

Les *douleurs préparantes* sont déjà des douleurs véritables, et dans leur intervalle il n'existe pas en réalité de calme complet. Elles annoncent en effet la dilatation du col dont nous parlerons tout à l'heure. Ces douleurs partent des environs de l'ombilic et se portent généralement vers l'angle sacro-vertébral ou vers le centre du détroit supérieur. Ce qui les caractérise en outre, c'est que pendant leur manifestation il n'y a pas production d'effort réel; la sensibilité générale de la femme est seule toute entière en action, et alors un petit tremblement les accompagne; il y a souffrance vive, et les cris qui les accompagnent sont l'expression de l'impatience, de la tristesse, de l'agitation, de la crainte, etc.

Les *douleurs expulsives* ou *expultrices* ont un tout autre caractère, et les cris que jette la femme sont des *cris d'effort* si nettement accusés que, lorsqu'on les entend, il y a comme envie de faire effort avec elle. Souvent, quand elles se sont produites à diverses reprises chez les primipares, elles donnent lieu à des idées funèbres qui se traduisent par ces mots : « je ne pourrai jamais accoucher, l'enfant est trop volumineux, etc. » Un autre caractère de ces douleurs est de pousser en bas, de faire ceinture, et de ne pas augmenter par la pression des mains sur le ventre. Elles partent des environs de l'ombilic pour s'irradier dans les reins, et des reins pour se terminer à la vulve. Enfin, malgré leur acuité, elles sont supportées avec plus de résignation et de patience que les précédentes, et dans l'intervalle, il existe un calme presque complet.

Les *douleurs conquassantes* indiquent la terminaison de l'accouchement, et on les nomment ainsi parce qu'elles ébranlent tout le corps ; toutefois elles ne diffèrent des précédentes que par leur continuité. Pendant qu'elles ont lieu, un tremblement convulsif survient quelquefois, et comme alors l'enfant franchit l'ouverture vulvaire, la femme éprouve la sensation que produirait la rupture imminente des articulations du bassin et du périnée.

Quant aux *douleurs de reins*, elles constituent plutôt un état anormal qu'un état régulier. Cependant, elles sont si fréquemment observées dans la pratique que nous avons dû en parler ici. Leur caractère est de se faire sentir uniquement dans les régions lombaires et sacrées. Les femmes les redoutent parce qu'elles avancent moins le travail que les douleurs que nous venons de décrire, et en général elles indiquent un travail qui se prolongera. Elles ont lieu au commencement du travail et souvent l'accompagnent presque jusqu'à la fin. On les attribue à la grande sensibilité de l'orifice auquel se rendent les nerfs du plexus lombaire, et on a remarqué qu'elles coïncident fréquemment avec une déviation du fond de l'utérus en avant (LACHAPELLE, VELPEAU). La sage-femme soulagera aisément la souffrance produite par ces douleurs en faisant soulever le siége de la femme, pendant la contraction, avec une serviette passée sous les lombes.

3° *Caractères des douleurs qui ne sont pas accompagnées de contractions.* On a appelé *vraies douleurs* les douleurs précédentes. Celles que nous allons décrire ont été nommées improprement *fausses douleurs,* puisque, si elles ne sont pas des souffrances produites par la contraction utérine, elles n'en sont pas moins des douleurs réelles. Les caractères suivants permettent de les faire reconnaître : 1° les douleurs indépendantes de la contraction utérine sont ordinairement fixes; 2° elles sont continues, ou si elles offrent quelques intermittences, cas où elles simulent un travail vrai, leur retour par intervalles présente de très-grandes irrégularités; 3° elles peuvent avoir lieu sans que le col soit complétement effacé; 4° si elles se produisent à terme, on trouve, en touchant la femme, que le col est aussi dur, aussi résistant au moment de leur apparition qu'après leur cessation complète; 5° enfin elles ne donnent lieu ni à la tension du globe utérin, ni à la roideur de l'orifice, ni à l'engagement des membranes de l'œuf à travers cette ouverture, etc., etc.

Exception. Chez certaines femmes, les contractions sont en quelque sorte secrètes, *indolores* comme on dit. Ces contractions préparent tout, sourdement, à l'insu de la femme pour ainsi dire; puis vient une douleur aiguë, unique, et l'enfant est expulsé rapidement. On a appelé ce travail, *travail secret.*

b. **Dilatation de l'orifice.**

On constate la dilatation de l'orifice par le toucher, et on indique l'étendue de cette dilatation soit par centimètres, soit par comparaison avec les diamètres des pièces de monnaie; on dit : orifice de la grandeur d'une pièce de 50 centimes, de 1 franc, de 5 francs, etc. Enfin la dilatation est dite *complète* quand l'orifice du col permet par sa souplesse ou par l'étendue de son diamètre de n'opposer aucun obstacle au passage d'une tête de fœtus normale. On nomme le premier état de dilatation complète possible, *orifice dilatable,* et le second état de dilatation complète terminée, *orifice dilaté.*

Mais il faut étudier par quels degrés l'orifice du col arrive à cette dilatation complète, fermé qu'il est avant le travail chez la femme primipare, ou présentant au plus la dimension d'une pièce de 25 à 50 centimes chez une femme qui a déjà eu des enfants.

Voici ce qui a lieu : Les contractions utérines sont d'abord la cause principale de la dilatation ; les fibres longitudinales de l'utérus, en se contractant, rapprochent l'orifice de son fond et forcent le fœtus contenu dans l'intérieur de la matrice à sortir par cette ouverture ; mais les fibres circulaires qui entourent le col, au lieu d'agrandir l'orifice par leurs contractions, le rétrécissent au contraire. Il y a ainsi antagonisme, de peu de durée cependant, à cause de la puissance des fibres longitudinales qui prennent rapidement le dessus. Dès lors, l'action de celles-ci domine ; et, ne pouvant rétrécir complétement la cavité utérine qui est pleine, elles tiraillent chacun des points du cercle formé par l'orifice auquel elles viennent aboutir ; ainsi chaque point tiraillé s'agrandit et présente une forme circulaire s'il n'y a pas de déformation pour d'autres causes.

On explique alors comment, en touchant la femme au début du travail, on trouve que l'orifice se resserre sous le doigt pendant la contraction, tandis que le contraire a lieu quelques heures après.

Quand l'orifice est dilaté déjà par les contractions utérines seules, deux autres causes de dilatation s'ajoutent à la précédente.

Ce sont la *pression de la partie fœtale* et la *saillie des membranes de l'œuf*. Cependant ce sont des causes adjuvantes seulement; car il est d'observation que la dilatation peut se faire complétement, quoique avec lenteur, par les contractions utérines seules, alors même que les membranes ne s'engagent pas et que la partie fœtale très-volumineuse est restée au-dessus du détroit supérieur du bassin. On doit comprendre comme il suit cette double action : Quand le col est assez dilaté pour que les membranes s'avancent par cette ouverture, c'est une force mécanique qui vient au secours d'une force vitale, et les parois de l'œuf poussées à travers l'orifice le tiennent agrandi en agissant à la manière d'un coin. En outre, comme à chaque contraction la résistance du col s'affaiblit, l'orifice se dilate davantage, d'une part parce qu'il est tiraillé par les fibres utérines longitudinales comme nous l'avons dit plus haut, d'autre part parce qu'il est distendu par la saillie des membranes, laquelle devient de plus en plus considérable. Enfin, quand la rupture des membranes a eu lieu, il en est encore de même ; l'orifice continue à être tenu dilaté pendant les contractions par la partie fœtale qui presse contre lui, et, si c'est le sommet du fœtus qui s'avance, la forme conique de cette extrémité, sa dureté, la résistance qu'elle oppose à ce que l'orifice, en se contractant, revienne sur lui-même, activent fréquemment la dilatation.

On peut comprendre maintenant, d'après ce que nous venons de dire, les phases diverses de la dilatation :

1° Dans les premiers moments du travail, il n'y a pas de dilatation pendant les douleurs ; au contraire, l'orifice se contracte.

2° Cette absence de dilatation sera de longue durée si la femme est primipare, si le col reste tendu, rigide dans l'intervalle des douleurs.

3° Quand la résistance de l'orifice est vaincue, la dilatation se produit et marche d'autant plus rapidement que l'orifice est plus souple, plus mou, plus humide. En outre, la dilatation est secondée alors par la saillie des membranes, par la pression de la partie fœtale, et, quand les membranes sont rompues, par l'écoulement du liquide amniotique.

4° Il faut ainsi deux ou trois fois moins de temps pour amener la dilatation complète que pour produire une dilatation égale au diamètre d'une pièce de 5 francs (Pajot).

Il nous reste à dire comment on constate par le toucher cette dilatation.

Manœuvre pour constater la dilatation de l'orifice. Toucher la femme alternativement debout ou couchée (V. page 139). — Sauf exception, la toucher dans l'intervalle des contractions, car le toucher pendant la contraction est très-douloureux. — Se rappeler que la direction de l'utérus gravide est telle, que le col est vers le haut du sacrum (V. page 131). — On rencontre d'abord la saillie formée par le segment inférieur de la matrice, poussé par la tête du fœtus et très-aminci souvent; c'est derrière cette saillie qu'il faut chercher l'orifice. — Souvent on ne trouve que la lèvre antérieure, mais cela peut suffire pour déterminer approximativement la dilatation et dire si l'anneau est rigide ou mou. — Au début du travail chez la primipare, il doit donner la sensation d'une peau de gant neuf; dans tous les cas, il sera utile, pour savoir si c'est bien l'orifice que l'on touche, de passer le doigt entre lui et les membranes.

Quand le travail est avancé, il est au contraire très-facile de constater la dilatation. — L'orifice, au lieu d'être en arrière, est reporté presque au centre, à cause du renversement de l'utérus que produit l'enfant en s'engageant suivant l'axe du détroit supérieur du bassin. — Mais il n'est plus aussi mince qu'au commencement du travail; il a un peu plus d'épaisseur, et, avec des dimensions de 4 à 5 cent., il donne la sensation de plusieurs feuilles de papier humides et superposées. — Souvent la lèvre antérieure seule présente ce caractère, et la lèvre postérieure reste très-mince. — Enfin, l'épaisseur de la lèvre antérieure est presque égale à celle du pouce quand la dilatation est à peu près complète, et on a attribué cet effet à une sorte d'infiltration séreuse produite par la compression du col entre la tête du fœtus et le pubis.

Quand la dilatation est complète, et quand les contours de l'orifice couronnent la tête du fœtus pour ainsi dire et sont arrivés à toucher les parois du bassin, on ne peut plus rencontrer l'orifice, et l'on juge de sa dilatation par le volume de la partie qui s'avance.

c. Formation de la poche des eaux.

On appelle *poche des eaux* la tumeur formée par les membranes de l'œuf poussées par le liquide amniotique à travers l'orifice du col utérin.

La poche des eaux commence à se former à mesure que l'orifice se dilate. On explique cela, à la fois en disant que, pendant la dilatation, on trouve une plus grande étendue de membranes mise à découvert, et en considérant que l'œuf, étant incomplétement distendu par le liquide amniotique, doit, sous l'influence des contractions de la matrice et à chaque contraction, faire hernie à travers l'orifice.

De là des formes variées de la poche des eaux suivant le mode de sa production : *poche allongée* en forme de boudin ou conique, quand les membranes sont lâches et ne contiennent qu'une petite quantité de liquide par rapport à leur étendue; cela n'indique donc pas toujours comme on l'a cru une présentation du pied de l'enfant; *poche hémisphérique* affectant plus ou moins la forme de l'orifice utérin, très-fluctuante, quand les membranes sont résistantes et contiennent beaucoup d'eau; *poche plate* quand il n'y a pas de liquide entre le sommet de la tête du fœtus et les membranes.

Quant aux autres caractères de la poche, ils se résument comme il suit : Pendant la douleur, la poche des eaux est dure, tendue, élastique, et, s'il n'y a pas poche plate, la partie du fœtus semble remonter vers le fond de l'utérus; dans l'intervalle des contractions, la poche devient molle, la partie fœtale descend si elle peut s'engager facilement, la poche disparaît.—Les membranes sont d'autant plus faciles à rompre que la poche est plus tendue, de là l'indication de les toucher avec une extrême précaution pendant la douleur. — La poche sert mieux à la dilatation de l'orifice que toute partie fœtale, puisqu'elle s'engage à travers cette ouverture et la maintient agrandie. Toutefois une poche trop bien formée, trop fluctuante, est de plus mauvais présage qu'une poche à peu près plate, parce qu'elle indique que la partie fœtale reste au-dessus du détroit supérieur du bassin. — Il ne faut pas rompre la poche des eaux avant que la dilatation soit complète et permette aux parties du fœtus de la remplacer. — Il n'y a d'exception que si, la dilatation étant complète, la résistance des membranes empêchait les parties du fœtus de s'engager, etc.

d. Rupture de la poche des eaux.

Dans l'accouchement naturel la rupture de la poche des eaux a lieu quand la dilatation est complète.

On s'explique en effet que les membranes, étant alors mises à nu dans une grande surface, ne soient plus aussi résistantes qu'elles l'étaient quand les parois de l'utérus leur formaient une sorte de doublure.

La rupture a ainsi lieu, d'une part dans la partie de la poche la moins soutenue, c'est-à-dire dans le centre environ de la tumeur correspondant au vide de l'excavation, et d'autre part au moment où une contraction exerce la pression la plus grande sur le liquide amniotique.

Souvent alors il y a rupture avec bruit; en outre, de l'eau s'écoule brusquement, et il est bon de prévenir la femme de ces deux phénomènes, les primipares surtout.

Mais quand la poche est rompue le liquide amniotique ne sort pas en grande abondance; en effet, comme la rupture spontanée a lieu dans une contraction, il arrive qu'immédiatement après, la partie du fœtus qui se montrait à l'orifice au-dessus de la poche s'abaisse un peu, puis se substitue à celle-ci; l'orifice est ainsi fermé de nouveau, et alors, dans le plus grand nombre des cas, les contractions utérines portant plus exactement sur le corps du fœtus ne tardent pas à le faire sortir à travers les parois du vagin et de la vulve qui sont actuellement le seul obstacle à son passage.

Exceptions : 1° Quand la partie fœtale qui se présente est ou trop volumineuse et ne descend pas, ou trop petite et ne ferme pas l'orifice en se substituant à la poche des eaux, tout le liquide peut s'écouler, et le travail consécutif pourra être dangereux pour l'enfant qui ne se trouve plus protégé contre les contractions utérines par une petite couche de liquide; 2° quelquefois la rupture de la poche est prématurée, soit sans cause connue, soit après un effort, et alors souvent les contractions sont retardées, et le travail peut devenir extrêmement long; 3° il peut y avoir écoulement d'eau sans qu'il y ait rupture de la poche *(phénomène rare)*; on appelle cet écoulement *fausses eaux*, et elles sont le résultat de la sortie d'un liquide accumulé entre le chorion et l'amnios; 4° enfin la poche naturelle des eaux peut ne pas se rompre, ou se rompre au-dessus de l'orifice; la partie fœtale pousse les membranes devant elle, l'enfant sort enveloppé d'une partie des parois de l'œuf: on dit alors que l'enfant naît *coiffé*. Il n'y a que des fœtus abortifs, jusqu'au 7e mois au plus, qui puissent naître enveloppés dans leurs membranes entières.

e. **Ecoulement des glaires sanguinolentes.**

Il nous reste à parler, pour compléter les phénomènes physiologiques locaux, de l'apparition des glaires sanguinolentes.

On nomme ainsi un écoulement de mucosités assez analogues à du blanc d'œuf et plus ou moins colorées de sang.

Cet écoulement porte aussi le nom de *marque*.

L'écoulement des glaires par flocons ou par masses est un phénomène qui se manifeste fréquemment dès les premiers temps du travail et qui même accompagne fréquemment la dilatation. Mais ce n'est pas de lui que nous voulons parler.

Les glaires sanguinolentes sont un tout autre indice quand le travail dure déjà depuis longtemps; elles montrent en effet que la dilatation est complète, et que la partie fœtale, en s'engageant dans l'orifice, déchire le col et ouvre quelques petits vaisseaux; ainsi elles sont un signe d'une certaine valeur chez un grand nombre de femmes. Cependant elles n'auraient aucune signification au début du travail, car on comprend que des causes variées peuvent mélanger du sang aux liquides qui s'écoulent de la vulve dans l'accouchement.

2° *Phénomènes physiologiques généraux de l'accouchement.*

Les phénomènes physiologiques généraux de l'accouchement ne peuvent être décrits avec utilité qu'en traçant un exposé sommaire du travail.

Mais les accoucheurs ne sont pas d'accord sur le nombre des *stades*, des *périodes*, des *temps* qui permettent d'en fixer l'ensemble avec le plus de précision. Ainsi Mme Boivin et Nægelé décrivent cinq temps y compris la délivrance ; au contraire MM. Velpeau, Cazeaux, Chailly, etc., en indiquent trois seulement. Il est vrai qu'ils exposent en outre, comme Mme Boivin, une période de signes précurseurs du travail qui précède l'accouchement de quelques jours.

Nous allons suivre ce dernier classement, qui est généralement adopté aujourd'hui ; nous décrirons sous le nom de *signes précurseurs* la période qui précède de quelques jours l'accouchement proprement dit ; nous appellerons 1er *temps du travail* ou *période de dilatation* le laps de temps qui s'écoule depuis le moment où il y a de véritables douleurs avec contraction jusqu'à celui où la dilatation est complète et où la poche se déchire ; nous nommerons 2e *temps du travail* ou *période d'expulsion* le laps de temps pendant lequel le fœtus est chassé par le col utérin, par le vagin et par le périnée jusqu'à ce qu'il soit dégagé tout entier à l'extérieur ; la *délivrance* ou 3e *temps* sera décrite article II de ce chapitre.

a. **Signes précurseurs.**

Les signes précurseurs du travail sont, du côté des parties génitales, ceux qui caractérisent le terme de la grossesse, comme la diminution du volume du ventre, la distension du segment inférieur de la matrice quand c'est le sommet qui se présente, le ramollissement des grandes lèvres, la sécrétion muqueuse active des parties génitales, les contractions courtes et rares du globe utérin, etc. Il faut y ajouter des pesanteurs incommodes sur le fondement, des envies illusoires d'uriner ou d'aller à la selle, le gonflement des varices et des tumeurs hémorrhoïdales s'il en existait auparavant, la difficulté de la marche due à un léger ramollissement des articulations du bassin, etc. Quant à l'état général de la femme, il est meilleur que dans les autres périodes de la grossesse ; il n'y a plus de nausées ni de vomissements, et on s'accorde à dire qu'il y a plus de gaieté qu'à l'ordinaire, etc.

b. 1er Temps du travail. — Période de dilatation.

Mais subitement, 10, 15, 20 jours après l'apparition des phénomènes précédents, le travail réel commence; les parties génitales s'humectent ; une sorte de constriction intérieure trouble la femme ; le vagin laisse échapper quelques flocons de glaires ; l'estomac cesse ses fonctions ; de temps en temps apparaissent ces douleurs vagues que nous avons appelées des mouches. Il en est ainsi pendant quelques heures. Puis surviennent les douleurs que nous avons appelées préparantes, et avec lesquelles coïncident la dilatation de l'orifice et la formation de la poche des eaux. Alors le pouls s'accélère, la langue se dessèche, la soif se fait sentir, les femmes se lèvent si l'on est encore pendant la nuit et ne peuvent plus rester couchées. Il est vrai que la douleur ayant une fois disparu un peu de calme revient. C'est pendant ce repos que les femmes prévoyantes se hâtent de disposer tout ce qui peut être nécessaire et tout ce qu'elles ont préparé à l'avance pour la crise présente. Mais les douleurs reparaissent et se succèdent toujours de plus en plus intenses et séparées par des intervalles de repos de plus en plus courts. A chaque douleur, la face rougit, la langue se dessèche, et souvent surviennent des nausées et des vomissements. Quand les contractions sont plus violentes, les femmes quittent leurs places, appuient leurs mains sur les hanches et sur les fesses, ou saisissent la sage-femme, ou se promènent courbées se laissant soutenir par elles, traînant les jambes en se dandinant. Cette période ne cesse qu'au moment où la poche des eaux se rompant met fin momentanément à ces souffrances.

c. 2e Temps. — Période d'expulsion.

Avec la rupture de la poche commence la période d'expulsion, plus dangereuse et plus difficile que la précédente, mais beaucoup moins longue. Elle est ordinairement, comme nous venons de le dire, précédée d'un moment de repos, et souvent aussi, quand les douleurs recommencent, d'un tremblement général plus ou moins violent. Les femmes ne peuvent plus rester alors assises ou levées; la face devient rouge et brûlante à chaque douleur; le cou se couvre de sueur comme il arrive dans un effort violent; des cris prolongés et involontaires se renouvellent, cris d'efforts comme nous l'avons dit précédemment. En même temps, des crampes douloureuses et le besoin d'aller à la selle et d'uriner se produisent: cela indique que l'enfant descend dans l'excavation et pèse déjà sur le périnée. La partie fœtale apparaît entre les grandes lèvres pendant les douleurs et les écarte peu à peu. Pendant ce temps, les efforts que font les femmes acquièrent la plus grande énergie; cramponnées à leur lit ou aux bras des assistants ou au premier objet résistant qui est tombé sous leurs mains, elles mettent en action, pour pousser, tous les muscles du ventre et du corps. Puis la partie du fœtus descend encore, repoussant en dehors les grandes lèvres et le périnée. Celui-ci, distendu outre mesure, devient plus mince et menace rupture; l'anus est fortement dilaté, les matières fécales s'en échappent, il laisse même apercevoir la paroi antérieure de l'extrémité du rectum; à ce moment, l'inquiétude de la femme est à son comble; des pleurs, des cris aigus et répétés, des lamentations surviennent; les traits sont décomposés et méconnaissables. Mais l'enfant s'est avancé de plus en plus, tantôt menaçant de sortir, tantôt rentrant pour ainsi dire comme ramené en dedans par l'élasticité du périnée. Enfin, dans un dernier effort de la mère, il franchit la vulve, et le reste du corps ne tarde pas à suivre, accompagné d'une assez grande quantité d'eau *(secondes eaux)* et de sang.

d. **3e Temps. — Délivrance.**

Il reste à opérer la délivrance comme nous le dirons plus loin; et l'accouchement a ainsi duré en moyenne, depuis les premières douleurs, de 8 à 10 heures environ pour les primipares, et de 4 à 6 heures pour les femmes qui ont eu des enfants.

B. **Phénomènes mécaniques de l'accouchement.**

D'après la définition que nous avons donnée de ces mots *phénomènes mécaniques de l'accouchement*, il est manifeste que les mouvements exécutés par le fœtus pour adapter ses diamètres à ceux du bassin, dans le but de traverser la filière pelvienne, varieront suivant l'attitude dans laquelle il aura été surpris au moment des premières contractions de la matrice.

Toutefois, à l'exemple de M. Pajot, nous croyons que tous les accouchements, quelle que soit l'attitude de l'enfant au détroit supérieur du bassin, s'accomplissent suivant un mécanisme invariable et unique. En effet, les parois de l'excavation pelvienne ne sauraient se modifier dans leurs dimensions pendant le travail, et le fœtus doit subir des évolutions toujours identiques dans le but d'un accouchement régulier.

Nous allons décrire ce mécanisme général; puis, dans l'histoire particulière des accouchements classifiés au point de vue de l'attitude de l'enfant, nous ferons connaître les variétés très-faibles de mécanisme qui différencient chacun d'eux.

Deux périodes principales composent le mécanisme d'un accouchement, quelle que soit l'attitude de l'enfant au détroit supérieur du bassin. Ces périodes sont : 1° *Expulsion de la partie qui se trouve la première au-dessus de ce détroit*; 2° *expulsion des autres régions du fœtus qui lui font suite.*

Or toute la difficulté du travail consiste en général dans l'expulsion de la partie du fœtus qui se trouve la première au détroit supérieur du bassin; il est même d'observation commune que l'expulsion du reste du corps de l'enfant, sauf le cas où la première partie est l'extrémité pelvienne, s'exécute ordinairement avec la plus grande facilité.

Pour ce motif, on a coutume de ne décrire que le mécanisme de la première période seulement, auquel on ajoute celui du commencement de la seconde pour indiquer que le reste du corps de l'enfant suit immédiatement.

Il en résulte *cinq temps* qui sont divisés comme nous allons dire, et dont quatre ont pour objet l'expulsion de la partie du fœtus qui apparaissait la première au-dessus du détroit abdominal.

On appelle 1er *temps* le passage à travers le détroit supérieur du bassin de la partie du fœtus qui se présente la première; et, comme cette partie s'amoindrit pour effectuer ce passage, on nomme ce temps *temps d'amoindrissement.*

On appelle 2e *temps* le temps pendant lequel la partie du fœtus qui vient de franchir le détroit supérieur traverse l'excavation pelvienne jusqu'au plancher du bassin; on le nomme *temps de descente.*

On appelle 3e *temps* le mode suivant lequel la partie précédente du fœtus, après être arrivée sur le plancher du bassin, se prépare pour franchir le détroit périnéal; et, comme cette partie de l'enfant tourne alors sur elle-même pour se présenter suivant le plus grand diamètre de ce détroit qui est le diamètre cocci-pubien, on nomme ce temps *temps de rotation interne.*

On appelle 4e *temps* le temps pendant lequel la partie du fœtus, préparée comme nous venons de le dire tout à l'heure, se dégage à travers la grande courbe formée par le détroit inférieur du bassin d'une part et par le périnée de l'autre; et on nomme ce temps *temps de flexion antérieure,* parce que le plan du fœtus qui est en avant est obligé de se fléchir fortement sur lui-même pour effectuer ce passage curviligne.

Quant au 5e *temps,* on l'appelle *temps de rotation externe* parce que la partie du fœtus qui vient d'être expulsée exécute après sa sortie un mouvement de rotation sur elle-même, ce qui indique que la partie qui suit se prépare à franchir le détroit inférieur du bassin, en subissant dans ce but un temps de rotation intérieure analogue à celui dont nous avons parlé à propos du 3e temps.

§ IV. — CLASSIFICATION DES ACCOUCHEMENTS SUIVANT LA PRÉSENTATION ET LA POSITION DE L'ENFANT.

Mais les phénomènes mécaniques dont nous venons de présenter les généralités d'une manière sommaire ont besoin pour la pratique d'être étudiés avec les plus grands détails, d'abord en indiquant avec précision l'attitude que l'enfant occupe dans le sein de la mère dès le commencement du travail, ensuite en relatant successivement les rapports qu'il doit affecter avec les différents points du bassin. D'un autre côté, pour éviter des redites inutiles, il convient de faire cette exposition avec méthode, et c'est là le but de la classification des accouchements suivant la présentation et la position du fœtus.

A la fin du siècle dernier, on décrivait les accouchements en tenant compte seulement de la partie que le fœtus présentait au doigt ou à la main de l'accoucheur. Solayrès, puis Baudelocque, son élève, tentèrent la première classification en déterminant non-seulement la partie du fœtus que le doigt rencontre par le toucher, mais encore les rapports de cette partie avec les différents points du contour du bassin. Mais, en supposant pratiquement, et théoriquement surtout, que toutes les parties de l'enfant pouvaient se présenter au détroit abdominal, on décrivit plus de genres d'accouchements qu'il n'en existe en réalité.

Baudelocque fit 94 espèces d'accouchements, tandis qu'il n'en est que 22, dit Mme Lachapelle, dont trente années de pratique aient confirmé l'existence. Nous allons passer sous silence les essais de classification imaginés depuis lors par tous les accoucheurs, et indiquer seulement la classification moderne de Nægelé, de M. Stoltz et de M. Paul Dubois, laquelle est assurément la plus philosophique et la plus simple.

A. Classification des accouchements suivant la présentation.

Quelle que soit la partie du fœtus qui puisse se trouver en

rapport avec l'orifice utérin et le détroit abdominal, elle appartient invariablement à l'une des trois régions principales de l'enfant que nous avons indiquées plus haut, à savoir : 1° La *tête* ou *extrémité céphalique*, comprenant le *crâne* ou *extrémité céphalique fléchie*, et la *face* ou *extrémité céphalique défléchie*; 2° le *pelvis* ou *extrémité pelvienne*; 3° le *tronc*. D'un autre côté, quand le crâne, la face et l'extrémité pelvienne se présentent au détroit supérieur, elles s'y appliquent ordinairement d'aplomb, c'est-à-dire que le plus grand diamètre du fœtus étendu du coccyx au vertex est à peu près parallèle à la direction de l'axe du détroit abdominal. Enfin, il est d'observation que toutes les fois que le tronc vient accidentellement s'offrir au détroit supérieur, il répond presque constamment à cette ouverture par un de ses côtés.

Il y a donc *cinq genres principaux d'accouchements*, ou comme on dit encore *cinq présentations principales*, en comprenant sous le nom de *présentation* le fait de la présence d'une région du fœtus au détroit abdominal. Ce sont : 1° *la présentation du crâne*, autrement nommée *la présentation du sommet*; 2° *la présentation de la face*; 3° *la présentation du pelvis*; 4° *la présentation du tronc, côté gauche*; 5° *la présentation du tronc, côté droit*.

Mais chacune de ces grandes espèces de présentation ne s'observe pas toujours d'une manière aussi précise, et tous les accoucheurs ont rencontré au détroit supérieur, soit les côtés de la tête, soit les hanches, soit le dos, etc. De là quelques subdivisions que nous allons examiner.

On appelle présentation *franche* ou *régulière* toute présentation dans laquelle le centre de la région fœtale principale correspond au centre du détroit supérieur ; les présentations dénommées plus haut sont ainsi des présentations franches.

On appelle au contraire présentation *inclinée* ou *irrégulière* celle dans laquelle le centre de la région fœtale principale ne correspond pas au centre du détroit abdominal, le fœtus étant renversé plus ou moins sur un de ses plans antérieur, postérieur ou latéraux. Sont des présentations inclinées : les présentations de l'un des *pariétaux* pour le crâne de l'*une des joues* pour la face, de l'*une des hanches* pour le pelvis, etc., comme l'indique le tableau suivant.

TABLEAU DES PRÉSENTATIONS DU FOETUS.

RÉGIONS DU FOETUS.	PRÉSENTATIONS FRANCHES.	PRÉSENTATIONS INCLINÉES.
La présentation indique la région du fœtus à laquelle appartient la partie qui occupe le détroit abdominal.	*Le centre de la région du fœtus est au centre du détroit abdominal.*	*La présentation prend le nom de la partie du fœtus qui occupe le centre du détroit abdominal.*
EXTRÉMITÉ CÉPHALIQUE.	Extrémité céphalique fléchie ou sommet.	Frontale. Occipitale. Pariétale droite. Pariétale gauche.
	Extrémité céphalique défléchie ou face.	Frontale. Mento-cervicale. Malaire droite. Malaire gauche.
EXTRÉMITÉ PELVIENNE.	Extrémité pelvienne complète ou décomplétée.	Antérieure ou génitale. Postérieure ou sacrée. Coxale droite. Coxale gauche.
TRONC.	Côté droit.	Cervicale. Cubitale. Dorsale. Sternale.
	Côté gauche.	Cervicale. Cubitale. Dorsale. Sternale.

B. Classification des positions.

Mais, il ne suffit pas, pour déterminer le mécanisme d'un accouchement, de connaître la présentation, il faut encore tenir compte de la *position*.

On nomme *position* l'indication des rapports des divers points de la région que le fœtus présente avec les divers points de l'entrée du bassin.

Or, depuis BAUDELOCQUE, on s'était accordé, d'une part à diviser le bassin en deux moitiés, l'une antérieure, l'autre postérieure, et à prendre sur chacune de ces deux moitiés deux ou trois points de reconnaissance; d'autre part à adopter pour le fœtus des points de repère qui étaient l'*occiput* pour le sommet, le *menton* pour la face, le *sacrum* pour le pelvis, la *tête* pour le tronc, etc. Ainsi on disait, pour la position la plus fréquente du sommet, occiput à la cavité cotyloïde gauche ou *position occipito-cotyloïdienne gauche;* pour la position la plus fréquente de la face, menton au sacrum ou *position mento-sacrée*, pour la position la plus fréquente des fesses, sacrum à la cavité cotyloïde gauche ou *position sacro-cotyloïdienne gauche*, etc.

Dans la classification nouvelle des positions, on a conservé seulement les points de repère relatifs à la région du fœtus qui se présente, et on se sert, comme dans la classification de BAUDELOCQUE, des mots *occipito* pour le sommet, *mento* pour la face, *sacro* pour les fesses, *céphalo* pour le tronc. Mais au lieu de diviser le détroit supérieur en deux moitiés, l'une antérieure, l'autre postérieure, on fait, par une ligne imaginaire pratiquée d'avant en arrière, deux moitiés, l'une à gauche, l'autre à droite. Cela produit, quand l'occiput regarde l'une ou l'autre des moitiés précédentes, des positions occipito-iliaque gauche ou occipito-iliaque droite; quand le menton regarde à droite ou à gauche, des positions mento-iliaque droite ou mento-iliaque gauche; quand le sacrum est tourné à gauche ou à droite, des positions sacro-iliaque gauche ou sacro-iliaque droite; quand la tête est dans la fosse iliaque gauche ou dans la fosse iliaque droite, des positions céphalo-iliaques gauches ou des positions céphalo-iliaques droites. D'un autre côté, afin de préciser avec vérité les rapports primitifs du fœtus avec le bassin, on a rejeté les points de repère du détroit abdominal adoptés par BAUDELOCQUE; ainsi on ne dit plus occiput à la cavité cotyloïde, occiput à la symphyse sacro-iliaque, occiput au sacrum, occiput au pubis, etc., ce qui indique des rapports trop rigoureusement précis pour être réels. On considère au contraire que tous les points du détroit supérieur peuvent être en rapport avec le point de repère de la partie du fœtus qui la représente, et on dénomme la position, approximativement il est vrai, mais plus exactement aussi. On obtient ce résultat en ajoutant au nom de chaque position les mots *antérieure, transversale, postérieure,* et cela indique les variétés des deux positions principales mentionnées plus haut.

Nous adopterons cette classification, proposée d'abord par Mme LACHAPELLE, établie ensuite par NÆGELÉ, complétée enfin par M. PAUL DUBOIS.

TABLEAU DES POSITIONS DU FOETUS.

INDICATION DE LA PRÉSENTATION.	NOM PRINCIPAL DE LA POSITION.	INDICATION DE LA VARIÉTÉ DE POSITION.
Sommet	Occipito-iliaque gauche. Occipito-iliaque droite.	
Face	Mento-iliaque droite. Mento-iliaque gauche.	
Pelvis	Sacro-iliaque gauche. Sacro-iliaque droite.	3 variétés. Antérieure. Transversale. Postérieure.
Côté droit du tronc	Céphalo-iliaque gauche. Céphalo-iliaque droite.	
Côté gauche du tronc	Céphalo-iliaque gauche. Céphalo-iliaque droite.	

§ V. — DESCRIPTION DE CHAQUE GENRE D'ACCOUCHEMENT EN PARTICULIER.

Les présentations et les positions que nous venons d'indiquer ne sont pas toutes également fréquentes ni également favorables pour l'enfant et pour la mère, et nous ne pouvons toutes les décrire ici pour nous conformer au plan de ce livre.

Nous étudierons exclusivement dans cette première partie les accouchements qui se font seuls, comme cela a lieu ordinairement dans ce qu'on a appelé les *accouchements naturels;* ainsi : 1° les accouchements avec présentation franche du sommet; 2° les accouchements avec présentation franche de la face; 3° les accouchements avec présentation franche de l'extrémité pelvienne. Nous réserverons à la seconde partie : 1° l'étude des irrégularités de mécanisme qui peuvent entraver plus ou moins les accouchements précédents; 2° les présentations inclinées ou irrégulières du sommet, de la face, de l'extrémité pelvienne, qui motivent quelquefois l'intervention de l'accoucheur; 3° les présentations du tronc, dans lesquelles l'expulsion spontanée est presque toujours impossible.

A. Accouchement avec présentation franche du sommet.

Définition. On appelle présentation franche du sommet la présentation dans laquelle le centre de la voûte crânienne du fœtus répond au centre du détroit abdominal.

Classification des positions. On classifie les positions du sommet en indiquant le rapport de l'occiput avec l'une ou l'autre moitié latérale, gauche ou droite, du détroit supérieur. Il y a ainsi deux positions principales : 1° *position occipito-iliaque gauche;* 2° *position occipito-iliaque droite.* Mais, pour mieux préciser la situation de l'occiput, on ajoute au nom de la position les mots *antérieure, transversale, postérieure,* pour faire comprendre qu'il est, dans le détroit supérieur, placé *en avant, en travers* ou *en arrière.*

Fréquence des présentations du sommet. Sur 20,357 accouchements, le sommet se présenta 19,730 fois (Mme BOIVIN); sur 2,020 accouchements, le sommet se présenta 1,913 fois (PAUL DUBOIS).

Fréquence relative des positions. Sur 19,584 présentations du sommet dans lesquelles la position a été bien constatée, il y eut 15,785 fois *position occipito-iliaque gauche*, et 3,791 fois *position occipito-iliaque droite* (Mme Boivin).

Fréquence relative des variétés de position : 1° sur 1,367 positions occipito-iliaques gauches, on observa 1,355 fois la *variété occipito-iliaque gauche antérieure* ou vers la cavité cotyloïde à peu près, et 12 fois seulement la *variété occipito-iliaque gauche postérieure* ou vers la symphyse sacro-iliaque environ.

2° Sur 546 positions occipito-iliaques droites, il y eut 491 fois *variété occipito-iliaque droite postérieure* ou vers la symphyse sacro-iliaque environ, et 55 fois *variété occipito-iliaque droite antérieure* ou vers la cavité cotyloïde (Paul Dubois).

3° Quant aux positions transversales, elles ne sont pas absolument rares ; mais la variété occipito-iliaque gauche est encore la plus commune.

Remarque. Dans la statistique de Baudelocque, de Mme Boivin et de Mme Lachapelle, l'ordre de fréquence des variétés de position n'est pas celui que nous venons d'indiquer, et Baudelocque, qui nommait dans cet ordre 1re *position* l'occipito-cotyloïdienne gauche, considérait comme 2e *position* l'occipito-cotyloïdienne droite ; or celle-ci arrive au contraire en troisième lieu, c'est-à-dire après l'occipito-iliaque droite postérieure, dans la statistique de M. Paul Dubois que nous avons citée plus haut. Comment expliquer cette différence ? Nous dirons plus tard qu'elle tient à ce que la position de l'occiput n'a pas été appréciée par les premiers accoucheurs au début du travail, mais seulement après que le temps de rotation eut amené l'occiput en avant. On doit à Nægelé d'avoir démontré cette erreur, et, en France, M. Stoltz et M. Paul Dubois ont confirmé l'exactitude de l'opinion de l'accoucheur allemand.

Causes. (V. attitude du fœtus, p. 122 et suivantes.)

Diagnostic de la présentation du sommet. Il y a trois moyens de diagnostic des présentations et des positions du fœtus, et dans les cas douteux il faut avoir recours à eux successivement. Ces moyens sont : 1° le toucher ; 2° le palper ; 3° l'auscultation.

Caractères fournis par le toucher. Le toucher est le plus employé pour diagnostiquer la présentation. Il faut toucher la femme dans l'intervalle des douleurs, debout ou couchée, ordinairement avec un seul doigt, rarement avec deux doigts.— Porter le doigt dans l'orifice utérin. — Pour mieux préciser la présentation, ne pas se borner à toucher la partie qui est sur l'orifice, mais introduire le doigt aussi loin que possible sur les côtés du bassin, en avant et en arrière. — Cela est surtout utile si le travail est déjà avancé, et si le crâne est le siége d'une bosse séro-sanguine qui empêche de le reconnaître nettement. — Cela est encore indispensable dans les présentations compliquées, celles par exemple où l'on rencontre un membre au-dessous du sommet. — Si pendant le toucher il survenait une contraction, retirer un peu le doigt si la poche est intacte, et ne pas comprimer sur elle pour éviter de la rompre.

On reconnaît le crâne : 1° à son volume, qui lui permet, chez un enfant ordinaire et dans un bassin bien conformé, de remplir dès le commencement du travail tout le détroit abdominal ; 2° à sa forme globuleuse et régulière, sans échancrures, sans sillons, sans anfractuosités ; 3° à sa dureté et à sa résistance, qui donnent la sensation du toucher d'une lame osseuse mince, ou celle d'une lame de corne, que le doigt fait céder, mais qui revient bientôt sur elle-même par son élasticité propre quand on cesse de la comprimer ; 4° enfin, à la présence des sutures et des fontanelles, espaces mous situés entre les lames osseuses précédentes.

Difficultés : 1° Quand la tête est volumineuse et descend avec lenteur, et quand le travail dure déjà depuis un temps assez long avant le premier examen, il se forme une bosse séro-sanguine oblongue sur la partie du crâne qui correspond au vide du bassin, et ainsi sont masquées la dureté, la forme du crâne et la présence des sutures et des fontanelles ;

alors il faut contourner la tumeur et rechercher les caractères du crâne sur les côtés et au-dessus ; 2° quand il y a beaucoup de liquide dans l'œuf, quand la tête ne s'engage pas, on ne sent la partie fœtale qu'avec le bout du doigt, et on ne peut la circonscrire ; dans ce cas, faire coucher la femme sur le dos, soulever le siége, toucher dans l'intervalle d'une douleur, abaisser *le fœtus autant que possible* avec une main sur l'abdomen, et d'autre part, avec un ou deux doigts dans le vagin, essayer d'atteindre la partie fœtale pour la reconnaître, etc. ; 3° quand la tête est difforme comme dans l'hydrocéphalie (hydropisie de la tête), ou quand les os ont chevauché les uns sur les autres pour s'engager, on peut ne pas rencontrer tous les caractères du crâne ; cependant on pourra toujours constater la résistance osseuse de certains points, et cela suffira avec l'usage des autres moyens que nous allons examiner.

2° Caractères fournis par le palper. On ne doit introduire la main entière dans le vagin, pour constater une présentation douteuse du crâne, que si les parties sont dilatées et si les membranes sont rompues. On pourra au contraire toujours essayer, au moyen du palper abdominal, de déprimer lentement les parois du ventre afin de reconnaître la tête.

Pour cette manœuvre, tenir la femme couchée, cuisses et jambes fléchies ; se placer à droite ou à gauche à la hauteur de la base de la poitrine, le dos du côté de la tête de la femme. — Porter les extrémités des quatre doigts de chaque main au-dessus du bord supérieur des pubis, un peu en dedans des épines iliaques. — Déprimer très-doucement les parois abdominales et les parois de la matrice. — Atteindre ainsi le détroit supérieur du bassin. — Alors, rapprocher de la ligne médiane les huit extrémités des doigts, comme si on voulait les mettre en contact. — Dans la présentation du sommet, on ne tardera pas à saisir entre ces extrémités une partie fœtale arrondie, lisse, dure, donnant une résistance osseuse sur tous les points (Wigand, Mattéï).

DIFFICULTÉS. Il y aurait quelques difficultés seulement ; 1° chez une femme primipare ; 2° chez une femme dont les parois abdominales seraient très-contractées et très-sensibles ; 3° si on opérait d'une manière brusque.

Il y aurait impossibilité pendant les douleurs.

3° Caractères fournis par l'auscultation. L'auscultation doit être mise en usage dans les cas douteux où une volumineuse bosse sanguine fait supposer une présentation de l'extrémité pelvienne. On entendra en effet, dans la présentation du sommet, le maximum d'intensité des bruits du cœur du fœtus dans la moitié inférieure de l'utérus, et plus ou moins près du détroit abdominal suivant l'engagement de la tête (CHAILLY, DEPAUL) ; or ceci ne s'observe que dans les présentations de la face et du tronc.

Diagnostic des positions. Comme dans les présentations du sommet l'occiput est le point de reconnaissance pour établir la position, le but de l'accoucheur doit être de chercher à rencontrer cette partie du fœtus ; mais cela est impossible, pour cette raison que l'occiput se trouve plus ou moins haut sur l'un des points du contour du détroit abdominal et ordinairement inaccessible au doigt. De là l'artifice suivant : Au lieu de chercher l'occiput, 1° chercher des parties qui s'en rapprochent, comme la suture lambdoïde et la fontanelle occipitale ; 2° chercher des parties qui lui correspondent, comme le dos de l'enfant ; 3° enfin, chercher des parties qui lui sont opposées, comme la fontanelle antérieure et comme le plan sternal du fœtus. Mais ces caractères devant être indiqués de nouveau à propos de chaque accouchement suivant la position de l'enfant, nous allons nous borner à ces généralités.

1° *Accouchement dans la position occipito-iliaque gauche (Variété antérieure).*

La variété antérieure de la position occipito-iliaque gauche étant la plus fréquente incomparablement de toutes les positions du sommet (14 fois sur 15), nous allons décrire l'accouchement dans ces conditions comme un type dont il nous suffira d'indiquer ensuite les modifications à propos des autres variétés de position.

Diagnostic de la variété antérieure dans la position occipito-iliaque gauche. Il faut chercher, comme nous l'avons dit plus haut : 1° la place de la suture lambdoïde et de la fontanelle postérieure ; 2° à son défaut, celle de la fontanelle antérieure, qui est à l'opposé des parties précédentes ; 3° à leur défaut, le dos de l'enfant, qui regarde toujours du côté de l'occiput.

Au moyen du toucher, on reconnaît d'abord le crâne à sa forme globuleuse, à sa dureté, à sa résistance et à son volume; souvent même il est descendu dans l'excavation pelvienne et même jusque sur le plancher du bassin sans interposition de liquide entre lui et les membranes de l'œuf. On cherche ensuite la suture sagittale, qui dans ce cas s'étend diagonalement de l'extrémité antérieure du diamètre oblique gauche du bassin à l'extrémité postérieure du même diamètre ; toutefois, on constate qu'elle ne répond pas à ce diamètre ligne pour ligne et qu'elle suit seulement sa direction. Il y a en effet une légère inclinaison de la tête du fœtus sur le côté situé en avant *(côté droit)*, et la suture sagittale regarde ainsi la courbure du sacrum vers l'union de la seconde pièce de cet os avec la première, dit Nægelé, vers l'union de la troisième pièce avec la seconde, disent d'autres accoucheurs. Quand on a suivi et trouvé la suture sagittale, soulever avec le doigt les bords du col pour atteindre une des fontanelles. En position occipito-iliaque gauche antérieure, on doit trouver la fontanelle postérieure à gauche et en avant, et plus ou moins rapprochée du centre du bassin ; elle est petite et triangulaire, et elle se continue avec la suture lambdoïde. Pour compléter le diagnostic, chercher enfin en arrière et à droite la fontanelle antérieure, qui est large et quadrilatère ; mais souvent on l'atteint difficilement à cause de sa situation très-élevée vers la symphyse sacro-iliaque.

Dans les cas douteux, il faudra recourir à l'*auscultation* et au *palper*. Par l'auscultation, on devra entendre des bruits du cœur très-intenses en bas de la région abdominale antérieure et à gauche; par le palper, on devra sentir en avant et à gauche le plan dorsal du fœtus, reconnaissable à sa masse allongée et ordinairement convexe, à son étendue, quelquefois à la sensation produite par la série des apophyses épineuses, toujours à l'absence des saillies ou des anfractuosités mobiles formées par les membres de l'enfant (WIGAND, MATTÉÏ).

Mécanisme de l'accouchement dans la position occipito-iliaque gauche antérieure. Les cinq temps qui composent ce mécanisme portent les mêmes noms dans toutes les présentations du sommet : 1° Le temps d'amoindrissement des parties s'exécute par un *temps de flexion;* 2° le second temps est le *temps de descente;* 3° le troisième temps s'appelle *temps de rotation intérieure;* 4° le quatrième temps s'accomplit par un *temps d'extension;* 5° enfin, le cinquième temps, conservant comme les 2e et 3e temps le nom que nous lui avons donné dans le mécanisme des accouchements étudié d'une manière générale (V. page 172), s'appelle *temps de rotation intérieure des épaules et de rotation extérieure de la tête.*

Etudions maintenant ces divers temps en particulier :

1o Temps de flexion. Au commencement du travail, le doigt trouvait difficilement l'orifice utérin parce qu'il était incliné en arrière. — A travers cet orifice, il constatait la présence d'une partie ronde, solide, formée par la région supérieure des pariétaux, et surtout par celle du pariétal droit, qui est en avant. — Il distinguait une ligne enfoncée, la suture sagittale croisant l'orifice d'avant en arrière et de gauche à droite; mais, en soulevant cette ouverture, il rencontrait en avant la fontanelle occipitale et une petite partie des deux branches de la suture lambdoïde. — Il atteignait enfin, mais difficilement, en arrière et sur les côtés, la fontanelle antérieure ou grande fontanelle. — En outre, les rapports des diamètres de la tête avec ceux du détroit supérieur étaient les suivants :

1° le diamètre occipito-frontal (11 cent.) correspondait avec le diamètre oblique gauche (12 cent. ou 11 cent. au plus en comprenant la saillie du psoas); 2° le diamètre bi-pariétal ou son à peu près, étendu de la bosse pariétale gauche au bord inférieur du pariétal droit (9 cent.), correspondait avec le diamètre oblique droit ou à peu près (12 cent.); 3° la circonférence occipito-frontale, laissant cependant au-dessous d'elle la bosse pariétale droite, correspondait à la circonférence du détroit abdominal.

Les contractions utérines deviennent régulières et l'orifice se dilate, puis elles s'exercent sur le produit et le compriment; elles tendent ainsi à l'engager dans le détroit abdominal; enfin les membranes se rompent. La tête pèse alors directement sur l'orifice. Mais les dimensions du diamètre occipito-frontal sont trop considérables, et tout résiste à son passage : orifice utérin, parties molles du détroit supérieur, détroit supérieur lui-même. Les contractions continuent. La tête, fléchie déjà sur le menton, est de nouveau poussée par le rachis, qui reçoit l'effort de l'utérus; l'occipital tend à s'abaisser, et le menton se rapproche encore de la poitrine. Successivement enfin le diamètre occipito-frontal est remplacé par un diamètre plus court, lequel est le sous-occipito-frontal d'abord, puis le diamètre sous-occipito-bregmatique enfin.

Les résultats sont : 1° engagement, à travers l'orifice dilatable, de la partie conique formée par la partie supérieure de la tête, et dilatation complète; 2° substitution au diamètre occipito-frontal (11 cent.) du diamètre sous-occipito-bregmatique (9 cent.), d'où amoindrissement; 3° enfin, rigidité de la tige articulée formée par le fœtus, d'où action plus forte de l'utérus sur l'enfant et passage de celui-ci à travers le détroit abdominal.

Difficultés. Si le bassin était un peu étroit relativement au volume du fœtus, un mode d'amoindrissement s'ajouterait à celui que nous venons d'indiquer : c'est le chevauchement des os du crâne; alors un des bords supérieurs des pariétaux s'enfonce sous le pariétal opposé, et les bords supérieurs de l'occipital et du frontal disparaissent sous les précédents.

2° **Temps de descente.** A cause des dimensions de l'excavation pelvienne, plus grandes que celles du détroit abdominal, et à cause de l'étendue en hauteur de la région mento-bregmatique du fœtus qui correspond à la région postérieure du bassin, le temps de descente n'est limité dans la présentation du sommet que par la résistance opérée par le plancher du bassin ; aussi ce temps s'effectue-t-il avec une grande facilité quand il y a des contractions utérines suffisantes. Toutefois il y a à signaler quelques particularités ; ce sont : 1° le *redressement de l'inclinaison des pariétaux ;* 2° une *augmentation légère de flexion de la tête ;* 3° la *formation de la bosse séro-sanguine ;* 4° la *première partie du mouvement de rotation qui forme le 3e temps.*

Voici ce qu'on constate en effet par le toucher : sous l'influence des efforts, la tête s'abaisse de plus en plus dans l'excavation du bassin. — Les parties qui correspondent au vide du détroit supérieur, de l'orifice et du vagin, à savoir le pariétal droit et la fontanelle occipitale, deviennent peu à peu le siége d'une infiltration séro-sanguine qui masque fréquemment la suture sagittale. — Cette suture est fort inclinée d'avant en arrière et de bas en haut. — Les deux fontanelles sont ainsi placées à un niveau bien différent : la fontanelle occipitale s'est fortement abaissée et est très-accessible au doigt en avant et à gauche ; la fontanelle frontale est au contraire très-élevée, et on peut à grand'peine l'atteindre en arrière et à droite. On trouve enfin que peu à peu les deux pariétaux se sont placés sur le même plan antéro-postérieur, le pariétal droit ayant glissé derrière la branche horizontale du pubis droit, le pariétal gauche ayant passé au-devant de la symphyse sacro-iliaque gauche, de la grande échancrure sciatique, du pyramidal, de la branche antérieure des nerfs sacrés, du faisceau sciatique.

Quant aux rapports des diamètres du fœtus avec le bassin,

ils sont modifiés comme il suit : 1° le diamètre occipito-frontal est incliné de bas en haut et d'avant en arrière, et forme avec le diamètre oblique gauche un angle assez aigu ouvert en arrière ; 2° le sous-occipito-bregmatique correspond directement à ce diamètre oblique gauche ; 3° le diamètre bi-pariétal réel s'est peu à peu mis en rapport avec le diamètre oblique droit ; 4° la circonférence de la tête, qui ferme l'aire de l'excavation est représentée à la fin du temps de descente par une ligne passant en arrière et à gauche sur la bosse pariétale gauche, en avant et à gauche sur la tubérosité occipitale, en avant et à droite un peu au-dessus de la bosse pariétale droite, en arrière et à droite au milieu de l'espace compris entre la fontanelle antérieure et les bosses frontales ; 5° le diamètre mento-bregmatique regarde la face antérieure du sacrum.

3° **Temps de rotation intérieure.** Au point où la tête est placée, elle ne peut sortir de la cavité jusque-là perméable où elle est engagée qu'en se frayant un passage à travers le plancher du bassin, transformé en bassin en partie osseux et en partie charnu, et la vulve. Le troisième temps que nous allons indiquer est destiné à préparer la tête à ce passage.

Quoique le mouvement de rotation intérieure ait été observé par tous les accoucheurs même un peu avant BAUDELOCQUE, il n'a cependant été bien indiqué que par NÆGELÉ, par M. STOLTZ et par M. PAUL DUBOIS, et l'on croyait que les plans inclinés antérieurs du bassin obligeaient l'occiput à se porter sous le pubis, tandis que les plans inclinés postérieurs forçaient le front à gagner la courbure du sacrum. On pensait dès lors que si l'occiput avait été primitivement en arrière, il se rendait nécessairement dans la courbure sacrée, etc. NÆGELÉ, en indiquant que, si, pendant tout un travail en position occipito-postérieure, on laisse le doigt introduit dans le vagin et appliqué sur la fontanelle postérieure pour suivre le mouvement de la tête, on sent cette fontanelle venir se placer derrière la symphyse pubienne, a élevé ce mouvement de rotation à l'état de règle générale et fondamentale dans le mécanisme des accouchements. M. PAUL DUBOIS l'a en outre expliqué en démontrant que, si on place en position occipito-postérieure dans le bassin d'une femme morte en couches un enfant de même poids et de même volume à peu près que celui dont elle était accouchée, et que si on comprime cet enfant pour le faire passer à travers le plancher du bassin, il accomplit son mouvement de rotation comme chez la femme vivante; le phénomène ne cesse qu'après plusieurs expériences, c'est-à-dire quand la résistance des parties génitales est devenue beaucoup trop minime. M. PAJOT a rendu l'explication très-sensible en rappelant : 1° que, suivant M. COSTE, l'œuf de la poule tourne dans l'oviducte pour franchir le cloaque jusqu'à ce qu'une extrémité se présente; 2° que, si on place en travers dans une vessie percée d'une ouverture un corps solide et ovoïde dont le diamètre longitudinal seul soit supérieur à celle-ci, et que si on comprime la vessie, il arrivera un moment où le corps ovoïde se placera de manière à présenter un de ses bouts pour franchir facilement l'orifice; 3° enfin que, dans l'application du forceps sur une tête avant qu'elle n'ait exécuté le mouvement de rotation, il n'est pas rare de voir ce mouvement s'accomplir par la simple pression destinée à l'articulation des branches de l'instrument. Enfin M. CAZEAUX attribue le mouvement de rotation à la résultante des forces qui, en s'exerçant sur l'occiput, le dirigent nécessairement de haut en bas et d'arrière en avant.

Le mouvement de rotation intérieure est donc un phénomène général, et il a pour but, dans toute présentation du sommet, d'amener l'occiput sous la symphyse pubienne, quelle que soit sa position au commencement du travail. Il faut dire maintenant comment il s'exécute dans la position occipito-iliaque gauche antérieure que nous décrivons. Il est très-court, puisque l'occiput est très-rapproché du pubis sous lequel il doit se dégager. Le sommet de la tête déprime les parties molles qui résistent. A chaque contraction, l'occiput abaissé de plus en plus glisse derrière la branche ischio-pubienne gauche. D'un autre côté, à droite, le front et le bregma descendent le long de la grande échancrure sciatique et au-devant du faisceau sciatique qu'ils compriment. En écartant les grandes lèvres, on trouve d'abord directement dans le vide de l'arcade des pubis la saillie de la partie supérieure et postérieure du pariétal droit; en même temps la fontanelle occipitale est derrière la branche ischio-pubienne gauche; la suture sagittale croise encore obliquement le diamètre coccy-pubien. Les contractions continuent. Le sommet distend les parties molles et il convertit le plancher du bassin en une gouttière profonde, en sorte de canal, qu prolonge en avant et en bas la paroi postérieure du bassin. Pendant ce temps, la rotation de l'occiput se complète. Bientôt il apparaît sous le bord inférieur des pubis, s'engage dans l'arcade, dépasse la partie inférieure de la symphyse. La suture sagittale est parallèle ou à peu près au diamètre coccy-pubien, le plus étendu des diamètres du détroit inférieur. Le dégagement de l'occiput ne s'arrête qu'au moment où la nuque est appliquée sous la symphyse, c'est-à-dire où la partie supérieure du tronc du fœtus située immédiatement au-dessus ne peut plus progresser en avant à cause de son volume.

Signalons, avant de terminer, les résultats de ce temps de rotation. Ce sont : 1° adaptation des diamètres antéro-postérieurs de la tête au diamètre coccy-pubien, qui est le plus grand des diamètres du détroit inférieur; 2° préparation des diamètres antéro-postérieurs de la tête du fœtus pour franchir l'ouverture vulvaire qui a aussi son plus grand développement d'avant en arrière; 3° diminution du volume de la tête, puisque le sommet est déjà sorti du bassin, et que les diamètres restant se mesurent, non plus au niveau de la tubérosité de l'occiput, mais au-dessous, vers la nuque, ce qui diminue notablement leur étendue.

4° Temps d'extension. Pendant la fin du temps de descente, les épaules du fœtus ont franchi le détroit supérieur en plaçant leur diamètre transverse suivant les diamètres obliques; puis, au moment du mouvement de rotation, elles ont suivi un peu ce mouvement et se sont placées à peu près en travers dans l'excavation.

En outre, la poitrine, en s'engageant dans l'excavation où elle entraînera le reste du tronc, s'est accommodée au canal courbe qu'elle a parcouru ; elle s'est ainsi fléchie en avant et étendue en arrière, ce qui, au niveau de la brisure cervicale, a déjà produit un écartement entre le menton du fœtus et le sternum. D'un autre côté, à cause de cette brisure au niveau du cou, l'extrémité supérieure de l'axe du rachis, au lieu de porter sur l'occiput comme dans le premier temps du travail, se dirige, à mesure que l'incurvation du fœtus en avant augmente, d'abord sur le front, puis sur le milieu de la face, puis sur le menton. Enfin, la compression exercée par le cou de l'enfant et par la partie supérieure de la poitrine sur l'utérus resserré contre la symphyse pubienne a paralysé les contractions qui émanaient de la face antérieure de l'organe, et celles qui partaient de la face postérieure restent seules actives. L'occiput et la nuque, engagés sous l'arcade des pubis, n'avancent donc plus. Mais les contractions agissent d'arrière en avant, et à chaque contraction le périnée se distend et s'allonge, l'anus s'entr'ouvre ; les douleurs amènent plusieurs fois à la vue la fontanelle occipitale, qui parcourt de bas en haut toute la hauteur de la vulve. Pendant ce temps, le menton s'éloigne de la poitrine, la face parcourt la paroi postérieure du bassin depuis l'extrémité inférieure du sacrum, le front distend et amincit le périnée et il y forme quelquefois une tumeur si considérable que l'on dirait que la paroi périnéale va se rompre. L'extension se complète lorsqu'on voit les deux bosses pariétales correspondre au diamètre bis-ischiatique, l'occiput se renverser au-devant de la symphyse pubienne, enfin apparaître au-devant de la commissure du périnée la fontanelle antérieure, la suture coronale, le nez, la bouche et le menton.

Les diamètres que ce temps d'extension a eu pour résultat d'amener dans la direction du diamètre coccy-pubien et du diamètre antéro-postérieur de la vulve sont : les diamètres *sous*-occipito-bregmatique d'abord, puis le diamètre *sous*-occipito-frontal, puis le *sous*-occipito-mentonnier, enfin le *sous*-occipito-trachélien.

5o Temps de rotation extérieure de la tête et de rotation intérieure des épaules. Après le temps d'extension que nous venons d'indiquer, l'accouchement est terminé pour ce qui concerne la région du fœtus qui se présentait, et on a pu remarquer que ce sont toujours des *diamètres sous-occipitaux* qui, soit pour le détroit supérieur, soit pour le détroit inférieur, soit pour l'ouverture vulvaire, ont permis à la tête de se dégager.

Il reste à dire le mode d'expulsion des épaules et des hanches du fœtus, les seules parties volumineuses qui ne soient pas encore sorties.

Voici ce qui a lieu : aussitôt que la tête est libre, elle retombe immédiatement comme un corps inerte, le menton au-devant de la commissure antérieure du périnée, et elle reste ensuite quelques instants dans cette situation. Pendant ce temps, les épaules se présentent à peu près transversalement au détroit inférieur; l'épaule droite est à droite, l'épaule gauche à gauche, la droite est cependant un peu plus en avant que l'autre; elles ont donc leur diamètre transverse ou leur plus grand diamètre en rapport avec le plus petit diamètre du détroit périnéal. Or, quand les contractions recommencent après le léger temps d'arrêt que nous avons signalé, qu'arrive-t-il? De même que les contractions, en agissant sur la tête, avaient précédemment fait engager, par l'effet d'un mouvement de rotation, son diamètre antéro-postérieur suivant le diamètre antéro-postérieur du détroit inférieur et de la vulve, de même elles tendent à porter le diamètre transverse des épaules dans la même direction. Mais ce mouvement de rotation s'exécute ici de droite à gauche, pour ce motif que l'épaule droite est la plus rapprochée en réalité de l'arcade pubienne. Sous l'influence d'une douleur, l'épaule droite en effet arrive sous la branche ischio-pubienne droite et se dégage ; l'épaule gauche, par un mouvement opposé, gagne la courbure du périnée ; en même temps la tête, suivant ce mouvement des épaules, tourne elle-même, et l'occiput se place vers la face interne de la cuisse gauche de la mère, la face vers la face interne de la cuisse droite. Enfin, le tronc subit une inflexion sur sa région latérale droite pour s'accommoder à la grande courbure du canal dans lequel il est engagé, l'épaule gauche est expulsée au-devant du périnée, et le reste du tronc suit en décrivant quelquefois une spirale très-allongée (Paul Dubois).

Remarque. Le mouvement de rotation extérieure de la tête a été à tort appelé *mouvement de restitution ;* on croyait alors qu'au moment où la tête exécute son mouvement de rotation intérieure *(3e temps),* les épaules ne participaient pas à ce mouvement. Il y avait donc, dans la rotation extérieure de la tête, *restitution,* c'est-à-dire retour à ses rapports primitifs avec le tronc, ce qui était une erreur.

Pronostic. La position du sommet occipito-iliaque gauche antérieure est extrêmement favorable, et, par sa fréquence et son innocuité pour la mère et pour l'enfant, elle mérite qu'on appelle *accouchements naturels* les accouchements dans lesquels le fœtus se présente dans ces conditions.

2° *Accouchement dans la position occipito-iliaque droite (Variété postérieure).*

Cette position est, par ordre de fréquence, la *seconde* position d'après M. Paul Dubois, et la *troisième* dans la classification de Baudelocque.

Diagnostic. Pour établir cette position, qui est l'opposée de la précédente, il faut, quand on a trouvé la suture sagittale ou les plis qui l'indiquent, chercher la fontanelle occipitale en arrière et à droite vers la symphyse sacro-iliaque; mais, comme on l'atteint avec difficulté à cause de sa position très-profonde, on devra préciser surtout la place de la grande fontanelle qui est à gauche et en avant vers la cavité cotyloïde. Dans les cas douteux, recourir : 1° à l'auscultation, qui permet d'entendre le maximum d'intensité des bruits du cœur à droite et très en arrière; 2° au palper, qui fait sentir en avant et à gauche les saillies irrégulières et très-mobiles formées par les pieds, les genoux, les bras, les coudes, lesquelles distinguent le plan antérieur de l'enfant.

Mécanisme de l'accouchement dans la position occipito-iliaque droite postérieure. Avant le premier temps, les rapports sont les mêmes que ceux qui ont été indiqués pour la position occipito-iliaque gauche antérieure, mais la fontanelle postérieure est en arrière et la bosse pariétale gauche est en avant.

1° **Temps de flexion.** La fontanelle occipitale s'abaisse, et le mouvement de flexion qui rapproche le menton de la poitrine est plus considérable que dans le temps correspondant de la position occipito-iliaque gauche antérieure.

2° **Temps de descente.** Toute la surface du fœtus formée par l'occiput et par la partie supérieure du cou descend dans la courbure de la symphyse sacro-iliaque droite.

3° **Temps de rotation.** Il est extrêmement long à cause de la distance qui sépare l'occiput de la symphyse pubienne; souvent il commence avant la fin du temps de descente et il se produit de droite à gauche. On peut, au moyen du toucher, constater que la fontanelle occipitale, qui est d'abord placée en arrière, se rapproche de plus en plus de la symphyse pubienne à chaque contraction nouvelle; l'auscultation démontre aussi que le tronc accompagne la tête dans ce mouvement considérable, et les bruits du cœur présentent à la fin leur maximum d'intensité en avant et à droite.

4° **Temps d'extension.** Il se passe comme il a été dit ci-dessus.

5° Temps de rotation intérieure des épaules et de rotation extérieure de la tête. C'est l'épaule gauche qui est la plus rapprochée de la symphyse pubienne et qui se dégage la première sous l'arcade. Enfin l'occiput est tourné à droite, et la face regarde la cuisse gauche de la mère.

Pronostic. On considère les positions occipito-postérieures comme les moins favorables pour la mère et pour l'enfant; la mère surtout peut être menacée d'une déchirure du périnée. Cela est vrai, mais seulement dans le cas où le travail ne s'accomplirait pas suivant la règle générale que nous venons de décrire. Il faut savoir en effet que, par anomalie de mécanisme, le mouvement de rotation ne s'exécute pas toujours comme nous l'avons indiqué; l'occiput se place dans la courbure du sacrum et se dégage dès lors dans cette condition. Cela arrive même si fréquemment, que BAUDELOCQUE et les accoucheurs qui l'ont suivi jusqu'à NÆGELÉ avaient considéré ce fait comme étant le résultat d'un mécanisme régulier. Il faut donc se tenir en garde contre ce mode de dégagement de l'occiput, en surveillant la position que prend successivement la fontanelle occipitale. Mais, en dehors de cette anomalie dont nous reparlerons, la position occipito-postérieure n'est pas ordinairement plus dangereuse que les autres, et l'accouchement n'exige alors que des efforts plus considérables de la mère, à cause de l'étendue du temps de rotation.

3° *Accouchement dans les positions occipito-iliaques droites ou gauches (Variété transversale).*

Ces accouchements ne présentent aucune particularité qui n'ait été signalée dans les paragraphes précédents.

4° *Conduite de la sage-femme dans les accouchements avec présentation franche du sommet.*

Le rôle de l'accoucheur dans la présentation franche du sommet est à peu près passif, et le précepte général est celui-ci : *savoir attendre.* Mais ici se place l'étude des règles de conduite que doivent tenir le médecin ou la sage-femme dans les accouchements en général, et nous allons les indiquer immédiatement avant d'insister sur les particularités exigées par la présentation qui nous occupe.

a. Conduite de la sage-femme chez une femme qu'elle ne connaît pas.

Lorsqu'on est appelé pour une femme en travail, il faut emporter sa trousse, et être disposé à rester auprès de la malade autant qu'il sera nécessaire.

Puis, en arrivant auprès de la femme, si on ne la connaît pas, on cherchera à résoudre immédiatement les questions suivantes :

1° La femme est-elle enceinte ?

2° Est-elle à terme ?

3° Est-elle en travail ?

La femme est enceinte si l'utérus est volumineux, si à travers les parois abdominales on reconnaît des parties fœtales, si au toucher on rencontre une région quelconque de l'enfant, la tête ordinairement, s'il y a bruit de souffle et bruits du cœur, si l'aréole est mouchetée et noire, etc., etc. *La femme est à terme* si en l'interrogeant sur la dernière période menstruelle on compte depuis cette époque neuf mois révolus, si le volume du ventre s'est abaissé depuis quinze jours ou trois semaines au plus, si le segment inférieur de la matrice déprimé par la tête du fœtus plonge dans l'excavation, si le col est effacé, si l'orifice utérin est un peu ouvert et mou, etc. *La femme est en travail* si les douleurs se reproduisent par intervalles plus ou moins réguliers, si ces douleurs font ceinture, si pendant qu'elles se manifestent le globe utérin durcit, si les membranes se tendent et bombent à travers le col effacé, etc. Il faut savoir cependant qu'il y a des cas où ces phénomènes s'observent après des excès de coït sans que l'accouchement suive son cours, mais alors l'erreur est rarement de longue durée.

b. Conduite de la sage-femme quand elle a reconnu que la femme est en travail. — Diagnostic de la présentation et de la position.

Si l'on a reconnu que la femme est en travail, on s'installera auprès d'elle, et on lui causera en l'observant avec soin; on lui demandera si elle a eu un ou plusieurs enfants, comment se sont passés les accouchements antérieurs, si leur marche a été lente ou rapide, quelles ont été les suites; on s'assurera ensuite par l'auscultation si l'enfant est encore vivant, et par les réponses de la femme si elle a senti depuis peu de temps les mouvements actifs.

On touchera alors, mais dans l'intervalle d'une douleur d'abord, car le toucher pendant une contraction est douloureux toujours et la malade peut accuser pour ce premier examen l'inexpérience de la sage-femme. Pendant ce toucher, on s'assurera de l'état du vagin, de l'état des parois du bassin, de la présentation de l'enfant, des caractères du col pour savoir si la femme a déjà eu des enfants. Le toucher est incomplet si on n'a pas déterminé le degré de dilatation du col et l'intégrité ou la non-intégrité des membranes; en outre, ce toucher incomplet peut induire l'accoucheur en erreur, car, en trouvant la tête du fœtus très-basse à travers un segment inférieur de la matrice très-mince, on pourrait être porté à croire, si l'on ne connaît pas le degré de dilatation du col, que le travail est près de sa fin déjà quand il commence au contraire à peine.

Tant que les membranes ne sont pas rompues il est inutile de chercher à connaître la position, et il suffit d'avoir déterminé exactement la présentation de l'enfant. Mais si on n'avait pas acquis cette certitude, on devrait avoir recours à tous les moyens possibles pour l'obtenir rapidement et avec précision. En effet, quand on ne trouve pas aisément la partie fœtale, il y a le plus souvent présomption d'accouchement mauvais, soit parce que le bassin est étroit, soit parce qu'il y a difformité ou excès de volume du fœtus, soit parce que la région fœtale qui se présente n'est ni l'extrémité céphalique ni l'extrémité pelvienne, etc. Il faut donc agir comme si la présentation était peu favorable. Alors faire coucher immédiatement la femme sur le dos, soulever le siége avec un coussin pour placer les muscles dans le relâchement et pour permettre à la main qui touche de déprimer fortement le périnée, faire fléchir les cuisses sur le bassin, etc. — Prier ensuite la femme de ne faire aucun effort pendant l'examen. — Puis se placer à droite ou à gauche de la patiente dans une position convenable et sans fatigue pour se livrer à un examen attentif. — Enfin, introduire hardiment un ou deux doigts dans le vagin et même une main, tandis que l'autre pèse sur le fond de l'utérus. Ne pas terminer l'exploration avant de connaître la présentation, et, si c'est le sommet qui se présente, les motifs principaux pour lesquels la partie fœtale restait élevée, etc.

c. Préparation du lit sur lequel la femme doit accoucher.

C'est seulement après avoir acquis la preuve que l'accouchement doit avoir lieu qu'on disposera le lit sur lequel se placera la femme pendant le travail ou à la fin du travail seulement. En Angleterre, les femmes se couchent sur le côté et tournent le dos à l'accoucheur ; en Allemagne, on accouche sur une chaise, et les déchirures du périnée y sont assez fréquentes ; en France, on place les femmes dans le décubitus sur le dos. Mais le lit sur lequel on accouche ne doit pas être celui dans lequel la femme se reposera après le travail. On choisit au contraire un lit de sangle un peu dur ; on dispose un point sur lequel reposera le siége de la femme, un corps solide, résistant, comme une planche, un registre, etc. ; on étend sur le lit un matelas, et par dessus une toile cirée, s'il est possible, pour garantir celui-ci du contact du sang qui doit s'écouler ; on y ajoute, dans le même but, des draps pliés en plusieurs doubles ; puis on étale en outre un drap ordinaire et une serviette mobile qui puisse être renouvelée au besoin; on place enfin un simple oreiller ou un traversin comme dans un lit ordinaire.

d. Conduite de la sage-femme pendant la période de dilatation du col.

Le travail est commencé; que doit faire la sage-femme? C'est à elle qu'il appartient d'exciter la patience de la femme et de remonter son moral; elle éloignera d'abord les personnes qui, soit par leurs observations, soit par leur caractère, lui paraîtraient être l'objet d'une répugnance plus ou moins méritée. Elle se placera ensuite auprès de la femme, l'accompagnant et la soutenant dans ses promenades autour de la chambre, s'arrêtant quand elle s'arrête et se reposant quand elle se repose; elle ne devra pas dormir au milieu des douleurs préparantes, toujours agaçantes et toujours vives, car c'est pendant leur manifestation surtout que la femme a besoin de secours moral. Si le col ne se dilate pas, on fera sagement d'ordonner d'abord un lavement d'eau tiède pour vider l'intestin, puis de pratiquer une douche utérine sur le col même de la matrice, ce qui remplace avec avantage les bains ordonnés en pareil cas.

Toutefois dans toute cette période on s'abstiendra de toucher souvent, puisque le seul renseignement qu'on puisse obtenir, le diagnostic de la présentation, est présumé actuellement connu.

e. Conduite de la sage-femme quand la dilatation est complète.

Quand la poche des eaux bombe et menace rupture, quelques médecins conseillent de prévenir les femmes primipares de ce qui va se passer, pour qu'elles ne s'effraient pas de la brusque sortie d'une abondante quantité de liquide. D'autres font en outre coucher immédiatement sur le lit spécial qui a été préparé, dans le but, d'une part d'examiner de nouveau la femme pour connaître la position exacte de l'enfant avant la formation de la bosse sanguine, et d'autre part d'empêcher le travail de se précipiter d'une manière dangereuse pour les parties génitales. Alors, en effet, la période d'expulsion commence souvent, et cette période sera plus ou moins longue, plus ou moins grave, suivant la position du fœtus.

Dans les présentations franches du sommet, cette période sera ordinairement très-rapide, et il est à peu près exact de dire qu'il faut deux ou trois fois moins de temps pour que l'accouchement se termine alors qu'il n'en a fallu pour l'amener à ce degré. Faut-il cependant en prévenir les parents et la femme? Oui, chez une femme qui a déjà eu des enfants; non, chez une primipare; car il arrive fréquemment chez ces dernières, à cause de la rigidité des parties génitales, que le travail se prolonge beaucoup plus qu'on pouvait le présumer.

Après la rupture de la poche commence pour l'accoucheur un rôle qui varie suivant la position de l'enfant; dans les positions occipito-antérieures, il est à peu près inutile de toucher la femme. Il n'en est pas de même dans les positions occipito-postérieures. Il faudra alors chercher à atteindre et à bien reconnaître la fontanelle occipitale pour bien apprécier le mouvement de rotation qui doit s'exécuter. S'il ne s'exécutait pas (V. *anomalies dans le mécanisme*), il faudrait attendre très-longtemps, et même une application du forceps pourrait devenir indispensable. D'un autre côté, la sage-femme doit être prévenue que, pour juger de l'étendue du temps de descente, ce n'est pas sur la position occupée par le pariétal antérieur qu'elle doit se fonder, mais au contraire sur celle du pariétal postérieur. La partie du fœtus située en avant est toujours très-basse et près de sortir, quand au contraire la partie située en arrière est encore très-élevée. On peut affirmer seulement la prompte terminaison du travail quand la tête apparaît entre les lèvres et fait bomber le périnée et l'anus.

f. Conduite de la sage-femme pendant l'expulsion de l'enfant.

Alors les sages-femmes inexpérimentées s'effraient souvent. Il ne faut sous aucun prétexte laisser la femme se lever; il faut refuser de la laisser aller à la garde-robe, car il n'y a pas besoin réel. On prendra alors un siége à droite de la malade pour que la main droite de l'accoucheur soit libre de ses mouvements ; on passera le bras droit sous le jarret de la patiente ; on découvrira les parties génitales pour que le périnée soit mis à nu ; d'un autre côté, on enveloppera d'étoffes de laine les jambes et les cuisses pour garantir ces parties du froid. Ensuite à chaque douleur on portera la main droite au périnée, le pouce en dessus, le petit doigt en arrière, la face palmaire embrassant la vulve. Si la tête s'avance trop à une première douleur, on s'opposera à sa sortie même en comprimant aussi avec la main gauche, et on insistera vivement pour que la femme ne pousse pas ; à une seconde douleur on pressera moins fortement et on soutiendra le périnée plus mollement comme si la main ne formait sur lui qu'une véritable doublure, mais on comprimerait encore si la dilatation paraissait trop exagérée et trop rapide. Enfin, au moment où l'extension se complète, on lubréfiera les parties avec de l'huile versée entre les grandes lèvres pour faciliter le glissement de la tête, et avec la main on pressera sur le périnée d'avant en arrière pour aider au mouvement de la tête en sens opposé. On envisagera sans effroi le large anneau blanchâtre formé par la vulve amincie.

Quand la région fœtale qui se présentait est expulsée, le reste du fœtus suit rapidement comme nous l'avons dit plus haut (V. 5e *temps)* ; mais l'accoucheur a encore à intervenir. Il se place d'abord vis-à-vis de la femme ; puis, d'une part avec la main gauche il soutiendra le front du fœtus pour empêcher la bouche et le nez de baigner dans l'eau et dans le sang qui s'écoulent de la vulve ; d'autre part avec la main droite il s'assurera, en passant l'indicateur entre le cou de l'enfant et la vulve, qu'il n'existe pas de circulaires du cordon autour du cou. Si le cou est comprimé par ces circulaires, il engagera le doigt autour de l'une d'elles et fera une anse très-large ; puis il attendra. Enfin, quand les épaules se dégageront, on soutiendra encore le périnée ; mais on laissera sortir d'eux-mêmes et sans traction le tronc et l'extrémité pelvienne.

B. **Accouchements avec présentation franche de la face.**

Définition. On appelle présentation franche de la face la présentation dans laquelle le centre environ de la région faciale correspond au centre du détroit abdominal.

Cette présentation a lieu quand la tête est défléchie, c'est-à-dire renversée sur le plan postérieur du fœtus.

Classification des positions. On classifie les positions de la face en indiquant les rapports du menton avec l'une ou l'autre moitié, droite ou gauche, du détroit abdominal. Il y a ainsi deux positions principales : la première est la *position mento-iliaque droite,* la seconde est la *position mento-iliaque gauche.* Mais, pour mieux préciser la position primitive occupée par le menton, on ajoute au nom de la position les mots *antérieure, transversale, postérieure,* pour faire comprendre qu'il est dans le détroit supérieur en *avant,* ou en *travers,* ou en *arrière.*

Fréquence des présentations de la face. Les présentations de la face sans être absolument rares ne sont pas cependant très-communes. Mme Boivin en a compté 74 cas sur 20,517 accouchements. M. Paul Dubois en a observé 85 cas sur 24,539 accouchements. M. Moreau en indique 352 cas sur 82,164 accouchements par l'extrémité céphalique. Cela donne environ 1 cas sur 217 accouchements (Lachapelle) ou 1 cas sur 300 (Cazeaux).

Fréquence relative des positions. La fréquence relative des positions de la face est moins nettement démontrée par les statistiques que celles des présentations du sommet. Sur 246 présentations de la face, M. Moreau note 141 fois menton à droite, et 105 fois à gauche. Mme Lachapelle, sur 103 présentations de la face, compte 58 fois menton à droite, 45 fois menton à gauche. Enfin M. Paul Dubois, sur 85 présentations, a observé 45 fois menton à droite et 38 fois menton à gauche.

Fréquence relative des variétés de position. La position mento-iliaque droite est donc la plus commune. Mais, des variétés, quelle est la variété de position la plus fréquente, antérieure, transversale ou postérieure? Pour BAUDELOCQUE et son école, la première position de la face était celle où le menton regarde le sacrum. Or, en considérant que le travail dans ce cas est extrêmement long et difficile, on s'explique qu'on ait placé longtemps les accouchements par la face parmi ceux qui exigent constamment l'intervention de l'accoucheur. D'un autre côté, il convient de distinguer les présentations de la face, au point de vue de la fréquence relative des variétés de position, en *présentation primitive* et en *présentation secondaire.* Ainsi, toutes les fois, dit Mme LACHAPELLE, qu'il y a position diagonale de la face, c'est-à-dire mento-iliaque oblique, il y a présomption que la présentation primitive de l'extrémité céphalique était le sommet, et que la présentation de la face a eu lieu secondairement par suite d'une déflexion de la tête dans les préliminaires du travail. Au contraire, dans la présentation primitive de la face, la position du menton est ordinairement transversale, la forme du détroit supérieur s'accommodant mieux dans cette direction avec la forme et avec les diamètres de la face.

Causes. Les causes des présentations de la face sont différentes, suivant qu'il y a présentation primitive ou présentation secondaire. Quand la face se présente d'emblée au détroit supérieur, ce qui est rare (Mme BOIVIN et Mme LACHAPELLE en ont observé trois cas sur le cadavre d'une femme grosse), on a dit que cela tenait à des obliquités de l'utérus ou à une obliquité de l'enfant dans le sein de la mère. On explique mieux la présentation secondaire en réfléchissant : 1° que le diamètre vertical de la tête va du sommet à la partie antérieure de l'articulation occipito-altoïdienne ; 2° que toute pression exercée sur le sommet et en avant le fléchit ; 3° que toute pression exercée sur le sommet et en arrière produit l'extension, ce qui amène la présentation dont nous parlons.

Diagnostic de la présentation de la face. Le toucher est le seul moyen de diagnostic direct des présentations de la face; le palper et l'auscultation servent seulement à déterminer la situation de l'extrémité céphalique du fœtus.

Avant la rupture des membranes, comme la face ne s'engage pas dans l'excavation pelvienne ainsi que cela a lieu pour le sommet, la partie fœtale reste très-élevée et difficile à atteindre. Le doigt rencontre ordinairement une seule partie arrondie, lisse et résistante, c'est le front, et on pourrait croire alors à une présentation du crâne. L'erreur ne se produira pas si on considère que cette surface a très-peu d'étendue, et qu'au-delà, quand les membranes sont peu tendues, on ne sent plus rien que des inégalités fort douteuses. Le diagnostic reste ainsi très-difficile, et dans 85 cas M. PAUL DUBOIS annonça seulement 49 fois la présentation avant la rupture des membranes.

Le diagnostic est plus net après la rupture de la poche, mais il faut l'établir avant l'infiltration sanguine de la face et avant la compression exercée sur cette partie, ce qui modifie singulièrement sa forme. Si la face se présente, on devra reconnaître : 1° sur l'un des côtés du bassin, le front formant une surface arrondie, lisse, solide, traversée par une suture; 2° au-delà, la racine du nez représentant une dépression transversale suivie d'une saillie; 3° de chaque côté de cet enfoncement, les yeux donnant la sensation de corps molasses qu'entoure un cercle osseux; 4° au-delà encore, le nez, appendice un peu mobile, au-dessous duquel on trouve deux excavations à côté l'une de l'autre, les narines; 5° enfin, la bouche et le menton, ce dernier présentant un relief osseux au-dessus d'une fente transversale dans laquelle le doigt s'introduit et peut sentir aisément les rebords alvéolaires et la langue.

Quand la face est déjà tuméfiée, le diagnostic est d'une plus grande difficulté, et plus d'une erreur ridicule (LACHAPELLE) a été commise par des accoucheurs expérimentés.

Alors, en effet, le nez disparaît entre deux tumeurs arrondies et volumineuses formées par les joues; les commissures des lèvres se rapprochent; en outre, celles-ci se froncent et se renversent; la fente transversale qui représente la bouche devient allongée dans le sens du sillon placé entre les tumeurs précédentes. Ainsi les joues simulent les deux reliefs formés par les fesses; le nez peut être pris pour le clitoris; la fente buccale, dans laquelle le doigt s'introduit aisément, est prise pour l'ouverture anale; enfin la tuméfaction des paupières représente les parties génitales d'un enfant féminin. Mais on devra se rappeler que l'anus forme une ouverture contractile et résistante; — qu'il s'en écoule du méconium; — que le doigt introduit dans cette ouverture est toujours teint d'une certaine quantité de cette substance; — que la bouche est au contraire large et béante; — qu'elle est limitée par les rebords alvéolaires; — enfin, qu'on peut toujours y reconnaître la langue. — Les faits de succion opérés par la bouche de l'enfant sur le doigt de l'accoucheur sont trop rares pour que ce signe puisse servir encore à éclairer le diagnostic des cas douteux.

Diagnostic des positions de la face. Comme dans les positions de la face la situation du menton sert à dénommer la position, c'est sur lui qu'il faudrait porter son attention s'il n'était pas ordinairement très-difficile à atteindre. Dès lors, on a cherché des points de repère plus rapprochés et suffisamment précis. Ainsi, on a indiqué de déterminer la position du front; si le front est à gauche, le menton est à droite. Il n'en est plus de même quand la face est complétement engagée; comme le front disparaît et n'est plus reconnaissable sur une assez grande étendue, on doit chercher la position de la bouche; si la bouche est à droite, le menton est à droite. Enfin, quand la dilatation est complète et quand le doigt peut circonscrire toutes les parties de la face, on a conseillé de déterminer la position des narines; si les narines regardent à droite, le menton est à droite, etc.

1° *Accouchement dans la position mento-iliaque droite (Variété transversale).*

La variété de position que nous allons prendre comme type de notre description du mécanisme de l'accouchement par la face est celle qu'on rencontre le plus souvent dans la présentation primitive de cette partie du fœtus. En outre, quand la présentation est secondaire, la position mento-iliaque droite est encore la plus fréquente, et il y a seulement, entre la variété transversale et celle-ci, cette différence que dans cette dernière la ligne mento-faciale est un peu dans la direction du diamètre oblique gauche du détroit abdominal. Cela modifie seulement un peu la position relative des points de repère de la face, mais ne change en rien le mécanisme du travail.

Diagnostic. Nous avons dit qu'il fallait chercher : 1° la position occupée par le front ; 2° la situation de la bouche et du menton ; 3° la direction des narines. La tête est si élevée avant la rupture des membranes qu'on trouve seulement au côté gauche de la mère la tumeur formée par le front du fœtus. Puis, en allant de gauche à droite, on ne rencontre plus rien que des anfractuosités rendues méconnaissables à cause de la grande quantité de liquide interposée entre la partie fœtale et la poche des eaux. On peut cependant atteindre, en soulevant avec précaution le bord antérieur de l'orifice, la joue droite de l'enfant, très-inclinée en avant à cause de l'inflexion de la tête sur l'épaule située en arrière ; quelquefois même, quand la tête est un peu basse, on a pu toucher une partie de l'oreille, et Nægelé a prétendu ainsi que la ligne médiane mento-faciale regardait en arrière dans la direction de la seconde pièce du sacrum. Enfin, c'est seulement après la rupture des membranes qu'on cherchera le menton et la bouche, situés dans la moitié latérale droite du détroit supérieur, le nez placé au centre, mais regardant en arrière, les narines tournées du côté droit, etc.

Mécanisme. Les cinq temps du mécanisme de cet accouchement portent les noms suivants : 1° le temps d'amoindrissement des parties s'accomplit par une déflexion complète de la tête et s'appelle *temps d'extension ;* 2° *le temps de descente* conserve ce nom, mais il n'est pas aussi étendu que dans la présentation du sommet, pour ce motif que le cou de l'enfant ne mesure en avant que 4 à 5 centimètres, et que le temps de descente porté au-delà ne peut engager dans l'excavation le haut de la poitrine du fœtus, augmenté de la présence de l'occiput renversé sur le dos ; 3° le troisième temps se confond ainsi de bonne heure avec le second et il s'appelle *temps de rotation intérieure de la tête;* il a pour but d'amener le menton en avant, ce qui permet au devant du cou de correspondre avec la paroi la moins haute de l'excavation, et d'autre part au menton de se dégager au-dessous de l'arcade pubienne; 4° le quatrième temps est celui par lequel la partie fœtale se dégage du bassin en suivant la courbure du bassin osseux et du bassin charnu; c'est ici un véritable temps *de flexion;* 5° enfin le cinquième temps s'exécute comme dans la présentation du sommet ; il est indiqué par *un temps de rotation extérieure de la tête,* et il démontre *la rotation intérieure des épaules.*

Entrons dans quelques détails sur ce mécanisme :

1° Temps d'extension. Le temps d'extension ne se produit qu'après la rupture des membranes, parce que la partie fœtale est restée jusque-là très-élevée. En effet les diamètres qui tendaient à s'engager au détroit supérieur sont très-étendus, et, suivant que l'extension de la tête sera plus ou moins considérable, on trouvera à la présentation, soit le *mento-occipital,* soit le *mento-bregmatique,* soit le *mento-frontal.* Les contractions utérines portent ainsi presque exclusivement sur les parois de l'œuf, le col se dilate alors lentement ; enfin, après une dilatation exagérée, la poche éclate avec bruit et la circonférence de la face abaissée répond plus ou moins exactement à l'entrée du bassin. Mais les pressions exercées par la matrice sur le corps de l'enfant ont lieu dans la direction d'un diamètre étendu de la pointe du coccyx au milieu de la face environ. Ainsi, à mesure que les contractions engagent cette partie dans le détroit abdominal, elles forcent le front à remonter, rapprochent l'occiput de la région dorsale sur laquelle il appuyait déjà, et quelquefois le rapprochement forcé de ces deux parties a pour effet de produire une véritable enchymose du dos. Il en résulte à la longue un amoindrissement d'autant plus grand que le diamètre primitif était plus étendu. Enfin la présence du diamètre sous-mento-frontal parallèlement au diamètre transverse est la conséquence de ces efforts (Pajot).

2° **Temps de descente.** Alors devrait s'exécuter le temps de descente : mais on se ferait une fausse idée du mécanisme de l'accouchement par la face si on croyait que les temps sont ici limités aussi régulièrement que dans les accouchements par le sommet. La face s'abaisse de quelques centimètres seulement. Bientôt, en effet, le devant du cou est descendu sur les parois latérales droites de l'excavation autant que son étendue le lui permet. D'une part, de ce côté la partie supérieure de la poitrine correspond à l'extrémité droite du diamètre transverse, et d'autre part à l'extrémité gauche du même diamètre vont se présenter successivement le sommet et l'occiput. Alors le mouvement de descente est interrompu et le troisième temps commence.

3° **Temps de rotation intérieure.** Ce troisième temps a une plus grande importance dans les présentations de la face que dans les présentations du sommet, car, sans mouvement de rotation qui amène le menton sous la symphyse pubienne, il n'y a pas probabilité d'accouchement spontané par la face. D'abord les contractions utérines, agissant sur toutes les parties du fœtus, amènent à peu près sur le même plan les deux joues. La joue droite, placée derrière la symphyse pubienne, est toutefois constamment un peu plus basse, et c'est elle qui est le point de départ de la tuméfaction séro-sanguine qui doit envahir successivement toute la face, sauf la partie la plus reculée de la joue gauche. Puis, à chaque douleur, le tronc du fœtus est peu à peu ramené en avant, et le menton, s'avançant par un mouvement de va et vient, passe en avant des ligaments sacro-sciatiques, parcourt la face postérieure de la fosse obturatrice, arrive derrière la branche ischio-pubienne. Enfin, dans un dernier effort, le devant du cou correspond à la symphyse pubienne, et le menton, qui occupe la partie la plus déclive, dépasse la partie inférieure de cette symphyse. Le mouvement de progression en avant et en bas est arrêté quand le thorax appuie contre la partie supérieure des pubis.

4° **Temps de flexion.** Dans la nouvelle position occupée par la face, plusieurs avantages ont été obtenus : 1° le menton a franchi l'excavation et il est libre sous la symphyse pubienne; 2° les diamètres qui passeront successivement sont ainsi diminués notablement puisque la saillie du menton ne fera plus obstacle; 3° les grands diamètres de la tête, sous-mento-facial, sous-mento-bregmatique, sous-mento-occipital, correspondent au diamètre coccy-pubien, c'est-à-dire au plus grand diamètre du détroit périnéal; 4° le diamètre bi-acromial correspond au diamètre transverse du détroit supérieur. Dans ces conditions, les contractions utérines qui poussent en bas forcent les épaules à descendre dans l'excavation, l'occiput comprimé par celles-ci s'abaisse, le menton descend un peu en avant; puis, à des contractions nouvelles, le haut de la poitrine s'engage davantage, le tronc s'infléchit en avant pour suivre la courbure du canal pelvien, le front fait bomber fortement le périnée; enfin, dans les derniers efforts, on voit se dégager successivement au-devant du périnée le front, le bregma et l'occiput; la tête retombe alors par son propre poids au-devant de l'anus, et l'expulsion de la face est terminée.

5° **Temps de rotation extérieure de la tête et intérieure des épaules.** Comme ce temps s'exécute de la même manière que celui qui a lieu dans les présentations du sommet (V. p. 191), nous avons seulement à noter ici qu'il s'accomplit en portant la face vers l'aîne droite de la mère comme si l'enfant se dégageait en occipito-iliaque gauche.

Pronostic. On considère aujourd'hui l'accouchement par la face comme peu dangereux. Sur 72 cas de *mento-iliaque droite* ou de *mento-iliaque gauche,* Mme LACHAPELLE en vit 42 se terminer spontanément. M. PAUL DUBOIS s'abstint d'intervenir dans presque tous les cas et fut plus heureux; sur 85 cas, il ne fit que 8 fois l'accouchement artificiel: 2 fois parce que le bras s'engageait avec la face, 5 fois à cause de la résistance des parties génitales, 1 fois parce que le fœtus avait cessé de vivre. M. JACQUEMIER a noté d'un autre côté que, sur 88 accouchements par la face terminés spontanément, on amena seulement 5 enfants morts. Toutefois, il importe à la sage-femme de savoir que la face arrive noire et monstrueuse à cause de l'infiltration sanguine considérable qui survient pendant le travail; mais elle ne doit pas s'en effrayer. Elle ne se préoccupera pas non plus de l'extension forcée que conserve la tête de l'enfant pendant quelques jours. Ces phénomènes ne sont pas de longue durée, et on devra avertir les parents de la production de pareilles difformités et de leur disparition rapide.

2° *Accouchement dans la position mento-iliaque gauche (Variété transversale).*

Quand l'enfant se présente en position mento-iliaque gauche, on observe plutôt la variété oblique et antérieure que la variété transversale proprement dite, et cela indique nettement qu'elle est une déviation de la position occipito-iliaque droite postérieure.

Diagnostic et mécanisme. Mais il n'est utile de rappeler ni le mode de diagnostic de cette position de la face ni son mécanisme. — On trouve la bouche à gauche et un peu en avant. — La tête tourne de gauche à droite quand elle exécute son mouvement de rotation. — Après le cinquième temps, la face regarde la cuisse gauche de la mère.

Pronostic. Le pronostic est peut-être un peu plus favorable que dans la position mento-iliaque droite, qui est ordinairement postérieure. Dans la mento-iliaque gauche, le menton est en effet placé ordinairement un peu en avant, et le mouvement de rotation qui l'amène sous le pubis est beaucoup moins difficile parce qu'il est beaucoup plus court.

3° *Conduite de la sage-femme dans les présentations de la face.*

BAUDELOCQUE conseillait dans les cas de présentation de la face, et aussitôt qu'on s'apercevait de cette présentation, de pratiquer l'une des deux opérations manuelles suivantes : 1° aller chercher les pieds du fœtus ; 2° convertir la présentation de la face en présentation du sommet en opérant sur la face pour fléchir la tête. M. CAZEAUX a émis aussi une opinion analogue, mais pour les cas seulement où le menton est en variété postérieure ; toutefois il préfère un autre moyen de convertir la présentation de la face en présentation du sommet, cela consiste à opérer sur l'occiput et à l'abaisser. Nous parlerons, à propos des anomalies de mécanisme, de chacun de ces procédés ; mais nous conseillons comme règle générale de ne pas précipiter les manœuvres, attendu que le mouvement de rotation qui rétablit les conditions favorables ne manque pas de s'accomplir dans la plus grande majorité des cas, 99 fois sur 100, dit M. PAJOT (V. *pronostic,* page 209).

C. **Accouchement avec présentation franche de l'extrémité pelvienne.**

Définition. On appelle présentation franche de l'extrémité pelvienne la présentation dans laquelle le centre de la région pelvienne du fœtus se rencontre au centre du détroit abdominal.

On doit réunir sous le même nom les présentations du siége, des pieds et des genoux, dont BAUDELOCQUE avait fait des présentations spéciales. Il importe peu, en effet, pour le mécanisme de l'accouchement, que les pieds ou que les genoux soient plus abaissés que le siége, si le centre de la région pelvienne proprement dite vient correspondre en réalité au centre du détroit abdominal lorsque les parties précédentes seront descendues à la vulve. Nous aurons cependant, à propos du diagnostic et de la conduite de l'accoucheur, à indiquer les particularités que motive chacune de ces variétés de la présentation principale.

Classification des positions. Le sacrum est la partie de l'extrémité pelvienne qui sert à dénommer les positions de l'enfant dans cette présentation, et il y a deux positions principales : 1° *position sacro-iliaque gauche ;* 2° *position sacro-iliaque droite.* Chacune d'elles se subdivise en outre en trois variétés : *antérieure, transversale, postérieure,* suivant que le sacrum est en avant, en travers ou en arrière. Mais il est inutile, comme l'ont imaginé certains accoucheurs, de faire des positions distinctes pour les pieds et pour les genoux. Ainsi la position du tibia ne sert plus à établir la position des genoux puisqu'on peut en déduire la situation du sacrum ; celle du calcanéum, pour les pieds, est aussi sans importance, puisqu'on sait que le sacrum est dirigé du même côté. On ne doit plus dire *position tibio-iliaque gauche* ou *tibio-iliaque droite, position calcanéo-iliaque,* etc. ; on dira, au lieu de position tibio-iliaque gauche, *position sacro-iliaque droite ;* au lieu de position tibio-iliaque droite, *position sacro-iliaque gauche ;* enfin, au lieu de position calcanéo-iliaque, on dira *position sacro-iliaque,* à laquelle on ajoutera les mots droite ou gauche, suivant que le calcanéum sera à droite ou à gauche.

Fréquence des présentations de l'extrémité pelvienne. Les présentations de l'extrémité pelvienne ne sont pas fréquentes, quoiqu'elles soient les plus communes après les présentations du sommet. Sur 20,517 accouchements, Mme Boivin en a noté 611, et M. Paul Dubois 85 sur 2,000.

Fréquence relative des variétés de la présentation pelvienne. De toutes les présentations du pelvis, la plus commune est celle dans laquelle l'extrémité pelvienne est complète, c'est-à-dire formée du pelvis et des membres abdominaux réunis. Su 804 présentations de l'extrémité pelvienne, Mme Lachapelle vu 492 fois les fesses être expulsées les premières; M. Pau Dubois a observé la même chose 54 fois sur les 85 cas in diqués plus haut.

Au contraire, les présentations de l'extrémité pelvienn défléchie ont été moins fréquentes : ainsi les pieds son descendus les premiers 303 fois sur 804 (Lachapelle); 26 foi sur 85 (Paul Dubois). Quant aux genoux, ils se présenten si rarement, que Mme Lachapelle en a vu 11 cas seulemen dans une pratique de 37,895 accouchements, et que M. Morea en note 21 cas sur une statistique de 84,395 accouchements

Fréquence relative des positions. Il reste à indiquer la fréquence relative des positions. Or, la plus commune est la position sacro-iliaque gauche avec variété antérieure. Sur les 804 présentations pelviennes de Mme Lachapelle, il y eut 516 positions sacro-iliaque gauche, et Nægelé a trouvé, sur 163 présentations de l'extrémité pelvienne, 121 fois la position sacro-iliaque gauche antérieure. Quant aux positions sacro-iliaque droites, elles sont ordinairement postérieures; Mme Lachapelle en observa 278 et Nægelé en indique 43. Il faut reconnaître cependant que les positions directes du sacrum, soit derrière le pubis, soit au-devant de l'angle sacro-vertébral, ne sont pas absolument impossibles.

Causes. Les accoucheurs du dernier siècle expliquaient la présentation de l'extrémité pelvienne en disant tout simplement qu'un obstacle avait empêché le fœtus d'opérer la culbute (V. page 124). La cause la plus probable est la suivante : Jusqu'au huitième mois, l'enfant flotte assez librement dans l'utérus; sa tête peut donc, dans quelques mouvements de la mère, se porter vers le fond de l'organe, et, si l'enfant a déjà un certain volume, peut-être son grand diamètre occipito-coccygien ne pourra repasser à travers les petits diamètres de la cavité utérine. L'enfant conservera cette position nouvelle, et l'extrémité pelvienne viendra, au moment de l'accouchement, se présenter au passage. Cette explication en vaut une autre, dit Mme LACHAPELLE, et il n'y a pas de raison pour la rejeter. Toutefois, on a remarqué que les présentations de l'extrémité pelvienne sont comparativement très-fréquentes chez les fœtus abortifs. En outre, M. VELPEAU a vu une femme qui est accouchée six fois de cette manière, et il en est beaucoup d'autres, ajoute-t-il, qui ne se délivrent pas autrement.

Diagnostic des présentations de l'extrémité pelvienne. Au point de vue du diagnostic, il faut distinguer les présentations de l'extrémité pelvienne complète des présentations de l'extrémité pelvienne décomplétée. Nous allons chercher à établir d'abord le diagnostic de la première espèce sous le nom de présentation du siége; nous étudierons le diagnostic des secondes sous les noms de présentations des pieds et de présentations des genoux.

a. **Diagnostic de la présentation du siége.** *Avant la rupture des membranes,* il est difficile de reconnaître *au toucher* une présentation du siége. Ainsi, dans les premières heures, on ne peut atteindre la partie fœtale. Plus tard, il est vrai, la partie fœtale descend, mais la tumeur n'est pas résistante et dure; elle est mollasse, et on sent plutôt deux tumeurs qu'une seule. Il faut alors recourir au palper et à l'auscultation, qui fournissent des signes très-importants et qui font découvrir la présentation presque sûrement (CAZEAUX). Pour le *palper,* examiner la femme alternativement ou couchée ou debout.— Chercher à déterminer le point où l'on rencontre la tête, en se guidant d'après les indications données ailleurs déjà (V. page 181). — Savoir que dans la partie supérieure de la matrice elle est fréquemment soulevée par les pulsations de l'aorte, sur laquelle elle repose. — Il n'y aurait d'hésitation pour reconnaître la tête que si le pelotonnement du fœtus sur lui-même était considérable, cas où l'extrémité céphalique pourrait sembler se confondre avec le tronc et ne présenterait pas la mobilité qui la distingue. — Si on ne trouvait nulle part des parties fœtales présentant bien nettement les caractères de la tête, faire lever la femme, et alors cette partie devient apparente, délogée sans doute par le poids du fœtus de la profondeur où elle était cachée. — On établira en outre la présence du siége au détroit abdominal par les caractères suivants: 1° Le pelvis n'est dur et osseux comme la tête qu'en un point assez circonscrit du côté du sacrum; 2° sa forme n'est pas globuleuse; 3° la tumeur qu'il forme offre à peu de distance les unes des autres des parties molles et des parties dures anguleuses; 4° il ne ballotte pas seul sous la pression des mains et il se meut en masse avec le tronc (MATTÉÏ). L'*auscultation* sera enfin le dernier moyen de diagnostic; on rencontrera le maximum d'intensité des bruits dans la moitié supérieure du globe utérin, ce qui ne s'observe que dans les présentations du siége.

Après la rupture des membranes, des signes très-précis signalent la présentation du siége : 1° Très-souvent, immédiatement après la rupture, il s'écoule du méconium, et à chaque contraction ce liquide est plus abondant, plus pur, plus épais; or, quand il s'écoule du méconium et quand on entend des bruits du cœur normaux, on peut affirmer presque à coup sûr une présentation pelvienne; 2° en portant le doigt en haut et en arrière dans l'intervalle des deux tumeurs dont nous avons parlé plus haut, on trouve le sillon des fesses au milieu duquel on rencontre les organes génitaux; 3° quand on peut atteindre l'anus, il est possible d'introduire dans son intérieur l'extrémité de la pulpe du doigt, et celle-ci est retirée plus ou moins souillée de méconium; 4° enfin, en faisant le tour de l'orifice anal et en se servant alternativement des deux mains, on rencontrera bientôt et aisément la pointe du coccyx. On doit recommander à l'accoucheur qui a cru reconnaître les parties génitales de ne pas se prononcer immédiatement sur le sexe de l'enfant; on évitera ainsi, dit Mme LACHAPELLE, la déconvenue d'un accoucheur célèbre qui, après avoir annoncé un prince, mit au monde une princesse.

b. **Diagnostic de la présentation des pieds.** On a souvent indiqué qu'*avant la rupture des membranes* on pouvait diagnostiquer la présentation des pieds à la forme *en boudin* de la poche des eaux. Cela a lieu en effet dans cette présentation, mais comme on l'observe aussi dans les cas de mollesse excessive des membranes, même avec présentation du sommet, on ne doit en rien conclure (CAZEAUX). Il y aura toutefois plus de probabilité si on sent dans cette poche un ou deux petits corps oblongs et mobiles qu'on peut faire ballotter. Enfin, on aura presque certitude si l'on a recours au palper et à l'auscultation comme nous l'avons dit plus haut.

Après la rupture des membranes, le toucher employé seul peut faire reconnaître une présentation des pieds quand les deux membres sont dans le vagin. Mais quand on ne sent qu'un seul pied on peut le confondre avec une main. Or voici les signes donnés par les auteurs pour établir ce diagnostic différentiel : 1° le pied est plus volumineux que la main ; 2° le pied forme un angle droit avec la jambe, tandis que la main se continue avec l'axe de l'avant-bras ; 3° les orteils sont plus courts que les doigts ; 4° en introduisant un doigt entre le gros orteil et l'orteil qui le suit on se sent pressé, tandis qu'entre le pouce et l'index le doigt de l'accoucheur est parfaitement libre. Dans les cas douteux, M. PAJOT conseille enfin de ne pas hésiter à préciser le diagnostic en amenant à la vulve, c'est-à-dire au dehors, le membre dont on veut connaître la nature. D'une part, il sera alors examiné directement et très-aisément avec les yeux ; d'autre part, si l'on avait descendu la main au lieu du pied, on ne se créérait aucun embarras nouveau, soit dans une présentation du tronc, soit dans une présentation céphalique.

c. **Diagnostic de la présentation des genoux.** On a plutôt indiqué les caractères de la présentation des genoux théoriquement que d'après des observations pratiques, puisque sur 43,000 accouchements elle a été constatée 8 fois seulement. Les caractères de cette présentation sont : 1° la forme anguleuse des genoux; 2° la rondeur, la dureté et le volume des membres qui lui font suite; 3° la présence du pli du jarret au-dessus de la saillie anguleuse précédente; 4° la direction transversale et la concavité de ce pli.

Diagnostic des positions de l'extrémité pelvienne. De même que pour les présentations du sommet et de la face on ne peut atteindre au toucher l'occiput et le menton qui servent à dénommer les positions, de même dans les présentations de l'extrémité pelvienne on ne peut ordinairement arriver au sacrum, placé trop en dehors et trop haut le long du rebord du détroit abdominal. On doit, en conséquence, chercher soit des parties situées à côté de lui et dans la même direction comme le coccyx et l'anus, soit des parties placées ou regardant dans une direction opposée comme les parties génitales. Si le coccyx est à gauche et en avant, l'enfant est en position sacro-iliaque gauche, variété antérieure; si le coccyx est à droite et en arrière, l'enfant est en position sacro-iliaque droite, variété postérieure, etc.

Lorsque les pieds sont à la présentation, le sacrum est encore plus difficile à atteindre avec le toucher : alors on reconnaît la position du sacrum en déterminant : 1° quel est le pied qu'on rencontre; 2° dans quelle direction regarde la pointe du pied; 3° en examinant le calcanéum. Si la pointe des pieds regarde à droite, l'enfant est en position sacro-iliaque gauche; si le calcanéum est à gauche, l'enfant est en position sacro-iliaque gauche; enfin, si on veut déterminer où est le pied droit et quel est le pied gauche, il suffit de connaître, en outre des conditions précédentes, la position du gros orteil. Quand on touche la pointe du pied à droite et le gros orteil en arrière, on a affaire au pied gauche; quand on touche la pointe du pied à gauche et le gros orteil en arrière, on a affaire au pied droit, ce qu'il est facile à l'accoucheur de vérifier en disposant ses pieds, par la pensée, dans la position où il a trouvé ceux du fœtus.

Enfin, dans la présentation des genoux, la situation du pli

du jarret ou la saillie de la rotule servent à connaître la position. Le pli du jarret situé sur le plan postérieur du fœtus correspond au sacrum, et la saillie de la rotule placée sur le plan antérieur indique que le sacrum affecte une direction opposée.

1° *Accouchement dans la position sacro-iliaque gauche (Variété antérieure).*

Il est de la plus haute importance de bien connaître le mécanisme de l'accouchement dans la présentation de l'extrémité pelvienne, pour ce motif que ce mécanisme est celui que l'accoucheur devra fidèlement reproduire dans les manœuvres obstétricales dans lesquelles on amène volontairement à la vulve les pieds du fœtus *(version pelvienne)*. Nous choisissons comme type de ce mécanisme la position sacro-iliaque gauche antérieure, la plus fréquente des présentations du pelvis.

Diagnostic. Avant la rupture des membranes, on trouve la partie fœtale si élevée que rien ne démontre la présentation, si ce n'est : 1° la position occupée par la tête dans la région épigastrique, ce que constate le palper ; 2° le maximum d'intensité des bruits du cœur dans la moitié supérieure du globe utérin, ce que découvre l'auscultation. Mais après la rupture des membranes une grande quantité de liquide s'écoule et la partie devient plus accessible. Le toucher rencontre alors derrière la symphyse pubienne la fesse gauche du fœtus, plus inclinée que la fesse droite, et occupant la région la plus déclive. En arrière, et en regard de la troisième pièce du sacrum, est le sillon interfessier, dirigé plus ou moins diagonalement de gauche à droite dans la direction du diamètre oblique gauche. Dans ce sillon on trouve en outre à gauche l'ouverture anale, dans laquelle le doigt pénètre avec difficulté ; plus en dehors de cette ouverture est la pointe du coccyx, reconnaissable d'une part à sa position, et d'autre part à la surface osseuse, inégale, avec laquelle elle se continue en haut. Enfin, en se dirigeant vers la droite, on doit rencontrer les parties génitales. Le diagnostic est complet quand à l'aide du palper on a reconnu le dos de l'enfant regardant à gauche et en dehors, et quand à l'aide de l'auscultation on a constaté le maximum d'intensité des bruits du cœur à gauche et en haut.

Mécanisme. Le travail commence et il se compose de cinq temps qui portent les noms suivants : 1° le premier temps conserve le nom de *temps d'amoindrissement des parties*, que nous avons indiqué dans le mécanisme général de l'accouchement (V. page 172) ; 2° le second temps s'appelle *temps de descente ;* 3° le troisième temps est représenté par *un temps de rotation intérieure du pelvis ;* 4° le quatrième temps, destiné à opérer le dégagement de l'extrémité pelvienne à travers la courbure à concavité antérieure que représente l'axe du bassin, doit être appelé *temps d'inflexion du pelvis en avant ;* 5° enfin le cinquième temps s'appelle *temps de rotation extérieure du tronc et de rotation intérieure de la tête.*

1° Temps d'amoindrissement des parties. Le temps d'amoindrissement des parties est en rapport avec l'énergie des contractions utérines : la tête du fœtus se fléchit fortement sur le sternum, les bras s'appliquent sur les côtés du thorax, les avant-bras se rapprochent sur le devant de la poitrine, les membres inférieurs comprimés appuient sur la paroi antérieure de l'abdomen ; en même temps, les parties molles du pelvis se tassent ou se tordent ; l'extrémité pelvienne se réduit le plus possible aux proportions de son squelette mou et formé en grande partie de pièces cartilagineuses; du méconium s'écoule ; enfin l'orifice utérin et le détroit abdominal sont franchis.

Si l'enfant présentait les pieds ou les genoux, le temps d'amoindrissement des parties serait toutefois moins difficile, car, dès la rupture de la poche des eaux, ces parties s'engageraient dans l'orifice utérin, puis dans le vagin, et le pelvis réduit à son volume propre descendrait avec facilité.

2° Temps de descente. Dans ces conditions, rien n'arrête la marche de la partie fœtale ; et elle descend jusque sur le plancher du bassin, les deux fesses se plaçant sur le même niveau.

3° **Temps de rotation intérieure du pelvis.** Alors se produit la rotation intérieure de la partie fœtale engagée dans l'excavation, dans le but de placer le grand diamètre bis-iliaque du fœtus dans la direction du grand diamètre du détroit périnéal, ou diamètre coccy-pubien, et suivant les plus grandes dimensions de la fente vulvaire. Alors la hanche gauche glisse derrière la face interne du trou sous-pubien droit, la hanche droite se place au-devant de la moitié interne du ligament sacro-sciatique gauche; puis la hanche gauche se rapproche de la face postérieure de la symphyse pubienne en s'avançant le long de la branche ischio-pubienne; de son côté, la hanche droite atteint presque la courbure du sacrum. Enfin la hanche gauche dépasse le bord inférieur de la symphyse et se montre à l'extérieur, et le temps de rotation est accompli.

4° **Temps d'inflexion du pelvis en avant.** Nous arrivons au quatrième temps, qui met fin au dégagement de la partie fœtale qui se présentait. Voici ce qui a lieu : les contractions utérines tendent à compléter l'expulsion ; en pressant sur le corps du fœtus, que rien n'arrête au détroit supérieur, elles enfoncent peu à peu l'extrémité pelvienne à travers le plancher du bassin, transformé en bassin charnu représentant une longue gouttière à concavité regardant en avant. La hanche gauche descend et se dégage la première (Paul Dubois) ; puis le périnée bombe notablement, et la hanche postérieure ou droite s'adapte à la grande courbure du canal pelvien. De son côté, le côté gauche du fœtus est infléchi, et il forme avec le haut du tronc un angle rentrant qui se moule sur la face postérieure de la symphyse. Enfin le dégagement se termine en amenant à la vue et en avant du périnée, d'abord l'énorme tumeur produite par la fesse droite, puis la cuisse droite, la jambe et le pied droit, dont la sortie trop brusque menace quelquefois de rompre la fourchette. La sortie de la cuisse gauche, de la jambe gauche et du pied gauche complète l'expulsion de l'extrémité pelvienne.

5° **Temps de rotation extérieure du tronc et de rotation intérieure de la tête.** Aucun mécanisme ne rend mieux compte du temps de rotation en spirale, qui saisit le corps du fœtus pour le dégager, que celui de l'accouchement par l'extrémité pelvienne. En effet, aussitôt que les hanches sont sorties, se manifestent les divers temps de rotation qui doivent terminer l'expulsion. Les épaules s'engagent dans l'excavation et la traversent suivant le diamètre oblique droit, l'épaule gauche en avant; puis, en descendant jusqu'au plancher périnéal, elles entraînent la tête, que les contractions utérines tiennent fléchie, et dont les grands diamètres correspondent ainsi, les uns au diamètre oblique droit, les autres au diamètre oblique gauche. Ensuite, les épaules arrivent au détroit périnéal en subissant le mouvement de rotation qui est nécessaire pour le franchir; elles se placent, l'épaule gauche en avant, l'épaule droite en arrière, et se dégagent. Alors la tête reste seule dans l'excavation; mais le mouvement d'expulsion continue, et en même temps se produit un temps de rotation; la face, qui regardait la symphyse sacro-iliaque droite, descend et est portée dans la courbure du sacrum; l'occiput, qui était à la cavité cotyloïde gauche, s'abaisse et est amené derrière la branche ischio-pubienne gauche, puis derrière la symphyse pubienne; les hanches et les épaules dégagées précédemment se placent transversalement à l'ouverture vulvaire. Enfin la femme, rassemblant ses forces, expulse l'extrémité céphalique par un temps de flexion dans lequel tous les diamètres sous-occipitaux sont successivement engagés comme dans une présentation franche du sommet (V. page 191), et l'on voit apparaître en arrière de la vulve le menton d'abord, puis la bouche, le nez, le front, le bregma et l'occiput.

Remarque. Disons immédiatement que le mécanisme que nous venons de décrire n'est aussi régulier qu'à la condition de laisser la nature opérer seule le dégagement de l'enfant.

Car une manœuvre inhabile compromettrait gravement l'accouchement, comme nous l'indiquerons ailleurs en parlant des irrégularités dans le travail (V. *deuxième partie*). (1)

Pronostic. L'accouchement par l'extrémité pelvienne est beaucoup plus fâcheux, soit relativement à la mère, soit relativement à l'enfant, que celui qui a lieu par l'extrémité céphalique.

1° *Relativement à la mère.* L'accouchement est en général plus long ; ainsi la dilatation du col se fait beaucoup plus len-

(1) M. DEPAUL a fait remarquer qu'il y avait dans l'accouchement par l'extrémité pelvienne trois accouchemens successifs de plus en plus difficiles et exigeant de plus en plus les efforts de la mère, puisque l'enfant présente des parties de plus en plus volumineuses. Ces trois accouchements sont : 1° *Expulsion de l'extrémité pelvienne;* 2° *expulsion du tronc;* 3° *expulsion de la tête.* Or, pour comprendre nettement le mécanisme de l'expulsion totale de l'enfant dans la présentation du siége, il faut appliquer à chacun des accouchements précédents les cinq temps du mécanisme général (V. page 172). On a alors : 1° *Expulsion du pelvis, 5 temps : a* temps d'amoindrissement des parties; *b* temps de descente ; *c* temps de rotation intérieure ; *d* temps d'inflexion en avant; *e* temps de rotation extérieure indiquant que l'engagement du tronc s'accomplit. 2° *Expulsion du tronc, 5 temps : a* temps d'amoindrissement des parties, entre le 4e et le 5e temps de l'expulsion du pelvis ; *b* temps de descente accompagnant le 5e temps ci-dessus ; *c* temps de rotation intérieure des épaules ; *d* temps d'inflexion en avant, l'épaule postérieure se dégage au périnée, tandis que le fœtus est fléchi sur l'épaule antérieure qui sort ensuite ; *e* temps de rotation extérieure, indiquant que la tête se dispose à sortir. 3° *Expulsion de l'extrémité céphalique, 4 temps: a* temps d'amoindrissement des parties (flexion), entre le 3e et le 4e temps ci-dessus ; *b* temps de descente, accompagnant le 4e temps des épaules ; *c* temps de rotation intérieure, l'occiput venant derrière les pubis pendant que les épaules exécutent leur 5e temps qui les place transversalement à la vulve; *d* temps d'inflexion en avant, la face parcourt toute l'étendue du bassin charnu, tandis que le fœtus est fléchi sur la nuque placée sous la symphyse pubienne. Il n'y a pas de 5e temps, puisque ce temps indique que la partie située au-dessous se prépare à sortir et que l'expulsion de la tête termine ici le travail.

tement, et souvent la rupture des membranes a lieu longtemps avant que cette dilatation soit opérée. D'un autre côté, à mesure que les parties inférieures du fœtus se dégagent, l'utérus revient sur lui-même, et il perd, par cette rétraction, une grande partie de sa puissance : c'est donc précisément à l'instant où la grosse extrémité du cône représenté par le fœtus a à vaincre la résistance des parties, que les contractions utérines sont le plus affaiblies, et souvent même ne peuvent servir en rien à l'expulsion de la tête.

2° *Relativement au fœtus.* L'accouchement par l'extrémité pelvienne est très-dangereux pour le fœtus. Il résulte de la statistique faite par M. Paul Dubois que dans l'accouchement par l'extrémité pelvienne il meurt à peu près 1 enfant sur 11, tandis que dans les présentations du sommet, il en meurt 1 sur 50. La proportion des morts est même souvent beaucoup plus forte : sur 804 accouchements par l'extrémité pelvienne, il y a eu 115 morts, et 102 enfants sont nés faibles (Lachapelle).

Quelle est la cause de la mort du fœtus ?

On l'avait d'abord attribuée au froid qui saisit l'enfant en venant au monde, puis au refoulement du sang vers la tête par suite d'une compression successive des parties du fœtus de bas en haut, ce qui se comprend bien mieux. La compression du cordon explique cette congestion mortelle d'une manière beaucoup plus satisfaisante. Après le dégagement du siége, le cordon ombilical, tendu de l'ombilic à son insertion placentaire, se trouve placé entre la paroi du bassin et le tronc, et même, un peu plus tard, entre celle-ci et la tête du fœtus. On conçoit alors facilement combien il est exposé à être comprimé ; or, comme le dégagement des parties supérieures du fœtus, et surtout de la tête, est souvent difficile à opérer, cette compression peut durer assez longtemps ; elle intercepte nécessairement la circulation du cordon, et, d'après ce que nous avons dit, le placenta étant la source de la respiration du fœtus, celui-ci meurt asphyxié par suite de l'arrêt de la circulation dans le cordon.

Signalons en terminant que, toutes choses étant égales d'ailleurs, l'accouchement par l'extrémité pelvienne est d'autant plus favorable que l'extrémité engagée au détroit abdominal est plus volumineuse; ainsi l'accouchement est moins long et moins dangereux dans la présentation de l'extrémité pelvienne complète que dans celle des pieds et des genoux.

2° *Accouchement dans la position sacro-iliaque droite (Variété postérieure).*

Il est important de décrire le mécanisme de la position sacro-iliaque droite postérieure, à la fois pour montrer le danger qui résulterait de cet accouchement dans le cas où l'accouchement ne s'exécuterait pas avec régularité, et pour dire que dans la version pelvienne on ne doit jamais volontairement descendre le fœtus dans cette position.

Diagnostic. Les signes suivants indiquent la variété postérieure de la position sacro-iliaque droite : 1° si les pieds sont à la présentation, on trouve la pointe dirigée en avant et à gauche, et le talon porté en arrière et à droite; 2° si les genoux sont à la présentation, on observe que le pli du jarret regarde en arrière et à droite, tandis que la saillie de la rotule regarde en avant et à gauche; 3° enfin, si on a affaire soit à l'extrémité pelvienne complète, soit à l'extrémité pelvienne simple, parce que les membres abdominaux sont relevés sur le plan antérieur du fœtus, on constate que les parties génitales sont en avant et à gauche, et que l'ouverture anale est un peu en arrière et à droite; quant à la pointe du coccyx, elle est tout à fait en arrière vers la symphyse sacro-iliaque droite, et assez difficilement accessible. Dans tous les cas, le palper fait reconnaître que les anfractuosités du plan antérieur de l'enfant sont à gauche et en avant, et l'auscultation ne permet d'entendre que faiblement dans cette direction les battements du cœur, même quand les membranes sont rompues.

Mécanisme. Le travail commence et il se produit avec les cinq temps que nous avons mentionnés plus haut.

1° Temps d'amoindrissement des parties. Il est le même que celui de la position sacro-iliaque gauche.

2° Temps de descente. Même observation que ci-dessus.

3° Temps de rotation intérieure du pelvis. La hanche droite tourne de droite à gauche pour gagner la symphyse pubienne.

4° Temps d'inflexion en avant. Comme la hanche droite est en avant, c'est le côté droit du fœtus qui forme l'angle rentrant qui correspond à la symphyse, et c'est aussi la hanche droite qui se dégage la première au-dessous de l'arcade pubienne. Mais la hanche gauche et la cuisse gauche sont entièrement libres les premières.

5° Temps de rotation extérieure du tronc et de rotation intérieure de la tête. Dans ce dernier temps est tout le danger du travail : Le plus souvent, après l'expulsion des épaules, l'occiput glisse en avant derrière la symphyse pubienne et se dégage comme nous l'avons dit dans la position précédente. Mais accidentellement il peut n'en être pas ainsi, l'occiput gagne la courbure du sacrum, la face se tourne en avant derrière la symphyse, enfin le plan antérieur du fœtus est placé directement en avant.

Nous dirons, à propos de la conduite de la sage-femme dans la présentation de l'extrémité pelvienne, comment on peut s'opposer à ce mouvement de rotation extérieure en opposition avec le mécanisme normal; il résulte en effet de cette anomalie une difficulté souvent sérieuse dont nous aurons à parler dans la deuxième partie.

Pronostic. Nous n'avons rien à ajouter au pronostic de cet accouchement après ce que nous venons de dire tout à l'heure, et surtout après ce que nous avons dit déjà du danger des présentations pelviennes pour l'enfant.

3° *Conduite de la sage-femme dans les accouchements avec présentation de l'extrémité pelvienne.*

Nous allons présenter sous forme de propositions les règles de conduite de l'accoucheur dans les accouchements avec présentation de l'extrémité pelvienne.

1° Il est important que la poche des eaux reste intacte le plus longtemps possible; dès lors, ne pas toucher trop fréquemment la femme; pour reconnaître la présentation, mettre en usage surtout le palper et l'auscultation; faire reposer la patiente; recommander la position sur le dos. En effet, si les membranes se rompaient prématurément, le liquide s'écoulerait presque en totalité, et pendant toute la durée d'un travail très-long l'enfant serait soumis aux conditions défavorables de contractions utérines agissant directement sur lui.

2° Il ne faut pas, au commencement du travail, chercher à activer les contractions utérines, soit par des frictions sur le ventre, soit par tout autre moyen; il faut réserver les efforts de la femme pour le moment le plus difficile de l'accouchement, à savoir la rotation intérieure de la tête et son expulsion.

3° La sage-femme restera ainsi inactive jusqu'au moment où l'extrémité pelvienne éprouve son mouvement d'inflexion en avant. Alors, elle s'abstiendra de tirer directement en bas et en avant sur les membres inférieurs du fœtus pour hâter leur dégagement, car ils sont expulsés quelquefois beaucoup trop vite, et le périnée peut être déchiré par leur redressement trop brusque. Au contraire, elle soutiendra d'une main l'extrémité pelvienne, et la relèvera même en la portant en haut et en avant, tandis que de l'autre main elle soutiendra le périnée comme il a été dit ailleurs (V. page 199).

4° Le cinquième temps commence alors, et il est indispensable de procéder avec la plus grande circonspection; la principale des précautions à prendre est de n'opérer aucune traction sur le fœtus et de l'abandonner complétement aux efforts de la matrice et des muscles.

5° Dans cette période, s'il n'y avait pas de contractions, les réveiller avec des frictions sur le ventre et engager la femme à pousser et à faire valoir ses douleurs.

6° Quand le tronc descend, le soutenir avec précaution, pour que par son poids il n'entraîne pas trop rapidement les parties situées au-dessus. Pour le soutenir, l'embrasser avec la main gauche si le dos regarde à droite, avec la main droite si le dos regarde à gauche, et disposer le pouce sur la hanche antérieure, tandis que les quatre autres doigts enveloppent la hanche postérieure. Eviter ainsi de comprimer l'abdomen de l'enfant et surtout le flanc droit où se trouve le foie, car cet organe important est encore si mou que le moindre effort pourrait le contondre ou le déchirer.

7° Tandis que l'une des mains de l'accoucheur soutient l'enfant, il faut de l'autre main disposer convenablement le cordon ombilical quand il apparaît au dehors. C'est par le cordon ombilical que le fœtus vit jusqu'à ce qu'il puisse respirer ; or, si ce cordon venait à être comprimé au moment du passage de la tête au détroit abdominal et à ne plus porter le sang dans ses vaisseaux, soit pour le conduire à l'enfant, soit pour le ramener au placenta, l'enfant mourrait. On conseille en conséquence, d'abord de le dégager en faisant une anse très-allongée ; puis on le porte en arrière vers la commissure postérieure de la vulve ; il correspond dans cette position aux ligaments sacro-sciatiques d'une part, au grand trou sciatique de l'autre, enfin à la gouttière de la symphyse sacro-iliaque, et ainsi il est protégé contre une pression de la tête le long des parois de l'excavation ou sur le contour du détroit abdominal.

8° Le danger de la compression du cordon commence quand les épaules descendent au détroit périnéal ; le danger augmente quand les épaules sont sorties. De là ce précepte : *dans la présentation de l'extrémité pelvienne, plus la période d'expulsion est lente, plus la mort du fœtus est à redouter, et vice versâ*. Chez la primipare, le danger de mort du fœtus en présentation pelvienne est donc plus grand, à cause de la résistance du plancher du bassin, que chez une femme multipare. Le danger est aussi plus grand si les contractions utérines font défaut à cette période, etc.

9° Toute traction sur le tronc du fœtus pour hâter le dégagement des épaules et de la tête est aussi un danger. Voici ce qui a lieu : les tractions sur le tronc se transmettent à la colonne vertébrale; celle-ci les transmet à son tour sur le tiers postérieur de la tête, sur l'occiput ; cette partie tend ainsi à descendre plus rapidement que les deux tiers antérieurs représentés par la face. En même temps que l'occiput s'abaisse, le menton se relève, et un diamètre énorme, diamètre occipito-mentonnier (13 cent.), prend la place des petits diamètres sous-occipito-bregmatique (9 cent.), sous-occipito-frontal, etc., qui doivent successivement se présenter pour le dégagement régulier de l'extrémité céphalique.

10° Il nous reste à parler de la manœuvre destinée à empêcher le dos de se porter dans la direction de la courbure du sacrum, dans les positions sacro-postérieures. Voici comment agira la sage-femme : quand les genoux seront sortis dans la présentation des pieds, ou quand l'extrémité pelvienne sera dégagée dans la présentation de l'extrémité pelvienne complète, elle saisira cette extrémité fœtale avec précaution, comme nous l'avons dit plus haut ; — puis, se souvenant que le mouvement de rotation se passe, si le dos est à droite, de droite à gauche, et, s'il est à gauche, de gauche à droite, elle profitera du moment d'une contraction pour ramener, en suivant une spirale très-allongée, le plan dorsal du fœtus en avant ; — elle n'aura plus ensuite, pendant tout le reste du travail, qu'à empêcher tout mouvement de rotation en sens opposé, ce qui sera toujours facile. — Remarquons toutefois qu'il ne faudra jamais tenter cette manœuvre de rotation quand les épaules seront sorties, à moins de précautions spéciales qui seront indiquées dans la deuxième partie de ce livre.

ART. II. — DÉLIVRANCE.

La délivrance est la sortie des annexes du fœtus, placenta, chorion, etc., hors de la cavité utérine et du vagin.

Mais entre ce moment de l'expulsion des membranes et celui

qui a suivi immédiatement l'expulsion du fœtus ou l'accouchement proprement dit, il y a des opérations manuelles nécessaires; telles sont : 1° la section du cordon qui retient l'enfant attaché à sa mère ; 2° la ligature du cordon du côté du fœtus; 3° les quelques soins immédiats que réclame toujours le nouveau-né. Ce sera donc après ces détails indispensables que nous traiterons de la délivrance, des soins à donner à la mère, de la toilette de l'enfant, etc.

§ Ier — NAISSANCE. SECTION DU CORDON.

Quand l'enfant est complétement sorti du sein de la mère, l'enfant est né, et il jette immédiatement une série de cris saccadés, très-aigus, qui indiquent la pénétration de l'air dans les poumons, *inspiration* et *expiration* (V. page 5), et dès lors commence la vie extrà-utérine, la circulation du sang extrà-utérine, ce qu'on a appelé la *troisième circulation*.

On nomme ce premier état la *naissance*.

On la définit : l'arrivée de l'enfant vivant dans le monde extérieur.

Voici les phénomènes qui se produisent : Ce n'est plus le sang de la mère, c'est l'air atmosphérique qui agit sur le sang de l'enfant. La fonction du placenta se trouve transportée aux poumons; la cavité pectorale se dilate; l'air est aspiré par la bouche, il s'introduit dans les bronches, se met en contact avec le sang, et la respiration s'établit. Une fois la respiration établie, la circulation du sang prend une autre direction. La colonne sanguine, poussée par le ventricule droit, afflue dans les poumons par les artères pulmonaires qui se dilatent. Elle n'aboutit plus dans l'aorte descendante, et l'oblitération du canal artériel se produira peu à peu. D'un autre côté les artères ombilicales ne reçoivent plus de sang ou presque plus de sang, même avant la section du cordon, et la circulation placentaire disparaît complétement. Chez les enfants venus au monde après une parfaite maturité, les artères du cordon ombilical ne battent que pendant trois à cinq minutes ; chez les enfants faibles et non arrivés à terme, au contraire, la circulation peut se continuer pendant un quart d'heure, et la cessation des pulsations dans les artères ombilicales commence seulement quand la respiration pulmonaire est active.

Conduite de la sage-femme. Au moment de la naissance, le rôle de la sage-femme doit devenir important. Ainsi, immédiatement après l'expulsion de l'enfant hors de la vulve, la sage-femme devra le coucher transversalement sur l'un des côtés, entre les cuisses de la mère, la face opposée aux parties génitales. De cette manière, la bouche ne recevra pas les eaux et le sang qui découlent de l'utérus ; en outre, l'enfant rendra plus facilement les humeurs muqueuses et glaireuses qui souvent remplissent la cavité buccale et les bronches. La sage-femme veillera surtout à ce que le cordon ne soit ni comprimé, ni tiraillé ; car la traction, même la plus légère, peut avoir les plus funestes résultats, tels que la déchirure du placenta, le renversement de la matrice, une hémorrhagie. Enfin, sans précipitation, elle fera la section du cordon.

La section du cordon est faite ordinairement avec des ciseaux, à 6 ou 8 cent. des parois abdominales de l'enfant ; en la pratiquant plus près, on aurait de la peine à appliquer la ligature, et l'on courrait le risque, si une anse intestinale se trouvait engagée dans le cordon comme cela arrive quelquefois, de la serrer avec le lien.

§ II. — LIGATURE DU CORDON.

Après la section du cordon, on pratique la ligature du bout qui correspond au fœtus pour empêcher le sang de jaillir par les artères ombilicales et de refluer par la veine.

Pour opérer cette ligature, on emploie un cordonnet préparé avec quelques brins de gros fil ciré. On le place à cinq ou six centimètres de l'ombilic. On fait d'abord un circulaire avec ce cordonnet qu'on ne fixe qu'au moyen d'un nœud simple; on ajoute ensuite un second et un troisième circulaire, mais on soutient ceux-ci d'un double nœud.

Malgré toutes les précautions prises pour cette ligature, il faut examiner si le sang ne coule plus par l'extrémité des vaisseaux, et, dans la crainte d'une hémorrhagie, il est prudent, en cas de doute, d'appliquer un second lien au-dessous du premier et de le serrer assez fortement. Nous insistons sur ce précepte, car bon nombre d'enfants sont morts d'hémorrhagie par le cordon, les uns quelques heures après leur naissance, les autres un peu plus tard.

L'époque à laquelle la ligature doit être pratiquée est très-variable. Si le nouveau-né est fort, s'il respire bien, si la peau est d'une couleur rosée, on peut attendre quelques instants. Si, au contraire, il est faible et pâle, si les chairs sont molles et flasques, si la chaleur du corps est diminuée, il faut opérer de suite la section et la ligature. Si l'enfant a la surface du corps, la face surtout, d'une teinte livide et bleu-noirâtre, si les membres sont flexibles, si la chaleur est conservée, si les pulsations du cœur n'ont plus lieu que d'une manière obscure ou insensible, on coupe promptement le cordon, on laisse couler une petite quantité de sang, et on fait la ligature dès que la respiration et la circulation s'établissent.

§ III. — PREMIERS SOINS A L'ENFANT APRÈS LA LIGATURE DU CORDON.

Lorsque le cordon est lié et coupé, il ne reste plus qu'à emporter l'enfant hors du lit de l'accouchée et qu'à le déposer en lieu chaud; il sera enveloppé de linges chauds aussi pour empêcher le coryza qui entrave fréquemment l'allaitement. De plus on évitera de le placer sur un meuble ou sur une chaise comme on le fait quelquefois, car, par inadvertance, l'enfant peut y courir des chances de mort, telles que chute sur le sol, etc.

On prend l'enfant de la manière suivante pour l'enlever du lit de l'accouchée : on le place dans un linge chaud, et ainsi on est assuré qu'il ne glissera pas entre les mains; puis on passe une main sous les épaules de manière que les doigts écartés embrassent l'un des bras près de l'aisselle et des côtés du cou; enfin, de l'autre main on saisit les cuisses en engageant un doigt entre elles.

§ IV. — INDICATIONS ET MANOEUVRES POUR OPÉRER LA DÉLIVRANCE.

Il existe deux actes dans la délivrance : 1° le décollement du placenta; 2° l'expulsion complète des membranes au dehors.

1° Le décollement a lieu du centre à la circonférence lorsque le placenta est inséré au fond de la matrice; s'il est inséré sur les parties latérales, le décollement se fait par son bord supérieur ou par son bord inférieur. Après la séparation complète, l'utérus se contracte sur la masse placentaire et la pousse dans le vagin. C'est à ce moment seulement que la sage-femme doit intervenir. On ne doit jamais en effet tirer sur le cordon ombilical avant le décollement complet des annexes du fœtus, car, par une traction imprudente, on pourrait abaisser la matrice, rompre le cordon, et laisser le placenta en partie ou en totalité dans la cavité utérine.

2° Quand le placenta est décollé, survient la période d'expulsion à laquelle on aide au moyen de tractions opérées sur le cordon.

Or, on reconnaît aux signes suivants que ce moment d'agir est venu : 1° La femme éprouve quelques coliques qui se renouvellent à intervalles à peu près égaux, ce qui indique que la matrice se contracte; ces douleurs sont de même genre que celles de l'accouchement, sauf la souffrance qui est beaucoup moindre. 2° L'utérus forme dans la région hypogastrique un globe dur, assez volumineux, ce qui démontre que la matrice est revenue sur elle-même, et que le placenta, organe peu rétractile, s'est plissé et froncé dans ses parties adhérentes, c'est-à-dire séparé des parois de la matrice. 3° En opérant quelques faibles tractions sur le cordon, on sent qu'il n'offre plus qu'une résistance très-minime, et en outre le doigt constate, soit à l'orifice utérin, soit dans le vagin, la présence du délivre, et il suffit alors de l'amener tout doucement à l'extérieur.

Il reste à préciser la manœuvre pour faire la délivrance. On s'y prend de la manière suivante : On entortille d'abord fortement le cordon autour du médius et de l'indicateur de la main droite, puis on tire légèrement sur lui pour le tendre; lorsqu'il sera tendu, on glisse le long du cordon, jusqu'à son insertion au placenta, le médius et l'indicateur de la main gauche qui forment poulie. On tire ensuite de nouveau, soit directement, soit en opérant des mouvements de latéralité. Il est recommandé toutefois en règle générale de tirer dans l'axe du détroit abdominal, c'est-à-dire en bas et en arrière d'abord. Enfin, lorsque l'arrière-faix est parvenu entre les grandes lèvres, on le saisit entre les cinq doigts de la main droite, et, après lui avoir imprimé plusieurs tours de rotation sur lui-même, on détermine sa sortie par des tractions progressives en avant. Cette manœuvre a pour effet de former des membranes un cordon solide, de manière qu'elles ne courent plus risque de se déchirer.

Remarque. Se rappeler que le placenta est expulsé la face fœtale en dehors, et remarquer qu'après sa sortie il s'écoule une abondante quantité de sang. Ce sang provient des vaisseaux utérins, et il s'est accumulé depuis le moment où le placenta à commencé à se décoller jusqu'à celui où il a été amené en totalité au dehors.

§ V. — PREMIERS SOINS QUE RÉCLAME LA FEMME IMMÉDIATEMENT APRÈS LA DÉLIVRANCE.

Quand la femme est délivrée, on la laisse pendant quelque temps encore sur le lit de misère, dans une situation horizontale, afin qu'elle puisse prendre un peu de repos ; les cuisses sont ensuite rapprochées et fixées, et l'on fait, avec la main, des frictions douces sur le bas-ventre, afin de stimuler les contractions de la matrice, et de la débarrasser du sang accumulé dans sa cavité.

Cette précaution est indispensable. Un accident grave menace en effet à ce moment la femme la mieux portante, la plus favorablement accouchée. Cet accident, c'est l'hémorrhagie, et il faut savoir qu'elle peut être en quelques instants mortelle. Aussi, avant de quitter la femme pour donner des soins au nouveau-né, l'accoucheur devra s'assurer par lui-même : 1° que le placenta a été extrait en totalité, ce qu'il fera en étalant toute la surface utérine du délivre, et en constatant que tous les cotylédons sont intacts; 2° que la matrice est revenue sur elle-même, ce que lui démontrera la présence d'un globe volumineux, résistant, très-dur même; 3° qu'il ne s'écoule pas de la vulve une plus grande quantité de sang qu'il ne convient.

Par mesure de précaution extrême, la sage-femme fera bien en outre de tenir l'attention de l'accouchée fixée sur la tumeur utérine qu'on sent dans le bas-ventre, et elle lui recommandera de faire constamment sur cette tumeur de légères frictions.

§ VI. — SOINS DÉFINITIFS QUE RÉCLAME L'ENFANT.

Dès que la sage-femme a donné à l'accouchée les soins qui lui sont nécessaires immédiatement après la délivrance, elle doit s'occuper de l'enfant. Ces soins sont relatifs à sa toilette, à son coucher et à son alimentation.

Toilette de l'enfant. La sage-femme place l'enfant dans un bain tiède, et, avec une éponge, un morceau de drap ou de flanelle, elle lave son corps afin de le débarrasser de l'enduit sébacé qui le recouvre. Pour dissoudre cette matière cérumineuse, il faut la frotter avec du beurre frais ou un jaune d'œuf; on détache ensuite facilement cet enduit en essuyant avec un linge sec. Au sortir du bain, l'enfant est placé dans un drap chaud, sur un matelas, après qu'il a été convenablement essuyé. Pendant et après le bain, la sage-femme doit examiner l'enfant avec soin et en détail pour voir si toutes ses parties sont bien conformées. La racine du cordon sera placée dans une compresse pliée en deux et fendue jusqu'à sa partie moyenne. Cette compresse enveloppera le cordon, puis elle sera relevée sur le côté gauche du ventre, où elle sera fixée à l'aide d'un bandage ombilical large de trois travers de doigt et modérément serré.

L'enfant doit être vêtu d'une manière simple et légère; on couvre sa tête d'une espèce de coiffe appelée *béguin*, et d'un bonnet de toile de coton ou de laine qu'on fixe au moyen d'une bandelette qui passe sous le menton; on met ensuite une chemise et une camisole appelées *brassières*, qui se croisent sur le dos; puis on enveloppe le corps, depuis les aisselles jusqu'au delà des pieds, de deux langes, l'un de toile à demi usée et l'autre de toile piquée; on croise ces langes sur le devant de la poitrine, on relève l'excédant de leur longueur sur les jambes, et on les assujettit au moyen de quelques épingles, mais de manière que la poitrine et le ventre ne soient pas serrés et que l'enfant puisse mouvoir librement ses membres. Si c'est en hiver, on met un fichu sur le cou, et un lange de futaine par dessus les premiers. Enfin, pour fixer la tête ou l'empêcher de ballotter et de tomber brusquement de côté et d'autre, on la tient au moyen d'une bandelette passée sous la sous-gorge du bonnet et attachée au lange de futaine sur le devant de la poitrine.

Du reste, pour l'emmaillottement de l'enfant, chaque peuple, chaque condition sociale a son mode particulier. Les Anglais et les Américains enveloppent les enfants d'une longue robe ou d'une espèce de sac en flanelle. Il faut avoir soin surtout de tenir les langes constamment propres, car la propreté est pour les enfants nouveau-nés une condition indispensable sans laquelle ils ne sauraient être bien portants.

Coucher de l'enfant. L'enfant doit être couché seul dans un berceau. Pendant les premières heures, on dispose la tête un peu plus élevée que les pieds, et on le couche de côté afin qu'il puisse rendre plus facilement les humeurs muqueuses qui abondent dans la bouche. Dans la suite, on le placera tantôt sur un côté, tantôt sur l'autre. Il sera inutile d'agiter le berceau pour provoquer le sommeil et pour faire cesser les cris; cette manœuvre ne doit être mise en usage que dans les semaines qui suivent la naissance.

L'intérieur du berceau sera garni sur les côtés d'une étoffe épaisse destinée à amortir les coups et les chutes de l'enfant. On placera dans le fond un grand coussin en fougère, et sur le coussin, à côté les uns des autres, sur le même plan, trois petits paillassons remplis de fougère; par ce moyen, celui qui est placé au milieu se mouille presque seul, et il est facile de le faire sécher; les deux autres ne se trouvent pas imprégnés d'urine. L'oreiller devra être en balle d'avoine. La plume sera proscrite, car elle échauffe la tête de l'enfant et l'expose aux congestions. Le berceau devra être aussi garni de rideaux et placé en face du jour, afin que plus tard l'enfant puisse diriger sa vue directement, et qu'il ne prenne pas l'habitude de loucher.

Alimentation de l'enfant. Quant à l'*alimentation*, elle est nulle à ce moment qui suit la naissance. On se bornera à donner quelques cuillerées d'eau légèrement sucrée.

§ VII. — SOINS DÉFINITIFS QUE RÉCLAME LA MÈRE.

On procède ensuite à la toilette de l'accouchée. On lave les parties génitales et les cuisses avec de l'eau tiède ou de l'eau de guimauve; on essuie les parties avec des linges chauds; on enlève les vêtements qui ont été souillés; on les remplace par d'autres bien secs. Un double linge chaud est placé entre les cuisses, et l'on dispose un bandage de corps autour du ventre; ce bandage doit seulement soutenir les parois abdominales, sans être trop serré.

Tous ces préparatifs étant terminés avec autant de célérité que possible, on transporte la femme dans un lit préparé d'avance et garni de draps pliés et chauffés. Presque toujours elle éprouve alors un frisson général, et bientôt elle s'endort d'un sommeil paisible qu'il faut bien se garder de troubler.

L'accoucheur ne se retirera qu'après avoir de nouveau

palpé l'utérus, tâté le pouls, examiné les linges qui garnissent la femme pour connaître quelle est la proportion de sang perdu. Il aura conseillé enfin jusqu'à sa prochaine visite quelques bouillons si la femme en demande, une infusion légère de tilleul ou de feuilles d'oranger convenablement sucrée, même quelques gouttes d'eau vineuse ou de vin pur si la femme était pâle et débilitée. Mais on repoussera le vin chaud que des matrones de campagne cherchent toujours à imposer en pareil cas.

ÉTAT PUERPÉRAL OU SUITE DE COUCHES.

On entend par état puerpéral l'état dans lequel se trouve la femme après l'accouchement. Le but est : 1° le retour des organes génitaux aux conditions antérieures à la grossesse; 2° la formation du lait, qui doit être la première nourriture de l'enfant nouveau-né.

ART. Ier — PHÉNOMÈNES DES SUITES DE COUCHES.

Trois phénomènes principaux signalent l'état puerpéral; ce sont : les *tranchées* ou douleurs utérines, les *lochies*, la *fièvre de lait*. Nous en parlerons d'abord ; nous dirons ensuite les soins que réclame la femme pendant les suites de couches.

§ Ier — TRANCHÉES UTÉRINES.

Les tranchées utérines résultent de la contraction des fibres musculaires de la matrice. Elles sont destinées à amener le retour de cet organe à son volume primitif.

Après la naissance de l'enfant, si l'on palpe les parois relâchées de l'abdomen, on sent, comme nous l'avons dit, l'utérus formant au-dessus des pubis une boule d'environ 20 à 30 cent. de longueur sur 15 à 20 cent. de largeur. Or, au bout de six semaines, la matrice est revenue au même état qu'avant la grossesse, à cela près d'un peu plus de volume et de relâchement.

Le caractère des tranchées est l'intermittence ; elles sont en outre douloureuses chez les femmes qui ont déjà eu des accouchements nombreux, et dont la matrice fort relâchée ne peut revenir aisément à son volume antérieur. Elles le sont également toutes les fois que la parturition a eu lieu d'une manière rapide et n'a point épuisé les forces de l'organe. Elles commencent dès les premières heures qui suivent l'accouchement, et elles cessent en général au moment où la fièvre de lait se manifeste.

Lorsqu'elles sont modérées, on les abandonne aux soins de la nature. Si elles sont trop intenses, une compression légère ou l'application d'un cataplasme sur l'hypogastre les font disparaître assez facilement.

Les tranchées ne s'accompagnent pas de fièvre, et si le pouls s'élevait de 80 à 100, 120 pulsations à la minute, il faudrait surveiller l'état de la femme comme nous le dirons à propos des accidents.

La durée des tranchées est de 24 à 48 heures.

§ II. — LOCHIES.

On entend par lochies l'écoulement qui a lieu par les parties génitales de la femme accouchée, depuis le moment de la délivrance jusqu'au rétablissement complet des fonctions normales de la matrice.

Les anciens les appelaient *vidanges*.

Elles présentent des caractères différents suivant l'époque à laquelle on les observe.

Les lochies sont dites *sanguines* tant qu'il s'écoule du sang à peu près pur comme cela a lieu après la sortie du délivre. Cet état dure de 12 à 48 heures au plus. Ce n'est pas un état hémorrhagique tant que l'économie n'en est pas troublée. Une femme peut teindre de sang 10 à 12 serviettes dans les 24 heures sans qu'il y ait à s'en préoccuper notablement.

Les lochies sont appelées *séro-sanguinolentes* quand elles tachent le linge non plus comme le fait le sang pur, mais en donnant une couleur rouge-pâle. Cet état dure 5 ou 6 jours; mais souvent les lochies redeviennent sanguines quand la femme se lève trop tôt.

Les lochies sont *muqueuses* du 8e au 10e jour dans l'état ordinaire. On devrait plutôt les appeler *muco-purulentes*, parce qu'elles ne sont pas formées de mucus seulement, mais de mucus et de pus. C'est à ce mélange qu'elles doivent leur coloration blanche qui les a fait considérer comme formées par du lait. D'où leur nom vulgaire de *lochies laiteuses*. L'apparition de ces lochies est de bon augure, et les femmes du peuple le constatent par ces mots : « tout va bien, le lait coule par en haut et par en bas. » Au microscope, la démonstration des globules de pus n'est pas douteuse.

Enfin, après la 3e ou la 4e semaine, les lochies cessent de couler, et lorsque la réapparition des règles a lieu on appelle cela *retour de couches*.

§ III. — FIÈVRE DE LAIT.

La fièvre de lait est le mouvement fébrile dont s'accompagne l'établissement de la sécrétion laiteuse.

C'est ordinairement au troisième ou au quatrième jour après l'accouchement que survient ce mouvement fébrile. Il dure environ vingt-quatre heures. Il s'annonce par des lassitudes, un brisement des membres, des maux de tête, de l'agitation; le pouls s'élève, mais ne dépasse pas ordinairement 100 pulsations à la minute; la peau est sudorale et humide; la langue est blanchâtre et les lochies sont diminuées mais pas suspendues. Bientôt les mamelles sont gonflées, dures et douloureuses; la douleur s'étend aux ganglions de l'aisselle; la femme écarte instinctivement les bras du tronc; le décubitus dorsal est seul possible, car on évite ainsi tout froissement. Enfin, après plusieurs heures, le pouls se ralentit; le gonflement des seins diminue; il s'échappe par le mamelon un liquide appelé *colostrum*, qui disparaît au bout d'un ou deux jours; puis apparaît le lait proprement dit.

Chez la plupart des femmes, la fièvre de lait mérite à peine le nom de fièvre, tant la réaction est peu prononcée; si au contraire elle est intense, il sera bon de l'apaiser par la diète assez sévère et par l'usage de boissons délayantes, telles que l'eau d'orge et l'eau sucrée.

Remarque. Nous avons dit que le pouls ne s'élevait pas ordinairement au-delà de 100 pulsations : cela arrive 999 fois sur 1000 (Pajot). Cet accoucheur conseille en conséquence de se méfier de tout état fébrile exagéré. Il faut alors que la sage-femme appelle un médecin. Ce dernier examinera la tête, la poitrine, le ventre, car toute maladie est rapidement et souvent mortelle chez la femme en couches.

§ IV. — SOINS QUE RÉCLAMENT LES FEMMES PENDANT L'ÉTAT PUERPÉRAL.

La période des couches a beaucoup d'analogie avec la *convalescence* qui succède à une longue maladie. Il faut, après l'accouchement, que l'équilibre se rétablisse entre les fonctions principales de l'économie. Le devoir de la sage femme est de favoriser le rétablissement de cet équilibre par les règles d'une bonne hygiène.

Une femme en couches doit respirer un air libre et pur, non chargé d'odeurs, ni trop chaud, ni trop froid; la chambre doit être assez spacieuse et aérée; si une alcôve renferme le lit de l'accouchée, il ne faut pas la clore par les rideaux; si le lit est placé au milieu de la chambre, on aura soin que le froid extérieur ne vienne pas frapper d'une manière directe. Il est bon d'entretenir un peu de feu dans l'appartement, même en été, et surtout pendant la nuit; on évite ainsi les changements brusques de température, qui peuvent être si pernicieux pour les nouvelles accouchées. La boisson la plus convenable est l'eau sucrée. On peut également faire usage d'eau d'orge, d'eau de gruau, édulcorées avec du sirop de gomme ou de capillaire. Quelle que soit la tisane qu'on emploie, elle doit toujours être prise chaude; les boissons stimulantes, telles que le vin chaud sucré, les infusions de véronique, de camomille, de thé suisse, doivent être généralement interdites.

En général, la femme en couches ne doit pas être mise à une diète absolue : les premiers jours, elle doit prendre trois bouillons gras ; le troisième jour, si la fièvre de lait est trop intense, on suspendra les bouillons ; on s'en tiendra seulement à l'eau d'orge ; mais aussitôt que la période fébrile sera calmée, on reprendra les potages et un peu de viande légère. Il faudra surtout surveiller avec attention l'alimentation des femmes le jour du baptême de l'enfant ; ce jour de fête pour la famille devient souvent fatal à la mère, à cause de l'excès qu'elle peut faire dans sa nourriture.

Le séjour au lit est d'une grande importance pour la femme en couches. Neuf jours sont indispensables au rétablissement des organes qui ont été fatigués dans le travail de l'accouchement. Ce temps de rigueur est souvent abrégé à la campagne, et l'on voit des femmes se lever impunément après quatre jours. Mais que d'accidents à la suite de ces imprudences ! Que de personnes ont été victimes de leur indocilité ! La sage-femme doit insister sur le repos au lit pendant le temps indiqué ; elle permettra cependant aux femmes de se tourner, tantôt sur un côté, tantôt sur un autre, et même de se mettre un peu sur leur séant pour se délasser.

Les parties génitales salies par l'écoulement des lochies et souvent meurtries par la tête de l'enfant doivent être lavées tous les jours avec de l'eau de guimauve tiède ou de l'eau vineuse.

La sage-femme devra surveiller l'excrétion des urines et des matières fécales. La vessie est ordinairement pleine quand on trouve le fond de l'utérus dépassant le niveau de l'ombilic (Pajot) ; elle s'est ainsi distendue dans l'excavation et ne fait qu'un léger relief visible en avant à contre-jour. Alors, si les urines ne s'écoulent pas vingt-quatre heures après l'accouchement, il faudra avoir soin de sonder la malade ou d'appeler un médecin. La constipation est de même très-fréquente chez les femmes qui viennent d'accoucher. Il faut s'attacher à entretenir le ventre libre au moyen de lavements miellés. Si les lavements ne suffisent pas, on prescrira une ou deux cuillerées d'huile de ricin dans un peu de bouillon de veau ou de bouillon aux herbes. On peut aussi administrer un verre d'eau de Sedlitz, chaque matin, aux personnes qui n'allaitent pas, mais il faut bien se garder de purger avant la fièvre de lait, car ce serait détourner la nature d'un travail salutaire.

ART. II. — SOINS QUE RÉCLAME L'ENFANT DANS LES JOURS QUI SUIVENT LA NAISSANCE.

Nous avons indiqué les soins que réclame l'enfant immédiatement après sa naissance: toilette, coucher, etc. (Voir page 233). Il s'agit maintenant de ceux qu'il faut lui donner dans les premiers temps de sa vie. Dans l'*appendice* de ce livre, nous parlerons de la déclaration de la naissance, du baptême, de la première dentition et du sevrage.

§ Ier — SOINS A DONNER A L'ENFANT PENDANT LES PREMIERS JOURS.

Dans les premiers jours, quelquefois dans les premières heures de sa vie, l'enfant urine et rejette le méconium. Il est important de s'assurer de ces deux faits, car l'absence d'urine et d'expulsion du méconium pourrait tenir à une imperforation de l'urètre et de l'anus ou du rectum. D'un autre côté, l'enfant éprouve quelques coliques nommées *tranchées*, qui n'ont rien d'analogue avec les tranchées de la mère, et il peut être utile d'ordonner pour les combattre une demi-cuillerée à café de sirop de chicorée mélangé d'huile d'amandes douces à parties égales. Enfin le cordon se dessèche et tombe du 5e au 8e jour, et il faut en surveiller la chute, puis appliquer sur l'ombilic un morceau de linge fin que l'on maintient à l'aide d'un bandage de corps pour éviter une hernie ombilicale.

§ II. — ALIMENTATION DE L'ENFANT.

Mais ce qu'il faut surveiller surtout, c'est l'alimentation de l'enfant : avec une bonne alimentation, les selles seront jaunes bouton-d'or (PAJOT); avec une alimentation mauvaise ou mal dirigée, elles seront verdâtres, vertes, mélangées de grumeaux laiteux.

Comment donc diriger cette alimentation ? 1° en repoussant l'alimentation au biberon; 2° en exigeant l'alimentation, soit par la mère, ce qui serait plus favorable, soit par une nourrice.

On appelle *allaitement maternel* l'allaitement par la mère, *allaitement mercenaire* l'allaitement par une nourrice, *allaitement artificiel* l'allaitement par le biberon.

A. Allaitement maternel.

Par l'allaitement maternel la vie de l'enfant se trouve pendant quelque temps encore sous la dépendance complète de sa mère, et celle-ci ne fait que suivre dans l'accomplissement de ce devoir le vœu de la nature. Cependant, si la plupart des femmes doivent nourrir leur enfant, il en est quelques-unes à qui ce soin est formellement interdit : telles sont les personnes faibles ou disposées à la phthisie, telles sont celles dont les seins sont complétement dépourvus de mamelons.

Lorsque la mère réunit les conditions d'une bonne nourrice : force, santé convenable, seins suffisamment volumineux, mamelons saillants, etc., elle doit élever son enfant. Alors elle lui présentera d'abord le sein deux ou trois heures après la délivrance. Les deux ou trois premiers jours, la glande mammaire sécrète un liquide spécial appelé *colostrum ;* il est clair, légèrement amer et purgatif; il sert à débarrasser l'intestin des glaires et du méconium qui le remplissent; les jours suivants, le liquide devient blanc, plus épais et plus nourrissant (1).

(1) La composition du lait représente assez bien une émulsion dans laquelle du caséum et du sucre se sont dissous et où la substance grasse est divisée en petites particules arrondies nommées globules; la richesse et les qualités nutritives du lait sont en raison du nombre

Pendant les quatre ou cinq premiers mois, le lait de la mère suffit à l'enfant ; vers le cinquième mois, il devient utile d'ajouter au lait maternel quelques aliments ; cependant rien n'est plus variable que cette nécessité, et c'est sur la fatigue qu'éprouve la mère, et sur les besoins que l'enfant paraît ressentir, qu'il faut se guider : les crêmes de pain à l'eau sucrée, au lait, à l'œuf, et plus tard même au bouillon, sont l'aliment le plus convenable. Enfin, vers dix à douze mois, lorsque l'enfant aura plusieurs dents et qu'il pourra mâcher de la viande, la mère devra le sevrer.

de ces globules qui représentent la partie grasse; le caséum et le sucre sont eux-mêmes en proportion de la quantité de ces globules.

Comment reconnaître pendant la grossesse les qualités qu'aura le lait après l'accouchement? Suivant M. Donné, c'est d'après l'examen du *colostrum* sécrété vers le 7e ou le 8e mois qu'on acquerra cette connaissance. Dans ce cas, on peut diviser les femmes en trois catégories :

Dans la première se rangent celles chez lesquelles la sécrétion du colostrum est si peu abondante que l'on peut à peine en obtenir une goutte ou une demi-goutte par la pression la plus soigneusement exercée sur la glande mammaire et le mamelon ; dans ce cas, le lait sera presque à coup sûr en petite quantité après l'accouchement, pauvre et insuffisant pour la nourriture de l'enfant.

La seconde catégorie comprend les femmes qui sécrètent un colostrum abondant, mais fluide, aqueux, coulant facilement, semblable à une légère eau de gomme, et ne présentant pas des stries de matière jaune, épaisse et visqueuse ; les femmes offrant ce caractère peuvent avoir du lait en plus ou moins grande quantité, quelquefois abondant, quelquefois rare ; mais leur lait est toujours pauvre, aqueux et très-peu substantiel.

Enfin, lorsque la sécrétion du colostrum chez une femme enceinte de huit mois par exemple est assez abondante, que l'on en obtient facilement plusieurs gouttes dans un verre de montre, et surtout lorsque ce fluide contient une matière jaune plus ou moins foncée, plus ou moins épaisse, tranchant par sa consistance et par sa couleur avec le reste du liquide, dans lequel elle forme des stries distinctes, on a la presque certitude que la femme aura du lait en suffisante quantité, que ce lait sera riche en principes nutritifs, et qu'il jouira de toutes les qualités essentielles.

Le nombre des repas, pendant la journée, est très-variable pour l'enfant : il est déterminé par la nature. Dormir, teter et crier, sont les trois actes d'un nouveau-né bien portant. L'enfant qui a suffisamment teté s'endort et ne se réveille qu'au moment où un nouveau besoin se fait sentir ; il annonce ce besoin par des cris ; on doit alors de nouveau lui donner le sein ; ce n'est qu'après six semaines ou deux mois que l'allaitement peut être régularisé, et le sein sera présenté à l'enfant toutes les trois ou quatre heures seulement.

Il faut ainsi s'opposer à ce que la femme donne trop souvent le sein. Une fois toutes les deux heures d'abord suffit pendant le jour, et pendant la nuit deux repas fournissent une alimentation convenable.

Pendant l'allaitement, la femme doit préserver avec soin ses mamelles du contact du froid, dont l'impression est surtout à redouter pendant la nuit. Il faut qu'elle ait constamment la poitrine couverte d'un linge doux, plié en plusieurs doubles, et qu'elle le renouvelle toutes les fois qu'il sera humide. A chaque repas, l'enfant devra teter alternativement l'une et l'autre mamelle.

B. Allaitement étranger ou mercenaire.

Cet allaitement est le plus favorable après l'allaitement maternel ; le point important est de trouver une bonne nourrice, et la sage-femme est souvent appelée à faire ce choix délicat.

Les conditions essentielles d'une bonne nourrice sont les suivantes : 1° elle doit être bien portante et forte ; 2° elle sera âgée de 18 ans au moins, et au plus de 26 à 28 ans ; après 30 ans la sécrétion du lait est moins abondante et ce liquide est de moins bonne qualité ; 3° on la choisira plutôt brune que blonde, et on rejettera toute femme maigre, de trop grande stature, à poitrine étroite, et chez laquelle la blancheur de la peau contrasterait avec la coloration brune des cheveux ; 4° on examinera avec attention les dents, les gencives, l'haleine : de belles dents sont l'indice d'une bonne santé ; la fétidité de l'haleine dénote la carie des dents ; la perte de plusieurs dents ou la carie produisent des accidents plus ou moins sérieux qui fatiguent la nourrice, et elles amènent inévitablement des digestions mauvaises, qui elles-mêmes altèrent plus ou moins la santé.

Après cet examen superficiel, on devra encore se guider, pour le choix d'une nourrice, sur d'autres considérations : 1° la nourrice devra être récemment accouchée si l'enfant qu'elle doit allaiter est un enfant nouveau-né ; le lait ne se rajeunit pas sous la succion d'un jeune nourrisson, comme on le dit quelquefois ; 2° les mamelles devront être d'un volume convenable, parcourues de veines bleuâtres, bien saines des deux côtés ; 3° les mamelons devront être régulièrement formés, pas trop petits ni trop développés, mais suffisamment saillants ; 4° on examinera le lait et on jugera de son abondance et de sa qualité ; mais pour ce double examen il faut voir la nourrice à l'œuvre, c'est-à-dire quand l'enfant qu'elle allaite aura fini de teter ; 5° le lait est en quantité suffisante si le sein n'est pas vidé après l'allaitement et si l'enfant s'endort immédiatement après ; le lait est de bonne qualité si, en faisant tomber une goutte dans un verre d'eau, celle-ci se répand en un nuage léger qui disparaît peu à peu, ou si une goutte versée sur l'ongle, puis rejetée, laisse une tache blanchâtre.

Enfin, comme les soins d'une nourrice envers son enfant doivent être ceux d'une mère, 1° il sera préférable que la nourrice ait peu d'enfants, et on choisira de préférence les femmes aisées ou celles dont la famille peut venir en aide à la nourrice ; 2° les femmes mariées sont, pour nourrir chez elles, dans de meilleures conditions que les filles-mères, et les femmes de la campagne dans de meilleures conditions que celles de la ville ; 3° pour nourrir sur lieu, les filles-mères dont la vie n'a pas été débauchée sont préférables aux femmes-mères, et on a moins à redouter d'elles les changements par caprice, les sollicitations et les exigences de la famille et du mari, toujours incessantes et que rien ne satisfait ; 4° dans tous les cas, on n'arrêtera *jamais* une nourrice sans l'avoir visitée complètement ainsi que son enfant, et ni les bons renseignements donnés sur elle, ni sa manière de vivre, ni sa bonne foi, ne devront la mettre à l'abri de cet examen indispensable.

C. Allaitement artificiel.

L'allaitement artificiel exige beaucoup de patience et d'attention. De tous les aliments qui ont été proposés, le plus convenable est le lait de vache. Les règles qu'il faut observer pour que cet allaitement atteigne le but qu'on se propose sont les suivantes :

Les premiers jours, le lait de vache destiné à l'enfant devra être coupé avec deux tiers d'eau ; au bout de douze ou quinze jours on n'ajoutera que moitié eau ; plus tard, un tiers seulement ; enfin, on le donnera pur.

Chaque fois, on mêlera au liquide un peu de sucre en poudre (une demi-cuillerée à bouche pour une petite tasse de liquide). Cette boisson ne doit jamais être donnée froide à l'enfant, mais toujours tiède ; il ne faut pas la faire chauffer sur le feu, mais au bain-marie. Les biberons devront toujours être tenus très-propres ; les biberons qui méritent la préférence sont les biberons en verre : ils sont plus faciles à nettoyer et ne conservent pas une odeur désagréable et malfaisante comme les biberons en bois ou en étain.

Au bout de quelques semaines, on donnera, d'abord une fois, puis deux fois, de la bouillie claire faite avec du gruau. A mesure que l'enfant grandira, on lui donnera de bon bouillon dans lequel on aura fait cuire du gruau ou du riz ; ce bouillon devra être passé dans un linge, le gruau et le riz fortement exprimés, afin que le liquide ressemble à de la bouillie peu épaisse. Ce n'est qu'à l'époque où les dents commencent à percer qu'on devra donner des aliments plus substantiels.

Les mères doivent être prévenues que pendant l'alimentation au biberon il meurt 18 enfants sur 20.

HISTOIRE

DE

LA GÉNÉRATION.

DEUXIÈME PARTIE.

ANOMALIES.

On appelle *anomalie* une condition ou un état irrégulier, c'est-à-dire contraire à l'ordre naturel.

Il faut faire une distinction entre les anomalies et les *accidents*, qui eux aussi constituent une irrégularité; elle est basée sur les *causes* qui peuvent entraver plus ou moins profondément la marche naturelle. Quand les causes sont inhérentes à l'organisation même de la mère ou de l'enfant, on les appelle *constitutionnelles*; quand les causes sont fortuites et surviennent brusquement, quelquefois au milieu des conditions les plus normales, on les appelle *accidentelles*.

On considère en outre que les causes constitutionnelles influent ordinairement d'une manière permanente sur les différentes phases de la génération, tandis que les accidents ne sont ordinairement que passagers. Ainsi, on expliquera le motif pour lequel nous avons fait deux parties séparées, d'une section unique que la plupart des auteurs décrivent, les uns sous le titre d'anomalies, les autres sous le titre d'accidents.

L'histoire des anomalies va faire l'objet de la seconde partie de ce manuel. Conformément au plan suivi dans la première partie, nous décrirons d'abord les anomalies du bassin et de l'appareil génital, puis successivement les anomalies de la conception, de la grossesse et de l'accouchement. Mais nous renverrons aux accidents tout ce qui pourra concerner les irrégularités dans la délivrance et dans les suites de couches, pour cette raison que les dangers qui les accompagnent sont le plus souvent le résultat de causes véritablement accidentelles et fortuites.

ART. Ier — ANOMALIES DANS LA CONFIGURATION, DANS LA STRUCTURE ET DANS LA FORME DU BASSIN.

Les anomalies du bassin s'appellent des *vices de conformation.*

On nomme ainsi toute conformation du bassin qui s'éloigne d'une manière notable de la forme, des dimensions, de la structure qu'on observe le plus communément.

Il y a deux grandes classes de bassins viciés :

1re *classe.* Le bassin est vicié *par excès d'amplitude,* quand ses différents diamètres sont plus étendus qu'à l'état normal.

2e *classe.* Le bassin est vicié *par excès d'étroitesse,* quand ses différents diamètres sont moins étendus qu'à l'état normal.

Remarque. On ne doit pas dire qu'il y a vice de conformation du bassin par excès d'amplitude ou par excès d'étroitesse lorsque celui-ci est grand ou petit comparativement au volume du fœtus : il y a, dans ce cas, *volume trop petit ou trop grand du fœtus.*

§ Ier — BASSIN VICIÉ PAR EXCÈS D'AMPLITUDE.

Les bassins viciés par excès d'amplitude ne présentent qu'un médiocre intérêt au point de vue de l'accouchement. Il suffit de savoir qu'ils sont ordinairement uniformément trop grands, c'est-à-dire régulièrement trop grands dans tous leurs diamètres et sans déformation osseuse véritable.

§ II. — BASSIN VICIÉ PAR EXCÈS D'ÉTROITESSE.

Les *rétrécissements du bassin* sont de deux genres :

1° Quand le bassin est uniformément trop étroit, on dit qu'il y a *excès d'étroitesse absolue* (Velpeau) ou *avec perfection des formes* (Paul Dubois).

2° Quand le bassin est irrégulièrement trop étroit, on dit

qu'il y a *excès d'étroitesse relatif* (Velpeau) ou *avec déformation des os* (Paul Dubois).

Or, les excès d'étroitesse du bassin sont plus communs avec déformation des os qu'avec perfection des formes ; nous signalerons spécialement les dispositions anatomiques de ces premiers vices de conformation ; puis nous dirons les causes générales des bassins étroits ; enfin nous parlerons des signes et des moyens qui les font reconnaître.

A. Conformation et structure des bassins étroits avec perfection des formes.

Il est rare que les bassins étroits avec perfection des formes présentent des dimensions s'éloignant notablement de l'état régulier. Ainsi Stein avait signalé une diminution de 13 mill. au plus. Il y a ici exagération, car dans un cas de Nægelé il y avait 27 mill. de différence. On ne connaît pas la cause de ces bassins trop étroits et uniformes ; il faut seulement savoir que les femmes de petite taille ne sont pas celles qui ont un bassin étroit ; on l'observe plutôt chez des femmes grandes et élancées, et dans quatre cas réunis par Nægelé une seule fois cela se présentait chez une naine.

B. Dispositions anatomiques des bassins étroits avec déformation des os.

M. Paul Dubois présente sous trois formes principales les vices de conformation du bassin par étroitesse relative.

1° Il y a aplatissement d'avant en arrière, ce que M. Pajot appelle *compression antéro-postérieure.*

2° L'aplatissement existe d'un côté à l'autre ; M. Pajot nomme cette déformation *par compression transversale.*

3° Il s'est produit un enfoncement des parties antérieures et latérales ; M. Pajot appelle cette déformation *par compression oblique.*

Remarque. M. Pajot ajoute une quatrième forme qu'il appelle déformation *par compression combinée ;* or il est facile de se rendre compte des caractères de ces bassins quand on connaît les variétés précédentes.

1° *Caractères des bassins rétrécis par compression antéro-postérieure.* Trois os, le sacrum et les deux pubis, sont, ou isolément ou ensemble, le siége du rétrécissement par compression antéro-postérieure. De leur déformation résultent les quatre variétés suivantes (Pajot) :

a. Les pubis n'ont pas changé de position, mais l'angle sacro-vertébral fait saillie dans le détroit abdominal. Le sacrum a subi un mouvement de bascule par suite duquel sa base s'est portée en avant, en même temps que son extrémité coccygienne était repoussée en arrière. Le détroit abdominal est rétréci, mais il y a agrandissement de l'excavation et du détroit périnéal.

b. Les pubis n'ont pas changé de position, mais on dirait que le sacrum a été comprimé en haut et en bas entre deux forces agissant à chacune de ses extrémités. Alors l'angle sacro-vertébral fait saillie dans le détroit abdominal, et la pointe du sacrum s'avance dans le détroit inférieur. L'excavation seule est plus ample qu'à l'état normal.

c. Les pubis n'ont pas participé à la déformation, mais le sacrum a été en totalité porté en avant. Il est alors, soit aplati à sa face antérieure, soit même convexe, et, si la pointe est plus avancée en avant que l'angle sacro-vertébral, le bassin a la forme d'un entonnoir.

d. La compression porte sur les pubis, et dès lors voici ce qui peut avoir lieu : 1° Si le bord supérieur des pubis est porté en arrière tandis que l'angle sacro-vertébral s'est avancé dans le détroit supérieur, ce détroit a la forme d'un 8 renversé (∞). 2° Si le bord inférieur des pubis est incliné en arrière, le détroit inférieur seulement est rétréci. 3° S'il est incliné en avant, il y a rétrécissement du détroit abdominal, etc.

Nous avons insisté sur toutes ces variétés, parce que ces rétrécissements sont les plus communs parmi les déformations du bassin. On l'explique aisément en considérant que le sacrum supporte en entier le poids du corps et peut ainsi facilement se dévier sous cette charge considérable.

2° *Caractères des bassins rétrécis par compression transversale.* L'aplatissement d'un côté à l'autre est le plus rare des rétrécissements du bassin, en ce qui concerne au moins le détroit supérieur et l'excavation. Il n'en est pas ainsi pour le détroit inférieur. Les deux tubérosités de l'ischium sont en effet assez fréquemment rapprochées de façon à prendre chez la femme la disposition qu'elles offrent normalement chez l'homme. Il en résulte seulement un vice du détroit périnéal dont nous apprécierons l importance dans la marche de l'accouchement.

3° *Caractères des bassins rétrécis par compression oblique.* Lorsque la compression oblique a lieu, l'enfoncement se produit sur les masses qui supportent la cavité cotyloïde, c'est-à-dire sur les parties du bassin situées en avant et sur les côtés. Il y a deux variétés (PAJOT) : 1° Le bassin a la forme d'une feuille de trèfle quand l'enfoncement vicie les deux côtés du bassin à la fois, et une particularité de ce vice de conformation est que les deux pubis forment les côtés et le fond d'une gouttière très-étroite qui ne saurait, à cause de ses dimensions, compter comme faisant partie du bassin. 2° La forme est celle d'un ovale quand l'enfoncement existe d'un seul côté. Le bassin *oblique-ovalaire* décrit par NÆGELÉ est une des sous-variétés curieuses de ce genre. Voici les caractères de ce bassin : 1° il y a fusion complète du sacrum avec l'os iliaque enfoncé ; 2° en outre, il existe une inclinaison de la face antérieure du sacrum du côté malade ; 3° on observe la disparition plus ou moins complète des trous sacrés correspondants ; 4° enfin les pubis ont subi un refoulement du côté opposé, ce qui fait que la symphyse ne se trouve plus vis-à-vis de l'angle sacro-vertébral ; 5° quant à l'autre moitié du bassin qui n'a pas participé à la déformation, elle est saine, mais on a observé avec raison que deux moitiés saines d'un bassin de ce genre ne sauraient représenter un bassin normal. Il y a donc aussi difformité du côté sain, quoique cela ne paraisse pas manifeste.

Remarquons que la compression oblique compromet en

général l'étendue du détroit supérieur de l'excavation et du détroit inférieur.

C. Etiologie des rétrécissements du bassin.

Plusieurs maladies produisent, soit dans le jeune âge, soit dans l'âge adulte, des rétrécissements du bassin. Les principales sont : le *rachitisme,* les *luxations congénitales* ou *spontanées du fémur,* le *ramollissement des os.* D'autres, moins fréquentes, sont : les *amputations des membres inférieurs* pendant l'enfance, des *tumeurs de mauvaise nature du squelette,* des *fractures mal consolidées.*

Nous allons parler seulement des maladies principales.

1° *Signes du rachitisme.* La femme a été nouée ou rachitique, *a* si dans son bas âge, vers deux ou trois ans, elle a été d'une maigreur extrême ; — *b* si la peau a été flétrie et fanée, la tête volumineuse, le front bombé et saillant, la face amaigrie et comme *vieillotte ;* — *c* si le ventre a été très-volumineux et dur ; — *d* si les extrémités inférieures ont été très-chétives, les articulations volumineuses, les membres incurvés ; — *e* si la marche ne s'est produite que fort tard.

Quant à l'action du rachitisme sur le bassin, voici comment elle a lieu : *a* Les os se déforment. — *b* Il se produit des arrêts de développement, et l'étendue des os diminue. — *c* Il peut y avoir retard dans l'ossification, et certaines parties continuent à croître tandis que les autres restent stationnaires. — *d* Le tissu s'altère, et souvent une couche éburnée double l'épaisseur du squelette, quoiqu'il n'y ait pas en dehors de difformité apparente.

Remarquer toutefois que la marche du rachitisme est ascendante, et qu'une déformation même légère des membres supérieurs dénote une déformation certaine du bassin (J. GUÉRIN).

2° *Signes des luxations spontanées.* On appelle *luxation* les déplacements des surfaces d'une jointure. Quand le fémur est luxé, la tête de l'os n'est plus contenue dans la cavité cotyloïde. Dans la luxation spontanée, le grand trochanter du côté malade est fortement porté en dehors, et la tête de l'os est dans la fosse iliaque externe. Il y a eu probablement luxation spontanée : *a* si la femme a boité dans les premiers temps qu'elle a marché ; — *b* si des douleurs se sont produites dans sa jeunesse dans l'articulation de la hanche ; — *c* s'il y a boiterie depuis lors, etc.

L'action de ces luxations est de comprimer les fosses iliaques externes, sur lesquelles la tête de l'os s'appuie, et de rétrécir consécutivement et lentement les diamètres transverses et obliques du bassin.

3° *Signes du ramollissement des os.* Le ramollissement des os, encore nommé *ostéomalacie*, est une maladie de l'âge adulte, et ordinairement il se produit, soit dans le cours d'une grossesse, soit après plusieurs accouchements réguliers. Les signes de cette maladie sont : *a* La femme ressent des douleurs dans le dos, dans les reins et dans le bassin. — *b* Ces douleurs sont continues, et elles sont accompagnées dans la marche d'un état de faiblesse qui va en augmentant. — *c* La malade remarque une sorte de diminution dans la longueur de sa taille. — *d* Peu à peu elle devient chétive et rabougrie. L'action de ce ramollissement est de produire l'enfoncement des os du bassin par la pression des membres inférieurs destinés à soutenir cette cavité.

D. Diagnostic des rétrécissements du bassin.

On reconnaît les rétrécissements du bassin : 1° à l'*inspection simple ;* 2° *en interrogeant la femme sur ses antécédents ou sur son état actuel ;* 3° par la *mensuration.*

1° *Signes fournis par l'inspection simple. a.* Le bassin est bien conformé quand les hanches sont arrondies, égales en hauteur et en largeur ; quand elles sont situées sur un même plan horizontal ; quand les épines iliaques antérieures et supérieures sont placées sur la même ligne ; quand la dépression de la chute des reins n'est pas trop prononcée ; quand, à partir de ce lieu jusqu'à la pointe du coccyx, il existe une courbure uniforme ; quand le pénil est arrondi et légèrement proéminent en avant; quand les ischiums et les plis des fesses se trouvent sur la même ligne horizontale.

b. Il y a lieu de craindre un bassin mal conformé lorsque les hanches ne sont pas suffisamment larges et saillantes; lorsque la face postérieure du sacrum est affaissée ou trop recourbée; lorsqu'une dépression trop forte existe à la chute des reins; lorsque le pénil est trop saillant ou trop affaissé; lorsque la symphyse des pubis est trop longue et la commissure antérieure de la vulve trop portée en arrière; lorsque, en appliquant l'extrémité des doigts de chaque main sur les épines iliaques antérieures et supérieures, on constate trop peu d'écartement entre elles; lorsque les tubérosités des ischiums sont trop éloignées ou trop rapprochées l'une de l'autre; lorsque la colonne vertébrale est déviée.

c. Il faut élever des doutes sur la conformation régulière du bassin si la femme boite depuis longtemps, si elle est petite, si l'une des hanches est plus abaissée que l'autre, si les membres supérieurs ou inférieurs présentent ces courbures régulières en forme d'arcs qu'on rencontre chez les individus noués ou *rachitiques*.

d. Enfin il existe la variété *oblique-ovalaire* de NÆGELÉ si, la femme étant placée debout et le dos contre un mur, deux fils à plomb, dont l'un est placé suivant l'axe du sacrum et dont l'autre tombe suivant la hauteur de la symphyse des pubis, ne sont pas placés sur le même plan vertical d'avant en arrière.

2° *Signes fournis par les antécédents de la femme.* En général les femmes qui viennent consulter le médecin sur des rétrécissements du bassin sont des femmes petites, et il y a claudication. Or, il importe de savoir si la petitesse de la taille et si la claudication sont le résultat de l'une des causes de déformation dont nous avons parlé plus haut. On interrogera en conséquence les parents comme il suit : *a* A quel âge a marché la jeune fille? — *b* Quand elle a marché, marchait-elle droit ou en se dandinant? — *c* A-t-elle porté des appareils pour maintenir ses jambes? — *d* Avait-elle les genoux gros, le ventre volumineux, etc.? — *e* Depuis combien de temps boite-t-elle? — *f* Quel a été le traitement, quelle a été sa durée, etc.? On ne confondra pas d'ailleurs les déviations de la taille qui apparaissent chez les jeunes filles vers l'âge de la puberté avec les difformités (incurvation de jambes, des cuisses, des clavicules, de la poitrine) que produit le rachitisme.

3° *Signes fournis par la mensuration.* Après tous les renseignements précédents, il ne reste plus, pour compléter le diagnostic, qu'à mesurer le bassin.

La mensuration du bassin porte le nom de *pelvimétrie.*

Il y a deux manières d'opérer la pelvimétrie : *a* par l'extérieur, et cette pelvimétrie est dite externe; — *b* par l'intérieur, et on l'appelle pelvimétrie interne. Les instruments imaginés pour pratiquer ces mensurations portent le nom de pelvimètres.

a. **Pelvimétrie externe.** Deux instruments surtout sont destinés à opérer la mensuration à l'extérieur, ce sont le *compas d'épaisseur* de Baudelocque et le *pelvimètre* de Van Huevel. Ce dernier instrument est, par sa construction, également apte à la mensuration externe et à la mensuration interne.

Parlons seulement ici du compas d'épaisseur. Il est formé de deux branches, en partie droites, en partie courbées dans le sens de leur longueur, et articulées entre elles à la manière d'un compas; une petite olive aplatie garnit l'extrémité courbée de chaque branche, pour en rendre l'application moins douloureuse; enfin un mètre placé dans l'intervalle de la portion droite des deux branches sert à mesurer l'écartement.

On applique l'instrument comme il suit : Les doigts de l'opérateur reconnaissent d'abord les deux points extrêmes de la distance qu'il veut mesurer. On recherche les deux épines iliaques antérieures et supérieures quand on veut mesurer l'écartement des os des îles. On marque la partie moyenne de la crête de l'os des îles de chaque côté quand on veut connaître le diamètre transversal du grand bassin. On reconnaît la première vertèbre du sacrum en arrière et la symphyse pubienne en avant pour obtenir le diamètre antéro-postérieur du détroit supérieur. Enfin on limite le grand trochanter d'un côté et la partie saillante de la symphyse sacro-iliaque du côté opposé pour mesurer le diamètre oblique.

Ces points divers étant reconnus, l'olive qui termine les branches du compas est placée sur chacun d'eux séparément, et l'on a soin de diriger l'instrument de façon à mettre en vue les divisions indiquées sur le mètre.

Si le bassin est bien conformé, ce mètre montre un écartement de 24 à 27 cent. entre les épines iliaques antérieures et supérieures, — de 28 à 29 centimètres entre le milieu des crêtes iliaques, — de 19 centimètres de la symphyse des pubis au sommet de la première apophyse épineuse du sacrum, — de 23 centimètres du grand trochanter d'un côté à l'épine iliaque postéro-supérieure du côté opposé.

Plusieurs causes empêchent la mensuration faite par le compas de Baudelocque d'être d'une exactitude rigoureuse : 1° en mesurant l'intervalle placé entre les points indiqués plus haut, on ne mesure uniquement ni le diamètre antéro-postérieur ni le diamètre oblique du détroit supérieur; 2° la mensuration représente l'étendue de ces diamètres, plus une certaine épaisseur des parties osseuses ou des parties molles entre les diamètres et la peau; 3° il faut opérer une réduction dans les longueurs précédemment indiquées, puisqu'il faut élaguer des chiffres obtenus les nombres représentant l'épaisseur des parties osseuses ou molles intermédiaires; 4° le sacrum, les fosses iliaques, les symphyses sacro-iliaques pubiennes, la peau, n'ont pas une épaisseur, une résistance égales chez tous les individus, ce qui ne permet pas de réduire les chiffres précédents d'une manière régulière.

Lorsqu'on mesurera le diamètre sacro-pubien, on élaguera approximativement du total 19 centimètres qui représentent l'écartement des branches du compas, 6 centimètres 1/2 pour l'épaisseur du sacrum, et 1 centimètre 1/2 pour celle de la symphyse; il reste 11 centimètres.

b. **Pelvimétrie interne.** La pelvimétrie interne donne des indications plus précises. L'*instrument* de COUTOUTY, assez semblable à la mesure employée par les bottiers, n'est plus usité aujourd'hui. Il en est de même de l'intro-pelvimètre de Mme BOIVIN. Si l'on voulait employer un pelvimètre, il faudrait se servir de l'instrument de VAN HUEVEL dont nous parlerons plus bas. Mais on mesure très-bien avec le doigt.

Pelvimétrie interne avec le doigt. Le doigt est le plus simple des pelvimètres internes. On ne doit introduire la main dans les parties génitales pour connaître l'étendue de l'excavation qu'au moment de l'accouchement. En dehors de cette condition spéciale, un ou deux doigts placés dans le vagin suffisent le plus souvent.

Voici la manière de se servir du doigt : On introduit le doigt indicateur dans le vagin, comme cela se pratique pour le toucher; — alors, on cherche à atteindre l'angle sacro-vertébral, en ayant soin de se diriger dans le sens de l'axe du détroit inférieur, puis en suivant la courbure du sacrum; — on est arrivé sur l'angle sacro-vertébral quand on sent une partie formant promontoire dans le bassin, et quand au-dessus on ne reconnaît plus aucune saillie.

Dès lors, on se comporte comme il suit : 1° Si le doigt n'atteint pas l'angle sacro-vertébral, c'est que le diamètre sacro-pubien a ses dimensions normales ou à peu près normales, mais en tout cas propres à permettre à l'accouchement de s'effectuer. 2° Si le doigt atteint l'angle sacro-vertébral, il est à craindre un certain degré de rétrécissement du bassin. 3° Pour apprécier ce rétrécissement, on élève autant que possible le bord radial du doigt, introduit dans le vagin, au-dessous des ligaments triangulaires sous-pubiens. — On marque, avec l'ongle de l'indicateur de la main restée libre, le point où le dessous des pubis correspond à l'indicateur introduit. — Enfin, on reporte cette longueur sur un mètre pour reconnaître en centimètres l'étendue de ce rétrécissement. 4° On n'oubliera pas cependant : *a* que le chiffre obtenu représente, non pas le vrai diamètre sacro-pubien, mais un diamètre étendu de cet angle au-dessous de la symphyse *(sacro-sous-pubien)*; l'excès de longueur de ce dernier est d'un centimètre ; *b* que ce chiffre serait d'autant plus grand que la hauteur des pubis serait plus considérable ; *c* qu'une obliquité plus ou moins étendue de la symphyse en avant ou en arrière augmenterait ou raccourcirait beaucoup ce diamètre ; *d* qu'il est important de s'assurer avant toute appréciation définitive que la symphyse des pubis n'est pas déjetée en dedans, ni déjetée en dehors, ni d'une hauteur exagérée.

REMARQUE. L'excavation et le détroit inférieur peuvent être plus facilement mesurés avec le doigt que le détroit supérieur. Pour l'excavation, on pourra très-facilement parcourir toute la face antérieure du sacrum. Pour le détroit inférieur, l'extrémité de l'index étant appliquée sur l'extrémité du coccyx, on relèvera le poignet jusqu'à ce que le bord radial touche le dessous de la symphyse du pubis, et on marquera ce point avec la main restée libre, comme il a été dit précédemment. Le doigt enfin pourra seul permettre de reconnaître l'existence de tumeurs osseuses obstruant la cavité du bassin, et de constater leur résistance, leur mollesse, leur mobilité et leur situation.

Pelvimétrie interne avec le compas de VAN HUEVEL. L'instrument modifié de VAN HUEVEL est un compas formé de deux branches. L'une d'elles, courbe et aplatie, s'introduit dans les parties génitales ; l'autre, ronde et portant à son extrémité une longue vis de pression, est toujours externe.

Voici comment on opère : On marque à l'extérieur avec de l'encre le point qui correspond, par exemple, au bord supérieur de la symphyse pubienne ; — puis on introduit la branche interne ou postérieure, et on la fixe sur l'angle sacro-vertébral ; — d'un autre côté, on abaisse la branche extérieure jusqu'à ce que la vis qu'elle porte corresponde au point noir marqué à l'encre, et l'on serre la vis ; — en retirant l'instrument, on a la mesure de l'espace compris entre l'angle sacro-vertébral et le bord supérieur de la symphyse, mais on a en trop l'épaisseur de cette symphyse ; — on réintroduit donc la branche postérieure, et on la place cette fois derrière les pubis ; — puis, de nouveau, on replace la branche antérieure et la vis sur le point noir marqué à l'encre en avant ; — en retirant l'instrument, on a l'épaisseur de la symphyse ; — on défalque enfin cette épaisseur de la somme totale obtenue dans la première opération, et on a la mesure du diamètre sacro-pubien réel.

La simplicité de cet instrument, qui permet la mensuration externe comme avec le compas de Baudelocque, la mensuration du crâne des enfants comme avec les céphalomètres, doit le faire recommander à tous les accoucheurs.

ART. II. — ANOMALIES DES ORGANES DE LA GÉNÉRATION.

Les anomalies qui affectent les organes génitaux sont de deux genres : 1° *congénitales* quand elles datent de l'époque de la naissance ; 2° *accidentelles* ou *acquises* quand elles sont le résultat de maladies contractées depuis la naissance.

Au point de vue de la fonction de la génération, il importe de les considérer sous ce double rapport. Nous donnerons toutefois plus de développement aux anomalies acquises qui sont les plus importantes. En outre, pour suivre l'ordre de description usité déjà dans la première partie, nous allons les étudier dans les parties génitales internes d'abord, puis dans les parties génitales externes.

§ Ier — ANOMALIES DES PARTIES GÉNITALES INTERNES.

A. Anomalies des ovaires.

Les anomalies congénitales qui peuvent affecter les ovaires sont : 1° l'*absence des ovaires*, ce qui est rare ; 2° le *développement rudimentaire de l'un des deux ovaires* ou *des deux ovaires à la fois*. Les anomalies acquises sont : 1° l'*atrophie* ; 2° l'*hy-*

pertrophie; 3° les *tumeurs;* 4° les *déplacements* et les *hernies.*

L'*absence complète des ovaires* est rare, et le plus souvent il existe un des ovaires sur l'un des côtés de la matrice. On a observé encore des cas où il y avait ovaire d'un côté et testicule de l'autre; c'est là un exemple d'*hermaphrodisme vrai* ou *latéral.*

Le *développement rudimentaire des ovaires* se présente sous deux formes: 1° ou bien il reste dans le même état qu'il présentait chez le fœtus, c'est-à-dire sans qu'il y ait maturité des *vésicules de* GRAAF; 2° ou bien il apparaît sous la forme d'une languette charnue très-mince dans laquelle on ne rencontre que quelques rares vésicules à peine visibles. Ce développement rudimentaire est ordinairement simple, c'est-à-dire se présentant d'un seul côté. Chez les femmes qui n'ont pas d'ovaires, ou chez lesquelles les ovaires sont rudimentaires, le menton se couvre de barbe, la voix est masculine, les mamelles ne se développent point, il n'y a pas de menstruation.

L'*atrophie des ovaires* entraîne les mêmes effets que l'absence congénitale des ovaires. L'atrophie sénile, c'est-à-dire par les progrès de l'âge, est la plus ordinaire. L'atrophie anticipée s'observe cependant quelquefois. Souvent elle se lie à l'hypertrophie partielle et à la production de tumeurs ovariennes sur lesquelles nous allons insister.

Il y a plusieurs espèces de tumeurs des ovaires: *tumeurs par collection de pus* ou *abcès; tumeurs par dégénérescences du tissu ovarique* ou *cancers; tumeurs par collection de sérosité* ou *hydropisies.* Enfin les tumeurs par dégénérescences se lient quelquefois à des tumeurs par hydropisie. Cela produit des *tumeurs mixtes* d'une extrême gravité.

Sous le rapport de la grossesse et des accouchements, il faut insister sur le volume et sur les caractères de ces tumeurs.

1° Sous le rapport du volume, certaines tumeurs ne dépassent pas le volume d'une petite orange; d'autres acquièrent le volume d'une tête de fœtus ou d'adulte; d'autres enfin sont ellement considérables, qu'elles distendent le ventre comme ne grossesse à terme.

2° Sous le rapport des caractères, il faut distinguer ces tu-neurs en *solides*, lorsque dans toute leur étendue elles pré-entent une surface résistante, très-dure, quelquefois carti-agineuse, quelquefois osseuse; en *liquides*, quand elles of-rent au toucher la sensation d'une vessie remplie d'eau dont on peut déplacer à volonté le contenu; en *demi-liquides*, quand leur contenu a la consistance d'une bouillie épaisse. Les tumeurs ovariques n'affectent pas en général les deux ovaires à la fois, ni même toutes les parties d'un même ovaire : elles sont ainsi très-variées quant à leur siége. Les unes se développent en dehors de l'excavation et font saillie au-dessus du détroit supérieur; les autres se développent dans l'intérieur du bassin, où elles se fixent et apportent la gêne la plus considérable dans la grossesse et dans l'accou-chement. C'est au moyen du palper abdominal et du toucher, par le vagin ou le rectum, qu'on peut reconnaître le volume, le nombre, le siége et la consistance de ces tumeurs. Nous y reviendrons à propos de leur diagnostic dans la grossesse.

Terminons par les *déplacements* et par les *hernies* de l'ovaire. Ils sont ordinairement congénitaux, mais ils peuvent aussi être accidentels. Or, on a observé tous les déplacements pos-sibles de l'ovaire, et ces déplacements ont ainsi empêché les rapports de ces organes avec le pavillon frangé. On les a trouvés dans des tumeurs herniaires du pli de l'aîne *(hernies inguinales)*, dans des éventrations de l'abdomen, dans des hernies par le grand trou sciatique, etc. Mais il n'existe au-cun moyen de vérifier sur le vivant la présence de l'ovaire dans ces tumeurs.

B. Anomalies des trompes utérines.

Lorsqu'il y a absence d'un seul ovaire ou des deux ovaires à la fois, on observe un arrêt de développement de la trompe, et celui-ci est accompagné à son tour de développement incomplet de l'utérus, pour ce motif que la matrice et les trompes forment dans l'origine chez le fœtus un organe unique. Mais ce sont là les cas rares d'anomalies des trompes. Ordinairement elles sont consécutives à la naissance, et elles résultent d'inflammations ovariques ou tubaires et de péritonites circonscrites. On peut observer ainsi, soit des *déplacements des trompes* par des adhérences, soit des *oblitérations* consécutives à des abcès ou à des hémorrhagies tubaires, soit des *obstructions* par de la matière tuberculeuse ou cancéreuse et par des kystes sous-péritonéaux, etc., soit enfin la *transformation fibreuse* ou *ligamenteuse*. Ces lésions ne peuvent être constatées qu'à l'autopsie.

C. Anomalies de l'utérus.

Plusieurs anomalies congénitales ou accidentelles peuvent affecter l'utérus. Quelques-unes modifient sa conformation générale, comme la *division de l'utérus en deux lobes* et en *deux cavités;* d'autres modifient sa consistance, comme le *ramollissement* ou les *dégénérescences* par les cancers; d'autres augmentent son volume dans l'état de vacuité, comme des *tumeurs;* d'autres *oblitèrent ses orifices*, comme des cicatrices; d'autres enfin *le déplacent*, soit dans sa direction, soit dans sa position, comme les *déviations* ou les *chutes* ou *prolapsus*.

Nous n'allons parler ici que des plus importantes de ces anomalies d'après la division suivante : 1° *vices qui affectent la conformation proprement dite de l'utérus;* 2° *vices qui affectent sa direction;* 3° *vices qui affectent sa position.*

1° *Vices de conformation proprement dits de l'utérus.*

Plusieurs vices de conformation peuvent affecter la matrice. 1° Il peut y avoir *absence* ou *arrêt* de développement de tout ou de partie de cet organe. 2° La *forme fœtale* peut être conservée dans l'âge adulte, et alors le col seul existe, mais il n'y a pas ou presque pas de corps proprement dit. 3° L'utérus peut être *double par persistance des deux cornes primitives* dont l'organe se compose pendant une partie de la vie intrà-utérine *(utérus bicorne)*. 4° L'utérus peut être *double par duplicité réelle et complète*. 5° Une moitié de la matrice seulement s'est développée (*utérus unicorne*).

Les vices de conformation acquis sont toutefois beaucoup plus ordinaires, et il faut les distinguer en ceux qui affectent le corps et en ceux qui affectent le col. Parmi les lésions du corps, nous nommerons seulement les *polypes* et les *tumeurs fibreuses*. Parmi les lésions du col, nous insisterons spécialement sur l'*induration avec augmentation de volume et le cancer*. Les autres vices de conformation, tels que l'*agglutination* et l'*oblitération complète* ou *incomplète de l'orifice externe du col*, ne se produisent que consécutivement à la conception, et nous nous en occuperons au moment de l'accouchement.

a. L'*induration du col* avec augmentation de volume est une maladie assez commune chez les femmes mariées ou qui ont eu déjà des enfants : c'est l'*engorgement du col*. La sensation par le toucher d'une surface dure, résistante et quelquefois bosselée sentie au fond du vagin, l'augmentation de volume du museau de tanche, la coïncidence d'un écoulement glaireux plus ou moins abondant par la vulve, le sentiment d'un poids pesant dans l'excavation du bassin ou sur le rectum, des tiraillements sur la région des reins et des aînes, sont les symptômes qui caractérisent cet état. A cet engorgement se rattachent : 1° ce que M. Jobert a appelé l'*hydropisie du col*, caractérisée par un volume énorme avec rétrécissement de l'orifice ; 2° les *déformations du col* : col conique, col tapiroïde, qu'on a considérées comme des causes de stérilité ; 3° l'*allongement hypertrophique* qui simule à ce point le prolapsus utérin ou la descente de matrice, que les auteurs l'avaient décrit sous ce nom avant les recherches de M. Huguier.

b. Le *cancer du col* ou dégénérescence cancéreuse du col est une affection heureusement un peu plus rare. Les signes suivants, que la sage-femme doit connaître, le font soupçonner : La femme éprouve depuis longtemps dans la région lombaire des douleurs aiguës ; un écoulement habituel, devenu de plus en plus fétide, quelquefois mélangé de sang, remplace définitivement le sang des règles. A certaines époques, des douleurs aiguës, plus lancinantes, sont le signal d'une perte de sang très-abondante, sans raison d'être, et que les femmes attribuent à un retard. Des envies fréquentes d'uriner ou d'aller à la selle sont le résultat de la compression exercée par l'organe malade sur la vessie et le rectum. Enfin le toucher et l'examen avec le spéculum constatent sur le col des points ramollis ou ulcérés ou bosselés que le doigt peut atteindre, et d'où on le retire ordinairement teint de sang et de sanie claire et fétide.

Conduite de la sage-femme. La sage-femme qui a reconnu ces affections doit prévenir sa malade de l'importance du mal et l'adresser à un médecin.

2° *Vices dans la direction de l'utérus.*

L'utérus, mal fixé par les ligaments qui l'attachent à l'abdomen ou dans un bassin trop élargi, souvent repoussé en arrière par la vessie remplie d'urine, est exposé à plusieurs vices de direction. Ces vices de direction, résultant d'un mouvement de bascule exécuté par le fond de l'organe qui se renverse, portent le nom de *déviations*.

Il y a plusieurs genres de déviations : 1° on appelle *versions* les déviations dans lesquelles le corps et le col de l'utérus ont conservé leurs rapports respectifs ; 2° on nomme *flexions* les déviations qui portent exclusivement sur le corps, le col ayant conservé sa direction normale ou presque normale.

Or, chacune de ces déviations se divise elle-même en variétés que nous allons indiquer sommairement : 1° quand le fond de l'utérus est en avant, le col étant en arrière, il y a *antéversion ;* 2° quand le fond de l'utérus est en arrière, le col étant en avant, il y a *rétroversion ;* 3° quand le fond de l'utérus est d'un côté ou de l'autre, le col étant placé en sens opposé, il y a *latéroversion ;* on la divise en *latéroversion droite* quand le fond de l'utérus est à droite, en *latéroversion gauche* quand le fond de l'utérus est à gauche.

Les mêmes divisions sont applicables aux flexions ; nous

nous contenterons de nommer l'*antéflexion* ou flexion du corps utérin en avant, la *rétroflexion* ou flexion du corps en arrière, les *latéroflexions* ou flexions latérales du corps, etc.

Mais comme ces déviations de l'utérus dans l'état de vacuité ne sont guère du ressort de la sage-femme, nous n'en parlerons pas davantage. Dans le chapitre qui traite des anomalies dans la grossesse, nous étudierons les déviations de la matrice gravide; remarquons cependant que leur existence n'est liée en aucune façon à celle d'une antéversion ou d'une rétroversion dans l'état de vacuité.

3° *Vices dans la position de l'utérus.*

Il existe deux variétés de déplacement de l'utérus : 1° la *hernie* de l'*utérus*, qui consiste dans la position de la matrice hors le bassin à travers les anneaux des parois abdominales; 2° la *chute de matrice* ou *prolapsus*, qui consiste dans la descente de l'utérus dans le vagin ou hors de la vulve.

Il est rare d'observer la première variété, et les sages-femmes ne sont guère appelées qu'à constater la seconde.

Le *prolapsus de la matrice* survient à toutes les époques de la vie de la femme. On l'a observé aussi bien chez les vierges que chez les femmes qui ont eu beaucoup d'enfants; il est toutefois incontestablement plus commun chez ces dernières.

M. Moreau a tracé trois degrés de cette infirmité : le 1er degré est le *simple relâchement de l'utérus ;* le 2e degré est l'*abaissement dans le vagin jusqu'à la vulve;* le 3e degré est la *chute* ou le *prolapsus proprement dit.*

Le premier degré est peu important; il n'en est pas de même des deux autres.

Au second degré, des tiraillements violents exercés sur les lombes et sur les aînes, la sensation d'un poids sur le fondement, l'envie fréquente et la difficulté d'uriner, le besoin constant d'aller à la selle sans possibilité de le satisfaire, une constipation opiniâtre, de la douleur à la vulve dans la station debout, la perte rapide de l'embonpoint, enfin un écoulement muqueux, jaunâtre, sont les signes de la chute de la matrice. Il faut y ajouter ce caractère sensible, que le col apparaît à la vulve et fait saillie entre les grandes lèvres ou appuie sur le périnée.

Au troisième degré, l'utérus fait saillie à l'extérieur des parties de la génération ; la difficulté d'aller à la selle et d'uriner est moindre que dans la période précédente. Les femmes marchent courbées en avant et ne se redressent qu'avec peine. L'utérus pend entre les cuisses, et sa petite extrémité, dirigée en bas, laisse apercevoir une fente transversale qui est l'ouverture du col. De cet orifice sortent habituellement des mucosités et du sang à l'époque des règles. Plus tard enfin, par suite du frottement des cuisses, des vêtements, du passage de l'urine, des matières fécales, la tumeur s'enflamme, s'excorie, et les parois du vagin, dont une partie fait aussi saillie à la vulve, deviennent dures, épaisses et calleuses.

REMARQUE. Nous avons dit plus haut que M. HUGUIER avait attribué ces lésions à l'allongement hypertrophique du col utérin. Or, cet allongement est un fait anatomique incontestable dans le plus grand nombre des cas de prolapsus utérin. Cependant, dans un manuel et dans un livre destiné à l'enseignement classique, nous avons dû accepter les faits acquis seulement, et ne pas nous engager dans des explications théoriques encore discutées aujourd'hui.

Conduite de la sage-femme. La sage-femme prescrira, dans le 1er degré, l'usage des injections toniques légèrement astringentes, comme une décoction de feuilles de noyer ; dans le 2e degré, elle exigera l'usage des bains froids et le repos à peu près absolu sur un plan horizontal, repos combiné avec les injections précédentes ; dans le 3e degré, elle sera obligée de remettre l'utérus en place et de le maintenir.

Pour réduire l'utérus, la sage-femme fera coucher la malade sur le dos, les jambes fléchies sur les cuisses, et celles-ci fléchies sur le bassin, la tête légèrement inclinée en avant, le siége soulevé et appuyé sur un coussin. Puis, les choses ainsi disposées, elle repoussera l'utérus avec précaution en introduisant un ou deux doigts dans le vagin ; enfin elle s'appliquera à le maintenir, au moyen d'un pessaire. (V. *Complément.*)

§ II. — ANOMALIES DES PARTIES GÉNITALES EXTERNES.

Anomalies de la vulve.

Il n'est pas rare d'observer, même après des grossesses et des accouchements antérieurs, des vices de conformation de la vulve, et ces anomalies, ordinairement accidentelles, sont excessivement variées.

Les plus communes sont : 1° l'*étroitesse* et la *rigidité de l'orifice vulvaire,* résultant d'inflammation chronique du vagin, et qu'on reconnaît au toucher par l'épaississement et par l'induration des parois ; 2° la *présence de cloisons perforées* ou *imperforées,* soit à la vulve, soit dans la cavité même du vagin, facilement appréciable au toucher, à la vue et à l'examen au spéculum ; 3° l'*union des grandes et des petites lèvres,* produite par des ulcérations cicatrisées de ces parties ; 4° l'*occlusion de la vulve* par des végétations syphilitiques ; 5° enfin les *tumeurs du vagin et de la vulve.*

Conduite de la sage-femme. Aussitôt que la sage-femme aura reconnu ces vices de conformation, elle devra les signaler à un médecin pour les faire disparaître. Des accidents sérieux peuvent en effet survenir au moment de l'accouchement. D'ailleurs elles sont souvent le résultat de maladies vénériennes qui, si elles ne sont pas entièrement guéries, peuvent infecter l'enfant au moment de sa naissance. La sage-femme devra ainsi apporter la plus grande prudence dans les conseils qu'elle donnera à une femme dans ces conditions. Suspecter alors la santé, c'est s'imposer le devoir de faire examiner la femme avec la plus grande attention, et de hâter la guérison de toutes les maladies virulentes dangereuses pour le fœtus pendant la grossesse et au moment de l'accouchement.

CHAPITRE PREMIER.

ANOMALIES DANS LA CONCEPTION.

D'après la définition que nous avons donnée de la conception, il y a anomalie dans ce premier acte de la génération toutes les fois que le principe fécondant fourni par l'homme ne peut pas développer sur l'ovule fourni par la femme les modifications nécessaires pour produire un nouvel être.

Plusieurs causes produisent cette anomalie : 1° *du côté de l'homme*, une difformité et la mauvaise qualité du liquide fécondant ; 2° *du côté de la femme*, le développement insuffisant des organes génitaux importants, le défaut de maturité des ovules démontré par un défaut de menstruation, ou d'autres causes que nous allons examiner et qui se résument, chez une femme habituellement bien réglée, par un obstacle à la pénétration du liquide fécondant, non altéré, jusqu'à l'ovule.

Mais comme nous ne parlons ici que de la génération au point de vue de la femme, nous allons étudier exclusivement les causes qui concernent celle-ci sous le titre général de *stérilité.*

STÉRILITÉ.

On appelle stérilité l'état des femmes qui ne conçoivent pas.

Il y a deux genres de stérilité : 1° la *stérilité absolue ;* 2° la *stérilité momentanée.*

On nomme *stérilité absolue* celle qui résulte de l'absence ou d'un vice de conformation d'un organe essentiel de l'appareil génital. Ainsi l'absence des ovaires, leur destruction par opération ou par maladie, l'absence des trompes ou leur oblitération, l'absence de l'utérus ou sa destruction par opération ou par lésions diverses, l'obstruction complète de ses cavités par tumeurs ou par adhérences, l'occlusion de ses orifices, l'absence du vagin, l'hermaphrodisme entraînant l'un ou l'autre des désordres précédents, sont des causes de cette stérilité qu'on doit en outre considérer comme incurable.

Mais le plus fréquent des genres de stérilité est la *stérilité momentanée*, et on appelle ainsi celle qui résulte d'un obstacle curable existant dans une partie secondaire de l'appareil génital, chez une femme dont les organes reproducteurs essentiels sont bien conformés. Les causes de cette stérilité sont : les lésions diverses du col utérin, polypes, ulcérations, hydropisie du col ; les déviations de la matrice, flexions ou versions indiquées précédemment (V. page 264) ; le prolapsus utérin complet ou incomplet ; des occlusions incomplètes ou des rétrécissements du museau de tanche ; certaines formes du col : forme pointue, allongée, tapiroïde, etc. ; le cloisonnement transversal ou longitudinal du vagin ou son obstruction par des brides, par une membrane, etc. ; les imperforations vulvaires ; enfin la cessation de la menstruation par maladies (chlorose, phthisie, maladies aiguës). Comme cette stérilité est souvent curable, elle doit fixer l'attention de l'accoucheur et de la sage-femme, comme nous allons le dire maintenant.

Signes de la stérilité. Il faut être très-circonspect avant d'affirmer, chez une femme qui consulte pour avoir des enfants, s'il y a stérilité absolue et incurable ou stérilité momentanée et curable.

Il y a présomption de stérilité incurable chez une femme non menstruée, sans désirs sexuels, à la voix forte et virile, aux seins petits, etc. — Il y a présomption de stérilité incurable chez une femme ne pouvant plus devenir mère après un accouchement laborieux ou après des couches difficiles, après des fausses couches répétées, après des inflammations de la matrice ou des ovaires. — Il y a encore présomption de stérilité incurable chez les femmes très-grasses, à règles rares et peu abondantes, présentant de la sécheresse du vagin et de la vulve, etc.

La stérilité est ordinairement momentanée et curable chez les femmes bien réglées, avec désirs sexuels actifs mais sans exagération, et dont les parties génitales sont humides, bien conformées, etc. — La stérilité est ordinairement momentanée quand on constate en outre les unes ou les autres des déviations utérines indiquées plus haut : flexions, versions ou prolapsus, et dans ces cas il peut suffire, pour y remédier, de conseiller les relations sexuelles dans des conditions différentes de celles dans lesquelles elles ont été exécutées jusque-là. — Il ne faut pas enfin accuser de stérilité les femmes qui, dans les premiers mois de leur mariage, ne seraient pas devenues enceintes, car cette stérilité momentanée se présente très-fréquemment (VILLERMÉ, BESSON).

Conduite de la sage-femme. Les conseils et les opérations qu'exige le traitement de la stérilité sont du domaine exclusif du médecin. D'un autre côté, les rapporter tous serait sortir du cadre de ce livre. Nous avons dû en conséquence borner ici nos développements sur ce sujet.

CHAPITRE DEUXIÈME.

ANOMALIES DANS LA GROSSESSE.

Nous avons décrit dans la première partie de ce manuel les phénomènes de la grossesse utérine simple, c'est-à-dire de l'état pendant lequel la mère porte son produit dans la cavité de la matrice, ce produit étant un seul enfant.

Nous avons supposé en outre, pour décrire cette période, que le bassin et les parties génitales étaient bien conformées, et que les diverses parties de l'œuf avaient suivi leur développement régulier.

Dans ce chapitre, nous allons étudier en premier lieu la grossesse pendant laquelle la femme porte son fruit en dehors de la cavité de la matrice, *grossesse extra-utérine*; en second lieu, la grossesse pendant laquelle la femme porte dans la cavité utérine deux ou plusieurs enfants, *grossesse multiple;* en troisième lieu, la grossesse pendant laquelle les parties de l'œuf ne se sont pas régulièrement développées, *fausse grossesse;* en quatrième lieu et en cinquième lieu, les grossesses modifiées soit par de l'hydropisie de l'œuf, *hydropisie de l'amnios,* soit par des vices de conformation congénitaux ou accidentels du bassin et de l'appareil génital, *grossesses avec bassins difformes, avec tumeurs des ovaires,* etc., etc.; nous terminerons par l'avortement provoqué et par l'accouchement prématuré artificiel, opérations principales destinées à remédier à ces différentes anomalies.

ART. Ier — ANOMALIES DANS LA GROSSESSE RÉSULTANT DU DÉVELOPPEMENT DE L'OEUF HORS DE LA CAVITÉ UTÉRINE.

GROSSESSE EXTRA-UTÉRINE.

On appelle grossesse extra-utérine la grossesse dans laquelle le développement du fœtus et de ses dépendances a lieu hors de la cavité de la matrice.

Variétés. Le fœtus peut se développer hors de l'utérus dans divers points : 1° quand l'ovule fécondé se développe sur l'*ovaire,* soit à la surface de celui-ci, soit dans l'intérieur même de la vésicule de Graaf qui l'a retenu après sa rupture, la grossesse est dite *grossesse ovarique;* 2° quand l'ovule fécondé se développe entre les feuillets du péritoine des ligaments larges, on l'appelle *grossesse sous-péritonéo-pelvienne;* 3° quand le développement a lieu à la fois entre l'ovaire et le pavillon de la trompe, la grossesse est dite *grossesse tubo-ovarique;* 4° si l'ovule s'est arrêté au pavillon de la trompe et se développe à l'entrée de ce canal, partie dans le tube, partie dans le ventre, on a la *grossesse tubo-abdominale;* 5° la grossesse est *abdominale* quand le produit n'a que des rapports éloignés avec les trompes ou les ovaires, et se développe plus ou moins loin dans la cavité du ventre; 6° il y a *grossesse tubaire* quand le développement a lieu dans la trompe; 7° il y a *grossesse tubo-utérine-interstitielle* quand l'ovule s'est développé dans la portion de la trompe qui traverse l'épaisseur des parois utérines; 8° on appelle *grossesse utéro-interstitielle* celle dans laquelle on rencontre le produit de la conception dans l'épaisseur même des parois de la matrice; 9° enfin une dernière variété est la *grossesse tubo-utéro-abdominale* par développement de la trompe, de l'utérus et du péritoine autour du kyste fœtal.

Anatomie pathologique. L'ovule fécondé, développé hors de l'utérus, affecte des rapports assez curieux avec les parties sur lesquelles il est pour ainsi dire implanté. Ainsi, des adhérences se forment d'abord entre l'œuf et les organes sur lesquels ou dans lesquels il se développe. Plus tard, de nombreux vaisseaux apparaissent au sein de ces adhérences. Enfin il s'établit entre les parties une communication facile. C'est sur ces vaisseaux, comme sur une caduque, que se greffe le placenta; c'est par là que le produit grandit enfermé dans la poche extrà-utérine, et même y séjourne pendant un temps plus ou moins considérable. Il est probable en effet que le fœtus peut vivre dans cette cavité au-delà du terme de 9 mois, car, sur un certain nombre d'entre eux, on a observé un développement anormal des parties osseuses, et même l'apparition des dents. Cependant, à la longue, ils meurent, puis ils macèrent dans les eaux de la poche, se putréfient dans leurs parties molles *(saponification)*; enfin, souvent, les pièces osseuses qui en constituent le squelette se disjoignent, et quand l'œuf est examiné plus tard on ne rencontre plus que des débris.

Signes. Des signes très-irréguliers peuvent servir à caractériser ces sortes de grossesses.

Au début, on ne constate que les signes ordinaires de la grossesse utérine. Il n'en est plus ainsi *vers la fin du 3e mois.*

On sera frappé alors du développement rapide du ventre au-dessus du détroit supérieur. — Il existe une douleur fixe dans un point circonscrit de l'abdomen. — Il y a impossibilité pour la malade de se coucher du côté où s'est développée la tumeur fœtale. — On constate au toucher que la matrice ne contient pas d'enfant et que le col n'a subi aucune des modifications dont nous avons parlé ailleurs (V. page 129). — L'utérus est dévié, et on peut observer toutes les modifications possibles de position, d'abaissement, d'inclinaison, etc. — Quoiqu'il n'y ait pas de développement de l'utérus, cependant on sent les mouvements actifs de l'enfant, on peut reconnaître au palper les diverses irrégularités de son corps (tête, extrémité pelvienne et membres), enfin, à l'auscultation, on entend les battements du cœur et le bruit de souffle.

A la fin du 9e mois, si la grossesse extrà-utérine va jusqu'à ce terme, on pourra obtenir d'autres caractères importants. Ainsi les douleurs de l'enfantement se produisent chez la femme affectée de grossesse extrà-utérine comme dans la grossesse ordinaire. Elles durent ordinairement trois à quatre jours, mais on les a vues se continuer pendant un temps très-considérable. En palpant le ventre, on sent que la tumeur qui contient le fœtus reste immobile malgré les contractions. — D'autre part, il y a légère dilatation du col de l'utérus, et il s'en écoule des matières muqueuses et albumineuses, mais ces matières ne ressemblent en rien aux glaires ou au liquide amniotique. — Enfin on peut s'assurer, au moyen du toucher, qu'il n'y a pas d'engagement de parties fœtales à l'orifice, et même, au moyen de la sonde utérine, qu'il n'y a pas d'enfant dans la cavité de la matrice.

Il est intéressant d'observer que chaque nouvel intervalle de 9 mois peut être marqué par de nouveaux efforts d'expulsion, et que, malgré ces efforts répétés, des grossesses extrà-utérines ont continué leur cours pendant deux, trois et même dix années.

Terminaison. La grossesse extrà-utérine est toujours fatale pour le fœtus. Pour la mère, la terminaison est presque toujours fâcheuse aussi. Cependant des soins habiles et peut-être une opération audacieuse comme l'opération césarienne, destinée à ouvrir une voie à une poche sans issue, pourraient empêcher des conséquences funestes. Il faut savoir cependant que la nature met fin quelquefois d'elle-même à ces redoutables dangers. Le fœtus meurt et se décompose peu à peu; le sac se transforme en un véritable foyer purulent; il s'ouvre enfin, soit à l'ombilic, soit à l'hypogastre, soit à l'aîne, ou encore dans le vagin, dans le rectum, dans la vessie. Les circonstances les plus graves sont celles où le kyste fœtal se rompt avant que des adhérences se soient formées avec les parois extérieures, et alors les eaux et l'enfant passent dans la cavité du ventre, et il en résulte une hémorrhagie et une péritonite mortelles.

Conduite de la sage-femme. Dans des circonstances si graves, la sage-femme doit s'appliquer à reconnaître de bonne heure cette grossesse anormale, et appeler immédiatement un médecin.

ART. II. — ANOMALIES DANS LA GROSSESSE RÉSULTANT DE LA MULTIPLICITÉ DES FOETUS.

GROSSESSE MULTIPLE.

On appelle *grossesse multiple* la grossesse dans laquelle on trouve logés dans la cavité de la matrice deux ou plusieurs enfants.

On nomme encore cette grossesse *grossesse composée.*

Division. Quand il y a deux enfants, ils portent le nom de *jumeaux* et la grossesse est dite *gémellaire.* Quand il y a trois enfants, ils sont appelés *trijumeaux,* et on dit qu'il y a *grossesse triple.* Dans la *grossesse quadruple,* il y a quatre enfants et ils sont appelés *quadrijumeaux.*

La grossesse multiple n'est pas absolument rare; sur 36,570 grossesses, 582 étaient doubles (1 sur 62), 6 étaient triples (1 sur 6,000); les grossesses quadruples et quintuples sont des cas exceptionels dont on a cependant rapporté des exemples.

Causes. On connaît mal les causes qui peuvent produire la grossesse composée, et dans cette incertitude on s'est généralement arrêté aux cinq hypothèses suivantes :

1° On suppose que la conception peut porter à la fois sur un ovule venu de l'ovaire droit et sur un ovule venu de l'ovaire gauche.

2° On suppose que la fécondation a pu, dans un rapprochement unique, s'opérer à la fois sur deux ovules échappés en même temps et à maturité d'un seul ovaire.

3° On croit que des fécondations successives ont pu avoir lieu à des intervalles peu éloignés, toutefois avant l'occlusion du col utérin par le bouchon gélatineux.

4° On admet encore qu'il peut y avoir conformation anormale des ovaires telle que deux ovules soient contenus dans une même vésicule de Graaf, et qu'à maturité ils soient descendus ensemble et aient été fécondés simultanément.

5° Enfin, il est certain que dans les cas d'utérus double, avec ou sans division du vagin, il pourra y avoir deux conceptions éloignées. Ces cas seulement expliquent ce qu'on a appelé la *superfétation*, mot qui signifie *enfant sur un autre*, c'est-à-dire la conception d'un second ovule pendant le cours d'une grossesse.

Signes. On peut résumer les signes de la grossesse multiple comme il suit :

1° *Signes rationnels*. A cause de la distension de l'utérus par deux ou plusieurs produits, le volume du ventre est considérable. — Par le fait de l'existence dans l'abdomen de deux œufs arrondis, un de chaque côté, le ventre est souvent déprimé sur la ligne médiane, longitudinalement, et développé de chaque côté en deux saillies à peu près égales ; ce signe, il est vrai, peut manquer si les fœtus sont placés l'un devant l'autre (Moreau). — La femme perçoit simultanément les mouvements actifs du fœtus en deux points opposés du ventre ; mais ce fait d'une très-grande importance l'est seulement chez la femme qui a eu des enfants, car les primipares peuvent prendre pour des mouvements du fœtus d'autres mouvements intrà-abdominaux absolument indépendants de l'enfant. — Les extrémités inférieures sont en général infiltrées à cause de la gêne exercée par la distension de l'utérus sur la circulation abdominale ; des accidents plus graves, et souvent alors des accidents tels que vomissements opiniâtres, syncope, etc., etc., signalent la marche de la grossesse.

2° *Signes sensibles.* On entend simultanément à l'auscultation du ventre deux bruits cardiaques dictincts par leur rythme et par leur nombre, mais présentant surtout leur maximum d'intensité en deux points opposés de l'abdomen. — La gêne réciproque des fœtus empêche totalement ou rend difficile la manœuvre dite du *ballottement :* ce ballottement ne serait possible, dans la grossesse multiple, que si chaque fœtus reposait dans une poche largement distendue par du liquide ; ainsi, dit BAUDELOCQUE, il y a présomption de grossesse multiple quand le ballottement est difficile quoique l'utérus soit volumineux et quand le toucher constate que la tête du fœtus est très-mobile et très-petite. — On obtiendra enfin, du palper abdominal, de l'auscultation et du toucher combinés, d'autres renseignements utiles : 1° avec le palper, on pourra circonscrire deux têtes ou deux extrémités pelviennes, soit en des points opposés, soit très-près les uns des autres, suivant la présentation (MATTÉÏ) ; 2° par l'auscultation, on entendra le maximum d'intensité des bruits du cœur dans la moitié supérieure de l'utérus, tandis que par le palper on pourra circonscrire l'extrémité céphalique en bas ; 3° tandis que l'auscultation permet d'entendre le maximum des bruits du cœur en haut, au moyen du toucher on reconnaît que la tête est plus ou moins abaissée dans l'excavation pelvienne (DE SERÉ).

Terminaison. La durée de la grossesse multiple est assez bien en rapport avec le développement de l'utérus. Ainsi il est rare que l'utérus fortement distendu porte des fœtus multiples jusqu'au 9ᵉ mois. Quelquefois une perte plus ou moins abondante détermine la mort de l'un des fœtus pendant la grossesse, et alors ils sont tous les deux expulsés avant terme. D'autres fois l'un d'eux est expulsé seul et permet à l'autre d'acquérir son développement habituel. Mais on remarque plus souvent que l'un des deux enfants continue à grandir comme à l'ordinaire, tandis que l'autre reste petit et paraît moins âgé de trois ou quatre mois, ce qui a fait croire à des superfétations. Enfin, ordinairement l'expulsion des deux fœtus a lieu à la fois, un peu avant terme il est vrai, vers le 7ᵉ ou le 8ᵉ mois.

Nous parlerons, à propos de l'expulsion des fœtus multiples, de la disposition des enfants dans l'œuf et de leurs placentas *accolés* ou *isolés* ou *réunis ;* ces connaissances seront en effet plus importantes en cet endroit qu'en celui-ci, où nous nous occupons surtout du diagnostic de la grossesse composée.

Conduite de la sage-femme. Lorsque la sage-femme a constaté la présence de deux fœtus dans la matrice, elle doit en avertir les parents, — les engager à se tenir prêts pour recevoir les fœtus avant le 8ᵉ mois, — être elle-même préparée à empêcher l'expulsion du second produit si, dans une hémorrhagie, l'expulsion du premier avait lieu.

ART. III. — ANOMALIES DANS LA GROSSESSE RÉSULTANT D'UN ARRÊT OU D'UNE ALTÉRATION DANS LE DÉVELOPPEMENT DE L'OEUF.

FAUSSE GROSSESSE.

Nous appelons *fausse grossesse* la grossesse pendant laquelle la femme porte dans son sein une masse informe et inerte au lieu d'un embryon ou d'un fœtus.

Les masses charnues informes et inertes, qui se développent dans l'utérus et simulent une grossesse, portent le nom de *môles.*

Mais tous les auteurs n'ont pas ainsi compris la fausse grossesse. Pour les uns, on doit comprendre sous ce nom tous les états maladifs qui peuvent donner lieu à une apparence de grossesse. Pour les autres, il y a fausse grossesse même quand le développement de la matrice résulte de l'accumulation de liquides dans sa cavité *(hydropisie de matrice),* de production de gaz *(tympanité utérine)*, de rétention des menstrues, etc. On a même appelé fausse grossesse ou *grossesse nerveuse* l'état des femmes qui, dans leur extrême désir d'être mères, se croient enceintes et prétendent sentir remuer.

Nous avons dit que nous entendions seulement par fausse grossesse la distension de l'utérus par une *môle*. Nous ne décrirons aussi qu'une seule môle, la *môle de génération* ou *môle vraie*, c'est-à-dire celle qu'on observe chez la femme qui a conçu; la *fausse môle* ou *môle de nutrition* n'est qu'une masse résultant de caillots devenus fibrineux dans la matrice, de polypes charnus ou fibreux, tantôt libres, tantôt adhérents, et on les observe aussi bien chez la femme mariée que chez la femme vierge.

Variétés. La môle se présente sous deux variétés principales: 1° sous la variété *vésiculaire* ou *hydatiforme*; 2° sous la variété *charnue*. Toutefois il faut savoir que ces deux formes peuvent se rencontrer réunies et même coïncider avec l'existence, dans la cavité utérine, d'un fœtus bien développé.

1° La môle hydatiforme est la plus commune des môles de génération; c'est la môle qui acquiert le plus rapidement un volume considérable, et on en a vu qui pesaient un kilogramme. Elle est composée d'une quantité innombrable de petites vessies remplies d'eau et attachées, comme les grains d'une grappe de raisin, au moyen de filaments très-déliés, à une tige commune; d'où le nom de *môles en grappes*. On les a appelées hydatiformes parce qu'elles ressemblent à la vésicule nommée *hydatide* qui renferme des animaux parasites. Mais les vésicules de la môle que nous décrivons ne renferment jamais d'animaux parasites. Ce sont des dilatations des villosités du chorion par du liquide transparent provenant des matériaux de nutrition de la caduque, et ainsi elles méritent le nom d'*hydropisie des villosités choriales* qu'on leur a donné. Cependant ces vésicules ne sont pas constamment toutes remplies d'eau, ni groupées autour d'une tige commune. On les voit aussi souvent disséminées et adhérentes au milieu d'un tissu rougeâtre, filamenteux, qui n'est que le placenta normal; alors elles sont vides de sérosité pour la plupart.

2° La môle charnue affecte des dispositions plus variées. Elle est moins volumineuse que la précédente et elle égale au plus le volume d'un ou de deux poings. C'est à elle que se rattachent ces histoires, rapportées par les auteurs d'une autre époque, de produits bizarres, épais et celluleux, expulsés par des femmes enceintes. Il faut savoir que ces môles, dont l'intérieur est ordinairement creusé d'une cavité, contiennent quelquefois des vestiges épars d'embryon; *elles ne sont à proprement parler*, comme dit BAUDELOCQUE, *que l'arrière-faix qui a continué de végéter et de se développer après la mort de l'embryon.*

Signes. Il n'y a pas de signes qui puissent faire distinguer dès les premiers mois une fausse grossesse d'une grossesse ordinaire. Il y a en effet suppression des règles, gonflement des seins, sécrétion et excrétion d'une humeur séreuse plus ou moins jaunâtre et blanchâtre qu'on prend pour du lait; il existe des nausées, des vomissements, etc., ce qui ne doit pas surprendre, puisqu'il y a grossesse véritable jusqu'au moment où commence l'altération de l'œuf.

Alors, brusquement quelquefois, le ventre augmente de volume; il est douloureux, plus dur, plus également tendu qu'il ne devrait l'être. On n'y reconnaît pas ces inégalités qui donnent dans la vraie grossesse la sensation de telle ou telle partie de l'enfant. Plus tard, vers le 4e mois, quand la fausse grossesse dépasse ce terme, les caractères deviennent plus tranchés : 1° comme les môles ne forment qu'une masse inerte, la femme ne sent pas remuer; — 2° comme les môles sont peu résistantes, elles sont mal soutenues par le détroit supérieur du bassin, elles s'abaissent avec l'utérus, et la femme a le ventre à peine gros quand elle est debout; puis, quand elle se couche sur le côté, elle éprouve une sensation semblable à celle que causerait une boule pesante en tombant; — 3° comme la masse dégénérée adhère à l'utérus et n'est pas mobile dans une cavité pleine de liquide, il ne peut y avoir ballottement; — 4° comme l'embryon a disparu, on ne perçoit pas de battements du cœur; — 5° Enfin, par suite de l'engorgement facile de la môle par du sang, il survient souvent des pertes, ce qui a pour conséquence l'expulsion prématurée.

Durée. En effet, la môle séjourne rarement un temps bien long dans l'utérus; elle est ordinairement expulsée au 3e mois: dans des cas exceptionnels, on a observé des môles qui ont été portées jusqu'au 7e et au 8e mois.

Conduite de la sage-femme. La sage-femme, avertie par les signes précédents, doit, à partir du moment où elle soupçonne une fausse grossesse, s'appuyer des conseils d'un médecin. Ce n'est qu'au moyen de l'auscultation qu'on reconnaîtra pendant la grossesse la présence d'un fœtus vivant. Mais alors on ne peut savoir si, autour de l'œuf en partie intact ou simultanément avec lui, il existe aussi une hydropisie des villosités choriales.

ART. IV. — ANOMALIES DANS LA GROSSESSE RÉSULTANT D'UNE MALADIE DES MEMBRANES DE L'OEUF.

GROSSESSE AVEC HYDROPISIE DE L'AMNIOS.

On appelle *hydropisie de l'amnios* la distension de la poche amniotique par une quantité de liquide plus grande qu'à l'état normal.

On se souvient que les eaux de l'amnios ne distendent pas complètement les membranes de l'œuf, et nous avons dit ailleurs (V. page 116) qu'il n'y en a guère plus d'un litre dans un œuf mesurant près de 24 centimètres de diamètre. Dans l'hydropisie de l'amnios, la quantité de liquide accumulée dans l'œuf devient extrêmement considérable. Cependant il n'y a pas encore hydropisie tant qu'il n'y a pas 1/4 en plus environ. Mais au-delà, la maladie existe en réalité et le volume du liquide peut devenir énorme. Dans un cas, il s'en écoula au 7e mois 7 kilogrammes (Duclos). Dans d'autres, il y en avait 5 à 6 pintes; dans un autre, 32 pintes (Baude-

LOCQUE); on a enfin trouvé 40 à 50 pintes de liquide dans l'œuf.

Causes. Les causes de l'hydropisie amniotique sont peu connues. On a cru trouver sur l'amnios des traces d'inflammations, et on a vu dans cette maladie la cause de l'accumulation du liquide, par analogie avec les phénomènes qui se produisent dans les phlegmasies des membranes séreuses, plèvre, péritoine, péricarde, etc. On a pensé d'autre part que les mêmes causes qui produisaient l'infiltration séreuse générale de la mère déterminaient l'hydropisie amniotique, mais l'infiltration des membres abdominaux est ici plutôt la conséquence que la cause de la maladie. Quelques auteurs en ont attribué encore la cause à la syphilis constitutionnelle, mais cette appréciation n'est pas plus justifiée que les autres. Dans un cas, elle survint à la suite d'une chute sur le ventre; dans un autre, après une impression subite et extrêmement vive. Quoiqu'il en soit, elle est rare à une première grossesse : 2 fois sur 14 cas (OULMONT). On l'observa au contraire 4 fois à la 3e grossesse, 3 fois à la 4e, 2 fois à la 5e. Elle peut se reproduire aux grossesses suivantes, et cela a été noté 2 fois sur 14 cas; elle ne paraît pas non plus être plus fréquente chez les femmes qui ont eu des hydropisies dans d'autres organes. Mais les grossesses multiples ont manifestement une influence sur sa production : sur 14 cas, 7 fois il y avait grossesse double, 1 fois grossesse triple.

Signes. L'hydropisie de l'amnios se présente sous deux formes qui modifient les signes de la maladie : 1° *forme active,* avec fièvre, douleur, congestions vers la matrice, développement rapide; 2° *forme passive,* caractérisée par l'absence de mouvement fébrile, de douleurs, de symptômes quelconques indiquant le développement d'une maladie.

La forme active est la plus rare : sur 17 cas, 5 fois l'œuf prit un volume énorme en 15 jours; mais dans 3 seulement il y eut l'appareil de symptômes fébriles que nous venons d'indiquer tout à l'heure. Ordinairement, l'augmentation de ce liquide se fait lentement, sans phénomènes précurseurs;

elle se montre surtout vers le 4e ou vers le 5e mois (sur 14 cas, 4 fois au 4e mois et 4 fois au 5e), et en cherchant bien les signes qui auraient pu la faire prévoir, on constate à peine quelques douleurs aux lombes, à l'hypogastre, des vomissements rebelles, etc., etc. Enfin, 3 fois l'hydropisie eut atteint son développement en 1 mois, 2 fois en 2 mois, etc.

Quand l'hydropisie amniotique est complète, on est étonné d'abord du volume excessif du ventre, car à 4 mois il est aussi développé que si la grossesse était de 6 à 7 mois. — Le ventre a une forme spéciale; il est plus développé d'avant en arrière que d'un côté à l'autre, ce qui rend à la fois les flancs aplatis et comme effacés, et les crêtes iliaques très-apparentes. — Quand la femme est debout, le volume de l'utérus présente encore un caractère distinctif; tantôt sa partie supérieure forme une saillie qui dépasse brusquement le niveau de l'épigastre, tantôt elle est divisée en deux lobes avec dépression au milieu et en haut; on a ainsi la forme d'un cœur de carte, et on dirait que le développement s'est fait aux dépens des régions tubaires de la matrice. — A cause de l'agrandissement énorme de l'utérus et du ventre, les parois abdominales sont devenues peu à peu tendues, violacées, luisantes, crevassées, et alors on ne peut plus circonscrire le globe utérin comme on le faisait au début. — La percussion ne donne aucun signe spécial et il y a partout une matité complète. — Il n'en est pas ainsi de la fluctuation, mais pas constamment il est vrai : sur 12 cas, 2 fois seulement elle était obscure; mais dans les 10 autres cas elle était distincte, 8 fois même *excessive;* dans un cas elle fut si superficielle qu'on crut à une hydropisie du ventre et on ponctionna la tumeur; on a même constaté la fluctuation vaginale, et Puzos trouva le segment inférieur aminci comme du parchemin. — Enfin, il y a quelquefois de l'œdème des membres inférieurs, et il fut noté 10 fois dans les 14 cas résumés par M. Oulmont.

Diagnostic. Le diagnostic ne serait difficile que si on n'avait pas déterminé d'abord la grossesse au moyen du palper, du toucher et de l'auscultation. On a pu, il est vrai, confondre cette maladie avec une grossesse compliquée d'hydropisie ovarique, mais le danger ne serait pas très-grand pour la malade, comme nous allons le dire maintenant au sujet de la conduite de l'accoucheur.

Conduite de l'accoucheur. Il y a deux manières de se diriger dans les cas d'hydropisie amniotique : 1° s'il n'y a pas péril pour la femme, fièvre, impossibilité de respirer, angoisses et défaillances, menace de rupture de l'œuf et de la matrice, *attendre;* 2° s'il y a danger pour la mère, *pratiquer l'accouchement prématuré artificiel,* ainsi qu'il sera dit plus loin. Mais ajoutons immédiatement qu'on ne fait courir aucun risque à l'enfant en pratiquant ainsi l'accouchement avant terme, ou même l'avortement. D'une part, en effet, la grossesse ne va pas à terme, et on ne fait qu'avancer sa terminaison ; d'autre part, sur 34 fœtus expulsés dans des cas d'hydropisie amniotique, 21 étaient morts avant l'accouchement, et les autres moururent quelques heures après ; enfin nous avons dit que les enfants étaient ordinairement multiples; ajoutons qu'ils sont quelquefois monstrueux.

REMARQUE. Avant de pratiquer l'accouchement, il sera utile de connaître les conditions spéciales de cette opération dans l'hydropisie de l'amnios, ce que nous indiquerons dans le chapitre troisième de cette seconde partie. En outre, en présence de l'innocuité de l'accouchement prématuré, tel qu'on le pratique aujourd'hui, nous croyons qu'il faut repousser toutes les ponctions de l'utérus ou de l'œuf, *abdominales* ou *vaginales,* proposées par les auteurs dans le but de vider la matrice et de permettre à la grossesse de suivre ultérieurement son cours.

ART. V. — ANOMALIES DANS LA GROSSESSE RÉSULTANT D'UN VICE DE CONFORMATION DU BASSIN.

Les vices de conformation du bassin, considérés comme causes d'anomalies dans la grossesse, doivent être envisagés au point double de vue des obstacles qu'ils apportent à la marche régulière de la gestation et du traitement qu'ils nécessitent dans certaines conditions déterminées. Pour mettre en évidence la conduite de l'accoucheur dans ces cas, nous allons parler : 1° *de la grossesse avec excès d'amplitude du bassin;* 2° *des généralités de la grossesse avec excès d'étroitesse;* 3° *de la grossesse avec excès d'étroitesse moindre de 9 centimètres et demi.*

§ Ier — GROSSESSE AVEC EXCÈS D'AMPLITUDE DU BASSIN.

Il faut distinguer les phénomènes qui se produisent dans les cas de grossesse avec excès d'amplitude du bassin : 1° *en phénomènes des premiers mois* (du 1er à la fin du 4e mois) ; 2° *en phénomènes du milieu de la grossesse* (de la fin du 4e mois à la fin du 8e) ; 3° *en phénomènes de la dernière quinzaine de la gestation.*

1° *Phénomènes depuis le 1er mois jusqu'à la fin du 4e mois.* L'utérus, trouvant plus d'espace que de coutume, se renverse ou se dévie dans la concavité du sacrum et séjourne dans l'excavation jusqu'à une époque beaucoup plus avancée que la fin du 3e mois. Le volume de l'organe, comprimant le rectum et la vessie, détermine un ténesme excessif de ces parties. Quelquefois même le cours des urines et des matières fécales est difficile. En outre on voit se développer, par suite de la gêne apportée à la circulation veineuse des organes du bassin, des varices au pourtour des grandes lèvres et aux jambes, des hémorrhoïdes, de l'œdème des membres inférieurs. Le toucher constate enfin un abaissement considérable de la matrice.

2° *Phénomènes de la fin du 4e mois jusqu'à la fin du 8e mois.* Pendant cette période, deux phénomènes peuvent se produire : *a* Quelquefois l'utérus, s'étant développé dans l'excavation audelà du volume que permettent les dimensions du détroit supérieur, ne peut plus franchir ce détroit : il se trouve dès lors gêné dans son développement ultérieur, et l'avortement survient. *b* Dans les cas les plus heureux, l'utérus se développe régulièrement ; la grossesse suit son cours sans présenter d'accidents particuliers.

3° *Phénomènes des dernières semaines.* On arrive ainsi au 9e mois : alors, soit dès cette époque, soit dans la dernière quinzaine, voici ce qui a lieu : la tête du fœtus s'engage aisément dans l'excavation ; elle pèse de tout son poids sur le segment inférieur de l'utérus et le distend; l'un et l'autre peuvent aussi descendre aisément jusque sur le plancher du bassin. Tout est ainsi préparé pour un accouchement avant terme. Ajoutons qu'on voit se renouveler tous les symptômes des premiers mois, à savoir : œdème des membres, varices, hémorrhoïdes, coloration violacée et turgescence des grandes lèvres, etc.

Conduite de la sage-femme. En général, on a exagéré les inconvénients de la grossesse dans les cas d'amplitude du bassin. La sage-femme doit cependant savoir qu'ils sont possibles. Dans les premiers mois de la grossesse, elle conseillera le repos horizontal, et à la fin, elle se tiendra prête à se rendre de bonne heure auprès de la femme, au moment des premières douleurs. Il peut survenir en effet des accidents très-sérieux dans l'accouchement, comme nous le dirons dans la suite.

§ II. — GÉNÉRALITÉS SUR LES CAS DE GROSSESSE AVEC EXCÈS D'ÉTROITESSE DU BASSIN.

Les bassins trop étroits paraissent en général moins troubler la grossesse que les bassins trop élargis. Cela tient à ce que la matrice prend son plus grand développement dans le ventre, au-dessus des fosses iliaques ; aussi, dans ces cas, les déviations dans le canal pelvien, l'avortement et l'accouchement prématuré sont-ils très-rares.

C'est seulement quand le bassin est vicié d'un seul côté, l'autre étant sain ou à peu près sain, que les déviations se manifestent. L'avortement a lieu dans le cas où l'étroitesse du détroit supérieur coïncide avec un agrandissement relatif de l'excavation, qui a permis à l'œuf de prendre un développement trop considérable. L'accouchement prématuré se produit, au contraire, dans les cas de rétrécissement des dimensions du grand bassin, lorsqu'il existe par exemple un redressement exagéré des crêtes iliaques.

Conduite de la sage-femme. Quoique les accidents semblent moins sérieux pour la mère dans les bassins trop étroits que dans les bassins trop larges, la conduite de la sage-femme est toutefois bien autrement importante : ses connaissances approfondies sur les variétés des vices de conformation du bassin, sur les signes de ces difformités, sur la mensuration et sur la manière de la pratiquer, peuvent seules la mettre à l'abri de graves erreurs.

1° Elle ne doit pas laisser la grossesse durer plus de sept mois sans un examen attentif de la difformité.

2° Si le bassin mesure au moins 9 centimètres et demi dans son plus petit diamètre sacro-pubien, il n'y a pas nécessité pour l'art d'intervenir immédiatement.

3° Il n'en est pas de même si le bassin mesure moins de 9 centimètres et demi, comme nous allons le dire maintenant.

§ III. — GROSSESSE AVEC EXCÈS D'ÉTROITESSE MOINDRE DE 9 CENT. 1/2.

Il ne faut pas laisser la grossesse arriver à son terme normal lorsque le bassin a des dimensions au-dessous de 9 centimètres et demi. En tous cas, comme il y a une responsabilité immense à prendre pour la vie de la femme et pour celle de l'enfant, la sage-femme devra nécessairement appeler un médecin ; celui-ci même fera sagement d'appeler un de ses confrères à son aide.

Conduite du médecin. La conduite du médecin varie alors d'après les deux conditions suivantes : 1° *la femme a-t-elle eu déjà des enfants ;* 2° *le rétrécissement est-il peu ou beaucoup inférieur à 9 centimètres 1/2.*

1° Si la femme à déjà eu des enfants, s'enquérir de la manière dont l'accouchement s'est effectué :

a. Si l'accouchement s'est fait naturellement et à terme, quoique avec difficulté, attendre le terme naturel, mais ne pas le laisser dépasser.

b. Si l'accouchement s'est fait artificiellement et à terme, et si la vie de l'enfant et celle de la mère n'ont pas été compromises par l'opération, attendre encore, mais toujours avec les conditions indiquées ci-dessus.

c. Si les enfants viennent au monde petits, attendre aussi.

d. Ne pas attendre le terme si les accouchements antérieurs ont été de plus en plus difficiles, et alors déterminer exactement si la cause du rétrécissement du bassin ne serait pas une ostéomalacie progressive.

e. Ne pas attendre le terme si la vie de la mère a été déjà compromise, et dès lors opérer comme nous allons le dire tout à l'heure.

2° Quand la femme est à son premier accouchement, la conduite varie suivant le degré de rétrécissement du bassin auquel on a affaire.

a. Si le rétrécissement n'est pas inférieur à 9 centimètres, attendre le terme naturel de la grossesse.

b. Si le rétrécissement est moindre de 9 centimètres, chercher à déterminer par le toucher fréquemment répété dans les derniers mois de la grossesse le volume relatif de la tête du fœtus, et attendre si la tête est petite, si la matrice est peu distendue, s'il y a en même temps beaucoup de liquide, etc.

d. Mais au-dessous de 8 centimètres et demi environ, pratiquer toujours l'accouchement prématuré artificiel, opération actuellement et manifestement sans danger.

e. Le terme auquel sera pratiqué l'accouchement artificiel dans les cas de rétrécissement de 8 cent., de 7 cent. et demi, de 7 cent., etc., sera enfin choisi comme il suit : opérer de la 31e à la 32e semaine (7 mois à 7 mois 1/2) si le plus petit diamètre est de 7 centimètres; de la 33e à la 34e semaine (7 mois 1/2 à 8 mois) si le plus petit diamètre est de 8 cent.; de la 35e à la 37e semaine (8 mois à 8 mois 1/2) si le plus petit diamètre est de 8 cent. 1/2 à 9 cent. environ (Silbert).

f. Quand le bassin mesure 6 centimètres 1/2 environ, il est rare qu'il reste d'autre ressource que l'opération césarienne, et alors il faudrait laisser la grossesse marcher à son terme. Toutefois M. VELPEAU ne serait pas éloigné de conseiller l'accouchement artificiel, même avec un rétrécissement de 5 cent. 1/2, comme cela se fait d'ailleurs dans la pratique des Anglais.

3° D'après ces considérations, si l'on avait affaire à une femme dont la vie aurait été compromise par un accouchement antérieur, le bassin ayant des dimensions de 9 cent. 1/2 au plus, on devrait pratiquer l'accouchement artificiel entre 8 mois et 8 mois 1/2, suivant les cas.

ART. VI. — ANOMALIES DANS LA GROSSESSE RÉSULTANT D'ANOMALIES DES PARTIES MOLLES DE L'APPAREIL GÉNITAL.

Un petit nombre seulement d'anomalies dans les parties molles entrave d'une manière un peu importante la marche de la grossesse; ce sont : les tumeurs des ovaires, les déviations de l'utérus et le prolapsus utérin. Les autres vices de conformation, comme induration du col, cancer du col, oblitération du vagin, etc., ne gênent que l'accouchement. Nous allons parler uniquement des plus importantes anomalies.

§ 1er — GROSSESSE AVEC TUMEURS DES OVAIRES.

La grossesse compliquée des tumeurs des ovaires n'est pas seulement un des plus graves états que la sage-femme puisse rencontrer dans l'exercice de son art, c'est encore une condition de diagnostic très-difficile et très-délicat.

Indiquons d'abord *les signes d'une tumeur des ovaires*. On pourra soupçonner qu'une tumeur du ventre a pour siége l'ovaire, quand elle s'est élevée peu à peu des parties latérales du bassin, — quand elle est plus prononcée d'un côté que de l'autre, — quand le décubitus sur le côté sain entraîne le déplacement de la tumeur,— quand la palpation permet d'en limiter exactement le volume.

Il y a probabilité de tumeur des ovaires compliquant la grossesse : lorsque deux tumeurs existent dans la cavité abdominale et la distendent ; — lorsque l'une de ces poches s'est élevée de l'un des côtés du bassin, tandis que l'autre a monté, en augmentant peu à peu de volume, du fond de l'excavation du bassin jusqu'au-dessus du détroit abdominal ; — lorsque la palpation perçoit dans cette dernière de petits mouvements ou des chocs qui se renouvellent quand on applique à plusieurs reprises la main refroidie ; — lorsque l'auscultation reconnaît un bruit particulier, bruit cardiaque, comparable aux battements d'une montre ; — lorsque le toucher constate le ramollissement du col, la dilatation de l'orifice du museau de tanche, etc.

Les signes fournis par la *cessation des règles*, par l'*absence d'élévation du col*, par la *présence d'un bruit de souffle*, sont de nulle valeur. En effet : 1° la cessation des règles est assez commune dans les tumeurs des ovaires ; 2° le col reste bas, parce que la tumeur ovarique gêne le développement en hauteur de la matrice ; 3° enfin, le bruit de souffle étant souvent le résultat de la compression des vaisseaux, il peut être aussi bien entendu du côté où siége la tumeur de l'ovaire que du côté de l'utérus distendu par le produit de la conception.

Conduite de l'accoucheur. Comme il est assez rare de voir la tumeur de l'ovaire empêcher le développement de l'utérus gravide, on n'aura pas en général à redouter l'avortement. Il faudrait toutefois intervenir par une opération chirurgicale dans le cas d'hydropisie ovarique, si celle-ci prenait un agrandissement considérable.

§ II. — GROSSESSE AVEC DÉVIATIONS DE L'UTÉRUS.

Ainsi que nous avons déjà eu l'occasion de l'indiquer, les déviations de la matrice dans la grossesse sont indépendantes des versions ou des flexions dans l'état de vacuité. En effet, sous l'influence de la gestation, l'antéversion ou la rétroversion qui auraient existé antérieurement disparaissent, et l'utérus distendu trouve un appui assez régulier dans les parties dures de l'excavation.

Cependant on observe quelquefois des déviations de la matrice pendant la gestation, et même ces déviations sont la source d'accidents très-sérieux.

On les divise en deux grandes classes qui sont : 1° *les déviations pendant les premiers mois,* c'est-à-dire pendant que l'utérus est encore dans l'excavation, et alors elles conservent *les noms des déviations dans l'état de vacuité* (V. page 264) ; 2° les *déviations pendant les derniers mois,* c'est-à-dire quand l'utérus est dans la cavité abdominale, et alors elles portent le nom d'*obliquités.*

Etudions chacune de ces classes de déviations pendant la grossesse.

A. Grossesse avec déviations de l'utérus pendant les premiers mois.

Nous venons de dire que les déviations pendant les premiers mois conservaient le nom des déviations dans l'état de vacuité; mais il n'en faudrait pas conclure que les variétés sont aussi multipliées. Ainsi les *flexions* pendant la grossesse des premiers mois, si elles existent, ne produisent pas d'accidents particuliers. De même, parmi les *versions,* il n'y a guère que la *rétroversion* qui mérite d'être l'objet d'une étude spéciale. L'*antéversion,* en admettant qu'on puisse l'observer quelquefois, mériterait à peine de fixer l'attention du praticien, puisqu'il suffirait de faire coucher la malade sur le dos, et de lui faire garder le repos dans une position horizontale, ou tout simplement de laisser marcher la grossesse pour voir ce déplacement se dissiper de lui-même (Moreau).

1° *Grossesse avec rétroversion utérine.*

La rétroversion utérine est un des accidents les plus graves qui puissent se produire pendant la grossesse, et beaucoup de cas de rétention d'urine pendant les premiers mois de cet état se rapportent à des rétroversions méconnues.

On a décrit trois degrés de la rétroversion qui précisent bien la marche de la maladie (Scanzoni).

Premier degré: L'axe longitudinal de l'utérus tend à devenir horizontal, mais le fond qui correspond à la courbure du sacrum est encore plus élevé que le col.

Deuxième degré: L'utérus est devenu horizontal, et le fond placé dans la courbure du sacrum est de niveau avec le col situé derrière les pubis.

Troisième degré: Le fond de l'utérus repousse le cul-de-sac vagino-rectal du péritoine; il est ainsi à quelques centimètres au-dessus de l'ouverture anale, et la tumeur qu'il forme occupe toute la moitié postérieure du bassin; d'un autre côté, le col est en haut, derrière la symphyse pubienne.

Dans un cas de ce genre, la matrice était enclavée dans le bassin, et à l'autopsie il fallut couper la symphyse pour opérer la réduction (Will. Hunter).

Causes. Les causes de la rétroversion sont assez nombreuses: Il faut placer en premier lieu la faiblesse générale de la femme, coïncidant, soit avec un excès d'amplitude absolu du bassin, soit avec un excès d'amplitude relatif de l'excavation, le détroit abdominal étant rétréci. On a encore indiqué comme cause une trop grande courbure du sacrum. Enfin, il faut considérer comme pouvant produire cette affection, ou comme pouvant l'exagérer, la distension de la vessie par de l'urine, l'accumulation de matières fécales dans le gros intestin, etc.

Signes. La rétention d'urine doit mettre sur la voie de la déviation de la matrice. La vessie distendue forme au-dessus de la symphyse pubienne une tumeur plus ou moins volumineuse, molle, fluctuante, douloureuse. Elle peut être agrandie à ce point qu'elle contienne huit litres d'urine. Dans des cas moins heureux, elle s'est rompue dans son fond, à sa face postérieure, etc. De même qu'il y a rétention d'urine, il y a accumulation de matières fécales dans l'S iliaque du colon et dans la partie supérieure du rectum. Or, la rétention d'urine et cette accumulation de matières ne font qu'augmenter le renversement de la matrice dans la courbure du sacrum d'abord, puis sur le plancher du bassin. Souvent même, des efforts surviennent, et la déviation augmentant encore, MAYOR de Lausanne a vu la tumeur sortir des parties génitales, déchirant le péritoine, la paroi inférieure et postérieure du vagin, et la fourchette.

Il faut ajouter que, lorsque la vessie est vidée, on trouve le ventre moins volumineux que ne l'indique le terme de la grossesse. Les femmes ne peuvent se tenir debout et restent couchées. Au toucher, on ne sent pas le col ; à sa place, on rencontre une tumeur large, immobile, qui occupe le bassin et qui empêche d'atteindre la courbure du sacrum. Enfin le col est placé si haut en avant qu'il est inaccessible, et on peut à peine, en se dirigeant vers les pubis, sentir sa lèvre postérieure au niveau de la symphyse.

Terminaison. Si la maladie est méconnue, elle peut se terminer par la mort, et celle-ci survient, soit par rupture brusque de la vessie, soit par épanchement lent provenant d'une fissure de cet organe. Cependant, le plus souvent l'avortement a lieu, et cela termine heureusement une affection des plus graves. Il faut savoir toutefois qu'avec des soins convenablement entendus, le danger disparaît, et que même la grossesse peut continuer sa marche comme à l'ordinaire.

Conduite de l'accoucheur. Il y a trois indications à remplir dans la grossesse compliquée de rétroversion utérine : 1° *Enlever les obstacles au redressement de l'utérus ; 2° réduire la matrice ; 3° s'opposer à une rétroversion nouvelle.*

Parmi les obstacles qui s'opposent au redressement l'étroitesse du détroit abdominal ne peut être combattue, et dans les cas d'incarcération de la matrice il n'est resté pour ressource que la ponction de l'œuf par le rectum ou par le vagin, et la symphyséotomie. Mais il y a un obstacle moins sérieux qu'on peut faire disparaître, c'est la distension de la vessie. Or, pour vider la vessie, il faut découvrir le méat urinaire et faire passer une sonde dans le canal aplati et dévié. On cherchera en conséquence le méat urinaire avec les yeux d'abord, puis, si on ne le trouve pas, avec le doigt, comme il sera dit au *complément* de ce livre. — On se servira ensuite d'une sonde métallique ou d'une sonde flexible ; la sonde métallique est préférable si l'introduction est difficile. — Enfin, s'il y a difficulté encore plus grande, on fera coucher la femme sur le côté (RAMSBOTHAM).

Quand la vessie est vidée, il faut réduire la matrice : Pour cette opération, placer la femme sur le dos, les jambes et les cuisses écartées, et non pas sur les genoux et sur les coudes comme on l'a conseillé. Les femmes ne peuvent garder cette position (MOREAU). — Puis porter deux doigts dans le vagin, refouler l'utérus, accrocher le col avec l'indicateur et l'abaisser. — Si cela n'est pas possible, porter un ou deux doigts de l'autre main dans le rectum et repousser la matrice pendant que les doigts placés dans le vagin cherchent à abaisser le col. — Si la manœuvre, faite convenablement, n'a pas de résultats, M. MOREAU introduit dans le rectum une baguette terminée par une extrémité sphérique, doublée de ouate et d'une peau de gant, et s'en sert en refoulant le corps de la matrice de bas en haut (EVRAT). — Si ces moyens ne réussissaient pas, il resterait comme ressource l'emploi du chloroforme, et ensuite, pour remonter l'utérus au-dessus du détroit abdominal, l'introduction de la main entière, soit dans le vagin, soit dans le rectum.

Pour empêcher une rétroversion nouvelle, il suffira de porter dans le rectum une vessie-GARIEL qu'on insufflera convenablement et que la femme conservera pendant quelques jours.

2° *Grossesse avec antéversion utérine.*

L'antéversion pendant la grossesse est si rare que les auteurs en signalent à peine un cas de CHOPART et un autre de Mme BOIVIN ; encore M. MOREAU observe-t-il que peut-être il y a eu erreur de diagnostic dans le premier de ces faits. M. GODEFROID, de Rennes, en a rapporté depuis lors trois exemples chez deux malades. L'antéversion avait été constatée dans un cas à 3 mois de grossesse ; dans les deux autres, chez la même malade, à 4 mois. Les signes étaient : pesanteur dans le bassin, tiraillements dans les aînes, besoin continuel d'uriner ; la muqueuse vaginale poussée par les efforts d'expulsion faisait saillie à la vulve ; on trouvait le col utérin en arrière et en haut au-dessus de l'angle sacro-vertébral ; en avant était le globe formé par le fond de l'utérus qui pesait sur les pubis.

Conduite de l'accoucheur. L'accoucheur, appelé en toute hâte, à cause des efforts d'expulsion faits par la femme, vida d'abord la vessie, — puis coucha la malade sur le bord d'un lit, — enfin réduisit l'antéversion avec deux doigts introduits l'un dans le rectum, l'autre dans le vagin. Dans un autre cas, il remédia à la déviation par la position seulement. — Il plaça la femme sur le bord d'un lit, la tête en bas, les mains appuyées sur le sol, les épaules soutenues par un aide, la partie antérieure des cuisses et des jambes reposant sur le lit ; — quinze minutes après, soulagement, plus de pesanteur ; — le repos au lit consolide la réduction.

A. Grossesse avec déviation de l'utérus pendant les derniers mois.

Quatre espèces d'obliquités utérines sont possibles pendant les derniers mois de la grossesse : 1° l'*obliquité antérieure ;* 2° l'*obliquité postérieure ;* 3° l'*obliquité latérale droite ;* 4° l'*obliquité latérale gauche.*

1° *Grossesse avec obliquité antérieure.*

L'obliquité antérieure est la plus fréquente des déviations utérines pendant les derniers mois ; cela est en opposition avec ce qui arrive au commencement de la grossesse, puisque nous avons parlé de la rétroversion surtout. On s'explique cette différence par cette considération que, dans les premiers mois, l'utérus s'incline naturellement dans la courbure du sacrum (V. page 102), et qu'après le sixième mois au contraire son fond est toujours dirigé en avant contre la paroi abdominale antérieure qu'il repousse plus ou moins. En outre, si la femme a déjà eu des enfants, cette paroi, étant lâche et dilatée, soutient mal la matrice; elle se porte en avant et en bas, et l'obliquité antérieure est produite. A un degré plus avancé, le fond tombe sur les cuisses en forme de sac renversé; il se produit une éventration de la ligne blanche; il est impossible aux femmes de faire aucun mouvement; on a la difformité qu'on a appelée *ventre en besace*.

Toutefois, il ne faut pas confondre l'obliquité antérieure avec l'inflexion du corps de l'utérus en avant, quoique l'une et l'autre réclament les mêmes soins pendant la grossesse.

Dans l'obliquité antérieure, le doigt constate que l'ouverture du museau de tanche n'est plus placée au fond du vagin dans la direction de l'axe de ce canal. Au premier abord même, on dirait qu'il n'existe pas d'orifice et qu'il y a oblitération du col. Mais si le doigt se dirige dans la courbure du sacrum, ou mieux si la main appliquée sur l'abdomen refoule la tumeur abdominale, alors il devient possible de reconnaître la lèvre antérieure.

Au contraire, dans l'antéflexion, on constate que le col et le corps sont déviés dans le même sens, et même, d'après BOER, ces cas seraient les plus communs : 5 fois sur 6.

Conduite de la sage-femme. On conseillera l'usage d'une ceinture autour de l'hypogastre, et au besoin le repos au lit dans le décubitus sur le dos.

2° *Grossesse avec obliquité postérieure.*

On a mis en doute la grossesse avec obliquité postérieure de la matrice; mais des faits de MERRIMAN et de M. VELPEAU semblent attester l'existence de cette obliquité; nous allons en faire l'histoire en quelques mots.

La forme du ventre n'est pas beaucoup modifiée, seulement celui-ci est moins volumineux que de coutume; les femmes ont de la peine à se tenir debout et préfèrent surtout rester couchées. Le doigt introduit dans le vagin ne peut atteindre le col; à la place qu'il devrait occuper, on rencontre une tumeur large, plus ou moins volumineuse, suivant l'époque de la grossesse. Il est en outre difficile de déplacer cette tumeur pour toucher le sacrum. Enfin, en cherchant le col en avant, on arrive avec peine à sentir sa lèvre postérieure au-dessus de la symphyse. M. CHAILLY prétend qu'il y a là une disposition anormale de l'orifice et non pas une obliquité postérieure.

Conduite de la sage-femme. Il n'existe pas de moyen de remédier à cette déviation, dont la cause est mal connue ; le meilleur conseil sera d'ordonner le repos au lit dans le décubitus sur le ventre.

3° *Grossesse avec obliquités latérales.*

Parmi les deux genres d'obliquités latérales, l'obliquité à droite paraît être la plus commune. Elle est l'exagération de l'inclinaison normale de l'utérus du côté droit dans la grossesse. Mais on ne devra pas confondre ensemble l'obliquité normale et l'obliquité morbide. Dans cette dernière, en effet, le col est tout à fait à gauche, et on reconnaîtra l'obliquité morbide à la situation du col sur l'un des côtés de l'excavation, et quelquefois, dans les derniers temps de la grossesse, au-dessus de la marge du détroit supérieur. Il repose alors sur la fosse iliaque, et le fond est fortement incliné sur la paroi opposée du ventre.

Conduite de la sage-femme. On remédie aux obliquités latérales : 1° En conseillant le repos au lit sur le côté opposé à celui où l'on trouve le fond de l'utérus ; 2° en redressant la matrice avec les mains ; 3° en augmentant la résistance des parois abdominales au moyen d'une ceinture convenablement serrée.

§ III. — GROSSESSE AVEC PROLAPSUS UTÉRIN.

Le prolapsus utérin complet ou incomplet est une anomalie très-rare pendant la grossesse. On comprend en effet qu'il doit être difficile de le voir se produire, pour ce motif que par son développement progressif l'utérus est entraîné au-dessus du détroit abdominal. Cependant il existe des exemples de ces déplacements dans la grossesse, et même on a vu, par exception il est vrai, la gestation se développer en dehors du bassin, entre les cuisses de la femme, l'imprégnation ayant eu lieu directement sur le col utérin descendu au dehors de la vulve. Mais ne parlons pas de ces faits singuliers et insistons sur le prolapsus incomplet qui est le plus commun.

C'est ordinairement dès le début de la grossesse que se produisent le *relâchement* de la matrice et sa procidence dans le vagin ; les femmes y sont le plus exposées dans les cinq ou six premières semaines.

Une circulation plus active se développe alors dans l'utérus distendu par le produit de la conception, et cet organe, abreuvé d'une quantité plus grande de liquides, augmente notablement de volume, et acquiert une pesanteur plus considérable. Les ligaments tiraillés cèdent un peu, la matrice pèse de tout son poids dans l'excavation, et il en résulte, pendant toute la durée de cette période, les signes qui indiquent la procidence dans l'état de vacuité : distension énorme de la vessie, rétention des matières fécales, efforts d'expulsion développés par la compression de la tumeur sur le rectum et sur l'anus, etc. Il est vrai que, vers le 4e ou le 5e mois, ces accidents disparaissent ordinairement ; mais le déplacement peut persister et le globe utérin se développer à la fois dans l'excavation et dans la cavité abdominale. Alors la femme ne peut ni marcher ni se tenir debout ; la vessie devient énorme, un écoulement fétide a lieu, et si l'avortement ne survient pas la femme succombe dans le marasme. Ajoutons que le prolapsus peut débuter ainsi d'une manière brusque chez une femme dont le bassin est très-élargi, et que PORTAL en a rapporté un exemple pendant le travail.

Conduite de la sage-femme. Pour remédier à ces dangers, il convient de conseiller aux femmes affectées de prolapsus utérin avant la grossesse : 1° de garder la position horizontale dans les premiers temps de leur gestation ; — 2° de s'abtenir de toute espèce d'efforts jusqu'au 4e mois, époque à laquelle l'utérus est suffisamment soutenu au-dessus du détroit abdominal ; — 3° enfin, de prendre les mêmes précautions dans les derniers temps de la grossesse, époque à laquelle le produit s'engage dans l'excavation et où l'utérus est préparé pour l'accouchement.

Si le prolapsus complet ou incomplet existait déjà : 1° on commanderait encore le repos au lit sur le dos ; — 2° on surveillerait l'émission des urines et on entretiendrait l'évacuation facile des matières fécales avec des lavements ; — 3° dans ces cas de rétention d'urine déjà accomplie on pratiquerait le cathétérisme ; — 4° on tenterait enfin à plusieurs reprises la réduction de la matrice, soit hors de la vulve dans le vagin, soit du vagin au-dessus du détroit abdominal ; — 5° pour l'opérer, on se contentera de comprimer doucement la tumeur avec les doigts après l'avoir largement enduite d'une couche d'huile ; on la refoulera lentement de bas en haut dans l'axe du vagin, puis dans l'axe du détroit abdominal suivant les cas ; enfin on maintiendra la réduction avec des éponges ou avec quelques tampons doux qu'on introduirait dans le vagin ; — 6° on ne fera pas ces tampons trop durs, on ne les laissera pas trop longtemps à demeure, enfin on n'emploiera pas les pessaires, car tous ces moyens provoqueraient l'avortement.

Si le prolapsus est irréductible, attendre, puis tenter de nouveau la réduction à une autre époque ; mais si la vie de la malade courrait quelque danger, demander l'assistance d'un autre médecin et provoquer l'accouchement artificiel.

ART. VII. — MANOEUVRES OPÉRATOIRES DESTINÉES A REMÉDIER AUX ANOMALIES DANS LA GROSSESSE.

Parmi les opérations destinées à remédier aux anomalies de la grossesse, nous avons déjà signalé en leur lieu et avec plus ou moins de détails : 1° les opérations relatives à l'hydropisie de l'amnios, 2° celles qu'on pourra pratiquer dans les grossesses compliquées d'antéversion, de rétroversion et de prolapsus utérin. Nous allons compléter ce chapitre en traitant de deux opérations qui sont applicables toutes les fois que la vie de la mère est en danger ; ce sont : 1° *l'avortement pro-*

voqué ou l'expulsion artificielle d'un fœtus non viable ; 2° l'*accouchement prématuré artificiel* ou l'expulsion artificielle d'un fœtus viable. Nous devons dire cependant que la sage femme ne doit en aucune circonstance tenter l'un ou l'autre de ces moyens, et que le médecin fera bien, avant de pratiquer ces opérations, de s'entourer des conseils de ses confrères pour juger de l'opportunité de la manœuvre.

Etablissons maintenant les préceptes généraux sur ce sujet :

1° On ne doit mettre en usage que *très-exceptionnellement* l'avortement provoqué. Comme le fœtus n'est pas viable, il faut, à moins de dangers imminents pour la mère, attendre l'époque de sa viabilité.

2° L'accouchement prématuré ne doit être pratiqué qu'après la fin du 7e mois de la grossesse.

3° On doit le conseiller toutes les fois qu'une femme est affectée d'une étroitesse du bassin telle qu'il mesure entre 6 centimètres 1/2 et 8 centimètres dans son plus petit diamètre.

4° On devrait conseiller l'accouchement artificiel chez une femme dont le bassin aurait 8 centimètres, si un premier accouchement à terme avait nécessité, soit une opération ayant mis en danger les jours de la mère, soit la mutilation du fœtus.

5° On pourrait encore pratiquer l'accouchement artificiel si le bassin mesurait entre 8 centimètres et 9 centimètres 1/2 chez une femme dont la vie a été compromise déjà par un accouchement antérieur.

6° Il faut éloigner l'époque de l'accouchement artificiel le plus possible, car plus le fœtus prolonge son séjour dans la cavité utérine, plus sa vie extrà-utérine est assurée.

7° Le moyen le plus simple de pratiquer l'accouchement artificiel est l'emploi des douches utérines (KIWISCH). On se sert d'un irrigateur contenant 2 à 3 litres de liquide, ou encore d'un appareil ordinaire à douches. — On le remplit d'eau tiède marquant 28 à 30 degrés centigrades environ. — Il faut continuer la douche pendant 20 minutes chaque fois. — On doit pratiquer trois à quatre douches par jour. — Elles seront faites convenablement si, pendant toute leur durée, on a soin de tenir le jet de liquide sur l'orifice même du col, mais il n'est pas nécessaire que ce jet soit porté dans la cavité cervicale. — Ordinairement les premières contractions de la matrice se montrent après la 4e ou la 5e douche; mais ces douleurs disparaissent très-vite et elles ne reviennent que pendant ou après les douches suivantes. — Quand l'orifice devient souple, dilatable, dilaté de 4 centimètres environ, il faut rompre les membranes; nous avons observé, dans un cas où les membranes ne furent pas rompues, une sorte de rétrocession du travail, et il fallut recommencer trois douches pour produire des contractions nouvelles. — Lorsque les membranes sont rompues, le travail s'accomplit comme à l'ordinaire, et il nous reste à recommander de donner au nouveau-né les plus grands soins pour rendre sans danger la vie extrà-utérine avant terme.

CHAPITRE TROISIÈME.

ANOMALIES DANS L'ACCOUCHEMENT.

On a désigné les anomalies dans l'accouchement sous divers noms, qu'il est utile de connaître parce qu'ils sont encore employés.

Baudelocque distingue en effet dans les accouchements difficiles deux circonstances : 1° circonstance où l'opérateur est obligé de retourner l'enfant et de l'amener par les pieds, et il appelle ces accouchements *accouchements contre nature;* 2° circonstance où il est nécessaire de se servir d'instruments pour la terminaison du travail, et il appelle ces accouchements *accouchements laborieux.*

Mme Boivin a établi les mêmes distinctions que Baudelocque, mais elle a nommé différemment chacune de ces variétés. Elle appelle *accouchement manuel* l'accouchement *contre nature*, parce qu'il se termine par l'intervention seule de la main, et *accouchement instrumental* ou *mécanique* l'accouchement *laborieux* où l'on met en usage les instruments.

On a essayé de nos jours, avec raison, de comprendre ces catégories d'accouchements sous une même dénomination qui signifie *accouchement difficile*. Ce mot est *dystocie;* comme il n'exprime que la difficulté seule du travail sans préciser de quelle manière se fait l'intervention de l'accoucheur, on doit le préférer au mot *accouchement artificiel* encore indiqué par d'autres écrivains.

On nomme d'autre part *version pelvienne* l'opération destinée à retourner l'enfant et à l'amener par les pieds. Quant aux opérations dans lesquelles on se sert d'instruments, on les appelle du nom de l'instrument dont on fait usage, et l'on dit *application du forceps* pour désigner la pince articulée à deux branches avec laquelle on saisit la tête de l'enfant pour l'extraire, *application du perce-crâne, application du céphalotribe,* pour désigner des opérations dont le nom indique le but.

Toutes les causes constitutionnelles qui modifient la marche ou les symptômes de la grossesse normale produisent aussi la dystocie; mais elles sont ici beaucoup plus nombreuses. Ainsi, à propos des anomalies dépendant du produit de la conception, nous aurons à étudier, d'abord : les irrégularités de mécanisme de l'accouchement naturel, les présentations inclinées ou irrégulières, les présentations vicieuses et les présentations compliquées de procidence et de brièveté du cordon; ensuite, les accouchements avec excès de volume partiel ou général du fœtus, les accouchements avec fœtus multiples, les accouchements des môles, les accouchements avec hydropisie de l'amnios, etc. A propos des anomalies résultant de vices de conformation du bassin, nous examinerons toutes les conditions possibles de difformité avec excès d'amplitude, avec excès d'étroitesse, avec excès d'étroitesse du détroit abdominal seulement, avec excès d'étroitesse du détroit inférieur seulement, etc. Il en sera de même des accouchements avec anomalies du côté des ovaires, du côté de l'utérus, du côté du vagin, du côté de la vulve, etc. Enfin nous terminerons par la description de toutes les opérations générales qu'on peut pratiquer dans l'accouchement, soit pour remédier aux anomalies de présentations ou de mécanisme, soit pour terminer sûrement et rapidement le travail.

ART. Ier — ANOMALIES DANS L'ACCOUCHEMENT DÉPENDANT DES PRÉSENTATIONS ET DES POSITIONS DU FOETUS.

Nous allons parler, sous ce titre, des présentations, des positions et des irrégularités de mécanisme, que nous avons mises en réserve dans la première partie de ce livre (V. page 178) ; nous y ajouterons, comme nous venons de le dire dans l'énumération précédente, les présentations compliquées de procidence d'un membre, de brièveté et de procidence du cordon, etc.

§ Ier — ACCOUCHEMENT AVEC IRRÉGULARITÉS DANS LES PHÉNOMÈNES MÉCANIQUES D'UNE PRÉSENTATION FRANCHE.

A. Irrégularités de mécanisme dans l'accouchement avec présentation franche du sommet.

Tous les temps d'un accouchement régulier peuvent présenter des anomalies ; ainsi, quand la partie fœtale est petite, beaucoup de temps peuvent manquer, et parmi eux le temps d'amoindrissement des parties (1er temps), le temps de rotation intérieure (3e temps), le temps de rotation extérieure (5e temps). Mais ici il ne doit pas s'agir de ces irrégularités sans importance, nous devons insister seulement sur celles qui peuvent, ou retarder notablement le travail, ou le modifier, ou nécessiter l'intervention de l'accoucheur.

A ce point de vue, dans la présentation du sommet, quelques irrégularités seulement doivent fixer notre attention; nous les désignerons sous les noms : 1° d'irrégularités d'engagement de la partie fœtale portant sur le *premier temps* et sur le *second temps;* 2° d'irrégularités de dégagement portant sur le *troisième temps* et sur le *cinquième temps.*

1° *Irrégularités de mécanisme portant sur le 1er et sur le 2e temps (Présentation du sommet).*

On se souvient que le premier temps *(temps d'amoindrissement des parties)* est dans la présentation du sommet un temps de flexion, et que le second temps *(temps de descente)* est limité par l'arrivée de la partie fœtale sur le plancher du bassin.

Or voici les conditions qui peuvent se présenter.

a. **Le temps de flexion ne s'exécute pas, et cependant la partie fœtale descend.** Cela se produit quand le bassin est très-ample ; mais il ne faudrait pas en conclure à une terminaison plus prompte du travail, car, en arrivant sur le plancher du bassin, l'amoindrissement des parties se produit, à moins d'extrême faiblesse des muscles et de grandes dimensions du détroit périnéal, et il n'y a eu qu'interposition de temps. Des accoucheurs en ont conclu fort à tort que le temps d'amoindrissement des parties se passait seulement au-dessus du détroit inférieur.

b. **Le temps de flexion s'exécute, mais en s'exagérant.** On observe cette anomalie quand le tronc de l'enfant présente une trop grande inclinaison sur son plan postérieur. Alors l'engagement peut être retardé comme s'il y avait présentation de l'occiput. La fontanelle occipitale est au centre du détroit abdominal et descend la première. Heureusement que la déflexion de la tête, qui se produit au commencement du 4e temps pour opérer le dégagement de la partie fœtale suivant la courbe du bassin, répare cette anomalie, et l'accouchement se termine comme à l'ordinaire.

c. **Le temps de flexion est remplacé par un temps d'extension.** Cette anomalie est assez rare, et elle serait dangereuse si elle était portée trop loin, puisqu'elle aurait pour résultat d'amener une présentation de la face au lieu d'une présentation du sommet. Mais il n'en est pas ainsi ; voici ce qui se passe dans les positions occipito-postérieures par exemple, où cela a plus particulièrement lieu : Il y a eu un premier temps d'amoindrissement des parties plus ou moins complet pour l'engagement au détroit abdominal, puis le temps de descente a eu lieu ; mais pendant ce temps de descente l'occiput s'avance péniblement le long de la symphyse sacro-iliaque ; alors survient un arrêt qui se produit sur l'occiput : les contractions, ne pouvant faire descendre cette partie, agissent sur les régions situées en avant ; le menton s'éloigne du sternum, la fontanelle antérieure se rapproche du centre du bassin, etc. ; il est vrai que bientôt les muscles du périnée font obstacle, le front qui tendait à s'abaisser davantage est repoussé, enfin des contractions sollicitent l'occiput de nouveau, et l'ordre régulier est rétabli, etc.

Conduite de la sage-femme. Il n'y a rien à faire pour remédier à ces anomalies, puisqu'elles disparaissent d'elles-mêmes. — Il faut seulement les connaître pour se rendre compte de toutes les causes qui retardent un travail qu'on pouvait croire jusque-là très-facile.

2° *Irrégularités de mécanisme portant sur le 3e, sur le 4e et sur le 5e temps (Présentation du sommet).*

Si l'on a bien compris le mécanisme de l'accouchement régulier, on a senti l'importance du mouvement de rotation intérieure de la tête (3e temps) destiné d'une part à placer les plus grands diamètres de cette région fœtale dans le sens du grand diamètre cocci-pubien, et d'autre part à amener l'occiput sous la symphyse pubienne, quelle qu'ait été sa position primitive. Sans ce temps de rotation, en effet, l'enfant n'est plus disposé pour un dégagement normal, à moins de grandes dimensions du bassin et de dimensions petites ou réductibles du fœtus, conditions qui se présentent rarement réunies. Nous allons donc insister principalement sur les anomalies de rotation intérieure, et nous allons les étudier dans les positions occipito-antérieures et transversales d'abord, puis dans les positions occipito-postérieures où elles ont une importance beaucoup plus considérable.

a. Irrégularités dans le temps de rotation intérieure de la tête *(Positions occipito-antérieures et transversales).*

Commençons par établir que dans les positions occipito-antérieures le mouvement de rotation peut ne pas avoir lieu sans préjudice pour la durée et pour la difficulté du travail. NÆGELÉ et M. STOLTZ ont même prétendu que ce mouvement n'a pas lieu en position occipito-cotyloïdienne, et, disent-ils, la tête franchit le détroit inférieur et la vulve sans se dévier de sa position primitive. Il y a dans cette assertion un peu d'exagération assurément.

1° Dans le plus grand nombre des cas, la rotation ne se produit que sur le plancher du bassin.

2° Il n'est même pas rare de la voir se produire au moment où la distension du périnée annonce l'expulsion de la tête, et quand « on avait presque perdu l'espoir de la voir se réaliser » (PAUL DUBOIS).

3° Le mouvement de rotation s'exécute incomplètement; la fontanelle occipitale dépasse à peine la branche ischio-pubienne; — la suture sagittale croise obliquement la ligne vulvo-coccygienne; — la tête est expulsée dans cette direction oblique.

4° Le mouvement de rotation ne s'exécute pas, et la tête franchit la vulve transversalement.

5° Le mouvement de rotation s'exagère, et l'occiput se dégage à droite au lieu de se dégager à gauche, et on a pu croire à tort à une erreur de diagnostic (PAUL DUBOIS, CAZEAUX).

6° Enfin le mouvement de rotation peut ne pas se produire, soit par faiblesse des contractions utérines, soit par un volume trop considérable de la tête à cause de la formation de la bosse séro-sanguine (Harnier), soit par volume relativement trop grand des épaules. Quand ce dernier état s'accompagne de fixité du diamètre bi-acromial dans la direction du diamètre sacro-pubien, on a ce que Levret a appelé l'*enclavement des épaules*.

Conduite de la sage-femme. La sage-femme doit bien se garder de remédier aux premières irrégularités de rotation que nous venons de résumer, c'est-à-dire tant que les contractions utérines abaissent la partie fœtale. Il n'y a nécessité d'intervenir que dans la dernière anomalie de rotation indiquée 6°.

Dans le cas de faiblesse des contractions, opérer comme il sera dit ailleurs : ergot de seigle, — application du forceps (V. *Inertie pendant le travail*). — Quelquefois, essayer de ranimer les contractions par une opération manuelle comme il suit : Supposons une position occipito-iliaque gauche antérieure : Introduire deux ou trois doigts de la main droite dans le vagin, et les glisser entre la tête et les parties gauches du bassin ; gagner la symphyse sacro-iliaque droite ; — amener la face dans la courbure du sacrum ; — maintenir les doigts en place jusqu'à ce que les contractions reparaissent et saisissent la tête après ce mouvement de rotation imprimé par la main ; — on évite ainsi, comme cela a lieu souvent chez les primipares, de voir la tête reprendre la position qu'elle occupait avant la manœuvre ; — recommencer, si une première manœuvre venait à échouer, et, avec du temps et de la patience, on parviendra à amener l'expulsion suivant le mécanisme normal.

Dans le cas d'excès de volume de la tête, soit par la formation de la bosse sanguine, soit par toute autre cause, appliquer le forceps, etc. (V. *application du forceps*).

Dans le cas d'excès de volume ou d'enclavement des épaules, reconnaître d'abord que l'impossibilité du travail est due à l'arrêt des épaules au-dessus du détroit abdominal, ce qui est indiqué par l'immobilité de la tête dans la position transversale malgré son petit volume et malgré l'énergie des contractions utérines. Puis opérer comme il suit : 1° s'il n'y a pas de difformité du tronc de l'enfant, appliquer le forceps (JACQUEMIER, CAZEAUX) ; 2° si l'arrêt est dû à ce que LEVRET a nommé enclavement des épaules, manœuvrer comme il va être dit maintenant : Placer la femme sur les genoux, le corps incliné en avant, pour faire cesser la pression des épaules sur l'angle sacro-vertébral ; — glisser la main entre la tête et les parois correspondantes du bassin ; — saisir l'épaule qui est appuyée au niveau de l'angle sacro-vertébral ; — la déplacer en sens inverse de la position occupée par la face, c'est-à-dire à gauche si la face est à droite (LEVRET, DESORMEAUX), etc. ; — attendre enfin, sauf à faire ultérieurement une application du forceps s'il y a lieu (1).

b. Irrégularités dans le temps de rotation intérieure de la tête

(Positions occipito-postérieures).

Pendant que les positions occipito-postérieures se réduisent par un mouvement de rotation intérieure à des positions occipito-transversales ou occipito-antérieures, on peut observer les mêmes irrégularités que celles que nous avons

(1) SIMPSON a indiqué une autre cause d'arrêt des épaules au-dessus du détroit abdominal, produisant une sorte d'enclavement. Cela est dû à la position de l'avant-bras en arrière de la tête et du cou. On doit penser à cette anomalie de mécanisme, dont le diagnostic est difficile, quand la tête reste immobile pendant plusieurs heures au-dessous du détroit supérieur, quoiqu'elle ne remplisse pas le bassin et quoique les contractions soient énergiques et soutenues ; en outre, en portant le doigt un peu haut au-delà de l'oreille, on rencontrera un corps saillant qui est le coude ; enfin, en remontant encore au-delà, on trouvera l'avant-bras placé derrière la tête. La manœuvre indiquée par SIMPSON est celle-ci : 1° essayer d'entraîner le coude au-dehors ; 2° abaisser la main ; 3° si cette manœuvre ne réussit pas, faire la version pelvienne. Nous avons rencontré une fois cette anomalie après le dégagement de la tête à la vulve, et elle empêcha le mouvement de rotation extérieure de se produire ; nous entraînâmes aisément le coude et la main.

indiquées tout à l'heure : rotation sur le plancher du bassin seulement, rotation au moment de la distension du périnée, rotation incomplète et dégagement oblique, rotation exagérée, etc. Mais il ne s'agit pas ici de répéter ces anomalies ; nous voulons insister seulement sur celle qui a lieu quand l'occiput se porte dans la courbure du sacrum au lieu d'être amené sous la symphyse pubienne. Or, l'expulsion spontanée est possible et s'exécute suivant deux modes : 1er MODE, en position occipito-postérieure définitive ; 2e MODE, en position secondaire de la face.

1er MODE. *Dégagement du sommet en occipito-postérieure.* Les accoucheurs jusqu'à NÆGELÉ professaient que ce premier mode constituait le mécanisme normal dans les positions du sommet où l'occiput est en arrière, et ils attribuaient la difficulté du travail à ce que le front ne se moulait pas convenablement sous la concavité pubienne. Ils admettaient toutefois par exception la possibilité de la rotation en avant que nous avons décrite ailleurs (mécanisme normal, page 193).

L'occiput, vis-à-vis de l'une des symphyses sacro-iliaques, descend, dit BAUDELOCQUE, le long de ces symphyses jusqu'à ce que la tête soit parvenue dans l'excavation du bassin, puis il se tourne vers le milieu du sacrum tandis que le front se place derrière le pubis. Dans ce temps de descente il y a flexion exagérée de la tête, et le tronc et l'extrémité céphalique approchés forment une tige volumineuse, solide et inflexible, engagée dans un canal courbe et très-long qu'elle doit parcourir. Or, le passage ne peut avoir lieu qu'en distendant énormément ce canal et en le redressant (PAUL DUBOIS). De là des contractions utérines extrêmes, et menace continuelle de rupture du bassin charnu. Quoi qu'il en soit, l'occiput arrive lentement à la partie inférieure de la vulve ; la nuque s'applique bientôt sur le bord antérieur du périnée ; alors la tête fait un mouvement d'extension autour de la nuque comme centre, et on voit apparaître au-dessous des pubis le nez, la bouche, le menton qui sort le dernier (MOREAU). Après le dégagement, l'occiput regarde la région postérieure et interne de l'une des cuisses de la mère, tandis que la face regarde en avant la cuisse opposée.

Conduite de la sage-femme. Une étroitesse minime du bassin ou un léger excès de volume du fœtus présenteraient ici une telle résistance au passage du fœtus, que la sage-femme fera bien de s'entourer des conseils d'un médecin. CAPURON considérait même cet accouchement comme nécessitant toujours l'intervention de l'accoucheur. Cependant on conseille, en général, d'attendre. Sur 2,020 accouchements, 503 fois il y eut position occipito-postérieure, au début; 39 fois l'occiput se dégagea ainsi, et 7 fois seulement on fut obligé d'appliquer le forceps; mais sur les 32 cas d'expulsion spontanée, il y avait 2 fois fœtus jumeaux, 3 fois enfants avant terme. Il reste à recommander de soutenir fortement le périnée au moment de ce dégagement difficile de la tête, et de solliciter énergiquement la femme afin qu'elle modère ses efforts au dernier moment.

2e MODE. *Dégagement en position de la face mento-antérieure.* Le second mode d'expulsion spontanée, par transformation de la position du sommet en position secondaire de la face, est de nos jours moins redouté que du temps de BAUDELOCQUE. L'occiput, arrêté par un des points de la circonférence du bassin, se renverse sur le dos du fœtus au lieu de s'avancer dans la courbure du sacrum vers le détroit périnéal; les contractions poussent sur la tête défléchie; la face descend en bonne position *(position mento-antérieure)*, puisque le menton se trouve placé derrière les pubis. Observons, d'après M. PAUL DUBOIS, qu'il n'est pas rare de voir cette transformation se faire d'une manière incomplète; alors, au moment de franchir la vulve, le front remonte et disparaît, puis, la flexion s'exagérant, la suture frontale s'éloigne elle-même; enfin l'occiput arrive au périnée, comme dans le 1er mode, etc.

Conduite de la sage-femme. La sage-femme doit s'abstenir,

dans cette expulsion, de toute tentative pour fléchir la tête du fœtus comme l'indique BAUDELOCQUE, et attendre comme dans l'accouchement par la face (1).

B. Irrégularités de mécanisme dans l'accouchement avec présentation franche de la face.

On a observé rarement des irrégularités de mécanisme dans l'accouchement par la face, pour cette raison que ces accouchements sont eux-mêmes extrêmement rares. Théoriquement, toutefois, on peut prévoir la production d'irrégularités analogues à celles que nous avons indiquées pour le sommet. Nous nous bornerons cependant à indiquer celles qui ont été constatées par les accoucheurs.

1° *Irrégularités de mécanisme portant sur le 1er et sur le 2e temps (Présentation de la face).*

Deux anomalies ont été observées au 1er et au 2e temps dans la présentation de la face : *a. le temps d'amoindrissement n'a pas lieu; b. l'extension est remplacée par un temps de flexion.*

a. Quand le temps d'amoindrissement des parties n'a pas lieu, l'accouchement est inévitablement retardé, et même il ne peut avoir lieu, à moins que le fœtus soit petit.

b. Quand l'extension est remplacée par un temps de flexion, ce qui se produit dans les présentations frontales ou mixtes, l'enfant peut se dégager par le sommet. Loin de nuire à l'accouchement, cela favorise sa terminaison spontanée.

Conduite de la sage-femme. Il n'y a rien à faire dans le second cas. Dans le premier, M. CHAILLY conseille d'opérer

(1) Signalons, en terminant ces irrégularités, que les épaules subissent elles-mêmes des anomalies de dégagement : 1° si elles sont petites, elles peuvent se dégager transversalement à la vulve ; 2° d'autres fois, le mouvement de rotation qui prépare leur expulsion s'exagère, et l'épaule qui devait passer en avant se porte en arrière; 3° dans quatre cas, le mouvement de rotation intérieure exécuté par la tête ne fut pas exécuté par le tronc, et, quand l'enfant fut sorti, l'occiput était tourné en avant et la face du côté du dos (P. DUBOIS).

l'extension en abaissant le menton vers le centre du détroit supérieur; si cela est impossible, il faut pratiquer la version pelvienne. Mais pourquoi ne pas se décider immédiatement pour la version ?

2° *Irrégularités de mécanisme portant sur les 3e, 4e et 5e temps (Présentation de la face).*

Le temps de rotation a, dans les présentations de la face, une importance autrement grande que dans la présentation du sommet. En effet, dans cette dernière présentation, si ce mouvement ne s'exécute pas ou s'exécute mal, l'expulsion spontanée peut encore avoir lieu sans une trop grande fatigue de la mère et avec la vie sauve de l'enfant. L'accouchement par la face, déjà si sérieux par lui-même, est au contraire singulièrement aggravé par une anomalie de mécanisme portant sur le mouvement de rotation.

Etudions les phénomènes qui se produisent quand ce temps de rotation vient à manquer : *a. dans les positions mento-transversales; b. dans les positions mento-postérieures.*

a. **Irrégularités dans le temps de rotation du menton** *(Positions mento-iliaques transversales).*

On ne voit guère, à moins de très-petit volume de la tête de l'enfant ou d'amplitude excessive du bassin, la face sortir transversalement ou à peu près hors de la vulve, comme l'a observé Mme LACHAPELLE. Le plus souvent, à la suite d'une série de contractions qui se dirigent en bas et en avant, le menton se porte sous les pubis, et l'anomalie de mécanisme disparaît.

Conduite de la sage-femme. La sage-femme doit constamment, dans les présentations de la face dont la marche est un peu irrégulière, faire appeler un accoucheur. Les ressources sont l'application du forceps ou la version pelvienne quand elle est encore possible.

b. **Irrégularités dans le temps de rotation du menton** *(Présentations mento-iliaques postérieures).*

Cette remarque est surtout importante pour les positions

mento-postérieures où le mouvement de rotation vient à manquer. Dans cette situation, le vertex est placé derrière les pubis, et le menton se trouve arrêté dans son temps de descente, parce que les dimensions du bassin ne peuvent permettre au haut de la poitrine de l'enfant de s'engager tant que la tête n'est pas abaissée.

L'accouchement spontané est ici possible de deux manières seulement : 1er Mode, par transformation en position occipito-antérieure ou du sommet ; 2e Mode, par dégagement de la face dans sa position mento-postérieure.

1er Mode. *Dégagement en position occipito-antérieure.* Ce mécanisme a été expliqué comme il suit :

Après l'extension de la tête, la face descend dans l'excavation autant que le permet la longueur du cou, et le menton arrive jusqu'au niveau de la grande échancrure sciatique. Il est facilité d'autant plus dans ce mouvement de progression, que cette portion de l'os ilium paraît en ce point taillée en cône. Arrivé dans la grande échancrure sciatique, le menton trouve des parties molles qu'il peut déprimer ; si cette dépression a lieu, comme elle est suffisante pour augmenter de 6 à 8 millim. le diamètre oblique de l'excavation, elle permet au diamètre occipito-mentonnier de la franchir, et à la tête d'exécuter un mouvement de flexion. Ce mouvement conduit l'occiput sous la symphyse pubienne (Cazeaux).

Remarquons que les faits dans lesquels le dégagement a eu lieu de cette manière se rapportent à des cas de bassins très-grands avec fœtus petits ou morts. Comment les diamètres de l'excavation pourraient-ils autrement laisser passer les diamètres mento-frontal, mento-bregmatique, mento-occipital, ce dernier mesurant normalement 13 cent. 1/2.

2e Mode. *Dégagement de la face en position mento-postérieure.* Trois conditions peuvent permettre ce dégagement ; ce sont : l'amplitude du bassin ou le petit volume de l'enfant ; — la résistance médiocre du périnée et l'énergie des contractions utérines ; — la longueur du cou de l'enfant.

Etant admise une de ces conditions, le mécanisme d'expulsion est le suivant : le cou de l'enfant s'allonge sous l'influence de contractions très-énergiques ; une petite portion de la poitrine s'engage aussi dans le détroit supérieur, et l'occiput se renverse fortement en arrière ; le menton s'avance ainsi diagonalement dans l'excavation jusqu'au ligament sacro-sciatique. Il dépasse ce ligament en le refoulant fortement en arrière, et se loge dans la concavité du périnée. La trachée vient se reposer sur le sommet du coccyx. Celle-ci sert de point fixe aux contractions qui abaissent alors au-dessous des pubis le front (diamètre trachélo-frontal, 9 centim.), le bregma (diamètre trachélo-bregmatique, 10 centim.), enfin l'occiput (diamètre trachélo-occipital, 11 centim.). Après que le sommet s'est ainsi dégagé de dessous la symphyse des pubis, la face, qui est restée contenue dans la concavité du périnée, se dégage bientôt par un mouvement de progression en avant (GUILLEMOT, CHAILLY).

Conduite de la sage-femme. Les mécanismes que nous venons d'indiquer sont trop compliqués et ont besoin de trop de conditions favorables dans le travail pour que la sage-femme puisse compter sur leur développement. Ils mettent en outre trop en danger les jours de l'enfant, par les tiraillements qu'ils exercent sur le cou et par la compression qu'ils déterminent sur la trachée, pour que la sage-femme agisse sans un accoucheur.

Mais toute la difficulté consiste dans la conduite de celui-ci. Faut-il constamment, comme le conseillait BAUDELOCQUE, tenter, dès le début du travail, la conversion au détroit supérieur de la présentation de la face en présentation du sommet? Vaut-il mieux opérer la version pelvienne? Faut-il attendre?

Nous résumons comme il suit ce qu'il faut faire dans ces conditions : — Attendre, si les forces de la femme ne sont pas épuisées et si la mère a déjà eu plusieurs enfants. — Si le travail se prolonge, si la partie qui se présente reste toujours assez élevée, ou s'il se produit une complication quelconque, opérer la version pelvienne, qui remédie promptement aux anomalies. — Si la face est trop engagée et s'il est impossible de la repoussser, pratiquer l'application du forceps.

Cependant si on voulait, comme on l'a conseillé, transformer *la présentation de la face en présentation du sommet*, on opérerait comme il suit : 1er Mode. Introduire la main dans l'utérus ; — saisir la face à pleine main ; — la repousser au moyen des doigts placés sur les parties latérales du nez et au-dessous des orbites ; — ensuite agir sur le haut du front. — 2e Mode. Introduire la main dont la face palmaire embrasse le plus facilement le vertex, la main droite si le menton est en arrière et à droite ; — saisir la face à pleine main et la repousser ; — contourner le vertex et saisir l'occiput ; — fléchir alors la tête sur la poitrine.

A propos du forceps, nous dirons la difficulté de son application dans les positions mento-postérieures.

C. Irrégularités de mécanisme dans les présentations franches de l'extrémité pelvienne.

Aucun mécanisme ne peut être plus irrégulier que l'accouchement par le pelvis : ainsi, des irrégularités peuvent se présenter 1° dans chacun des cinq temps dont se compose l'expulsion du siége et celle du tronc, 2° pour chacun des quatre temps qui complètent l'expulsion de l'enfant par l'extrémité céphalique. Il faut dire cependant qu'en laissant agir la nature, on voit le plus souvent ces irrégularités se réparer d'elles-mêmes. Nous pourrons donc être assez courts sur ce sujet, d'autant plus que nous devrons revenir sur chacune des irrégularités en parlant de la manœuvre nommée *version pelvienne* par laquelle on amène artificiellement le fœtus par le pelvis.

1° *Irrégularités de mécanisme du 1er et du 2e temps (Présentation de l'extrémité pelvienne).*

Les irrégularités dans l'engagement de l'extrémité pelvienne sont peu communes, même quand cette extrémité est complète. Elles peuvent avoir lieu dans trois conditions : 1° faiblesse des contractions ; 2° excès de dimension du fœtus ; 3° très-rarement, engagement des diamètres bis-iliaques du fœtus dans la direction du diamètre sacro-pubien. En outre, les mêmes causes peuvent entraver le temps de descente. Mais cela est exceptionnel, et la plupart des accoucheurs n'insistent pas sur ces irrégularités.

Conduite de la sage-femme. Lorsque la dilatation est complète, deux moyens se présentent pour terminer l'accouchement : 1° tirer sur les hanches pour les extraire ; 2° aller chercher les pieds, comme nous le dirons à propos de la version.

Manœuvre pour extraire l'extrémité pelvienne. On ne doit extraire l'extrémité pelvienne en agissant sur les hanches au moyen du doigt ou du *crochet,* que si le siége est déjà assez engagé pour ne plus pouvoir être refoulé au-dessus du détroit supérieur afin d'aller chercher les pieds. On place l'indicateur d'une main sur l'aîne antérieure ; — mais comme il n'y a pas assez d'espace pour arriver d'avant en arrière sur cette partie, on est souvent forcé de procéder d'arrière en avant en passant le doigt entre les cuisses. — Ensuite, avec le doigt recourbé en crochet, on tire sur la hanche antérieure et on l'abaisse suivant l'axe du détroit abdominal, c'est-à-dire en bas et en arrière. — Quand le siége est bas dans l'excavation, ou bien on retourne le doigt et on le porte sur l'aîne postérieure, ou bien on dirige sur elle l'indicateur de l'autre main, et on tire en bas et en avant jusqu'à ce que les pieds soient dégagés.

Si le siége n'était pas assez descendu pour pouvoir être accroché avec le doigt, on se servirait du *crochet mousse.* Le *crochet* est tout simplement une tige métallique recourbée à l'une de ses extrémités : ce *crochet* est *mousse* quand l'extrémité recourbée qui le termine est arrondie. Ordinairement un *crochet mousse* forme l'un des manches du forceps. Il faut rejeter le crochet mousse à courbure brusque et à angle plus ou moins aigu, et en préférer un, soit à courbure large et régulière, soit à courbure à angle droit.

On introduit le crochet de deux manières ; *a.* d'avant en arrière *entre la hanche de l'enfant et les pubis ; b.* d'arrière en avant *entre les cuisses de l'enfant.* Sauf exception, on le porte sur la hanche antérieure du fœtus.

a. Pour le placer *entre l'aîne antérieure et les pubis :* il faut oindre d'huile l'instrument, le glisser d'avant en arrière entre la hanche antérieure et la symphyse des pubis, en se dirigeant sur le doigt préalablement introduit comme guide ; — accrocher le pli de l'aîne, en ayant soin de ne pas léser les organes génitaux. *b.* Pour le placer *entre les cuisses de l'enfant,* on protége d'abord, avec quelques doigts introduits entre les cuisses, les parties génitales de l'enfant ; — on fait pénétrer l'instrument de dedans en dehors par la partie interne du membre, le long des doigts introduits ; — on accroche enfin le pli de l'aîne d'arrière en avant.

Quant à l'extraction du siége, elle se fait dans les deux cas de la même manière, en portant le manche du crochet d'abord en arrière, puis en bas, enfin en avant.

Remarque. Un des dangers de l'application du crochet est que l'extrémité de l'instrument, débordant les parties du fœtus, aille léser les organes maternels quand l'application est faite d'arrière en avant. Pour remédier à cet inconvénient, on a conseillé de porter le crochet sur la hanche postérieure, ce qui permet à la main portée dans la courbure du sacrum de s'assurer si le crochet, mené d'avant en arrière, ne dépasse pas les parties sur lesquelles il est appliqué (Chailly).

2° *Irrégularités de mécanisme des 3e, 4e et 5e temps (Présentation de l'extrémité pelvienne).*

A propos du mécanisme régulier de l'accouchement par l'extrémité pelvienne, nous avons déjà rapporté des cas où le fœtus se dégageait le dos en arrière (V. page 224), et nous avons dit (V. page 227) comment on peut s'opposer à ce dégagement anormal par une manœuvre extrêmement simple. Nous n'avons pas à y revenir; nous insisterons seulement sur le mouvement de rotation de la tête quand le tronc est sorti.

Nous allons l'étudier dans trois conditions : 1° *Quand il y a absence de mouvement de rotation.* 2° *Quand le mouvement de rotation a porté l'occiput en arrière, la tête étant fléchie.* 3° *Quand le mouvement de rotation a porté l'occiput en arrière, la tête étant défléchie.*

a. Irrégularité de mécanisme par absence du mouvement de rotation de la tête

(Présentation de l'extrémité pelvienne).

Immédiatement après l'expulsion du tronc, la tête doit exécuter à l'intérieur un mouvement de rotation qui place l'occiput derrière les pubis; à l'extérieur, les épaules doivent se placer au contraire transversalement à la vulve. Si le mouvement extérieur des épaules n'a pas lieu, c'est qu'il n'y a pas de rotation intérieure de la tête.

Conduite de la sage-femme. Il faut alors agir, pour terminer l'accouchement :

1° Si les contractions utérines sont encore suffisantes, un léger mouvement imprimé à la tête peut faire produire complètement le mouvement de rotation : Placer deux doigts d'une main derrière l'oreille postérieure; — Disposer deux doigts de l'autre main derrière l'oreille antérieure; — Essayer de faire tourner la tête en portant la face en arrière, et avoir soin de faire tourner en même temps le tronc.

2° Mais on a peu de force ainsi, et il ne faut pas songer à cette manœuvre s'il n'y a plus de contractions. Alors deux modes de dégagement ont été indiqués par les auteurs :

1er Mode. Glisser la main qui correspond à la face antérieure du fœtus entre ce plan et les parois du vagin, et pénétrer de champ en demi-supination. Atteindre, avec l'indicateur et le médius, les côtés du nez, ou seulement les côtés de la bouche; — même introduire un doigt dans cette cavité pour maintenir la tête fléchie. — Disposer le pouce sur les côtés des mâchoires en avant, et les deux autres doigts sur le côté opposé en arrière. — Enfin, coucher le fœtus, par son plan antérieur, sur l'avant-bras correspondant. — Il ne s'agit plus alors que d'embrasser avec la main opposée (pouce, indicateur et médius) la base de l'occiput, puis de reporter la face en arrière dans la courbure du sacrum, tandis que la main appliquée sur l'occiput fait suivre à la nuque et au tronc le mouvement de rotation que l'autre main vient d'exécuter.

2e Mode. Nous préférons à cette manœuvre le procédé suivant : Se souvenir en premier lieu de ce principe général dans les manœuvres de l'accouchement, que les parties de la femme dans lesquelles on pénètre le plus aisément sont les parties correspondant aux régions les plus extensibles et les plus amples, comme à la commissure postérieure de la vulve, aux ligaments sacro-sciatiques, à la pointe du coccyx, à la courbure du sacrum ; — Glisser la main qui correspond au plan dorsal du fœtus entre les côtés de la vulve et ce plan dorsal ; — à mesure que la main s'engage dans le vagin, gagner la région postérieure ; contourner ainsi le côté du fœtus placé en arrière ; enfin atteindre, en se dirigeant vers le plan antérieur de l'enfant, le côté du bassin qui lui correspond ; — embrasser la face à pleine main, l'extrémité des doigts faisant office de crochet sur la joue placée en avant ; ou encore pénétrer jusque dans la bouche ; — Enfin, entraîner en bas et en arrière vers le coccyx les parties sur lesquelles l'extrémité des doigts est appliquée.

3° Si la tête était peu éloignée de la bonne position, occiput en avant, il suffirait de dégager tout doucement le fœtus, et naturellement l'occiput viendrait se placer derrière la symphyse pubienne.

b. Irrégularités de mécanisme par rotation de l'occiput en arrière (tête fléchie)

(Présentation de l'extrémité pelvienne).

Nous avons dit que, dans l'immense majorité des cas de positions sacro-postérieures, l'occiput glisse en avant derrière la symphyse pubienne et se dégage comme dans les positions sacro-iliaques antérieures (V. page 224). Cependant il peut rester en arrière, et alors survient une difficulté souvent sérieuse dans le travail.

Un médecin a toutefois prétendu que le dégagement de l'occiput en arrière était souvent extrêmement facile, et il a même proposé, en pratiquant la version, de ramener le plan antérieur du fœtus en avant. Or, la difficulté dépend de l'une ou de l'autre des conditions : 1° *la tête est-elle fléchie?* 2° *la tête est-elle défléchie?*

Mécanisme d'expulsion avec occiput en arrière (tête fléchie). Ce mécanisme est le même que pour l'expulsion avec occiput en avant (V. page 220) ; la différence consiste seulement en ce que la région sous-occipitale qui sert de centre pour la révolution des diamètres sous-occipitaux est placée en arrière. Voici ce qui a lieu : La tête fortement fléchie s'engage dans l'excavation ; le front et le bregma sont derrière la symphyse pubienne ; l'occiput et la nuque sont en arrière et parcourent le bassin osseux ; la nuque arrive enfin au-devant de la commissure antérieure du périnée ; en abaissant le tronc, on voit se dégager, par un mouvement de flexion, d'abord toute la face, puis le front, le bregma, le vertex et l'occiput. Le dos du fœtus correspond ainsi au dos de la mère : ils sont dos à dos (PAJOT).

c. Irrégularités de mécanisme par rotation de l'occiput en arrière (tête défléchie)

(Présentation de l'extrémité pelvienne).

Ordinairement cette irrégularité de déflexion de la tête n'est pas spontanée, et elle est le résultat de tractions intempestives faites sur les membres inférieurs. On peut admettre encore que le menton, en descendant, a pu être arrêté par un resserrement du col et se relever au-dessus du bord supérieur des pubis, l'occiput continuant à descendre dans la courbure de la paroi postérieure du bassin. Il en résulte que plus l'occiput s'abaisse, le menton étant immobile, plus l'extension augmente.

Voici comment le dégagement spontané peut avoir lieu : Le centre de la révolution des diamètres de la tête du fœtus est la région sous-mentale arrêtée en avant au-dessus du détroit supérieur du bassin ; la tête s'engage dans ce détroit par son extrémité occipitale. Pour que l'occiput parcoure le bassin osseux et le bassin charnu, on relève le dos du fœtus et on porte le ventre du fœtus vers le ventre de la mère; après l'occiput, c'est le vertex qui suit le même parcours de la courbure pelvienne, et on continue de rapprocher le ventre du fœtus du ventre de la mère. Enfin la face regarde directement en haut; puis elle se renverse dans le vide de la courbure du sacrum qui est parcourue par le bregma et par le haut du front. La région pretrachélienne descend en même temps le long de la face postérieure de la symphyse, puis arrive sous les pubis. Enfin on voit se dégager, à la commissure postérieure de la vulve, le bregma, le front, les yeux, etc. Pendant toute cette manœuvre on devra rapprocher de plus en plus le ventre du fœtus du ventre de la mère, et, à la fin, ils sont ventre contre ventre (Pajot).

§ II. — ACCOUCHEMENT AVEC PRÉSENTATIONS IRRÉGULIÈRES.

On appelle présentation irrégulière toute présentation dans laquelle le centre de la région fœtale principale, *sommet, face, pelvis,* ne correspond pas au centre du détroit supérieur du bassin.

Comme ces présentations résultent d'une position oblique du fœtus, en avant, en arrière ou sur ses côtés, elles sont dites aussi *inclinaisons*. La mobilité du fœtus dans la cavité utérine, les obliquités de la matrice, un obstacle quelconque au détroit supérieur, sont les causes ordinaires de ces présentations inclinées. Etudions les anomalies qu'elles produisent : 1° *dans les présentations du sommet ;* 2° *dans les présentations de la face ;* 3° *dans les présentations du pelvis.*

A. Présentations irrégulières du sommet.

Les présentations irrégulières du sommet constituaient dans la classification de BAUDELOCQUE une série de présentations distinctes : présentations du *front*, de l'*oreille*, de l'*occiput*, etc.

Quand l'inclinaison du fœtus a lieu sur sa *région antérieure*, le front est au centre du détroit abdominal ; si l'inclinaison porte sur le *plan postérieur* du fœtus, il se produit une présentation de l'occiput ou même de la nuque ; enfin, l'inclinaison sur les côtés place les *pariétaux* au centre du détroit supérieur. Il y a donc quatre variétés de présentations irrégulières du sommet : 1° *variété frontale ;* 2° *variété occipitale ;* 3° *variété pariétale droite ;* 4° *variété pariétale gauche.* Quant aux positions correspondant à ces inclinaisons, elles sont les mêmes que dans les présentations franches.

Les signes suivants dénotent au toucher les présentations précédentes :

1° *Présentation du front.* Le doigt arrive immédiatement sur la fontanelle antérieure qui occupe le centre du détroit ; il peut même atteindre quelquefois la racine du nez, mais il ne parvient pas à sentir la fontanelle postérieure, ou du moins il ne la touche que difficilement.

2° *Présentation de l'occiput.* Une petite fontanelle s'offre au toucher, c'est la fontanelle postérieure ; elle occupe le centre du détroit. La fontanelle antérieure est très-difficile à atteindre si elle est en avant ; si elle est en arrière, il est impossible de la sentir.

3° *Présentation du pariétal droit.* Cette variété n'est souvent qu'une exagération de l'inclinaison du pariétal droit en position occipito-iliaque gauche antérieure. Au centre du détroit supérieur est une tumeur qui a tous les caractères du sommet, mais le doigt arrive directement sur une partie plus solide et plus saillante, c'est la bosse pariétale. — Si la variété était plus inclinée, il serait facile de reconnaître l'oreille placée derrière la cavité cotyloïde droite ; — la suture sagittale est tout à fait dans la partie supérieure de la courbure du sacrum.

4° *Pariétale gauche.* Comme la position occipito-iliaque droite est plus rare que la position occipito-iliaque gauche, la présentation pariétale gauche s'observe plus rarement que la variété précédente. Elle peut cependant compliquer une position occipito-iliaque gauche antérieure, et alors le travail est plus difficile que dans les cas d'exagération de l'inclinaison normale. Alors la suture sagittale regarde en avant et à droite; l'oreille est plus ou moins abaissée dans la direction de la symphyse sacro-iliaque gauche, etc.

Conduite de la sage-femme. Il est rare que ces anomalies de présentation nécessitent l'intervention active de la sage-femme, et il suffit de corriger l'inclinaison utérine si elle existe. En outre, observe M. Chailly (1853), les registres de la clinique ne contiennent pas un seul fait d'intervention dans les présentations pariétales. La conversion s'opère spontanément dans le plus grand nombre des cas (Cazeaux); en effet, tantôt la tête se redresse aux premières contractions, c'est le cas ordinaire; tantôt elle s'engage fortement inclinée et ne se redresse que dans l'excavation ou sur le plancher du bassin; enfin, pour la majorité de ces inclinaisons, le pronostic est aussi favorable que dans les présentations franches.

M. Cazeaux indique toutefois que, si après sept à huit heures la tête conserve encore sa position primitive, il faut : 1° tenter d'abord le redressement artificiel; 2° après une tentative de redressement sans résultat, appliquer le forceps et le préférer au levier; 3° quand l'utérus est peu contracté, quand il y a encore une certaine quantité de liquide amniotique, quand la tête persiste à rester au-dessus de l'entrée du bassin, faire la version pelvienne (Lachapelle).

Manœuvre pour opérer le redressement artificiel. Deux procédés :

1er Procédé. Si on a affaire à une présentation frontale, soutenir solidement le front à l'aide de deux ou trois doigts, pendant la contraction, jusqu'à ce que l'extrémité occipitale se soit abaissée (si le sommet tendait à s'engager), ou jusqu'à ce que le menton se soit rapproché du détroit abdominal si c'était aux trois quarts une présentation faciale.

Ce procédé, très-simple en apparence, est rarement couronné de succès.

2ᵉ PROCÉDÉ. Si l'on a affaire à une présentation pariétale, porter dans la matrice (V. *Règles générales de la version*) la main droite si l'occiput est à gauche, la main gauche si l'occiput est à droite; — le saisir à pleine main pour l'éloigner de la fosse iliaque et pour l'entraîner dans le détroit abdominal; — pendant cette dernière partie de la manœuvre, presser sur l'hypogastre avec la main, et obliger la tête à descendre.

Les inconvénients de cette manœuvre sont : 1° la douleur, si on n'opère pas avec le plus grand ménagement; 2° son inutilité dans beaucoup de cas, car on échoue souvent. Ses dangers sont : 1° l'écoulement du liquide amniotique, ce qui détermine la compression de l'enfant par l'utérus, et rend plus difficile une version pelvienne si elle venait à être indiquée ultérieurement; 2° la procidence du cordon; 3° celle d'un bras, même des deux bras (CHAILLY). Cet accoucheur ajoute que cette manœuvre doit être actuellement bannie de la pratique.

REMARQUE. Si les accoucheurs ne sont pas de même opinion sur l'utilité du redressement manuel, ils sont actuellement tous unanimes pour repousser l'emploi du levier; quant à l'application du forceps, il faut dire qu'on ne parvient pas toujours à saisir convenablement la tête et à l'entraîner; il ne resterait ainsi comme ressource extrême que la version pelvienne.

B. Présentations irrégulières de la face.

Les mêmes causes qui ont produit les présentations irrégulières du sommet déterminent les inclinaisons de la face.

Il y a quatre variétés de présentations irrégulières de la face : 1° *la variété malaire droite*, quand la joue droite se rencontre au centre du détroit, ce qui correspond à la variété *pariétale droite;* 2° *la variété malaire gauche*, quand il y a présentation de la joue gauche ; 3° *la variété frontale,* quand il y a présentation du front ; 4° *la variété mento-cervicale,* quand il y a présentation à la fois du menton du fœtus et d'une petite portion du cou.

Voici les signes qui indiquent ces présentations :

1° *Présentation malaire droite.* La partie fœtale est extrêmement élevée ; quand on peut l'atteindre, on rencontre au centre du détroit supérieur une tumeur molle reposant sur une surface osseuse un peu pointue, c'est la joue ; — si la face est en position mento-iliaque droite transversale, le doigt reconnaît l'oreille, en avant, derrière le pubis, et à peu de distance de cette tumeur ; — enfin il faudrait se diriger dans la courbure du sacrum pour trouver les autres parties de la face, le nez, la bouche, etc.

2° *Présentation malaire gauche.* Une tumeur analogue à la précédente se rencontre au centre de l'orifice ; — si la face est en position mento-iliaque droite transversale, la joue gauche est en arrière, et nous allons supposer que c'est sur elle que porte l'inclinaison ; — le doigt reconnaît l'oreille en arrière dans la courbure du sacrum ; — le nez et la bouche sont placés derrière le pubis.

Remarquer que dans ces inclinaisons latérales de la face, comme dans les inclinaisons analogues du sommet, l'une ou l'autre joue antérieure ou postérieure peut être au centre du détroit abdominal ; le fait le plus commun est toutefois l'inclinaison sur la joue située en avant.

3° *Présentation frontale.* La présentation frontale est pour ainsi dire la transition entre la présentation de la face et celle du sommet. Un mouvement de flexion plus étendu aurait produit une présentation du sommet, et un mouvement d'extension plus complet aurait déterminé celle de la face. Cette présentation frontale doit donc être une des plus communes parmi les inclinaisons. Le front occupe en plein le détroit supérieur ; — le doigt peut toucher les orbites et la racine du nez d'un côté, la fontanelle antérieure de l'autre, etc.

4° *Présentation mento-cervicale.* Cette inclinaison est la plus rare de toutes les inclinaisons précédentes. Elle forme la transition entre les présentations de la face et les présentations du tronc. Le menton est placé presque au centre du détroit; — une petite portion du cou occupe avec lui l'orifice; — le doigt peut aussi atteindre la bouche.

Conduite de la sage-femme. De même que pour les inclinaisons du sommet, ici la nature parvient assez ordinairement à remédier seule aux présentations irrégulières dans les présentations malaires, et un mouvement de redressement ramène la face en plein au détroit supérieur. Dans la présentation du front, dès les premières contractions, un mouvement d'extension produit une présentation directe de la face; mais, observe Mme LACHAPELLE, rarement, dans les présentations frontales, le sommet descend au lieu de la face. Dans les inclinaisons mento-cervicales, un mouvement de flexion fait descendre la bouche, le nez, les orbites, et l'accouchement se termine sans l'intervention de l'art (1); très-rarement on voit le tronc s'engager avec la face dans l'excavation.

C. Présentations irrégulières du pelvis.

Il est rare que l'extrémité pelvienne soit suffisamment inclinée au détroit supérieur pour modifier beaucoup la présentation; une obliquité très-prononcée de l'utérus est seule capable de produire ce résultat.

Il y a quatre présentations irrégulières du pelvis : 1° *Présentation de la hanche droite* ou *coxale droite;* 2° *présentation de la hanche gauche* ou *coxale gauche;* 3° *présentation des lombes* ou *sacrée;* 4° *présentation du ventre* ou *génitale.*

On reconnaît comme il suit ces présentations :

1° *Présentation coxale droite.* En touchant la femme après

(1) Si la sage-femme était obligée d'agir, elle se comporterait comme nous avons indiqué de le faire dans les irrégularités de mécanisme des présentations de la face (V. page 268).

l'ouverture de la poche des eaux, on distingue au centre du détroit supérieur la saillie trochantérienne ; tout près on reconnaît aisément la crête de l'os des îles ; — on peut même porter quelquefois le doigt au pli de l'aîne, à l'anus et aux parties sexuelles de l'enfant ; — D'après DELAMOTTE, la hanche est la partie du fœtus qui, au toucher, ressemble le plus à la tête.

2° *Présentation coxale gauche.* Elle se rencontre surtout dans les positions sacro-iliaques gauches. Les signes sont les mêmes que ci-dessus.

3° *Présentation sacrée.* Le sacrum présente au toucher une sorte de tumeur assez large, dans l'étendue de laquelle on distingue plusieurs tubercules osseux placés sur la même ligne ; — de chaque côté est l'extrémité postérieure de la crête de l'os des îles ; — au-dessus de cette saillie on pourrait sentir les dernières côtes ou *fausses côtes.*

4° *Présentation génitale.* Ce n'est qu'après l'ouverture de la poche des eaux, et lorsque l'orifice de la matrice est bien dilaté, qu'on peut s'assurer de cette présentation. On rencontrera alors, soit le haut des cuisses formant deux colonnes entre lesquelles on sent les parties génitales, soit le pubis même et la partie inférieure du ventre, l'enfant étant défléchi, ce qui est extrêmement rare ; — on reconnaîtra le ventre à une tumeur molle, souple, égale, de laquelle naît le cordon ombilical ; — on trouvera ensuite l'extrémité antérieure très-saillante de la crête de l'os des îles ; — le plus souvent, une anse de cordon ombilical, engagée en même temps dans l'orifice, permettra de compléter le diagnostic de cette présentation.

Conduite de la sage-femme. Les inclinaisons précédentes du fœtus obligent le plus souvent d'aller à la recherche des pieds, à moins qu'il soit facile de remédier de bonne heure à l'obliquité utérine qui leur a donné naissance ; la sage-femme aura donc à se diriger ici comme nous allons l'indiquer dans les présentations vicieuses.

§ III. — ACCOUCHEMENT AVEC PRÉSENTATIONS VICIEUSES.

Présentation du tronc.

On dit qu'il y a présentation du tronc quand la partie du corps qui occupe le centre du détroit supérieur appartient à la région du tronc.

On la nomme *présentation vicieuse*.

Certains auteurs, tenant compte de ce fait que, de toutes les régions du tronc, ce sont les épaules qui se présentent le plus souvent au centre du détroit abdominal, ont encore appelé les présentations du tronc *présentations des épaules*. D'autres nomment ces présentations *présentations des côtés*, en se fondant, d'une part sur ce que jamais ni le dos de l'enfant ni la partie antérieure de la poitrine n'ont été sentis directement au centre de l'orifice, et d'autre part sur ce que toutes les parties latérales du tronc peuvent être à la présentation. Les mots : *présentation du tronc, présentation des épaules, présentation des côtés*, ont ainsi une même signification.

Division des présentations du tronc. Comme le tronc présente deux côtés, il existe deux genres de présentation du tronc : 1° *Présentation du côté droit;* 2° *présentation du côté gauche.* On les a encore appelées, à cause de la plus grande fréquence des présentations de l'épaule : 1° *présentation de l'épaule droite;* 2° *présentation de l'épaule gauche.*

Les présentations du *cou*, du *coude*, des *hanches*, sont les plus rares des présentations du tronc, et elles constituent, avec celles du *devant de la poitrine*, du *dos* et du *ventre*, dont parle Baudelocque, les présentations irrégulières ou les inclinaisons du tronc. Nous les indiquerons sous les noms de *présentation cervicale, présentation cubitale, présentation dorsale, présentation sternale.*

Classification des positions du tronc. On classifie les positions du tronc en indiquant le rapport de la tête du fœtus avec l'une ou l'autre des fosses iliaques. Il y a ainsi deux positions principales pour chaque côté du tronc, et l'on a, dans la présentation du côté droit : 1° *position céphalo-iliaque gauche*, 2° *position céphalo-iliaque droite;* et pour la présentation du côté gauche : 1° *position céphalo-iliaque droite*, 2° *position céphalo-iliaque gauche.*

Quant aux rapports plus précis du fœtus dans ces positions, ils sont les suivants :

1° *Dans la position céphalo-iliaque gauche de l'épaule droite* la tête est dans la fosse iliaque gauche, le dos est tourné en avant, et l'extrémité pelvienne du fœtus regarde en arrière, en haut et à droite.

2° *Dans la position céphalo-iliaque droite de l'épaule droite* la tête du fœtus est dans la fosse iliaque droite, le dos regarde les lombes de la mère, et les pieds sont dirigés en avant, en haut et à gauche.

3° *Dans la position céphalo-iliaque gauche de l'épaule gauche* la tête est dans la fosse iliaque gauche, le dos est tourné en arrière vers les lombes, les pieds sont dirigés en avant, en haut et à droite. Cela correspond par la position du dos à la seconde position de l'épaule droite.

4° *Dans la position céphalo-iliaque droite de l'épaule gauche* la tête est dans la fosse iliaque droite, les pieds regardent en arrière, en haut et à gauche, et le dos du fœtus est tourné en avant. Cela correspond à la première position de l'épaule droite.

Fréquence des présentations de l'épaule. C'est à Mme LACHAPELLE que l'on doit d'avoir démontré que toutes les parties du tronc ne peuvent pas se présenter au détroit abdominal, comme on devait théoriquement le supposer. Il devenait alors inutile de conserver toutes les divisions du tronc établies par BAUDELOCQUE (cinq pour la face sternale, cinq pour la face dorsale, huit pour les deux côtés). En effet, comment admettre que des positions transversales aient lieu, soit avant, soit après l'écoulement du liquide amniotique ? et, quand cette disposition existerait avant le commencement du travail, comment concevoir qu'elle puisse se maintenir pendant les contractions ? (VELPEAU). Sur 40,000 accouchements, Mme LACHA-

PELLE n'a rencontré aucune position ni du cou ni du tronc proprement dit ; un seul fœtus a présenté directement le dos, et, si quelques autres ont pu offrir l'abdomen, les côtes ou les lombes, c'étaient des avortons de six mois au plus. Sur 20,000 cas, MERRIMAN n'en a pas vu non plus un seul fait ; enfin NÆGELÉ, la pratique de MM. VELPEAU et PAUL DUBOIS justifient les assertions de Mme LACHAPELLE. « Le fœtus est ainsi plus ou moins obliquement dirigé, mais jamais horizontalement, et l'extrémité pelvienne est toujours plus élevée que le reste du tronc, la tête y comprise » (LACHAPELLE).

Sur 15,652 accouchements, le tronc se présenta 68 fois (Mme LACHAPELLE) ; sur 20,517 accouchements, le tronc se présenta 80 fois (Mme BOIVIN) ; sur 2,200 accouchements, le tronc se présenta 13 fois (PAUL DUBOIS). Cela donne environ un cas sur 180 à 200 accouchements (JACQUEMIER), et ainsi cette présentation est plus fréquente que celle de la face (V. page 201).

Fréquence relative des présentations de l'épaule. L'épaule ou le côté droits se présentent un peu plus souvent que le côté gauche, d'après la statistique de Mme LACHAPELLE ; sur 186 cas de présentation du tronc, il y eut 103 fois présentation de l'épaule droite et 83 fois présentation de l'épaule gauche.

Fréquence relative des positions de l'épaule : 1° sur les 103 cas de *présentation de l'épaule droite*, il y eut position céphalo-iliaque gauche 57 fois, et position céphalo-iliaque droite 46 fois ; 2° sur les 83 *présentations de l'épaule gauche*, il y eut position céphalo-iliaque gauche 31 fois, et position céphalo-iliaque droite 52 fois. Cela établit l'ordre de fréquence suivant : 1° position céphalo-iliaque gauche *(épaule droite)* 57 ; 2° position céphalo-iliaque droite *(épaule gauche)* 52 ; 3° position céphalo-iliaque droite *(épaule droite)* 46 ; 4° position céphalo-iliaque gauche *(épaule gauche)* 31.

REMARQUE. Si on considère que les présentations de l'épaule ne sont que des exagérations d'une inclinaison de présentation franche, telle que le sommet, il sera assez facile de retenir l'ordre de fréquence des positions des épaules. Ainsi la position occipito-iliaque gauche la plus fréquente entraîne tantôt une position céphalo-iliaque gauche sur la partie du fœtus inclinée en bas et en avant (épaule droite), tantôt une position céphalo-iliaque droite sur la partie du fœtus située en arrière (épaule gauche); dans les deux cas, le dos du fœtus sera en avant; ajoutons que ces positions seront, de toutes, les plus fréquentes (57 et 52). Après, viendront les positions dans lesquelles le plan dorsal du fœtus sera en arrière, comme dans la position occipito-postérieure droite : ces positions seront donc plus rares que les précédentes; si l'inclinaison abaisse le plan postérieur du fœtus (épaule droite), on aura une position céphalo-iliaque droite; si l'inclinaison abaisse le plan antérieur (épaule gauche), on aura une position céphalo-iliaque gauche. Dans les deux cas, le dos sera en arrière.

Causes. On connaît mal les causes des présentations de l'épaule. On sait cependant que la petitesse du fœtus y prédispose; pour ce motif, il faut se tenir sur ses gardes au sujet de la présentation du second enfant dans les grossesses composées. Certaines dispositions du bassin produisent aussi ces présentations et favorisent le glissement de la tête sur les fosses iliaques. Il en est de même des obliquités de la matrice. Une abondante quantité de liquide dans l'œuf donne de l'instabilité à l'attitude de l'enfant comme dans les cas de petitesse de volume. On ne peut guère expliquer autrement que par ces causes la prédisposition qui résulte d'une présentation de l'épaule après un accouchement ou après des accouchements antérieurs. Dans un cas, il y avait excès d'amplitude du bassin, et 9 fois de suite il y eut présentation de l'épaule (Géry); on attribua à la forme ellipsoïde de l'utérus les trois présentations successives de l'épaule qui eurent lieu dans un autre cas (Lecluyse, Danyau). Enfin, fait remarquable, l'implantation du placenta sur le col produisit 21 fois sur 80 cas une présentation de l'épaule.

Terminons en constatant que, dans les accouchements prématurés, les présentations de l'épaule sont relativement très-fréquentes. Sur 132 cas, 5 fois épaule, 51 fois pelvis (PAUL DUBOIS).

Diagnostic des présentations du tronc. Ce diagnostic est sans contredit la partie la plus importante de l'histoire des présentations du tronc (PAJOT).

Nous le diviserons comme il suit : *a. diagnostic avant la rupture des membranes; b. diagnostic après la rupture des membranes.*

a. **Diagnostic avant la rupture des membranes.** Le premier caractère qui doive faire craindre une présentation de l'épaule est l'absence persistante de partie fœtale au détroit supérieur ; en outre, si après des contractions utérines, énergiques et régulières, on ne peut encore atteindre cette partie, il y a présomption grande de présentation du tronc (95 fois sur 100). Rappelons en effet que la hauteur à laquelle reste la région fœtale ne peut tenir qu'à une présentation de la face ou à une présentation du pelvis ou du sommet, mais dans les rétrécissements du bassin. Or, dans cette incertitude, on s'éclairera des signes suivants : 1° la poche des épaules est volumineuse et continuellement tendue ; — 2° le ventre présente souvent un diamètre transversal beaucoup plus grand qu'à l'ordinaire ; — 3° chez les femmes dont les parois abdominales sont molles et flasques, on peut sentir au moyen du palper, d'un côté une tumeur arrondie et molle formée par l'extrémité pelvienne, de l'autre une tumeur dure, résistante, osseuse, régulière, sans anfractuosités, formée par la tête ; 4° enfin à l'auscultation, si le dos de l'enfant est en avant, on entend le maximum d'intensité des bruits du cœur dans la moitié inférieure du globe utérin, et ce bruit, au lieu de s'affaiblir dans une grande étendue de bas en haut comme dans les présentations de l'extrémité céphalique, s'affaiblit de gauche à droite si la tête est dans la fosse iliaque gauche, et de droite à gauche si la tête est dans la fosse iliaque droite (DEPAUL).

b. **Diagnostic après la rupture des membranes.** Ce n'est qu'après la rupture des membranes qu'il est souvent possible d'acquérir la certitude d'une présentation du tronc. Mais les signes varient suivant la partie du tronc qui est au centre du détroit abdominal. Nous allons étudier ce diagnostic : 1° dans les présentations franches de l'épaule ; 2° dans les présentations irrégulières *scapulaire* ou *dorsale*, *cervicale*, *sternale*, *cubitale*. Il faudra toutefois insister toujours sur les signes fournis par le palper et par l'auscultation, qui sont constamment d'une grande valeur.

1° *Caractères de la présentation franche de l'épaule après la rupture des membranes.* Lorsque l'épaule se présente : 1° le doigt rencontre une tumeur arrondie et dure formée par le sommet de cette partie ; 2° sur un des points de cette tumeur est une petite saillie osseuse formée par l'acromion ; — 3° d'un autre côté, en arrière ou en avant suivant la position, se trouvent la saillie transversale de la clavicule ; de l'autre, la saillie moins appréciable et moins longue de l'épine de l'omoplate ; 4° au-dessus de la clavicule est une surface arrondie, formée d'enfoncements parallèles et de reliefs osseux, en forme de gril (Pajot), série appréciable au toucher même chez des fœtus doués du plus fort embonpoint ; 5° au-dessus de l'épine de l'omoplate est, d'autre part, une surface plane qui se termine par un angle aigu, l'angle saillant de l'omoplate ; 6° enfin on reconnaît le creux de l'aisselle à ses bords formant saillie au point de réunion du sommet de l'épaule et du bras.

2° *Caractères de la présentation scapulaire ou dorsale.* Dans cette présentation, la partie scapulaire de l'épaule est au centre du détroit abdominal ; mais l'épaule peut toujours être reconnue, soit avec les doigts, soit avec la main, dans l'aire du détroit supérieur : On reconnaît en premier lieu les signes indiqués 5° dans le paragraphe précédent ; puis les signes 1°, 2°, 6° énumérés ci-dessus.

3° *Caractères de la présentation cervicale.* Cette présentation se transforme rapidement, sous l'influence des contractions, en présentation franche de l'épaule ; nous n'avons donc pas à nous en occuper davantage.

4° *Caractères de la présentation sternale.* Voir en premier lieu les caractères énumérés 3° pour le diagnostic de la présentation franche de l'épaule ; puis les caractères 1°, 2°, 4° du même paragraphe.

5° *Caractères de la présentation cubitale.* Dans cette présentation, la sortie du bras est extrêmement fréquente et même presque inévitable. Le diagnostic est alors des plus simples puisque le bras et la main sont à la vulve. La seule difficulté est de s'assurer qu'il n'y a pas, au lieu d'une présentation vicieuse du coude, une procidence du bras compliquant une présentation normale ; mais le doigt constate aisément ce fait en suivant le bras jusqu'à l'aisselle (V. *Accouchements avec procidence).*

Cependant, le bras peut ne pas descendre ; alors la présentation cubitale exige un examen attentif pour être reconnue. Deux parties peuvent être en effet confondues avec le coude : 1° un genou ; 2° un talon. Dans ce cas, porter la main dans la matrice et reconnaître le coude : 1° à son relief très-aigu ; 2° à ses trois saillies osseuses ; 3° aux parties avec lesquelles il se continue, bras d'une part et avant-bras de l'autre ; 4° au voisinage de la poitrine. Dans ce diagnostic, avoir présents à l'esprit les caractères des genoux (V. page 215) et les caractères du talon, lequel est volumineux et se continue à angle presque droit avec le pied par une surface large, aplatie, terminée par une rangée d'orteils, etc. (1).

Diagnostic des positions du tronc. Il est souvent plus facile

(1) Il y a des cas rares où le bras se présente et reste dans la poche des eaux quand le travail a duré quelque temps. On l'y sent alors, et, dans l'intervalle des douleurs, on peut distinguer très-bien la main ; les signes sont la forme et les dimensions de ses faces dorsale et palmaire, la longueur, l'inégalité et la demi-flexion des doigts (Capuron).

de reconnaître une position du tronc qu'une présentation de telle ou telle épaule ou que toute autre variété de présentation irrégulière. Le palper peut en effet reconnaître d'emblée, avant la rupture des membranes, que l'extrémité céphalique est dans la fosse iliaque gauche; d'autre part, l'auscultation permet de savoir de bonne heure si le plan dorsal du fœtus est en avant; enfin le toucher peut avoir constaté, par la position du pli du coude ou par celle du creux de l'aisselle, de quel côté est la tête du fœtus, avant qu'on sache à quelle épaule ou à quel côté du fœtus on a affaire (LACHAPELLE).

Or, ces connaissances, *position de la tête du fœtus et position du dos*, suffisent aisément à un diagnostic complet, comme nous allons le dire maintenant.

a. **Diagnostic de la position céphalo-iliaque gauche (épaule droite).** Chercher par l'auscultation la position du dos de l'enfant; on entendra très-nettement et très-superficiellement les battements du cœur en avant; — ensuite, au moyen du palper, circonscrire l'extrémité céphalique qu'on trouvera dans la fosse iliaque gauche; — compléter par le même moyen la connaissance de la position du dos de l'enfant; — puis, si les membranes sont rompues, chercher les espaces intercostaux qu'on sentira en arrière; — d'autre part, engager le doigt à gauche dans le creux de l'aisselle; — enfin, pour avoir une représentation exacte de la position, se placer soi-même par la pensée au-devant de la femme dans la situation qu'on croit être celle du produit, et appeler la présentation du nom de l'épaule qui regarderait en bas, c'est-à-dire dans la direction du détroit abdominal.

b. **Diagnostic de la présentation céphalo-iliaque droite (épaule droite).** Battements du cœur à peine distincts; — extrémité céphalique reconnue au moyen du palper dans la fosse iliaque droite; — le même moyen signale les irrégularités et les saillies mobiles du plan antérieur du fœtus situé en avant; — on sent les espaces intercostaux en arrière; — le creux de l'aisselle est à droite; — en se plaçant au-devant de la femme, dos en arrière, tête à droite, on reconnaît que l'épaule droite est inclinée en bas dans la direction du détroit abdominal.

d. **Diagnostic de la position céphalo-iliaque droite (épaule gauche).** Battements du cœur à peine distincts. — Extrémité céphalique à gauche. — Irrégularités et saillies mobiles de la face antérieure du fœtus regardant en avant.—Espaces intercostaux en avant.— Creux axillaire à gauche.— Se placer au-devant de la femme, dos en arrière, tête à gauche, et reconnaître que l'épaule gauche est en bas dans la direction du détroit abdominal.

e. **Diagnostic de la position céphalo-iliaque droite (épaule gauche).** Battements du cœur très-nets et très-superficiels.— Extrémité céphalique à droite. — Surface arrondie et oblongue du dos de l'enfant regardant en avant. — Espaces intercostaux en arrière. — Creux de l'aisselle à droite. — En se plaçant au-devant de la femme, dos en avant, tête à droite, on reconnaît que l'épaule gauche est en bas dans la direction du détroit abdominal.

f. **Diagnostic des positions dans les présentations irrégulières.** Mêmes caractères que ci-dessus ; mais ajoutons que dans les présentations cubitales, un coude bien apprécié suffit au diagnostic. En effet, coude à droite indique tête à gauche ; avant-bras en avant indique plan antérieur en avant (Lachapelle). On comprend que si par erreur on prenait le pli du coude pour le creux de l'aisselle, on se tromperait complètement sur la position, car le pli du coude regarde du côté de la tête, tandis que le creux de l'aisselle est tourné en sens opposé.

g. **Diagnostic des positions avec issue du bras et de la main.** Un bras dégagé, dans la présentation du tronc, indique sur-le-champ quelle est la partie qui s'avance, et d'autre part les rapports précis de la tête et du dos du fœtus, c'est-à-dire la position. On peut les affirmer alors sans crainte d'erreur.

Voici comment on opère : 1° On prend la main du fœtus et on la dirige, la face palmaire en avant et en haut, du côté où cette position est la plus facile sans tordre le bras de l'enfant; — dans cette condition, si le pouce est à droite de la mère, on a affaire à la main droite; si le pouce est à gauche, on a affaire à la main gauche, ainsi qu'il est facile de le vérifier sur soi-même. 2° On abandonne ensuite le bras dans sa position naturelle, et il se place comme s'il était pendant sur les côtés du corps, c'est-à-dire en demi-supination; — on reconnaît alors les points suivants : le pouce en avant indique que le plan antérieur est en avant; le petit doigt en arrière indique que le plan postérieur est en arrière; la face externe ou dorsale de la main est tournée en dehors du côté où s'est inclinée la tête, à droite si la tête est à droite, à gauche si la tête est à gauche.

REMARQUE. L'accoucheur peut toujours, par la pensée, disposer l'une ou l'autre de ses mains dans les mêmes conditions que celles où il rencontre le bras et la main du fœtus, et déterminer ainsi avec la plus grande facilité : 1° quelle est la main qui est à la vulve; 2° de quel côté est la tête; 3° dans quelle direction regarde le plan dorsal de l'enfant.

Mécanisme. L'accoucheur anglais DENMAN est le premier qui ait établi en principe la possibilité de l'accouchement spontané dans les présentations du tronc « pourvu, dit-il, qu'on ne dérange point par des manœuvres la marche de la nature »; il a nommé ce mécanisme *évolution spontanée.* Plus tard M. MURAT, en France, l'a appelé *version spontanée.* Mais de nos jours M. VELPEAU a montré que ces deux modes d'expulsion ne sont pas identiques, ainsi que nous allons le démontrer maintenant.

On appelle *version spontanée* le mécanisme d'expulsion spontanée par lequel le tronc qui constituait la présentation primitive est remplacé, sous l'influence des seuls efforts de la matrice, par une présentation secondaire de l'une ou de l'autre des extrémités de l'ovoïde fœtal. Il y a *version spontanée céphalique* quand c'est la tête qui prend la place du tronc; il y a *version spontanée pelvienne* quand c'est le siége qui remplace le tronc. Quant à la question de savoir pour quel motif c'est tantôt le siége, tantôt la tête qui arrivent ainsi à la présentation, on ne saurait l'indiquer dans l'état actuel de la science (CAZEAUX); cependant cet accoucheur ne serait pas éloigné de l'attribuer aux contractions partielles de la matrice, sur lesquelles les allemands ont insisté dans ces dernières années. Une partie de la matrice se resserre, l'autre est inerte; si l'extrémité céphalique est du côté qui se contracte, elle descend, etc. (WIGAND, CAZEAUX).

L'*évolution spontanée* est le mécanisme d'expulsion spontanée par lequel le tronc, placé à la présentation, adapte ses diamètres à ceux du bassin, dans le but de traverser la filière pelvienne.

Il diffère de la version spontanée par ce fait qu'il n'y a pas de transformation de présentation, et ainsi on peut lui appliquer les principes du mécanisme général de l'accouchement (CAZEAUX, PAJOT). (V. page 172).

Cinq temps composent le mécanisme de l'*évolution spontanée :*

1o Temps d'amoindrissement. Nous nommons le 1er temps *temps d'amoindrissement des parties*. Il s'exécute par une inflexion du fœtus sur le côté opposé à celui qui se présente; la tête s'applique sur la poitrine; les extrémités inférieures se replient sur l'abdomen; la fesse et l'épaule se rapprochent l'une et l'autre; l'enfant est comprimé et plié sur lui-même pour ainsi dire.

2o Temps de descente. Une fois la réduction opérée sous l'influence des contractions les plus énergiques, la partie fœtale descend, et l'amoindrissement continue encore à mesure que s'avance dans l'excavation une partie plus élevée du tronc.

3o Temps de rotation intérieure. Mais le temps de descente ne peut continuer qu'à une condition, c'est que l'extrémité céphalique s'engagera dans l'excavation, ce qui est impossible pendant que le tronc l'occupe déjà toute entière; il est donc limité par la distance qui sépare l'épaule de la tête, c'est-à-dire par la longueur du cou de l'enfant. Alors se produit un temps nouveau, temps de rotation intérieure, qui est l'analogue des temps correspondant dans les autres présentations, et surtout dans les présentations de la face. En conséquence, à mesure que les contractions continuent, le côté du cou correspondant à l'épaule qui se présente s'avance, par un mouvement de va et vient, d'abord le long de la face interne de la fosse obturatrice, puis le long de la branche ischio-pubienne; il arrive enfin sous l'arcade pubienne, où l'épaule, le bras et l'avant-bras apparaissent à la vulve.

4° Temps d'extension. Pendant que le temps qui précède a porté l'épaule sous les pubis, le siége a subi un mouvement de rotation intérieure en sens opposé de l'épaule; il s'est en effet rapproché d'abord de la symphyse sacro-iliaque, et il s'est placé dans la direction qu'il prendra pour franchir le plus grand diamètre du détroit inférieur; il lui reste à parcourir la hauteur du bassin osseux et toute la longueur du bassin charnu. Les contractions utérines agissent avec la plus grande énergie. Bientôt le périnée bombe légèrement, la vulve s'entr'ouvre, mais l'épaule arrêtée sous la symphyse pubienne ne peut plus remonter; il faut que des contractions nouvelles amoindrissent de plus en plus l'extrémité pelvienne; le périnée bombe davantage; la partie supérieure de la poitrine correspondant à l'épaule qui est libre apparaît à la commissure antérieure du périnée; puis le flanc, puis la hanche descendent; enfin viennent les cuisses et toute l'étendue des membres inférieurs qui se déploient à l'extérieur.

M. Cazeaux, qui nomme le 1er temps *temps de flexion latérale,* appelle ce 4e temps *temps de déflexion.*

5° Temps de dégagement de l'extrémité céphalique. Quand l'extrémité pelvienne est sortie, la tête se dégage comme dans les temps correspondants de l'accouchement par le siége, et nous n'avons pas à insister plus longtemps.

Remarque. M. Velpeau a décrit un autre mécanisme d'évolution spontanée qu'il appelle *évolution céphalique*, caractérisée par le dégagement de la tête la première. On comprend que cette évolution ne soit admissible qu'à la condition de possibilité d'engagement de la tête au moment du temps de descente. En effet, si le fœtus est très-petit et putréfié, c'est-à-dire très-ramolli, l'extrémité céphalique peut descendre en même temps que le tronc, s'abaisser et se dégager la première, etc. C'est ce résultat que l'on produit en tirant sur l'épaule, mais cela ne doit jamais être mis en usage. Quant à nous, la nécessité seule nous a obligés de décrire les mécanismes précédents ; nous répétons, avec le plus grand nombre des accoucheurs, que le seul article de *l'évolution spontanée dans l'ouvrage de* DENMAN *a fait plus de mal que n'a fait de bien l'excellent traité des accouchements de cet écrivain.*

Pronostic. La présentation de l'épaule est la plus grave des présentations du fœtus. Quand on abandonne à lui-même un accouchement dans ces conditions, la mort du fœtus et celle de la mère sont ordinairement inévitables. Sur les 30 cas d'évolution spontanée d'après DENMAN, 3 enfants seulement vinrent vivants. Sur 137 évolutions spontanées relevées par M. VELPEAU, 125 enfants sont morts, et un grand nombre de femmes ont succombé. Dans quelques cas même, l'évolution du fœtus ne s'est faite que dans les derniers temps de la vie de la mère, et, dans un cas, après la mort. Ajoutons que le plus grand nombre des accouchements où l'on a attendu l'expulsion spontanée ont donné lieu aux plus déplorables accidents et aux plus pénibles opérations, comme œdème et gangrène du bras, mutilations du fœtus, douleurs horribles d'un pareil enfantement, contractions permanentes de la matrice, rupture, mort pendant la version artificielle, etc.

Conduite de la sage-femme. Jamais un médecin *ne doit rester simple spectateur d'un travail avec présentation du tronc* (PAJOT). Il est utile d'un autre côté que la sage-femme, aussitôt qu'elle aura reconnu ou soupçonné cette présentation, s'assure du secours d'un accoucheur. Voici pourquoi : 1° La manœuvre de la version est la seule ressource pour achever heureusement le travail, et elle est plus facile à exécuter et plus favorable quand la poche des eaux n'est pas encore rompue; 2° fréquemment, avant la rupture des membranes, on n'est pas certain de la présentation; mais il faut agir aussitôt que celles-ci auront été rompues; 3° une ou plusieurs heures plus tard, le liquide s'est écoulé, et, avec le liquide, une anse du cordon quelquefois; les douleurs sont devenues plus fortes, la partie fœtale s'est avancée dans la cavité pelvienne, la version peut présenter pour la mère et pour l'enfant de très-grands dangers, et s'accompagner d'excessives difficultés; 4° quelque facile que puisse être la version, surtout pour la sage-femme dont la main est plus petite que celle de l'homme, cependant c'est une opération, et, fréquemment, elle est très-délicate et très-pénible dans le temps d'extraction du fœtus.

En attendant l'arrivée de l'accoucheur, la sage-femme devra faire coucher la malade, l'engager à être calme, la déterminer à ne pas faire valoir ses douleurs; — il est utile qu'elle informe les parents présents de l'importance de la position de la malade, et cette dernière de la nécessité probable de pratiquer le plus tôt possible la version; — il appartient à la sagacité et à la prudence des sages-femmes de mesurer leurs paroles et leurs actes dans ces conditions, et de relever par des paroles amicales et par un visage serein le courage de tous; — de temps en temps elle recherchera par l'examen extérieur et intérieur le progrès du travail, mais elle devra y procéder avec la plus grande précaution pour éviter la rupture de la poche des eaux.

La sage-femme ne doit être autorisée à pratiquer seule la version que dans les cas : 1° où, la poche des eaux menaçant de se rompre à chaque douleur, il y a lieu de craindre que cette rupture ait lieu, à cause de la trop grande dilatation de l'orifice; 2° où, la poche des eaux étant rompue, il ne s'est écoulé qu'une petite quantité seulement de liquide; 3° où, à cause de la grande distance de la demeure d'un médecin, il est dangereux de retarder l'opération. La sage-femme devra d'ailleurs, avant de prendre cette détermination, mettre en balance avec sagacité les soins qu'elle donne à la femme dans l'état grave où elle l'assiste, et le souci de sa propre considération.

Conduite de l'accoucheur. Quant au devoir de l'accoucheur, il se résume comme il suit : 1° Avant la rupture des membranes, s'il est certain de la présentation du tronc, tenter la version céphalique ou pelvienne par manœuvres extérieures ; 2° si les membranes sont rompues, faire la version par manœuvres intérieures et préférer ordinairement la version pelvienne ; 3° si les membranes sont rompues depuis longtemps, si l'œuf est vide de liquide, si le bras est sorti et très-volumineux, si la matrice est rétractée, etc., employer le chloroforme pour faciliter la manœuvre de la version ; 4° dans aucun cas on ne doit essayer de refouler dans la matrice un bras sorti, tirer sur lui pour faire descendre le tronc, etc. ; 5° dans aucun cas non plus nous n'admettons l'amputation du bras, car la présence de ce membre, quelque volumineux qu'il soit, n'est pas un obstacle à la version dans l'utérus ; ce n'est qu'une gêne très-peu importante pour la pénétration dans le vagin ; 6° l'embryotomie n'est qu'une ressource exceptionnelle, et bien rarement un accoucheur dont la main sera petite (Mme Boivin) sera obligé d'avoir recours à ces mutilations dans les présentations de l'épaule sans autres complications du côté du bassin de la femme ou du côté du fœtus.

Nous parlerons de la version par manœuvres extérieures et par manœuvres intérieures dans le dernier article de ce chapitre.

§ IV. — ACCOUCHEMENT AVEC PROCIDENCE D'UNE PARTIE QUELCONQUE DE L'ENFANT.

La *procidence* est la présence intempestive d'une partie mobile quelconque du fœtus, accompagnant à la présentation une région fœtale dont elle est tout à fait distincte.

On a appelé les présentations accompagnées ainsi *présentations compliquées*, et, pour spécifier la procidence, on ajoute au nom de la présentation le nom de la partie fœtale qui s'est abaissée.

Il n'y a pas procidence quand le pied s'abaisse dans une présentation de l'extrémité pelvienne, ou quand le bras est à la vulve dans une présentation du tronc.

Les parties du fœtus qui peuvent être affectées de procidence sont : 1° les pieds ; 2° les mains ; 3° le cordon ; mais cette procidence, qui est la plus fréquente et la plus grave, fera l'objet d'un paragraphe spécial. Quant aux autres, nous allons en parler en quelques mots.

A. Accouchement avec procidence d'une ou de plusieurs extrémités de l'enfant.

Les procidences les plus fréquentes des membres sont : 1° la procidence d'une main avec présentation du sommet ; 2° la procidence des deux mains avec cette présentation ; 3° la procidence des deux mains avec celle d'un seul pied ou celle d'une main et des deux pieds ; 4° la procidence du cordon compliquant soit l'une soit l'autre des procidences précédentes. Mais les premières de ces conditions sont rares, puisqu'en réunissant 75,903 cas, on trouve seulement 4 cas de procidences des parties fœtales sans prolapsus du cordon ombilical (3 cas pour la main seule, 1 pour le pied et pour la main réunis) (LACHAPELLE).

Conduite de la sage-femme. Nous avons déjà dit qu'il ne faut pas confondre les présentations de l'épaule avec une procidence du bras (V. page 333) ; cela est d'autant plus important que la première exige la version, tandis que la seconde, dans la présentation du sommet par exemple, peut ne pas modifier notablement la marche du travail. Trois conditions se présentent en effet : 1° Tantôt, à mesure que la région fœtale principale s'abaisse, la partie qui fait procidence se relève ; ainsi fait le pied dans une présentation céphalique. 2° Tantôt la partie fœtale abaissée reste, mais ne gêne pas le mécanisme régulier ; cela arrive fréquemment pour la main dans l'accouchement par le sommet. 3° D'autres fois enfin, la partie fœtale ou les parties fœtales abaissées sont irréductibles et gênent le travail, et alors les seules ressources sont l'application du forceps quand le sommet se présente, ou la version quand les pieds sont à la vulve et quand l'extrémité céphalique peut être repoussée. Quand une procidence des extrémités du fœtus est accompagnée d'un prolapsus du cordon, la gravité résulte de cette dernière complication.

a. **Procidence d'une main avec présentation du sommet.** Si la main est peu engagée, la repousser. — Si elle est trop engagée, la soutenir pendant que la tête descend. — On pourrait encore employer ce dernier mode dans le premier cas, et il donne presque toujours d'excellents résultats (PAJOT) ; — peu à peu, en effet, la tête s'engage et la main reprend sa position naturelle.

b. **Procidence d'un bras ou des deux bras.** La procidence du bras n'est jamais aussi complète ici que dans la présentation de l'épaule ; on peut donc essayer de la réduire. — Quand deux bras sont abaissés, on réduit celui qui peut remonter le plus facilement. — Mais on appliquerait le forceps si l'accouchement spontané était impossible. — Alors éviter de comprimer les bras avec la tête entre les branches du forceps.

c. **Procidence d'un pied avec présentation du sommet.** Cela se rencontre quelquefois à la suite d'une version qu'on ne peut terminer ; un pied est à la vulve et la tête ne peut être refoulée ; en outre, plus on tire sur le pied, plus la tête tend à descendre. — Alors appliquer un lacs (1) sur le pied ; — repousser la tête ; — si la tête ne peut être repoussée et si l'enfant est vivant, appliquer le forceps ; — si l'enfant est mort, perforer le crâne.

B. Accouchement avec procidence du cordon.

Le cordon ombilical est plus fréquemment en état de proci-

(1) On appelle *lacs* un ruban plat qu'on applique à la manière d'un nœud coulant sur les membres d'un enfant, soit pour les reconnaître au besoin, soit pour les empêcher de remonter, soit pour les faire descendre de nouveau s'ils étaient remontés dans la manœuvre.

dence. Sur 45 cas de procidence, dans 15,652 accouchements, il y eut 34 fois procidence du cordon, 5 fois procidence du cordon et d'une main, 2 fois procidence du cordon et d'un pied.

Les causes de la procidence ombilicale sont : 1° la longueur du cordon; 2° une quantité trop considérable de liquide amniotique; 3° une obliquité de la matrice; 4° les positions vicieuses du fœtus, surtout celles qui laissent un intervalle assez étendu au détroit supérieur entre le fœtus et le bassin; 5° l'insertion du placenta sur un des points de l'utérus les plus rapprochés de l'orifice; 6° la rupture subite des membranes et la sortie rapide d'une grande quantité du liquide amniotique; 7° la procidence d'un pied ou d'une main.

Signes. Les signes de la procidence varient suivant que le cordon est seulement à la présentation au détroit supérieur ou suivant qu'il y a chute réelle hors de la vulve, c'est-à-dire prolapsus. Ils varient encore suivant qu'on examine la procidence après ou avant la rupture des membranes.

a. Le diagnostic de la chute du cordon est facile lorsque celui-ci est hors de la matrice ou lorsqu'il est situé hors de la vulve. On le voit alors sous la forme d'une anse plus ou moins considérable, dont les parties tantôt sont rapprochées et se touchent, tantôt sont séparées par la portion du corps du fœtus qui se présente. Souvent l'anse du cordon est située au-devant de l'une des symphyses sacro-iliaques ou derrière l'éminence iléo-pectinée.

b. Il est plus difficile de reconnaître une procidence du cordon avant la rupture des membranes. Souvent en effet cette présentation a été méconnue, et la mobilité du cordon a fait prendre celui-ci pour des doigts de l'enfant. Mais on se souviendra qu'il donne au toucher, à travers les membranes, la sensation d'une corde petite, molle, pulpeuse, fuyant devant la moindre pression, et animée de battements non isochrones aux pulsations du pouls de la mère. Cependant, en l'absence des battements, l'épaisseur et l'état fongueux des membranes, leurs inégalités, les plis du cuir chevelu, pourraient en imposer.

Les battements qui animent le cordon n'ont pas seulement de l'importance au point de vue du diagnostic de la procidence, ils doivent être constamment interrogés par la sage-femme au moment où elle la reconnaît, car ces battements et l'aspect du cordon indiquent l'état de vie ou de mort du fœtus. 1° Il ne faut interroger les battements du cordon que dans l'intervalle des contractions ; pendant les contractions, le cordon comprimé peut cesser de battre, et cette absence de circulation peut durer cinq à dix minutes sans produire la mort. — 2° Il faut, quand on constate que le cordon ne bat plus, renouveler l'examen à plusieurs reprises, mais toujours dans l'intervalle des douleurs ; la compression qui a eu lieu sur le cordon peut cesser, et celui-ci reprendre ses battements. — 3° Il est constant que le fœtus a cessé de vivre quand le cordon, examiné à plusieurs reprises, n'a pas donné la sensation de battements. — 4° Un cordon mou, flétri, verdâtre et froid, est une autre indication de la mort du fœtus. — 5° D'un autre côté, la chaleur du cordon n'est pas un signe de vie du produit. — 6° En général, la chute du cordon n'est point grave quand cet organe est placé dans l'échancrure sciatique, ou quand l'amplitude du bassin permet au mécanisme de l'accouchement d'exécuter rapidement ses périodes. — 7° Il n'y a pas de danger pour le fœtus quand la résistance des membranes permet à la tête de traverser le détroit supérieur sans les rompre, et quand le cordon, se trouvant à l'abri de toute pression, continue de battre avec sa force et avec sa vivacité normales.

Le fœtus qui succombe à la suite d'une compression exercée sur le cordon pendant le travail, meurt par stase du sang dans le système circulatoire ou par asphyxie.

Conduite de la sage-femme. C'est surtout à propos du prolapsus du cordon que la sage-femme ne doit pas oublier combien il est important, dans l'accouchement, de sauver les jours de l'enfant. Ici en effet ses efforts tendent tous à ce but : — Si les contractions lentes de la femme permettent d'attendre, si les eaux ne sont pas rompues, s'il est possible d'obtenir de la malade de ne pas faire valoir ses douleurs, elle appellera un médecin. — Il n'y a pas de nécessité pour l'art d'intervenir si l'enfant a cessé de vivre, si la rapidité du travail permet de croire à une délivrance rapide quand le fœtus est vivant et si le cordon continue de battre pendant les contractions et dans leur intervalle. — Mais si, en attendant l'accoucheur qu'elle a fait appeler, la sage-femme constate que le cordon ombilical s'engage plus avant, elle doit le repousser, à l'aide de deux ou plusieurs doigts, à l'endroit d'où il est tombé. Enfin on doit aller à la recherche des pieds dans la présentation du siége afin de terminer promptement l'accouchement. On agira de même dans la présentation du sommet quand la tête est trop élevée. Si l'application du forceps est facile, on terminera l'accouchement par cette opération.

Manœuvre pour réduire le cordon. On réduit le cordon tantôt avec la main seule, tantôt avec des instruments.

Quand on veut réduire le cordon avec la main, on se sert de la main droite si le cordon est à gauche, de la main gauche si le cordon est à droite ; on saisit l'anse par son milieu, ou on la pelotonne si celle-ci est trop considérable ; puis on la repousse parties par parties, en faisant d'abord remonter les portions les plus élevées ; le cordon n'est pas solidement fixé et pourrait retomber s'il n'est pas placé au-dessus du détroit supérieur, et s'il n'est pas retenu avec la main jusqu'à ce que la tête soit descendue au-dessous de lui.

La méthode instrumentale pour replacer le cordon ombilical au-dessus de la tête du fœtus n'est pas du ressort de la sage-femme (1).

(1) Pour réduire le cordon avec des instruments, on se sert de *porte-cordons* très-variés. Les plus simples sont une sonde en gomme ou un bâtonnet très-simple. — Pour se servir de la sonde, on commence par faire une ligature très-lâche qui embrasse le cordon dans la partie

ART. II. — ANOMALIES DANS L'ACCOUCHEMENT PAR BRIÈVETÉ OU PAR ENTORTILLEMENT DU CORDON.

On ne peut, au point de vue de l'accouchement, séparer la brièveté du cordon de l'entortillement, parce que le plus souvent cette dernière condition produit la brièveté. Il y a ainsi deux genres de brièvetés du cordon : 1° *brièveté réelle* quand le cordon est trop court en réalité ; 2° *brièveté apparente* quand il est trop court par entortillement. La brièveté par entortillement est d'ailleurs la plus commune.

Un cordon trop court en réalité ne produit pas pour le fœtus des conditions analogues à celles que détermine un cordon entortillé. Un cordon trop court retient le fœtus au moment du travail seulement, et l'empêche de franchir facilement les détroits ; — un cordon entortillé peut, pendant la grossesse ou pendant l'accouchement, étrangler les parties de l'enfant sur lesquelles il est appliqué, et gêner en même temps le travail en retenant le produit. — Un cordon trop court détermine un décollement du placenta, un renversement de l'utérus, une hémorrhagie, une rupture du cordon, une déchirure de l'ombilic ; — un cordon entortillé, en même temps qu'il détermine les accidents précédents, interrompt la circulation dans les vaisseaux ombilicaux par la constriction qu'il exerce sur eux.

qu'on veut remonter ; ensuite on engage l'anse de la ligature dans l'œil de la sonde, puis on l'y maintient en passant le mandrin par dessus ; quand le cordon est ainsi fixé, on porte la sonde dans la matrice au-dessus de la tête de l'enfant, et, en retirant le mandrin, l'anse et le cordon deviennent libres. — Pour se servir du bâtonnet, on commence par faire à son extrémité un anneau avec un fil très-fort ; puis on prend un ruban et on embrasse le cordon ; enfin on passe les extrémités du ruban dans l'anneau et on les maintient en spirale allongée autour du bâtonnet. Quand le cordon est fixé ainsi, on le réduit en le portant au-dessus de la tête de l'enfant ; alors il ne reste plus, pour dégager le tout, qu'à lâcher l'une des extrémités du ruban tandis qu'on tire par l'autre. Le cordon seul reste dans la matrice, sans le ruban qui le maintenait, comme cela a lieu dans le premier cas.

Signes. Avant la rupture des membranes, il n'est guère possible de reconnaître une brièveté ou un entortillement du cordon. Il n'est pas tout à fait aussi difficile de le faire après la rupture des membranes, quoique souvent on ne connaisse l'entortillement qu'après l'expulsion de l'enfant.

On peut supposer cependant que le cordon est trop court ou entortillé autour de l'enfant : 1° lorsque la tête est longtemps arrêtée au détroit supérieur ou dans l'excavation, malgré la bonne position de l'enfant et l'énergie des contractions, le bassin étant normal ; 2° lorsque la tête éprouve un mouvement de descente pendant la douleur et cesse d'être sentie au-dessus des membranes dans l'intervalle des contractions, ce qui est le contraire de ce qui se passe ordinairement (V. page 165) ; 3° enfin lorsqu'un point fixe de l'utérus est le siége de douleurs aiguës au moment de ces contractions. Ajoutons que la brièveté du cordon peut produire brusquement une hémorrhagie, soit par décollement du placenta, soit par déchirure de vaisseaux isolés, soit par rupture au niveau de l'ombilic.

Conduite de la sage-femme. Du moment où la sage-femme a constaté la brièveté du cordon ou son entortillement, elle doit immédiatement y porter remède : 1° Si l'on reconnaissait cette brièveté *avant la rupture des membranes,* il faudrait rompre de bonne heure celles-ci, ce qui permettrait à l'utérus d'abaisser son fond, et faciliterait l'engagement de la tête dans l'excavation. 2° Si, au détroit inférieur, survenaient les mouvements de progression et d'élévation signalés plus haut, ce qui indiquerait une brièveté, il faudrait appeler un médecin pour appliquer le forceps. 3° Si la tête n'avait plus à franchir que des parties molles et dilatées, on pourrait se borner à soutenir le fond de l'utérus pour empêcher le mouvement d'ascension de l'enfant. 4° Si, après la sortie de l'enfant ou pendant sa sortie, des circulaires du cordon paraissaient exercer une compression, la sage-femme devrait immédiatement tenter de les desserrer, ou mieux, si elles résistaient, opérer la section du cordon. 5° Cette section ne doit pas alors être immédiatement suivie de la ligature; le fœtus soumis à la compression est asphyxié en partie, et une saignée du cordon pourrait être indispensable pour le rappeler à la vie. 6° Dans tous les cas, il faut activer le plus possible la terminaison de l'accouchement.

Remarque. Si une hémorrhagie avait lieu au milieu des conditions précédentes, ou encore si, après un arrêt dans la marche du travail malgré des contractions énergiques, il survenait tout à coup un engagement très-brusque du fœtus, il faudrait croire à une rupture du cordon déterminée par la brièveté de celui-ci, et on devrait terminer rapidement le travail.

En outre, dans les cas de déchirure de l'ombilic, la sage-femme devrait placer sur la plaie saignante plusieurs morceaux d'amadou, ou, à son défaut, une compresse pliée en six doubles et trempée dans de l'eau froide ou vinaigrée; l'appareil serait maintenu appliqué jusqu'à l'arrivée du médecin.

ART. III. — ANOMALIES DANS L'ACCOUCHEMENT RÉSULTANT D'UN EXCÈS DE VOLUME DU FOETUS.

Les organes du fœtus peuvent être, comme les organes de la mère, affectés d'anomalies dont le résultat est de produire des embarras dans le mécanisme de l'accouchement. Ces embarras se produisent : 1° quand le fœtus offre un volume général trop considérable; 2° quand il est affecté de maladies donnant un développement particulier à l'un ou à l'autre de ses organes. Dans le premier cas il y a excès de volume absolu, dans le second cas il y a excès de volume partiel.

§ Ier — ACCOUCHEMENT AVEC EXCÈS DE VOLUME ABSOLU DU FOETUS.

Un excès de volume général du fœtus ne constitue pas un très-grand danger dans l'accouchement, à moins de rétrécissement du bassin. Comme on l'a remarqué, quelque volumineux que soit un fœtus, il ne saurait présenter dans sa longueur plus de 59 centim. du vertex au talon, et dans son *diamètre sous-occipito-bregmatique* plus de 11 centim. Or, cette étendue est de 1 centim. moins grande que celle des diamètres principaux du bassin. Les contractions de l'utérus suffisent donc pour terminer l'accouchement. Le mouvement de flexion de la tête du fœtus s'exagère, et l'enfant se dégage comme à l'ordinaire.

Conduite de la sage-femme. La sage-femme n'a rien à faire dans ces accouchements. S'il y avait présentation du siége, on se garderait spécialement d'exécuter sur le tronc du fœtus des tractions dont le résultat serait d'opérer le redressement de la tête, ce qui rendrait l'accouchement impossible. Dans une présentation du sommet ou de la face, le forceps sera toujours le dernier moyen à mettre en usage pour terminer le travail.

§ II. — ACCOUCHEMENT AVEC EXCÈS DE VOLUME PARTIEL DU FOETUS.

Les excès partiels de volume du fœtus entravent l'accouchement quand ils portent sur l'une des trois grandes parties suivantes : la tête, la poitrine ou le ventre.

La cause de ces excès de volume partiels est ordinairement la distension de ces cavités par un liquide limpide un peu jaunâtre, semblable à l'eau, et appelé *sérosité*. La distension de la tête par de l'eau porte le nom d'*hydrocéphalie* ou d'hydropisie de la tête, celle de la poitrine s'appelle *hydrothorax* ou hydropisie de la poitrine, celle du ventre a reçu le nom d'*ascite* ou d'hydropisie du ventre. Une quatrième maladie, produite par de la sérosité accumulée dans la région des lombes, se nomme *spina-bifida*, parce qu'elle s'accompagne de la division des apophyses épineuses de la colonne vertébrale lombaire.

Mais le spina-bifida, à cause de son petit volume, n'apporte pas en général un grand obstacle à l'accouchement ; nous le passerons sous silence pour étudier la marche du travail dans les cas d'*hydrocéphalie*, d'*hydrothorax* et d'*ascite*.

A. **Accouchement avec fœtus affecté d'hydrocéphalie.**

On distingue l'hydrocéphalie en *interne* quand elle occupe

la cavité du crâne, et en *externe* quand elle siége au-dessous du cuir chevelu. Pour l'accouchement, l'hydrocéphalie interne dont nous allons parler mérite seule une mention spéciale.

Signes. Les signes suivants indiquent pendant le travail l'existence d'une hydrocéphalie chez le fœtus :

Dans la présentation du sommet, le doigt rencontre une surface large et peu convexe qui recouvre tous les points du détroit supérieur sans s'y engager. — Cette surface est dure et résistante pendant les douleurs, molle au contraire et fluctuante dans quelques points pendant l'intervalle des douleurs. — On distingue en outre que les pièces osseuses qui composent la tumeur sont séparées par des intervalles membraneux analogues aux fontanelles, mous comme elles, mais plus larges, et quelquefois comparables en étendue au creux de la main.

Dans la présentation du siége, naturelle ou provoquée *(version pelvienne),* la tête du fœtus se présentant par sa base, on ne peut reconnaître l'hydrocéphalie qu'après le dégagement du tronc ; — la tête est arrêtée au détroit supérieur, quoiqu'on ait laissé le tronc descendre par la seule impulsion de la matrice ; — en recherchant la cause de cet arrêt, on constate qu'il y a un excès considérable de volume de la voûte du crâne ; — en portant les doigts sur les côtés de la base, on trouve un écartement notable des intervalles membraneux qui existent entre les pariétaux et les temporaux, c'est-à-dire sur les côtés et en arrière.

Mécanisme. L'accouchement est modifié, dans les cas d'hydrocéphalie, suivant que la tête est plus ou moins volumineuse. *Quand l'hydrocéphalie est peu considérable,* la tête s'allonge en se moulant peu à peu au passage, grâce à la flexibilité et à la mollesse de ses parois, qui sont alors presque membraneuses, et l'accouchement se termine par les seules forces de la nature. *Quand l'hydrocéphalie est trop volumineuse,* les dimensions de la tête dépassent les dimensions du diamètre du bassin, quelles que soient les réductions qu'elle puisse subir ; le crâne reste au-dessus du détroit supérieur sans s'engager ; les contractions utérines s'affaiblissent de plus en plus par les efforts d'un travail qui se prolonge ; il convient de terminer l'accouchement par l'intervention de l'art.

Conduite de l'accoucheur. L'accouchement étant toujours artificiel dans les cas d'hydrocéphalie considérable, c'est à l'accoucheur d'agir. — On appliquera de bonne heure le forceps. — S'il existe une présentation du tronc, on amènera la tête au détroit supérieur pour agir plus efficacement sur elle. — La ponction du crâne sera enfin la dernière ressource du chirurgien. — La perforation se fait dans les intervalles membraneux s'il est possible, ou à leur défaut dans toute autre partie du crâne; mais on aura soin dans ce dernier cas de porter l'instrument qui perfore bien perpendiculairement à la surface à ponctionner. Dans des conditions plus difficiles, à la suite de présentations du siége, on a conseillé de vider le crâne, soit par une ouverture faite au rachis, soit par disjonction des os de la base au moyen du crochet aigu.

B. Accouchement avec fœtus affecté d'hydrothorax et d'ascite.

L'hydrothorax est le plus rare des vices de conformation qui peuvent affecter le fœtus. Il ne met obstacle à l'accouchement que pour le dégagement du tronc. On le reconnait : — à la distension énorme de la poitrine ; — à l'écartement des espaces intercostaux ; — à la sensation d'un flot de liquide dans les espaces intercostaux élargis.

Dans l'ascite, l'excès de volume porte au contraire sur le ventre ; — il y a distension des parois de cette cavité; on y sent la fluctuation. — Le fœtus, retenu par l'ampleur de l'abdomen, est arrêté dans sa marche à travers le bassin ; — l'accoucheur sent l'excavation remplie par une tumeur large et fluctuante, du centre de laquelle naît le cordon ombilical.

Conduite de la sage-femme. Quoique l'accouchement spontané soit possible dans ces deux conditions d'hydrothorax et d'ascite, la sage-femme ne doit pas compter trop sur cet événement; elle appellera un accoucheur qui facilitera la terminaison du travail par la ponction des cavités dilatées. Le cas serait plus grave s'il existait simultanément un hydrothorax et une ascite.

ART. III. — ANOMALIES DANS L'ACCOUCHEMENT RÉSULTANT DE LA MULTIPLICITÉ DES FOETUS.

ACCOUCHEMENT DE FOETUS MULTIPLES.

La forme de grossesse multiple la plus commune étant celle où l'œuf contient deux produits seulement, nous décrirons sous le titre d'accouchement de fœtus multiples l'accouchement de fœtus jumeaux.

Cet accouchement n'est pas ordinairement plus difficile que celui d'un fœtus unique. Immédiatement après l'expulsion du premier produit, le second se présente, et l'utérus l'expulse de la même manière. Les choses ne se passent pas malheureusement toujours ainsi : 1° les deux fœtus peuvent se présenter simultanément au détroit supérieur; 2° l'expulsion d'un des fœtus peut se faire sous une certaine présentation et celle du second sous une autre; 3° un des fœtus peut être expulsé, et l'autre peut séjourner plus longtemps dans la matrice.

Ces différences dans le mode d'expulsion des fœtus multiples résultent d'une différence dans la composition des œufs qui renferment les fœtus. Nous allons l'étudier en quelques mots.

On décrit trois variétés dans la structure des œufs contenant des fœtus multiples :

La *première variété* est celle où les fœtus, enveloppés l'un et l'autre par leurs membranes comme dans l'état normal, sont entièrement indépendants. Cette variété est la plus commune. Les produits sont isolés; ils sont séparés l'un de l'autre par une cloison constituée par l'adossement des membranes de chacun d'eux, chorion et amnios; chaque fœtus est baigné par un liquide spécial; ils sont alimentés par un placenta en apparence commun, mais en réalité chaque fœtus a son cordon, et chaque cordon aboutit à un placenta dont les ramifications vasculaires sont distinctes.

La *seconde variété* est celle où les fœtus sont encore isolés, mais par la membrane amnios seulement; en effet la cloison qui les sépare est formée par les feuillets adossés de cette membrane; le chorion est commun; enfin le placenta est unique, et les ramifications vasculaires des deux fœtus communiquent les unes avec les autres, alimentant à la fois les deux produits.

La *troisième variété* est la plus rare : elle consiste dans la réunion des fœtus dans une poche unique, dans les mêmes eaux, sans séparation de cloisons, quelquefois même sans séparation complète d'individus.

Comme ces trois variétés donnent lieu à des anomalies diverses, étudions séparément l'accouchement dans chacune de ces variétés.

A. Accouchement avec fœtus multiples isolés dans leurs membranes spéciales.

Trois conditions peuvent se présenter quand un placenta différent alimente chaque fœtus isolé dans ses membranes spéciales : 1° Un des fœtus peut être volumineux, et le second offrir un si petit volume qu'on le dirait, à la première vue, le résultat d'une fécondation postérieure. 2° Un des fœtus peut être vivant, et l'autre être ou macéré et putréfié dans le liquide de la poche qui le contient, ou momifié par suite de l'absorption de ce liquide. 3° Un fœtus momifié peut rester dans l'utérus après l'expulsion de l'autre, ce qui, dans un cas rapporté par GUILLEMOT, arriva deux ans après un premier accouchement d'un fœtus viable.

Présentations des fœtus dans la grossesse multiple. Les fœtus multiples isolés dans un œuf spécial offrent encore des différences au point de vue de leur attitude dans l'intérieur de l'œuf. Sur 329 accouchements doubles, 134 fois les fœtus présentaient tous les deux la tête au détroit supérieur du bassin; 86 fois l'un présentait le siége, l'autre la tête; 12 fois tous deux présentaient le siége; enfin, dans d'autres cas, les fœtus, au lieu d'être placés l'un et l'autre de chaque côté de la ligne médiane, étaient inclinés obliquement dans la cavité utérine, ou bien transversalement dirigés au-dessus du détroit abdominal.

Signes. Il faut étudier les signes qui peuvent indiquer la présence de deux fœtus : 1° *au commencement du travail,* 2° *après un premier accouchement.*

Diagnostic de fœtus multiples au commencement du travail. 1° le travail commence ordinairement avant le 9e mois, comme nous l'avons dit en parlant de la grossesse multiple; 2° à cause de la distension excessive de la matrice, les contractions qui tendent à la resserrer sont plus lentes, plus éloignées les unes des autres, moins énergiques que les contractions dans l'accouchement d'un seul produit; 3° à la rupture des membranes, il s'écoule peu de liquide, et le toucher constate en même temps que le fœtus est petit; 4° il y a tendance des deux fœtus à s'engager simultanément au détroit supérieur, ce qui rend l'engagement d'un seul enfant plus difficile; 5° si la présentation du premier enfant se faisait par le siége, le travail serait encore retardé, parce que les contractions ne trouvent pas un appui suffisant sur le fœtus, alors qu'un autre œuf existe encore intact dans la cavité de la matrice (V. *grossesse multiple,* page 275).

Diagnostic de fœtus multiples après l'accouchement d'un premier enfant. Après l'expulsion d'un premier enfant, il est certain qu'il en existe dans la matrice un second : 1° quand le volume du ventre, quoique notablement diminué, conserve encore une certaine ampleur; 2° quand la palpation de l'hypogastre fait constater que le fond de l'utérus dépasse encore la région ombilicale; 3° quand le doigt, porté dans l'intérieur du vagin le long du cordon du premier fœtus, reconnaît qu'une nouvelle poche commence à se former; 4° lorsque, si cette poche est déjà rompue, on sent dans le vagin soit la tête, soit les membres du second enfant.

Marche du travail dans les cas de fœtus multiples. Quoi qu'il en soit de la lenteur du travail signalée plus haut dans l'accouchement des fœtus multiples, on voit ordinairement l'expulsion se faire suivant le mécanisme indiqué pour l'accouchement normal. Un des fœtus s'engage au détroit supérieur, tandis que l'autre œuf reste intact au-dessus de ce détroit; puis il arrive dans l'excavation; enfin il est expulsé spontanément au-dehors.

En général, après la naissance de l'un des jumeaux, les douleurs ne se réveillent que plusieurs heures après, et exceptionnellement après quelques jours. Quand ces contractions se produisent 10 ou 15 minutes au plus après le premier accouchement, elles sont en général plus fortes, plus régulières et plus expultrices. Sous leur influence, quand la mère n'a pas été épuisée par un premier travail, l'expulsion du second fœtus marche toujours avec facilité à travers des parties déjà dilatées. On a même vu, quand le volume du second fœtus est très-peu considérable, ce qui est assez commun, ce second fœtus être expulsé dans ses membranes sans rupture de l'œuf.

Conduite de la sage-femme. La sage-femme n'aurait absolument rien à faire de spécial dans l'accouchement de fœtus multiples si cet accouchement s'opérait toujours comme nous venons de le dire tout à l'heure. Malheureusement, l'épuisement des forces de la femme par un premier accouchement, les mauvaises présentations des fœtus, le danger grave résultant pour la mère d'un désemplissement trop brusque de la matrice, obligent à des soins particuliers.

Lorsqu'après la sortie d'un enfant la sage-femme s'est assurée qu'il en existe un second, elle doit placer une ligature sur l'extrémité placentaire du cordon, afin de prévenir l'hémorrhagie qui pourrait survenir si le placenta des fœtus était commun; à plus forte raison, elle ne doit pas opérer des tractions sur le cordon. — Il ne faut avertir la mère de la présence d'un second fœtus qu'avec prudence et circonspection ; d'une part, les femmes peuvent se désoler d'avoir deux enfants à la fois, si elles sont dans une position gênée, et, d'autre part, si le travail a été long, elles s'effraient à la pensée de nouvelles douleurs et de nouveaux dangers. — Il serait utile, dans cette dernière condition, de rassurer la femme sur la marche du second travail, et de lui faire comprendre que les parties déjà dilatées rendront l'accouchement beaucoup plus facile. — Il ne faudrait extraire le délivre du premier enfant que si le placenta était décollé.

Mais que faire si les douleurs ne reparaissent pas de suite? 1° On fera prendre à la malade une position convenable, et on lui recommandera un peu de repos. 2° On ne comptera pas sur les douleurs qui se manifestent immédiatement après le premier accouchement, car en général elles ne sont pas efficaces. 3° Si la mère se trouve bien, et s'il ne s'écoule pas de sang, on ne devra rien faire pour provoquer les douleurs et pour accélérer le travail. 4° On attendra le retour des contractions, une demi-heure, une heure, même un jour. 5° Mais il serait inexcusable, lorsque la présence d'un second fœtus est certaine, d'attendre 3, 4, 8, 15 jours et même plus.

Le travail d'un second accouchement n'est jamais plus facile que dans des parties humides et dilatées ; il faut donc profiter des douleurs quand elles reviennent. Dès qu'elles se manifesteront, comme elles indiquent un commencement de travail, on recherchera la position de l'enfant. Si la position de l'enfant est favorable, on excitera les contractions par de légères frictions faites sur le ventre, et même, si les contractions utérines sont suffisamment intenses, on rompra les membranes.

Remarque. On ne doit jamais hâter la terminaison de l'accouchement, à moins que les douleurs tardent à revenir après 24 heures. — Toutefois, ici, l'inertie de l'utérus exclue toute tentative d'extraction, et on ne doit jamais chercher à extraire le second fœtus avant d'avoir, par tous les moyens possibles, réveillé les contractions de la matrice. On n'entreprendra rien aussi avant le retour des douleurs, même dans les positions défavorables de l'enfant. — La sage-femme ne doit pas hésiter à appeler un accoucheur s'il y a position défavorable du second produit, si les contractions utérines sont lentes à venir, s'il existe des accidents.

Conduite de l'accoucheur. Si l'accoucheur est obligé de provoquer l'expulsion : 1° Il sera prudent de préférer la version pelvienne au forceps s'il n'y a pas ou s'il y a peu de contractions, à moins que la tête soit au-dessous du détroit supérieur ; l'introduction de la main et l'évolution du fœtus sollicitent en effet les contractions de l'utérus. 2° Après la version, il faut abandonner le reste du travail aux efforts de la nature, pour ne pas désemplir l'utérus trop rapidement. 3° S'il y avait absence complète de contractions, et si l'on jugeait que l'accouchement doive se terminer spontanément, il serait utile d'administrer à la malade une ou deux doses de seigle ergoté (1 gramme pour chaque dose).

B. Accouchement avec fœtus multiples isolés seulement par une cloison amniotique.

Quoiqu'un placenta à peu près commun alimente les deux produits séparés par une cloison amniotique, cependant il peut se faire, comme dans la variété précédente, qu'un des fœtus meure et que l'autre continue de vivre dans la matrice ; cela tient à ce que les placentas, quoique réunis, sont encore indépendants dans quelques points.

Dans l'accouchement, au contraire, la variété que nous décrivons ne se comporte pas comme la précédente : 1° l'expulsion des deux fœtus ne peut plus avoir lieu séparément ; 2° le travail, une fois commencé, se continue jusqu'à la fin ; 3° quelquefois même, pendant le travail, les deux poches se rompent, et il se manifeste des complications analogues à celles que nous allons indiquer dans le paragraphe suivant.

C. Accouchement avec fœtus multiples renfermés dans une même poche.

Lorsque les fœtus sont renfermés dans une même poche, l'expulsion des deux produits est simultanée, et des complications assez sérieuses sont le résultat de cette variété : 1° les deux fœtus peuvent présenter ensemble la tête ; 2° les fœtus peuvent se présenter simultanément l'un par la tête et l'autre par les pieds ; 3° les deux fœtus peuvent se présenter à la fois par les pieds ; 4° les fœtus peuvent être croisés, de sorte que la tête de l'un soit appuyée sur la fosse iliaque droite, tandis que la tête de l'autre est sur la fosse iliaque gauche.

Les manœuvres suivantes sont indiquées pour l'accoucheur, et, à son défaut, pour la sage-femme, dans ces graves complications.

1° *Conduite de l'accoucheur et de la sage-femme quand il y a présentation des deux têtes.* Quand deux têtes se présentent au détroit supérieur de manière que celle de l'un des fœtus s'oppose à la descente de celle de l'autre, il faut essayer d'en écarter une. — La tête qu'on doit écarter est celle qu'on rencontre la plus mobile ; si l'on ne peut y parvenir, on va chercher les pieds de l'un des enfants et on le retourne pour en faire l'extraction comme à l'ordinaire. — On a seulement l'attention de n'extraire ce premier enfant que dans l'intervalle des douleurs, et de recommander à la femme de ne faire aucun effort, dans la crainte que la tête du second, qui est dans le voisinage du détroit supérieur, soit poussée en avant ou soit entraînée par la poitrine ou par la tête de l'autre, ce qui s'opposerait fortement à l'expulsion. — Si les deux têtes étaient simultanément engagées dans l'excavation et ne pouvaient être repoussées, l'application du forceps sur la tête la plus engagée, ou même la perforation du crâne, seraient les seules ressources. — Lorsque les deux têtes engagées dans l'excavation sont petites, elles peuvent être cependant expulsées quelquefois spontanément. — Lorsqu'après l'issue d'un premier enfant le second se présente bien, on le laisse venir, comme il a été dit précédemment. — S'il se présente mal, on donne la préférence à la version, dans le but de tenir les contractions de l'utérus stimulées par cette manœuvre.

2° *Conduite de l'accoucheur et de la sage-femme dans la double présentation d'un des fœtus par la tête et de l'autre par les pieds.* Si l'accoucheur ou la sage-femme arrivent assez à temps avant que l'engagement des parties soit trop considérable, on repoussera le plus possible les pieds sur l'une des fosses iliaques, et on les maintiendra pour que la tête de l'autre enfant puisse s'engager librement et sortir. — Si les parties sont trop engagées, on appliquera le forceps sur la tête, puis on amènera l'autre fœtus par les pieds, ou mieux on le laissera venir naturellement par les pieds. — Si les pieds de l'un des fœtus sont à la vulve, et si la tête du second enfant est encore éloignée au-dessus du détroit abdominal, on repoussera la tête, et on la maintiendra en même temps qu'on dégagera les pieds.

Remarque. La sage-femme et l'accoucheur feront bien de recourir à cette dernière manœuvre seulement lorsque la tête sera très-élevée. Elle a en effet pour inconvénient qu'après le dégagement du tronc du premier fœtus la tête du second peut se placer dans le vide produit au-dessus de la poitrine et au-dessous de la tête du premier. Deux têtes viendraient ainsi se placer dans l'excavation : l'une, la plus élevée, appartenant au fœtus déjà en partie extrait par les pieds, l'autre, la plus basse ou la plus engagée, appartenant à l'enfant encore enfermé dans l'utérus. Alors, le seul moyen de remédier à cette fâcheuse complication serait : 1° de confier le premier enfant à un aide qui le relèverait sur le ventre de la mère ; 2° de passer le forceps entre ce fœtus et le bassin pour aller saisir la tête du second et l'extraire ; 3° si l'extraction était impossible, d'opérer la mutilation d'un des fœtus. Ainsi le forceps dégage en réalité le premier le fœtus qui devait être expulsé le second.

3° *Conduite de l'accoucheur et de la sage-femme dans la double présentation des fœtus par les pieds.* Quand l'un et l'autre des jumeaux présentent les pieds simultanément, il faut s'assurer, avant de rien entreprendre, quels sont les pieds qui, dans les quatre membres pendants à la vulve, appartiennent au même enfant ; — dans ce but, la main de la sage-femme suit la partie interne du membre inférieur de l'un des fœtus, arrive jusqu'aux organes de la génération, puis, en descendant le long de la face interne du membre inférieur opposé, s'assure qu'il y a continuité de ces deux parties ; — saisissant alors les deux pieds du fœtus ainsi reconnus, elle dégage cet enfant en premier lieu, en ayant soin toutefois de faire soutenir par un aide les membres de l'autre enfant pendant les tractions légères qu'elle exécute ; — après l'extraction du premier fœtus, on laisse la nature expulser spontanément le second.

4° *Conduite de l'accoucheur et de sage-femme dans la présentation transversale des fœtus.* Lorsque des fœtus se croisent dans la matrice, de manière que la tête de l'un et que la tête de l'autre correspondent aux fosses iliaques, il faut aller prendre les pieds du fœtus qui est en dessous, et le retourner (V. *version pelvienne) ;* — pour l'extraire, il faut agir en outre avec les précautions indiquées précédemment (V. page 360), pour éviter l'entraînement de la tête du second fœtus au-dessous de la tête du premier.

D. Accouchement de fœtus multiples adhérents.

Les fœtus multiples adhérents sont des fœtus monstrueux. C'est à cette variété de produits multiples que se rapportent les exemples, heureusement rares, de fœtus accolés ensemble par un des côtés, par l'abdomen, par le dos, ou présentant une seule tête ou deux têtes, deux membres inférieurs seulement ou quatre membres inférieurs distincts, etc. Toutefois il faut savoir que ces têtes ou ces extrémités sont constamment placées du même côté. En outre, comme ces fœtus sont toujours renfermés dans une même poche, leur accouchement donne lieu aux mêmes anomalies que les précédentes. La sage-femme, après s'être assurée, en portant la main dans l'utérus, que les fœtus sont adhérents, devra immédiatement faire appeler un médecin (1).

ART. IV. — ANOMALIES DANS L'ACCOUCHEMENT RÉSULTANT D'UNE ALTÉRATION DE L'OEUF.

ACCOUCHEMENT D'UNE MÔLE.

La môle n'est pas ordinairement un événement grave, et rarement l'expulsion de ce produit dégénéré est accompagnée de dangers. La perte du sang assez considérable qui précède cette expulsion est seule à redouter, mais elle est ordinairement trop peu abondante pour amener la mort.

Mécanisme. La nature se débarrasse de ces corps étrangers comme elle se délivre d'un arrière-faix. Ainsi il s'établit un travail absolument semblable à celui de l'accouchement, si ce n'est peut-être qu'il est un peu moins douloureux pour la femme; — les contractions répétées de la matrice dilatent le col; — le toucher reconnaît qu'un corps spongieux, saignant avec facilité, mou comme le placenta, s'engage dans l'orifice; — quelquefois de petits débris de la môle, se détachant de la masse, sont expulsés, et en font connaître la nature; — enfin le tout est chassé peu à peu avec une effusion de sang plus ou moins grande.

Conduite de la sage-femme. Comme la sage-femme doit appeler un médecin dès qu'elle assiste une femme affectée de perte de sang pendant la grossesse, elle s'assurera immédiatement de

(1) L'accouchement dans les cas de fœtus doubles et monstrueux se termine plus souvent seul qu'on le croit généralement. D'un côté, quand il y a deux têtes, elles sont toujours placées du même côté; de l'autre, ordinairement le point d'union est suffisamment flexible pour que les deux enfants chevauchent l'un sur l'autre et puissent être expulsés spontanément ou par l'application du forceps. Dans les cas les plus graves, on pourra d'ailleurs avoir recours sans scrupule à la mutilation du produit, après avoir épuisé cependant toutes les manœuvres simples ou instrumentales.

ce secours dans les cas de môle. Il peut, en effet, se produire alors une hémorrhagie si considérable, qu'il faille soit hâter l'expulsion de la masse dégénérée par l'introduction de la main, soit même l'arracher avec une pince portée dans la matrice. Or la sage-femme ne saurait être autorisée, à moins d'urgence, à employer la seconde de ces manœuvres.

Dans l'attente du médecin, tous les soins de la sage-femme doivent se borner à agir comme nous le dirons dans les cas d'hémorrhagie pendant la grossesse.

Terminons en disant que la femme éprouve, après l'expulsion d'une môle, les mêmes évacuations qu'après l'accouchement ; des tranchées peu intenses se manifestent, les lochies coulent, les seins se gonflent par du lait. La sage-femme aura donc à surveiller la marche de ces phénomènes, à régler le régime de vivre de la malade, à s'opposer enfin à toutes les causes qui peuvent enrayer la suite régulière des couches.

ART. V. — ANOMALIES DANS L'ACCOUCHEMENT RÉSULTANT DES MEMBRANES DE L'OEUF.

A propos de la grossesse, nous n'avons décrit qu'une seule anomalie dépendant des membranes de l'œuf, c'est l'hydropisie de l'amnios. Au sujet de l'accouchement, nous allons parler en outre de la résistance des membranes, qui oblige quelquefois la sage-femme à la rupture artificielle de la poche des eaux.

§ Ier — ACCOUCHEMENT AVEC RÉSISTANCE DES MEMBRANES DE L'OEUF.

Dans l'accouchement naturel, la rupture de la poche des eaux a lieu quand la dilatation est complète (V. page 166), c'est-à-dire peut permettre, par l'étendue des diamètres de l'orifice du col, le passage facile d'une tête de fœtus de volume normal (V. page 161). Or, il y a beaucoup de cas où la résistance des membranes empêche cette rupture de s'accomplir et retarde ainsi le travail. D'une part la partie fœtale ne peut pas s'abaisser et se substituer à la poche des eaux, d'autre part les contractions utérines ne portent sur le fœtus que médiatement et par l'intermédiaire d'une couche plus ou moins grande de liquide amniotique. Alors deux conditions se présentent : 1° ou le travail se suspend par fatigue de la matrice ; 2° ou la tête descend enfin quand même et passe en portant avec elle une calotte formée par les membranes *(enfant coiffé)*, mais cela n'a lieu qu'après tiraillement exagéré et même après décollement du placenta, accidents dont le moindre danger est une hémorrhagie plus ou moins grave.

Conduite de la sage-femme. Il est alors du devoir de la sage-femme de rompre les membranes. Mais quand et dans quelles conditions de dilatation de l'orifice faut-il opérer, c'est ce que nous allons dire maintenant.

1° En thèse générale, il ne faut rompre les membranes que si le bassin est bien conformé, si l'enfant se présente bien, si la dilatation est complète.

2° La dilatation pourrait être considérée comme complète quand l'orifice est souple et dilatable, et a acquis environ 4 centimètres (PAUL DUBOIS). En outre Mlle ALLIOT, sage-femme de la maternité de Paris, considérant que la rupture de la poche est un moyen d'activer le travail dans les présentations du sommet, conseille de l'opérer artificiellement quand l'orifice a 3 centim. de diamètre environ (sur 83 observations, 5 faits négatifs seulement).

3° Il ne faut jamais chercher à rompre les membranes, à moins qu'on sente manifestement qu'on agit sur elles ; or, on a cette certitude : *a.* quand elles font plus ou moins saillie au-dessous de la partie fœtale, et quand elles bombent pendant les douleurs ; *b.* quand, dans les cas de *poche plate*, on peut les faire saillir un peu en soulevant légèrement la tête de l'enfant. Si l'on ne tenait pas compte de ces conditions, il pourrait arriver qu'on blessât les tissus du fœtus en croyant faire effort pour rompre la poche (CAZEAUX, PAJOT).

4° Pour rompre les membranes, il faut rejeter tout instrument solide et piquant. Une simple plume taillée en cure-dent est l'instrument préféré par M. PAUL DUBOIS. On peut essayer aussi de gratter les membranes avec l'ongle pour amener leur rupture.

5° Pour rompre les membranes avec un instrument, on engage celui-ci avec le doigt dans l'intérieur du vagin ; — quand on a atteint l'orifice, on fait saillir la pointe de l'instrument sur les membranes affaissées, et on attend une contraction ; — enfin, quand les membranes bombent, elles sont perforées d'elles-mêmes et le liquide s'écoule comme il a été dit ailleurs (V. page 166).

Exception. Il peut arriver qu'après avoir rompu une première poche l'accoucheur en trouve une seconde. Dans ce cas, on a ouvert en premier lieu une poche formée entre le chorion et l'amnios. La seconde sera plus facile à déchirer, puisqu'on n'aura à rompre que la poche amniotique.

§ II. — ACCOUCHEMENT AVEC HYDROPISIE DE L'AMNIOS.

L'hydropisie amniotique est surtout une anomalie importante de la grossesse. Cependant elle mérite quelque considération dans le travail de l'accouchement, d'un côté parce qu'elle donne lieu à l'accouchement prématuré comme il a été dit (V. page 283), de l'autre parce que le désemplissement trop brusque de la matrice, quand la poche des eaux est rompue, peut amener des accidents d'une extrême gravité. Dans un cas, il y eut une hémorrhagie foudroyante, et il fallut toute l'habileté et tout le sang-froid de Mme Boivin pour empêcher cet événement de se terminer par la mort. Dans un autre cas, le liquide se vida brusquement, et l'opérateur n'eut pour toute ressource que d'armer son poing d'un tampon de linge et d'essayer ainsi l'obturation de la vulve et du vagin.

Conduite de la sage-femme. M. Paul Dubois a formulé dans ce cas les préceptes suivants : 1° Pour éviter à la mère des fatigues inutiles, qui résulteraient de la lenteur du travail due à la paralysie de la faculté contractile de la matrice par une sorte d'élongation de ses fibres, rompre de très-bonne heure les membranes. 2° Toutefois, ne pas laisser l'utérus se vider trop brusquement, et pour cela ne rompre les membranes qu'au moment où l'on sent la tête sur l'orifice, ce qui permettra à celle-ci de faire office de bouchon sur l'ouverture quand un peu de liquide se sera écoulé. 3° Ensuite, désemplir l'utérus peu à peu et, pour éviter l'inertie, ne soulever la tête de l'enfant qu'à des intervalles un peu éloignés. 4° Dans les cas où l'on ne peut empêcher le liquide de s'écouler trop rapidement, s'opposer par un tamponnement immédiat à cet écoulement trop précipité, comme il a été dit plus haut.

ART. VI. — ANOMALIES DANS L'ACCOUCHEMENT RÉSULTANT D'UN VICE DE CONFORMATION DU BASSIN.

Nous avons vu, au commencement de cette seconde partie, que les mauvaises conformations du bassin produisent toujours deux résultats : 1° un excès d'amplitude; 2° un excès d'étroitesse ; l'excès d'amplitude étant ordinairement absolu, l'excès d'étroitesse pouvant être tantôt absolu, et tantôt relatif (V. page 248).

En vue du mécanisme de l'accouchement, nous examinerons les anomalies par mauvaise conformation du bassin sous des variétés plus multipliées. Nous étudierons les accouchements : 1° avec excès d'amplitude absolu ; 2° avec excès d'étroitesse absolu ; 3° avec excès d'étroitesse au détroit supérieur seulement ; 4° avec excès d'étroitesse au détroit inférieur seulement ; 5° avec excès d'étroitesse des deux détroits et de l'excavation ; 6° avec excès d'étroitesse de 9 centim. 1/2 au moins ; 7° avec excès d'étroitesse de 9 centim. à 7 centim. au plus ; 8° avec excès d'étroitesse ne dépassant pas 6 centimètres 1/2 ; 9° avec excès d'étroitesse dans un bassin oblique-ovalaire.

§ Ier — ACCOUCHEMENT AVEC EXCÈS D'AMPLITUDE ABSOLU DU BASSIN.

Marche. L'excès d'amplitude du bassin ne constitue une cause d'anomalie dans l'accouchement que s'il est trop considérable. Quand l'excès d'amplitude est médiocre, le travail devient seulement un peu plus rapide.

Il en est autrement dans les conditions d'excès d'amplitude exagéré. La femme, longtemps avant la complète dilatation du col, fait valoir ses douleurs, pousse énergiquement sur un fœtus insuffisamment arrêté dans son passage à travers les détroits, l'amène sur le périnée avant que celui-ci soit dilaté, l'expulse enfin dans un moment où personne n'est en mesure de le recevoir.

Pronostic relativement à la mère. Les accidents suivants sont le résultat de la rapidité trop grande d'un tel travail : *au commencement du travail,* l'utérus, mal soutenu par les parois osseuses du bassin, peut être poussé jusqu'à la vulve et même complètement chassé hors des parties de la génération. *Avant la complète dilatation du col,* les efforts de la femme pour expulser le fœtus peuvent déterminer la déchirure du col ou de ses bords. *Dans les derniers temps de l'accouchement,* le périnée trop brusquement distendu se déchire ; si l'expulsion du fœtus a lieu lorsque la femme est debout, il peut y avoir décollement prématuré du placenta et renversement de l'utérus; enfin la matrice, trop subitement désemplie, est quelquefois frappée d'inertie et devient le siége d'une hémorrhagie considérable.

Pronostic relativement au fœtus. L'absence des précautions ordinaires pour recevoir le fœtus expose celui-ci à des accidents très-graves. Une chute sur le sol peut mettre sa vie en danger. S'il se produit une déchirure du cordon, il peut y avoir mort rapide par hémorrhagie.

L'enfant, dans les cas moins graves, est en état de mort apparente. Il passe trop rapidement de la vie intrà-utérine à la vie extrà-utérine. Les contractions de la matrice le poussent entre les cuisses de la femme, engourdi encore pour ainsi dire, et comme *étonné.* Il est souvent nécessaire, pour déterminer des cris et des mouvements respiratoires, de le frictionner assez énergiquement, comme nous le dirons dans la suite.

Conduite de la sage-femme. La sage-femme empêchera ces

accidents graves pour la mère et pour le fœtus : 1° en faisant coucher la femme, les cuisses rapprochées et le bassin élevé, pendant toute la durée du travail ; 2° en lui recommandant, jusqu'à l'entière dilatation du col, de ne pas *pousser;* 3° en s'opposant à la sortie de la tête, qu'elle refoulera à plusieurs reprises jusqu'à la distension suffisante du périnée, pour imiter ainsi le travail régulier de la nature.

§ II. — ACCOUCHEMENT AVEC EXCÈS D'ÉTROITESSE ABSOLU DU BASSIN.

Il est trop rare d'observer des bassins viciés par étroitesse absolue pour que nous ayons à tracer d'une manière précise la marche de l'accouchement et la conduite de la sage-femme dans ces cas. Celle-ci doit seulement savoir que ces bassins ne sont pas en général très-étroits, et que les indications à remplir ne sont guère différentes de celles que nous noterons dans les paragraphes suivants.

§ III. — ACCOUCHEMENT AVEC EXCÈS D'ÉTROITESSE DU DÉTROIT SUPÉRIEUR SEULEMENT.

On observe deux périodes dans la marche du travail avec excès d'étroitesse au détroit supérieur seulement :

Première période. La lenteur du travail se fait sentir dès la période de dilatation. Les contractions utérines, bien qu'énergiques et régulières, ont peu d'action sur la dilatation du col ; — la tête très-élevée n'a pas de tendance à s'engager, et elle reste au-dessus de la symphyse des pubis, contre laquelle elle appuie, repoussée qu'elle est en avant par la saillie de l'angle sacro-vertébral ; — « Il est même infiniment probable, ajoute M. Cazeaux, que c'est à cette dernière circonstance qu'est due l'extrême lenteur de la dilatation, car la partie inférieure de l'utérus est tellement comprimée, surtout en avant, entre la tête et la symphyse pubienne, que les fibres longitudinales, malgré l'énergie de leurs contractions, peuvent à peine agir sur les fibres circulaires ; » — peu à peu, cependant, après 6, 8, 10, 15 heures de contractions énergiques, quand le rétrécissement n'est pas trop considérable, la dilatation se complète, les membranes se rompent ; — la tête fléchie fortement s'engage dans le détroit supérieur; les os chevauchent ensuite les uns sur les autres, l'occiput s'allonge et devient le siége d'une tumeur séro-sanguine considérable ; — enfin la base du crâne franchit elle-même le détroit abdominal (1).

Deuxième période. Pendant la seconde période, la tête du fœtus descend rapidement dans l'excavation. Alors, si les forces de la femme ne sont pas épuisées par les efforts antérieurs, la tête arrive brusquement sur le périnée et le distend. On peut ainsi observer tous les accidents qui résultent de l'expulsion trop brusque de l'enfant, comme la déchirure du périnée, la chute de l'enfant sur le sol, le décollement du placenta, etc.

Conduite de la sage-femme. Quel que soit le degré d'étroitesse du bassin, à partir du moment où la sage-femme l'a constaté, elle doit immédiatement appeler un médecin à son aide. Si, privée de ce secours, elle n'a pas le moyen d'y recourir, elle s'appliquera uniquement à soutenir à temps le périnée pour éviter sa rupture au moment de l'expulsion rapide du produit.

§ IV. — ACCOUCHEMENT AVEC EXCÈS D'ÉTROITESSE DU DÉTROIT INFÉRIEUR SEULEMENT.

Contrairement à la marche de l'accouchement que nous venons d'indiquer, le travail est à peu près régulier dans la période de dilatation quand l'excès d'étroitesse porte uniquement sur le détroit inférieur. La période d'expulsion est seule entravée, et le fœtus, après être descendu dans l'excavation,

(1) La tête peut se trouver très-élevée sans qu'il y ait pour cela rétrécissement du détroit supérieur. Cela a lieu en effet chez les femmes qui ont eu déjà plusieurs enfants, dont le ventre est saillant en avant, ou dont la matrice est distendue par une trop grande quantité de liquide. Mais chez les primipares, ou chez les femmes dont l'utérus contient peu d'eau, on doit craindre un rétrécissement du détroit supérieur si la tête est très-élevée, ou si elle garde cette position au commencement du travail (NÆGELÉ).

ne franchit les dernières parties du canal pelvien qu'avec une extrême difficulté.

Conduite de la sage-femme. Si des contractions utérines énergiques ne parvenaient pas dans ces circonstances à expulser le produit, à cause d'une trop grande étroitesse du bassin, la sage-femme ne devrait pas hésiter à appeler un accoucheur. La facilité d'application du forceps au-dessus du détroit inférieur ne permet pas de laisser la malade s'épuiser en efforts ordinairement inutiles (1).

§ V. — ACCOUCHEMENT AVEC EXCÈS D'ÉTROITESSE DES DEUX DÉTROITS ET DE L'EXCAVATION.

L'accouchement se présente dans les conditions les plus défavorables dans les cas d'étroitesse des détroits et de l'excavation. Le fœtus, après avoir en effet traversé à grand'peine le détroit supérieur, comme nous l'avons dit précédemment, arrive dans l'excavation rétrécie, poussé de plus en plus par les contractions énergiques de la mère. La tête est donc engagée dans l'excavation pelvienne à une certaine profondeur et sans possibilité de mouvements, en haut à cause du resserrement du détroit abdominal, en bas à cause de l'étroitesse du détroit périnéal, sur les côtés à cause de la petitesse des dimensions de l'excavation. Les accoucheurs du dernier siècle disaient alors que la tête était *enclavée*.

Toutefois, ils admettaient encore deux autres modes d'enclavement. Ils nommaient enclavement *complet* celui dans lequel la tête est immobile et ne peut être, en outre, ni abaissée, ni remontée. Ils nommaient *enclavement incomplet*

(1) Mme LACHAPELLE signale avec raison une circonstance dans laquelle les élèves peuvent croire à un rétrécissement du détroit périnéal qui n'existe pas en réalité. En effet, quand on touche une femme dont les fesses enfoncent dans un lit très-peu résistant, le doigt de l'accoucheur est pressé par le sommet de l'arcade pubienne comme si les pubis étaient réellement aplatis et déjetés vers le coccyx. Or faites soulever le bassin, et l'entrée du bassin deviendra libre.

soit le cas où la tête, immobile en bas et sur les côtés, peut être toutefois repoussée en haut, soit celui où la tête, étant libre ou à peu près libre dans l'excavation normale ou élargie, ne peut être toutefois refoulée vers l'abdomen ou amenée en bas à travers le périnée.

Signes. Un signe unique démontre d'une manière certaine un enclavement. Malgré les efforts multipliés de l'utérus, qui ont pressé la tête contre les parois du bassin, celle-ci demeure dans une immobilité absolue. Un instrument quelconque ne peut parcourir au-delà du quart de sa circonférence, et il est arrêté par les points où la tête touche au pourtour du bassin. Les téguments du crâne forment alors une tumeur plus ou moins volumineuse et élastique ; un gonflement douloureux se propage jusqu'aux parties extérieures, quand l'enclavement dure depuis quelque temps. Il est possible, au contraire, de faire éprouver à la tête des mouvements légers autour de son axe dans l'enclavement incomplet, et si l'excavation est moins rétrécie que les détroits.

Conduite de la sage-femme. Comme l'enclavement est constamment un événement fâcheux pour la mère et pour l'enfant, la sage-femme, éclairée par la marche du travail, par les contractions énergiques de la malade, et par le toucher, doit immédiatement faire appeler un médecin. La tête du fœtus fortement comprimée s'engorge de toutes parts, les vaisseaux se rompent, le cerveau devient le siége d'un foyer sanguin, et la mort peut avoir lieu par apoplexie. L'opérateur doit, avant que cet accident se produise, appliquer le forceps. Si l'enfant était mort avant le travail ou pendant le travail, on pourrait se servir du *perce-crâne* pour diminuer le volume de la tête, et terminer l'accouchement comme nous le dirons plus loin.

§ VI. — ACCOUCHEMENT AVEC EXCÈS D'ÉTROITESSE DE 9 CENT. 1/2 AU MOINS.

Jusqu'à présent, nous n'avons parlé qu'en général des accouchements avec excès d'étroitesse du bassin. Nous allons actuellement préciser la marche à suivre selon l'étendue plus ou moins minime des diamètres de cette cavité d'après la classification de M. PAUL DUBOIS. Commençons par les excès d'étroitesse de 9 centim. au moins.

Marche. Le travail est en général seulement plus long que dans l'état normal; mais l'accouchement, quoique plus difficile et plus dangereux, peut cependant s'accomplir spontanément. La tête, fortement comprimée par les efforts énergiques de la malade, réduit ses dimensions par le croisement des pariétaux, s'allonge, et se fléchit de façon à présenter aux ouvertures du bassin ses plus petites dimensions. Elle est enfin expulsée sans l'intervention de l'art, à moins que les forces épuisées de la femme aient obligé l'accoucheur à y recourir.

Conduite de la sage-femme. Comme plusieurs conditions sont ici indispensables pour la terminaison régulière de l'accouchement, la sage-femme, avant d'agir, doit faire appeler un accoucheur. Les indications varient en effet suivant qu'il s'agit d'une présentation du sommet, de la face, du pelvis ou du tronc.

a. **S'il y a présentation du sommet.** Attendre 6, 7, 8 heures si les contractions utérines sont énergiques, et compter sur le croisement des pariétaux et sur la flexion de la tête qui amène le diamètre sous-occipito-bregmatique au centre du bassin. — Si, malgré l'énergie des contractions, 6, 7, 8 heures après la rupture des membranes et la dilatation complète, le fœtus ne s'engage pas dans l'excavation, il faut appliquer le forceps. — L'application du forceps doit être faite plus tôt si l'obstacle existe seulement au détroit périnéal. — Il convient d'agir de la même manière si les forces de la femme sont épuisées. — Interroger souvent les battements du cœur du fœtus pour constater si l'enfant est vivant; si sa vie est menacée, recourir immédiatement à l'application du forceps.

REMARQUE. M. PAJOT observe avec raison qu'il y a beaucoup de conditions inconnues pour diriger ici la conduite de l'accoucheur : 1° quel est le volume réel de la tête du fœtus? dans un cas, M. PAUL DUBOIS regretta d'avoir appliqué le forceps en voyant la tête si petite; 2° à quel degré de réductibilité peut arriver le sommet du crâne? dans un autre cas, pendant qu'on discutait l'imminence d'une grave opération, la femme accoucha spontanément; 3° quelle sera l'énergie des contractions de la mère? chez l'une la matrice est molle et flasque, chez l'autre elle est dure et résistante; cependant il n'y a que présomption et non certitude que cette dernière accouchera sans opération. Terminons en rappelant une autre considération très-importante ici (NÆGELÉ) : c'est que, pour juger si la tête descend, il ne faut pas décider d'après l'abaissement de la bosse séro-sanguine. Nous avons dit ailleurs qu'il fallait chercher les caractères du crâne en contournant la tumeur du cuir chevelu et en se dirigeant sur les côtés du bassin et en haut (V. page 181).

b. **S'il y a présentation de la face.** Il ne faut pas attendre plus de 4 à 6 heures avant d'agir. — On pourra toutefois tenter d'abord la conversion de la présentation de la face en présentation du sommet (V. page 314). — Mais il faut appliquer le forceps si les tentatives pour cette conversion ont été infructueuses, ou si, après cette conversion, les forces épuisées de la mère ne permettent pas d'espérer une terminaison naturelle.

c. **S'il y a présentation du pelvis.** L'opinion des accoucheurs varie sur la conduite à tenir dans cette circonstance. Ainsi quelques-uns, se fondant sur ce fait que la présentation pelvienne est excessivement fâcheuse à cause de la déflexion facile de la tête après la sortie du tronc, conseillent, avant la rupture des membranes, de ramener la tête au détroit supérieur (V. plus loin *version céphalique*). Le plus grand nombre, considérant que cette manœuvre ne peut être mise ordinairement en pratique par suite de la position de la tête au sommet de la matrice, indique de laisser agir la nature. Dans ces cas, pendant la sortie du tronc, on ne doit pas faire effort par des tractions exercées sur le corps de l'enfant, de peur de déterminer l'extension de la tête. Sous cette influence, en effet, on aurait à la présentation, suivant le degré d'extension, les diamètres occipo-frontal ou occipito-mentonnier au lieu du sous-occipito-bregmatique. Toutefois, si l'expulsion tardait à se faire, comme elle aurait pour objet de mettre en danger la vie de l'enfant, il faudrait hâter la terminaison du travail par des tractions légères, dirigées dans le sens des axes du bassin. On appliquerait enfin le forceps si les efforts étaient insuffisants.

d. **S'il y a présentation du tronc.** Deux opinions sont encore ici en présence. D'un côté celle de presque tous les accoucheurs, M. Paul Dubois entr'autres, qui ordonnent de pratiquer la version céphalique. De l'autre côté celle de Simpson, qui a essayé de démontrer que la version pelvienne était préférable dans ce cas, puisqu'on amenait ainsi le fœtus par son extrémité la plus étroite. Or M. Cazeaux partage aussi cette opinion. « J'ai fait dans les premiers temps, dit M. Paul Dubois, la version pelvienne, mais on ne m'y reprendra plus. » Observons toutefois que, sur 15 enfants amenés par le forceps dans des cas de rétrécissement du bassin, 8 sont morts, et que, sur 25 amenés par les pieds, 16 ont vécu (Lachapelle).

§ VII. — ACCOUCHEMENT AVEC EXCÈS D'ÉTROITESSE DE 9 CENT. AU PLUS ET DE 6 CENT. 1/2 AU MOINS.

Marche. Entre 8 et 9 centimètres, l'expulsion du fœtus est encore rigoureusement possible. L'excessive réductibilité des diamètres de la voûte du crâne, la flexion de la tête sur la poitrine dont l'effet est de déterminer la présentation du diamètre sous-occipito-bregmatique, les contractions fortes et prolongées de la mère, quelquefois aussi l'accommodement des parties volumineuses de la tête avec les espaces les plus étendus du bassin, rendent possible l'expulsion spontanée du fœtus. Mais il n'en est plus ainsi au-dessous de 8 centimètres. A moins de ramollissement des os du bassin *(ostéomalacie)*, de défaut de développement du fœtus ou de putréfaction de ses parties par une macération de quelques jours dans l'intérieur de l'œuf, etc., l'accouchement nécessitera l'intervention de l'art dans l'immense majorité des cas.

Conduite de la sage-femme. Mais ces accouchements ne sont pas plus que les précédents du ressort de la sage-femme. Il appartient au médecin seul de décider combien de temps il faut attendre ce que peut faire la nature et quelle opération il convient de pratiquer pour opérer la délivrance du fœtus mort ou vivant.

§ VIII. — ACCOUCHEMENT AVEC EXCÈS D'ÉTROITESSE DE 6 CENT. 1/2 AU PLUS.

Comme cet excès d'étroitesse rend absolument impossible l'accouchement à terme, la sage-femme ne doit point attendre le 9e mois pour demander le secours d'un médecin. Il faut, ou sacrifier un enfant vivant pour sauver la mère, ou bien, dans l'espoir d'amener l'enfant vivant, pratiquer sur la mère une opération mortelle. Il n'y a donc salut que dans l'accouchement prématuré artificiel, et il appartient seulement au médecin de pratiquer cette opération.

§ IX. — ACCOUCHEMENT AVEC BASSIN OBLIQUE-OVALAIRE.

Le bassin oblique-ovalaire est une cause de dystocie moins constante que les bassins par excès d'étroitesse dont nous venons de parler. En effet, comme une moitié de l'excavation est restée intacte tandis que l'autre a subi une déformation, il est possible d'espérer l'engagement de la tête du fœtus de telle sorte que ses parties les plus étendues correspondent aux parties les plus larges du bassin. Cependant lorsque le vice de conformation est porté à un haut degré, l'accouchement devient impossible sans le secours de l'art.

Conduite de la sage-femme. Comme dans les précédentes anomalies, la sage-femme n'a rien à faire. Mais on peut recommander à l'accoucheur de remplacer ici la version céphalique, commandée dans les vices de conformation du bassin, par la version pelvienne, car cette dernière permettra souvent à l'opérateur de diriger la tête du fœtus, si le passage est possible, dans le sens de ce passage, et d'accommoder la plus grosse partie, l'occiput, avec la partie la moins rétrécie de l'excavation.

§ X. — PRONOSTIC DE L'ACCOUCHEMENT DANS LES VICES DE CONFORMATION DU BASSIN.

D'après ce que nous venons de dire des accouchements par excès d'étroitesse, il est évident que des dangers plus ou moins grands menacent à la fois les femmes affectées de ces vices de conformation et les fœtus auxquels elles donnent naissance.

Ces dangers, qui compliquent soit le travail lui-même, soit la suite des couches, sont les suivants :

1° *Du côté de la mère.* Pendant le travail, il peut survenir des ruptures de l'utérus, des ruptures de la vessie, une contusion violente de ces organes et du péritoine. Après le travail, une inflammation plus ou moins vive succède à ces contusions, un état fébrile s'allume, les parties molles contusionnées se gangrènent, des ouvertures incurables font communiquer le vagin avec le rectum, le vagin avec la vessie; d'autres fois l'engagement de la tête force l'écartement des symphyses et devient la source de fusées de pus qui décollent ces parties et les disjoignent, etc.

2° *Du côté du fœtus.* Le fœtus n'est pas exposé à des accidents moins graves que la mère. D'un côté, la chute du cordon (V. page 343) expose souvent sa vie pendant le travail; de l'autre, l'asphyxie est quelquefois le résultat de son passage trop lent à travers un bassin rétréci ; enfin, à combien d'accidents ne l'exposent pas les manœuvres obligées des accoucheurs ! Les fractures du crâne et des membres, les luxations, les tiraillements de la moëlle, sont les plus fréquents de ces accidents.

§ XI. — CONDUITE GÉNÉRALE DE LA SAGE-FEMME DANS LES VICES DE CONFORMATION DU BASSIN PAR ÉTROITESSE.

Peu d'anomalies nécessitent des soins aussi délicats que les vices de conformation par étroitesse. La mutilation du fœtus nommée *embryotomie*, l'ouverture d'un passage artificiel sur le ventre de la mère, *opération césarienne*, peuvent être les ressources dernières de l'accoucheur. Dans les cas les plus heureux, ces anomalies nécessitent au moins l'application plus ou moins répétée du forceps. Moins souvent, sauf indication spéciale, elles exigent la version.

Précisons en quelques mots le rôle de la sage-femme. 1° Elle exigera les secours d'un médecin ; 2° en attendant, elle ordonnera le repos au lit et commandera à la femme de ne pas faire valoir ses douleurs ; 3° elle s'abstiendra de toucher souvent la malade pour ne pas stimuler les contractions ; 4° elle repoussera l'emploi du vin chaud que les parents seraient tentés d'administrer pour ranimer les forces de la patiente ; 5° un grand bain sera ordonné pour diminuer l'inflammation des parties génitales, et la femme restera dans ce bain une heure environ ; 6° si la malade est pléthorique, si les contractions utérines sont énergiques, et si le degré d'étroitesse est telle qu'il nécessite absolument l'emploi des instruments, il sera utile préalablement de pratiquer une saignée ; 7° après le bain, et si la femme n'a pas uriné, on évacuera par la sonde l'urine contenue dans la vessie, et ainsi on évitera les contusions qui peuvent résulter de la compression de ce viscère par la tête de l'enfant ; 8° enfin le rectum sera tenu libre avec des lavements.

Nous dirons dans la troisième partie quels autres soins exigent les accidents que ces conditions d'étroitesse du bassin peuvent développer chez la mère et chez le fœtus.

ART. VII. — ANOMALIES DANS L'ACCOUCHEMENT RÉSULTANT D'ANOMALIES DES PARTIES MOLLES DE L'APPAREIL GÉNITAL.

Presque toutes les anomalies des parties molles de l'appareil génital sont des causes d'anomalies dans l'accouchement qui nécessitent l'intervention d'un chirurgien. La sage-femme est exclusivement appelée à constater le mal dès son origine et non pas à le combattre.

§ Ier — ACCOUCHEMENT AVEC TUMEURS DES OVAIRES.

Nous avons divisé les tumeurs des ovaires, au point de vue de leur consistance, en *solides* ou *dures*, en *liquides* ou *molles*. Au point de vue des indications de l'accouchement, il vaut mieux les diviser en *immobiles* ou *adhérentes*, et en *mobiles* ou *non adhérentes*. Quoi qu'il en soit, le travail de l'accouchement se présente alors dans les conditions les plus fâcheuses.

Marche. La partie fœtale arrêtée au détroit supérieur ne peut se frayer facilement passage dans l'excavation ; — on trouve la tête à peu près constamment immobile dans sa position primitive, malgré les contractions énergiques et durables de la mère. — Sur 31 cas, 15 furent mortels à la femme et 23 à l'enfant ; 21 enfants et 1 femme moururent pendant le travail.

REMARQUE. Pour juger si la tumeur est liquide ou solide, il importe de l'examiner dans l'intervalle des douleurs. Pendant celles-ci, la tension de la poche augmente, et la sensation de flot que l'on trouve à la palpation dans les hydropisies des ovaires devient absolument impossible à percevoir.

Conduite de l'accoucheur. 1° Si la tête n'est pas engagée et si la tumeur est mobile, refouler la tumeur pour permettre l'engagement de la tête, puis terminer l'accouchement par la version ou par le forceps. 2° Si la tête est engagée, et si la tumeur est adhérente et molle, il faut vider celle-ci par la ponction ; mais il importe de savoir que la tumeur ne peut pas toujours être vidée en totalité par une opération unique, car il y a des tumeurs des ovaires composées de plusieurs cavités indépendantes. 3° Recourir à l'embryotomie, à la *céphalotripsie* (écrasement de la tête), à l'opération césarienne, dans les cas d'immobilité et de dureté de la tumeur.

§ II. — ACCOUCHEMENT AVEC VICES DE CONFORMATION PROPREMENT DITS DE L'UTÉRUS.

Les vices de conformation qui affectent l'utérus et qui

peuvent être un obstacle au mécanisme normal de l'accouchement sont particuliers au col ; ce sont : 1° L'agglutination de l'orifice externe du col ; 1° l'oblitération complète de l'orifice du col ; 3° l'induration du col avec augmentation de volume ; 4° le cancer du col.

Etudions la marche de l'accouchement dans chacune de ces conditions.

A. Accouchement avec agglutination de l'orifice externe du col.

Marche. L'agglutination de l'orifice externe détermine les accidents suivants pendant l'accouchement : Dès le commencement du travail, le tiers inférieur de l'utérus poussé par la tête du fœtus qui le dilate descend avec elle dans l'excavation. — Le doigt de la sage-femme, qui cherche à mesurer l'étendue de la dilatation, ou bien ne constate aucune trace d'orifice, ou bien ne rencontre qu'une dépression siégeant à la partie centrale du col, mais sans ouverture appréciable. — Le centre de cette dépression est occupé, tantôt par une toile celluleuse qui unit les bords amincis de l'orifice, tantôt par des mucosités concrétées au centre de l'ouverture, tantôt par une véritable cicatrice. — A mesure que le travail continue et devient plus énergique, l'amincissement peut être assez considérable pour que la sage-femme prenne cette toile celluleuse, qui sépare la tête de son doigt, pour les membranes elles-mêmes du fœtus, et soit tentée de les rompre.

Conduite de la sage-femme. Ce dernier parti est ordinairement le parti préférable. Dans un cas où l'orifice avait résisté 12 heures aux contractions, la membrane se détacha à la suite d'un bain ; il faut donc employer d'abord ce moyen. S'il ne suffit pas, on portera le bout du doigt dans la fossette du col, et, par les mouvements qu'on imprimera alors, on perforera facilement la membrane. Si elle est trop résistante, ou si une cicatrice a agglutiné l'orifice, la sage-femme doit appeler un médecin dont la manœuvre sera l'incision du col et son débridement.

B. Accouchement avec oblitération complète du col.

L'oblitération complète du col produit à peu près les mêmes obstacles que l'anomalie précédente ; quand elle se présente, elle nécessite l'opération césarienne faite par le vagin.

Conduite de la sage-femme. La sage-femme n'a donc ici rien à faire quand l'anomalie est reconnue. Seulement, avant d'avoir cette certitude et pour l'acquérir, elle ne doit pas oublier qu'une obliquité de l'utérus un peu considérable peut simuler une oblitération complète, et que le croisement des deux lèvres, dont l'une recouvrirait l'autre en totalité, donnerait lieu à la même erreur.

C. Accouchement avec induration du col.

L'induration du col de l'utérus avec augmentation de volume, si fréquente chez les femmes déjà mères, n'est pas heureusement cause de grands accidents dans le travail. La période de dilatation est seule un peu retardée, et l'accoucheur sera rarement appelé à pratiquer sur le col induré des incisions multiples destinées à faciliter l'expulsion de l'enfant.

D. Accouchement avec cancer du col.

La sage-femme n'assistera pas seule une femme affectée de cancer du col. Les déchirures du col malade, les hémorrhagies, la mort même peuvent survenir pendant le travail. Sur 27 femmes dans ces conditions, 5 sont mortes pendant le travail, 9 après l'accouchement, 10 se sont rétablies; 15 de ces femmes ont donné naissance à des enfants morts.

§ III. — ACCOUCHEMENT AVEC OBLIQUITÉS DE L'UTÉRUS.

Nous avons admis, avec la plupart des auteurs modernes, et contrairement à l'opinion de BAUDELOCQUE, de GARDIEN, de M. PAUL DUBOIS, quatre sortes d'*obliquités* : l'obliquité antérieure, l'obliquité postérieure, l'obliquité latérale droite, l'obliquité latérale gauche (V. page 294). Etant connus les signes au moyen desquels on reconnaît ces obliquités, voyons quelles modifications elles impriment à la marche de l'accouchement :

A. Accouchement avec obliquité antérieure.

Marche. Quand il existe une obliquité de la matrice en avant, le col est porté vers le haut du sacrum, mais la tête se dirige peu à peu au centre du bassin. La dilatation se fait donc imparfaitement. Au milieu des efforts de la femme, la partie antérieure et inférieure de l'utérus, qui répond au vide du bassin, est entraînée jusqu'à la vulve et menace de se rompre (DÉSORMEAUX). Si le bassin est un peu étroit, cette paroi utérine, fortement pressée entre la tête poussée par les contractions et un des points du détroit supérieur, peut même être contuse et déchirée. Dans tous les cas, l'orifice du col étant fortement porté en haut et en arrière comme il vient d'être dit, on peut croire à une oblitération.

Conduite de la sage-femme. Il est rare que les obliquités utérines mettent un obstacle sérieux à l'expulsion du produit, et la nature triomphe en général tôt ou tard de ces difficultés. Quand il faut agir, les efforts de la sage-femme doivent avoir un triple but : *redresser l'utérus, le maintenir réduit, terminer l'accouchement si ces moyens sont inefficaces.*

a. **Manœuvre pour redresser et pour maintenir l'utérus.** Pour redresser l'utérus et le maintenir, il faut faire coucher la femme sur un lit dans le décubitus sur le dos, et lui ordonner de ne pas faire valoir ses douleurs jusqu'à la réduction du déplacement. On agira ensuite avec les mains sur le ventre pour repousser en arrière le fond de l'organe dévié. On soutiendra enfin le ventre avec un bandage pour empêcher la reproduction de l'obliquité. Toutefois, si ces premiers efforts sont sans effet, deux doigts seront introduits dans le vagin, puis dans l'orifice ; pendant l'intervalle des douleurs, on attirera doucement celui-ci en avant pendant que les mains agiront en sens opposé sur le ventre ; assez souvent il sera nécessaire de répéter ces tentatives plusieurs fois, mais comme, en les faisant avec prudence, elles n'offrent aucun inconvénient, on pourra y revenir sans crainte.

b. **Manœuvre pour terminer l'accouchement.** Le seul moyen, si les tentatives précédentes sont sans effet, est d'opérer la version pelvienne. L'accoucheur ne serait autorisé à pratiquer l'opération césarienne par le vagin que s'il était démontré impossible d'introduire la main dans l'utérus pour pratiquer la version.

B. Accouchement avec obliquité postérieure.

Marche. Dans l'obliquité postérieure, le col dirigé en avant et en haut au-dessus des pubis est lentement dilaté; — la poche des eaux et la tête, qui rencontrent peu de résistance de la part des muscles de l'hypogastre, s'engagent dans l'orifice; — puis celle-ci, poussée par les contractions, fait saillie au-dessus des pubis en avant de la symphyse ; — d'un autre côté, les épaules correspondent à la paroi postérieure de l'utérus dirigée vers l'excavation pelvienne, et le toucher permet de constater la tumeur qu'elles y développent ; par inadvertance, on pourrait croire à cette présentation.

Conduite de la sage-femme. La manœuvre de réduction est la suivante : 1° faire placer la femme dans la station debout, le ventre incliné en avant, les genoux et les coudes appuyés, pour que le fond de l'utérus pende pour ainsi dire en avant; 2° agir avec persévérance, avec la main sur l'hypogastre, pour repousser dans l'excavation la tête du fœtus qu'on sent au-dessus des pubis.

C. Accouchement avec obliquités latérales.

Les obliquités latérales apportent de moins grandes anomalies dans l'accouchement que les obliquités précédentes. Le point suivant lequel l'orifice de l'utérus correspond au détroit abdominal est la cause unique d'une modification à la marche régulière du travail. Ainsi, quand l'orifice correspond au-dessus du détroit supérieur dans la fosse iliaque interne, la tête, poussée par les contractions, peut glisser sur le plan oblique que présente cette partie, et une présentation des épaules se produit. Quand l'orifice correspond au-dessous du détroit, la tête est au contraire portée sur les surfaces inclinées de l'excavation, l'obliquité disparaît, et le sommet descend dans une position régulière.

Conduite de la sage-femme. Il faut, avant la rupture des membranes et l'engagement de la tête, placer la femme dans le décubitus sur le côté opposé à l'obliquité. On opérera ensuite la réduction de la déviation en agissant avec les mains sur le fond de la matrice (V. page 381).

§ IV. ACCOUCHEMENT AVEC PROLAPSUS UTÉRIN.

Des deux vices dans la position de l'utérus que nous avons indiqués ailleurs (V. page 265), *hernie de l'utérus, descente ou prolapsus de l'utérus,* le dernier seul peut être l'objet des soins de la sage-femme dans l'accouchement. La hernie de l'utérus existe en effet antérieurement à la gestation, et la sage-femme sera appelée rarement à assister une femme en travail dans ces conditions.

Le prolapsus utérin peut au contraire être observé pendant l'accouchement, car tantôt il existe ignoré de la sage-femme pendant la grossesse, tantôt il se développe spontanément pendant le travail sous l'influence des efforts de la malade.

Les difficultés suivantes appellent toute l'attention de l'accoucheur : L'utérus, descendu hors de la vulve ou même quelquefois entre les cuisses de la femme, n'est plus soumis aux contractions des muscles de l'abdomen. — Il est réduit à ses contractions propres, ce qui prolonge beaucoup le travail. — D'autre part il est serré entre la surface du tronc du fœtus et les parois du bassin, et il finit par perdre, par suite de cette pression continue, une grande partie de son énergie primitive. — Heureux sont les cas où le prolapsus ne s'oppose pas à la dilatation par des indurations du col, produites par le frottement des vêtements ou de la face interne des cuisses, et qui caractérisent le prolapsus d'ancienne date.

Conduite de la sage-femme. La sage-femme ne doit point agir seule dans les cas de prolapsus utérin. Les efforts de l'accoucheur devront avoir pour but de faciliter la période de dilatation du col, soit avec des lotions émollientes, soit au moyen de quelques débridements. Pendant la délivrance, il ne faudra pas confier l'expulsion du délivre à la nature, il faudra décoller immédiatement le placenta. Quand celui-ci sera extrait, l'utérus reviendra sur lui-même, et la réduction sera assez facile.

§ V. — ACCOUCHEMENT AVEC VICES DE CONFORMATION DU VAGIN ET DE LA VULVE.

Les différents vices de conformation du vagin et de la vulve, tels que les *rétrécissements*, les *varices du vagin*, l'*étroitesse* et la *rigidité de la vulve*, l'*union des grandes et des petites lèvres*, peuvent exposer les femmes à des dangers extrêmement graves pendant l'accouchement. Ces dangers sont : 1° le *trombus de la vulve*, 2° la *déchirure du périnée*, 3° la *déchirure du vagin*. Mais comme il sera fait mention ailleurs de ces accidents (V. *accidents dans les accouchements)*, nous n'avons pas à insister ici sur eux.

Conduite de la sage-femme. La sage-femme doit seulement savoir qu'il y a lieu de craindre dans ces cas des difficultés peu ordinaires, et son devoir lui impose, aussitôt qu'elle aura connaissance de la conformation vicieuse des parties molles, d'insister auprès des parents pour qu'ils appellent un accoucheur.

ART. VIII. — ANOMALIES DANS L'ACCOUCHEMENT RÉSULTANT DE VICES DE CONFORMATION DES PARTIES ENVIRONNANT L'APPAREIL GÉNITAL.

Un assez grand nombre de vices dans la conformation des parties environnant les organes de la génération sont de nature à entraver la marche du travail de l'accouchement.

Ce sont : du côté des parties osseuses, les *exostoses*, les *cancers des os*, les *cals difformes ;* du côté des parties molles, les *tumeurs du rectum*, les *tumeurs de la vessie*, les *tumeurs herniaires*. Mais parmi ces vices de conformations ou ces maladies, les unes ont été signalées déjà à propos des vices de conformation du bassin ; les autres déterminent des désordres qu'on ne peut indiquer d'une manière générale et qui varient suivant le genre de maladie à laquelle on a affaire. Nous allons nous borner à parler de celles que la sage-femme rencontrera assez fréquemment : ce sont les tumeurs herniaires de l'intestin.

ACCOUCHEMENT AVEC COÏNCIDENCE DE TUMEURS HERNIAIRES DE L'INTESTIN.

Les intestins peuvent sortir de la cavité abdominale par trois points principaux (V. page 50) : 1° par l'ouverture ombilicale *(hernie ombilicale)*; 2° par l'anneau inguinal, à travers lequel passe le ligament rond *(hernie inguinale)*; 3° par l'anneau placé au-dessous de l'arcade crurale *(hernie crurale)*. Or, ces tumeurs ont pour effet d'augmenter considérablement de volume sous l'influence des efforts. Le devoir de la sage-femme est de les réduire avant le commencement du travail, et de les maintenir réduites pendant toute la durée des contractions.

1° *Manœuvre pour réduire une hernie.* Pour réduire une hernie, si la malade ne pouvait seule y parvenir, saisir la tumeur d'une main en comprenant sa base, ou partie la plus large, dans la concavité palmaire, et en tenant les doigts rapprochés tout autour de la partie la plus étroite ; — s'il était impossible de la saisir ainsi, l'embrasser d'une main ou des deux mains pour ne laisser aucun point à découvert ; — exercer ensuite des pressions de la circonférence de la tumeur vers le centre, en ayant soin d'enfoncer les premières dans l'anneau les portions d'intestin les plus rapprochées. — Un gargouillement caractéristique indique presque toujours la réduction complète de la hernie.

2° *Moyens pour tenir la hernie réduite.* Il existe deux moyens pour tenir la hernie réduite : 1° le bandage à hernie ou *à pelottes*, 2° le bandage de linge simple. Le bandage à pelottes est le meilleur. Toutefois, au milieu du travail, le bandage de linge, fait d'une compresse pliée en plusieurs doubles, et fortement maintenu par un aide pendant les douleurs, remplira quelquefois seul l'indication. Si la hernie est impossible à réduire, la sage-femme n'a plus à hésiter et doit appeler un accoucheur.

ART. IX. — MANOEUVRES OPÉRATOIRES DESTINÉES A REMÉDIER AUX ANOMALIES DANS L'ACCOUCHEMENT.

Déjà, dans le courant de ce livre, nous avons indiqué quelques manœuvres destinées à remédier à certaines anomalies dans l'accouchement, parce qu'elles ne pouvaient être séparées des circonstances spéciales qu'elles étaient destinées à modifier. Dans cet article, nous avons pour but de décrire uniquement les manœuvres opératoires dont l'objet est invariable, comme la *version*, l'*application du forceps*, l'*embryotomie*, l'*opération césarienne*, etc.

Ces opérations sont très-diverses : Elles sont dites *sanglantes*, quand on intéresse les organes en les coupant ou en les déchirant ; *non sanglantes*, quand elles ne donnent lieu à aucun écoulement de sang dépendant d'une incision ou d'une déchirure des organes. Elles sont appelées *instrumentales*, quand elles se pratiquent avec des instruments ; *manuelles*, quand l'accoucheur intervient avec les mains seulement. Enfin elles portent leur action, tantôt exclusivement sur les organes de la mère, tantôt exclusivement sur les organes du fœtus, tantôt à la fois sur les organes du fœtus et sur ceux de la mère.

Nous étudierons ces manœuvres, suivant qu'elles sont destinées :

1° A extraire l'enfant par l'extrémité qui se présente, quand il y a présentation céphalique ou présentation du pelvis ;

2° A modifier la présentation de l'enfant ;

3° A agrandir les diamètres du bassin et à diminuer le volume du fœtus pour faciliter l'accouchement ;

4° A ouvrir une voie artificielle pour le passage du fœtus.

§ Ier — OPÉRATIONS DESTINÉES A EXTRAIRE L'ENFANT PAR L'EXTRÉMITÉ QUI SE PRÉSENTE, DANS LES PRÉSENTATIONS CÉPHALIQUE OU PELVIENNE.

Quand le fœtus se montre au détroit supérieur ou dans l'excavation avec une bonne présentation, tantôt il faut laisser l'accouchement spontané s'opérer avec lenteur, tantôt il faut se servir des instruments quand il y a urgence de délivrer la femme.

Les instruments destinés à extraire le fœtus par la partie qui se présente, sont : 1° les *crochets mousses ;* 2° le *levier ;* 3° le *forceps*. Nous avons déjà parlé des crochets mousses, qui sont destinés à l'extrémité pelvienne. Le forceps et le levier s'appliquent sur la tête. Comme ces derniers instruments ne sont pas employés par la sage-femme, nous allons indiquer sommairement leur usage.

A. Application du levier.

Avant l'invention du forceps, on employait exclusivement le levier dans les engagements difficiles de l'extrémité céphalique. C'est à proprement parler une moitié de forceps. Une cuillère fenestrée et concave constitue la partie la plus importante de l'instrument ; un manche de bois, adapté à l'autre extrémité, est destiné à la main de l'opérateur. On introduit l'instrument bien huilé, et chaud, dans l'utérus, comme nous allons le dire tout à l'heure pour le forceps. Enfin, quand l'instrument est appliqué entre la tête et les parois de l'utérus et du bassin, on imprime au manche de l'instrument un mouvement en sens opposé de celui qu'on veut faire éprouver à la cuillère, à droite si on veut forcer la tête à se porter à gauche, etc.

B. Application du forceps.

Le forceps est le plus généralement usité des instruments dont nous parlons. Or, la sage-femme est un aide trop important de l'accoucheur dans son emploi pour n'en pas connaître le mécanisme et la manœuvre.

Description du forceps. Le forceps est une espèce de pince destinée à amener la tête hors du bassin. Il est composé de deux branches destinées à s'appliquer séparément sur la tête du fœtus sans le blesser; chaque branche est lisse, concave en dedans dans le sens de sa longueur et de sa largeur, et fenestrée pour permettre au cuir chevelu comprimé de s'engager sans contusion appréciable entre la partie à jour de l'instrument. En outre, comme le forceps doit être appliqué dans un canal courbe à concavité en avant, les branches de l'instrument sont courbées sur leur bord à concavité antérieure pour s'accommoder à la direction de ce canal. Enfin un manche en bois ou en acier comme les branches, mais plus rugueux, termine chacune d'elles, et doit être tenu par l'opérateur.

Il est assez ordinaire de voir ces manches se terminer par une extrémité recourbée en forme de crochets; l'un est le crochet mousse que nous connaissons (V. page 315), l'autre est un crochet à pointe acérée ou *crochet aigu*, pour agir quelquefois comme perce-crâne.

Chaque branche de l'instrument s'appelle *cuillère* à cause de sa forme, et les deux cuillères des branches se ressemblent. Pour permettre l'articulation facile de l'instrument, chaque cuillère présente une disposition différente. L'une porte un pivot, l'autre est creusée d'une mortaise. La jonction articulaire a lieu à la partie moyenne de l'instrument. Un nom différent est donné à chaque cuillère, suivant qu'elle est la branche portant pivot ou la branche creusée d'une mortaise. La branche *à pivot* s'appelle branche *mâle*, ou encore, parce qu'elle s'applique du côté gauche de la mère et en arrière de l'autre, *branche gauche, branche postérieure*. La branche à *mortaise*, pour des raisons opposées, se nomme *branche femelle*, ou encore *branche droite, branche antérieure*.

Remarquer que les noms des branches articulées s'appliquent aux cuillères et non aux manches, comme cela a lieu à tort dans le livre de Mme Lachapelle.

Application du forceps. L'instrument étant actuellement bien connu, comment l'applique-t-on?

Préliminaires. Des conditions préliminaires sont nécessaires avant l'application du forceps : 1° il faut que la tête se présente ; 2° il faut que l'opérateur connaisse bien les rapports de celle-ci avec le bassin ; 3° il faut que l'orifice de l'utérus soit dilaté ou dilatable ; 4° il faut que les membranes soient rompues.

a. Un lit élevé, résistant et solide, doit avoir été préparé ; — *b.* le rectum doit avoir été vidé par des lavements, et la vessie par la sonde, si la femme ne peut la vider spontanément ; — *c.* du linge chaud pour recevoir l'enfant, du vinaigre, de l'eau-de-vie, etc., doivent être disposés pour des lotions, en cas de mort apparente du fœtus ; — *d.* la sage-femme doit avoir fait préparer de l'eau tiède pour échauffer l'instrument, et de l'huile pour rendre son introduction plus facile ; — *e.* la malade est alors apportée sur un lit élevé et posée en travers, le siége sur le bord du lit, le périnée complètement à découvert, les membres inférieurs écartés et fléchis ; — *f.* l'opérateur se place alors entre les cuisses de la malade ; la sage-femme est debout, à droite, et tient les branches du forceps disjointes, convenablement chauffées et graissées seulement sur les cuillères ; — *g.* enfin des aides sont disposés en outre autour de la femme ; deux fixent les jambes écartées et fléchies, un troisième est en arrière et maintient la tête soulevée contre sa poitrine et immobile.

La sage-femme remet à l'accoucheur la branche mâle qui, en général, doit être introduite la première.

1er Temps. Application des cuillères du forceps. L'accoucheur prend la branche de la main gauche ; puis il introduit la main droite dans le vagin entre la tête et le côté gauche de la femme, gagne enfin avec la face palmaire le côté correspondant de la tête du fœtus qu'il doit sentir à nu ; — c'est sur la face palmaire de cette main droite que doit glisser la branche gauche du forceps ; l'opérateur tient celle-ci de la main gauche et comme une plume à écrire, le manche porté vers l'aîne droite, la concavité de la cuillère regardant la vulve, puis il la porte dans le vagin. — A mesure que la branche s'enfonce dans l'excavation, la main qui la pousse s'abaisse, la dirige de droite à gauche vers la ligne médiane, enfin l'incline au-dessous du niveau de l'anus. — Quand l'application est terminée, la sage-femme est chargée de tenir cette branche le long de la cuisse droite et parfaitement immobile dans la position indiquée.

Il s'agit ensuite d'appliquer la branche droite : — l'opérateur la saisit de la main droite ; — l'introduit à droite au-dessus de la précédente, en se dirigeant sur la main gauche portée dans le vagin ; — cette partie de l'opération est terminée quand les branches sont aussi enfoncées l'une que l'autre.

2e Temps. Articulation des branches du forceps. Si la sage-femme a tenu immobile la branche qu'on lui a confiée, et si l'accoucheur a fait pénétrer suffisamment la seconde branche en regard de la première et à la même hauteur, il est facile d'articuler l'instrument. On y procède en rapprochant les deux branches, en engageant le pivot de la branche gauche dans la mortaise de la branche droite ; puis on fait tourner celui-ci par un aide pour rendre l'articulation fixe ; on termine enfin cette manœuvre en fixant les branches avec un lacs pour en assurer la fixité.

3e Temps. Extraction de la tête. Le temps d'extraction de la tête termine l'opération. — L'accoucheur doit, avant de la pratiquer, exercer sur l'extrémité des manches du forceps une pression légère pour s'assurer que la tête de l'enfant est convenablement prise ; la malade accuserait de son côté une douleur aiguë sous cette pression si des parties molles avaient été comprises dans l'application des cuillères entre la tête et l'instrument ; — puis les tractions seront faites pendant les contractions de la matrice ; — pour cette manœuvre, saisir des deux mains les manches de l'instrument, la main gauche en dessus et près de l'articulation, la main droite en dessous à l'extrémité des crochets, le pouce à droite de la femme ; —

alors exercer d'abord de légères tractions directement en bas; accompagner ces tractions de mouvements de latéralité; quand la tête est abaissée dans l'axe du détroit inférieur, tirer en bas et en avant; enfin, pour franchir l'axe de la vulve, tirer en haut en relevant l'instrument vers les pubis; — quand le périnée commence à se tendre et à bomber, ordonner à la sage-femme de le soutenir exactement et énergiquement; — terminer enfin l'opération, soit en exerçant encore quelques tractions légères avec le forceps, soit en abandonnant à la femme le soin d'expulser la tête de l'enfant par les seules contractions des parties molles.

3° *Accidents de l'opération du forceps.* Aucun des accidents de l'opération du forceps ne concerne, à vraiment parler, la sage-femme. Elle doit se borner à savoir que des fractures peuvent être produites sur les points du crâne de l'enfant où l'instrument a été appliqué; — qu'une paralysie momentanée de la face peut être le résultat d'une pression trop forte des cuillères sur la face; — que, si des précautions n'ont pas été sagement prises au moment de l'introduction ou de l'extraction, des déchirures de l'utérus, du cul-de-sac utéro-vaginal, du vagin lui-même, enfin du périnée, ont été le résultat de la manœuvre (1).

§ II. MANOEUVRES DESTINÉES A MODIFIER LA PRÉSENTATION DE L'ENFANT.

Version.

Plusieurs manœuvres sont destinées, dans le travail de l'ac-

(1) Nous allons placer ici quelques détails sur l'application du forceps dans les différentes positions du sommet et de la face.

Règles générales. Application sur les côtés de la tête [diamètre bi-pariétal *(sommet)*, diamètre bi-malaire *(face)*]. La concavité du bord des cuillères doit toujours correspondre à la partie qu'on doit amener sous les pubis. — Appliquer la branche postérieure toujours la première. — Ne jamais faire effort pour le temps d'introduction et de placement des branches.

1° APPLICATION AU DÉTROIT INFÉRIEUR. — Directe. — Branche gauche à gauche, la première, pour sommet ou face. — Puis branche droite à droite, la seconde; si *position occipito-pubienne* ou *mento-pubienne*, tirer

couchement, à changer la présentation ou la position de l'enfant. Nous avons déjà décrit celles qui consistent, pour les *présentations*, à transformer la présentation de la face en pré-

en bas, puis relever le forceps ; si *occipito-sacrée*, tirer en haut, puis abaisser.

2° APPLICATION DANS L'EXCAVATION. Temps de rotation pas encore exécuté ; donc, application oblique.

a. Sommet. C'est l'occiput qu'on doit ramener derrière les pubis, *sauf exception pour les positions occipito-postérieures;* donc, concavité des bords du forceps du côté de l'occiput. — (1) Si *occipito-iliaque gauche antérieure*, concavité du forceps à gauche et en avant ; branche gauche en arrière, branche droite en avant. — Appliquer la première la branche gauche ; pour placer la branche droite, la glisser d'abord à droite, puis, par un mouvement de spirale, l'amener en avant ; articuler. Tirer en bas, rotation de gauche à droite, dégager en position occipito-pubienne. — (2) Si *occipito-iliaque droite antérieure*, par exception, branche droite en arrière, la première ; — branche gauche en avant, la seconde ; — la diriger par un mouvement de spirale ; — pour articuler, décroiser les branches ; — rotation de droite à gauche. — (3) Si *occipito iliaque droite postérieure*, appliquer comme en position gauche antérieure ; — puis rotation de droite à gauche pour porter occiput vers le sacrum ; — dégager enfin en occipito-sacrée, c'est-à dire tirer en haut et abaisser. — (4) Si *occipito-iliaque gauche postérieure*, appliquer comme (2) ; dégager en occipito-sacrée ; — (5) Dans les *positions occipito-transversales*, opérer comme dans les positions antérieures correspondantes.

b. Face. C'est le menton qu'on doit ramener sous les pubis, *sans exception ;* donc, concavité des bords du forceps du côté du menton. — (1) Si *mento-iliaque droite antérieure*, opérer comme il a été dit (2) pour le sommet. — (2) Si *mento-iliaque gauche antérieure*, comme il a été dit (1) pour le sommet. — (3) Si *mento-postérieure*, deux applications successives de forceps pour ramener le menton en avant.

3° APPLICATION AU DÉTROIT SUPÉRIEUR. — Se fait comme dans l'excavation, mais faire pénétrer les cuillères jusqu'à l'articulation ; — pour le dégagement, tirer en bas et en arrière d'abord, puis en bas, puis en bas et en avant, etc. Nous préférons ici l'application du forceps avec une seule main ; on choisit alors la main et la branche qu'on veut appliquer en premier lieu ; quand cette branche est appliquée, guider la seconde branche sur la main déjà introduite ; faire articuler ; retirer la main quand la tête a été convenablement saisie (HATIN, CHAILLY).

4° APPLICATION DU FORCEPS (TRONC DEHORS). — Mêmes règles que pour le sommet.

sentation du sommet, et, pour les *positions*, celles qui ont pour but de remédier à des irrégularités de mécanisme.

Il nous reste à indiquer la manœuvre de la *version*.

Définition. On définit la version une opération qui a pour objet de ramener au détroit supérieur l'une des deux extrémités du fœtus.

Division. Toute opération qui a pour objet, dans *une présentation du tronc* ou *de l'extrémité céphalique*, d'amener les pieds au détroit supérieur, est une version ; toute opération qui, dans *une présentation du tronc* ou *de l'extrémité pelvienne*, tend à amener l'extrémité céphalique au détroit supérieur, est encore une version. On dit, dans le premier cas, pratiquer la *version pelvienne* ou *podalique*, et, dans le second, pratiquer la *version céphalique*. Remarquer qu'opérer la transformation d'une présentation de la face en présentation du sommet n'est pas pratiquer la version céphalique, pas plus qu'extraire les pieds dans une présentation du siége ne peut s'appeler pratiquer la version pelvienne (1).

1° *Préliminaires de la version.*

Comme la version est une opération grave, la sage-femme ne doit pas, autant que possible, la pratiquer sans l'assistance

(1) Nous allons compléter dans cette note ce qui concerne la version, en parlant d'un mode d'opération dit *par manœuvres externes*, sur lequel les accoucheurs allemands (Wigand, Busch, Kilian) et quelques accoucheurs français (Colombe, Belin, Mattéï) ont attiré l'attention. Cette version a pour objet d'opérer à travers les membranes au moyen du palper abdominal.

Soins préliminaires. Reconnaître nettement par le palper, par le toucher, par l'auscultation, la présentation du fœtus et sa position exacte.

Epoque de l'opération. *a*. Avant le travail (peu utile à cause de la mobilité du fœtus, et rarement applicable). *b*. Pendant le travail. Alors opérer surtout avant la rupture des membranes. L'opération présente peu d'avantages après la rupture ; elle est d'ailleurs assez difficile dans ce cas ; cependant on l'a pratiquée quelquefois avec succès.

Position de la femme. Couchée, tronc plus bas que le siége, cuisses d'un médecin ; — il importe que l'impossibilité d'un accouchement par tout autre moyen soit reconnue inévitable ; — il faut que la présentation de l'enfant et sa position aient été définies aussi exactement que possible.

1° Comme la main est l'instrument qui doit être porté dans la matrice pour opérer la version, le col utérin doit être assez dilaté ou assez dilatable pour que celle-ci puisse le traverser sans déchirure. 2° L'opération aura lieu, s'il est possible, avant la rupture de la poche des eaux, pour permettre à la main de manœuvrer sans danger dans la cavité utérine. 3° Si les eaux sont rompues, il est important d'opérer à l'époque la plus rapprochée de la rupture de la poche et quand il existe encore dans l'œuf une assez grande quantité de liquide. 4° Dans tous les cas, on ne devra pas laisser la partie du fœtus qui se présente s'engager trop avant dans l'excavation, et surtout franchir le col. 5° Comme, même en dehors de la dernière condition, il peut y avoir difficulté très-grande et impossibilité, soit de refouler la partie du fœtus qui se présente, soit d'introduire la main, la sage-femme doit attendre le médecin.

a. L'opération de la version étant résolue, informer les pa-

fléchies. Si on voulait modifier la présentation par la position de la femme, la placer du même côté que la partie fœtale qu'on veut ramener au détroit supérieur.

Position de l'accoucheur. Variable suivant les cas.

Choix de la version. Version céphalique surtout.

Manœuvre. 4 Temps : 1° *Eloigner le siége de l'enfant du détroit supérieur* en glissant le bord cubital d'une ou des deux mains entre le rebord des pubis et le paquet fœtal ; soulever le siége ; s'il était un peu bas, le faire soulever du côté du vagin par les doigts d'un aide. 2° *Entraîner le paquet fœtal en sens opposé de la tête.* 3° *Abaisser par pressions douces la tête de l'enfant jusqu'à ce qu'elle appuie en plein sur le détroit supérieur* (MATTÉI). 4° *Fixer la tête ;* si le col est dilaté ou dilatable, en rompant les membranes (SCANZONI, Mlle ALLIOT) ; si le col n'est ni dilaté, ni dilatable, en la maintenant avec des appareils (MATTÉI), ou en couchant la femme sur le côté correspondant (SCANZONI).

rents présents, quelquefois même la femme en travail, de la nécessité où l'on se trouve d'agir; — *b.* ne pas cacher le danger que court l'enfant; — *c.* cependant ne pas effrayer la mère et soutenir son courage par des conseils affectueux; — *d.* disposer pour la manœuvre le lit le plus haut, le plus solide, et, si les matelas ne sont pas assez résistants, interposer une planche au-dessous du matelas le plus élevé; — *e.* vider la vessie, s'il est utile, avec la sonde, et le rectum avec des lavements; — *f.* préparer des linges et de l'eau tiède pour l'enfant et pour l'opérateur; tenir à la disposition de ce dernier de l'esprit de vin ou de l'eau-de-vie, pour ranimer le fœtus s'il était amené sans vie en apparence; — *g.* au moment d'agir, placer la femme en travers, sur l'un des bords du lit préalablement disposé; accumuler derrière son dos plusieurs oreillers pour tenir la partie supérieure du corps modérément élevée; appuyer le sacrum sur le bord, de façon que le siége ne s'enfonce pas, et placer la vulve et le périnée complètement à découvert; les membres inférieurs seront ensuite modérément fléchis et écartés, les pieds appuyés sur deux chaises, ou mieux, maintenus solidement par des aides; si la femme est indocile, il convient de prier un aide de saisir les crêtes iliaques et de maintenir le bassin en position fixe et solide.

2° *Opération de la version.*

Après que la sage-femme a fidèlement tracé sa conduite suivant les préceptes que nous venons de poser, il faut pratiquer la version.

Trois temps composent cette opération, quelle que soit la version que l'on pratique : 1° *temps d'introduction de la main ;* 2° *temps d'évolution ou de version du fœtus ;* 3° *temps d'extraction.*

1° Temps d'introduction de la main. Certains préliminaires précèdent le temps d'introduction de la main : 1° l'avant-bras est dépouillé de ses vêtements et enduit d'un corps gras ou mucilagineux ainsi que la face dorsale de la main; 2° l'opérateur se place en face de la femme, debout ou à genoux, suivant l'élévation du lit; 3° une main, celle qui ne doit pas être introduite dans la matrice, est appliquée sur le fond de l'utérus pour le maintenir et pour opérer quand il sera nécessaire; 4° l'autre main effectue l'opération.

On l'introduit de champ et rétrécie en forme de coin dans la vulve, les extrémités des doigts rapprochées, le pouce caché dans la concavité palmaire, le petit doigt et l'indicateur à peu près effacés dans le même sens. Un mouvement de rotation exécuté avec ménagement et avec lenteur permet peu à peu son engagement jusqu'au poignet; à ce moment, la main appliquée sur l'hypogastre pèse sur la matrice et la maintient.

Arrivé au col, l'opérateur doit ralentir l'introduction. Il importe, en effet, que l'orifice en soit franchi dans l'intervalle des contractions pour ne pas opérer de déchirure.

Si les membranes sont rompues, les doigts, placés comme précédemment, dilatent peu à peu l'orifice, le pénètrent avec lenteur, et, en s'introduisant, soulèvent la partie fœtale qu'ils repoussent.

Si les membranes ne sont pas rompues, on cherche à ne pas rompre la poche en introduisant la main dans l'orifice utérin, et on glisse entre les membranes et la face interne de l'utérus vers le point où se trouve la partie de l'enfant qu'on veut atteindre pour pénétrer dans l'œuf en ce point. Quelquefois, au contraire, on rompt la poche directement en face de l'orifice du col, sans passer entre les membranes et l'utérus. Il est important, dans le cas où le placenta est implanté sur le col, de ne pas essayer de le franchir en y enfonçant la main; on se fraye alors un passage à son pourtour par le mécanisme que nous venons d'indiquer tout à l'heure. Une fois la main introduite dans la cavité de l'œuf, commence le second temps de l'opération, temps d'évolution ou de version proprement dite.

2° **Temps d'évolution du fœtus.** La manœuvre varie selon la version que pratique l'opérateur.

a. Si l'on pratique la *version céphalique,* soulever la partie du fœtus qui se présente, tâcher de l'éloigner du détroit supérieur en la poussant vers le côté où correspond l'extrémité pelvienne; — puis longer le plan postérieur du fœtus et saisir la tête par l'occiput; — l'engager alors dans le détroit supérieur et la maintenir jusqu'à ce que les contractions utérines l'y aient bien solidement fixée.

b. Si l'on pratique la *version pelvienne,* il y a deux modes d'opérer :

1er Mode. Diriger la main, après avoir soulevé la partie fœtale, vers le plan antérieur de l'enfant; — passer sur la poitrine; glisser la main jusqu'aux genoux, qu'on trouve d'autant plus voisins de la tête que la rétraction utérine a exagéré davantage la flexion de l'enfant; — enfin, saisir les pieds. De légères tractions opérées alors sur ces parties complètent le mouvement de version, et celles-ci sont amenées à la vulve avec la main de l'opérateur.

2e Mode. Après avoir soulevé la partie fœtale et l'avoir refoulée dans le sens opposé à la position des pieds, diriger la main vers le plan postérieur du fœtus; parcourir avec celle-ci les côtés du dos, les côtés des lombes, le siége; — suivre enfin la face postérieure des membres abdominaux pour arriver aux pieds; — les saisir de telle sorte que le doigt indicateur soit placé entre les deux malléoles internes, le pouce sur le bord externe d'un des membres, et les trois autres doigts sur le côté externe de l'autre jambe; — amener enfin les pieds à la vulve.

Dans tous les cas, pendant qu'on pratique l'évolution du fœtus avec la main introduite dans l'utérus, il est indispensable que l'autre main, placée sur l'abdomen, aide par quelques mouvements à cette évolution. Ainsi, dans la version pelvienne, cette main repousse la tête de bas en haut, pour la faire remonter vers le fond de la matrice; dans la version céphalique, la manœuvre porte sur l'extrémite pelvienne, qu'on éloigne du détroit supérieur, où doit se faire l'engagement de la tête.

3° Temps d'extraction. Autant il était à désirer pendant toute la manœuvre précédente qu'aucune contraction utérine ne survînt, autant, pour l'extraction, il serait utile que la matrice recouvrât toute son énergie.

a. Cette énergie est surtout indispensable pour la version céphalique. L'opérateur, après avoir amené le sommet au détroit supérieur, attend en effet des contractions utérines l'expulsion de l'enfant. — Le sommet engagé descend dans l'excavation, arrive sous les pubis et se dégage. — Le corps de l'enfant rapidement expulsé franchit à son tour la vulve.

b. Dans la version pelvienne, des tractions légères opérées sur le corps de l'enfant peuvent au contraire suppléer un peu aux contractions ; il est cependant important d'agir de concert avec elles dans la longue manœuvre que nous allons décrire.

Immédiatement après l'extraction des pieds, envelopper le membre de linges chauds afin de pouvoir exercer des tractions convenables ; — ne pas tirer trop brusquement, pour éviter des accidents ; — agir lentement, non par secousses, mais d'une manière graduée ; — toutefois, il est souvent utile, dès les premières tractions, d'imprimer aux membres un mouvement de torsion, afin de ramener autant que possible le dos du fœtus derrière l'une des cavités cotyloïdes ; — puis, au fur et à mesure que l'enfant descend, le saisir plus haut, de sorte que la main embrasse d'abord les malléolles, puis les jambes à leur partie moyenne, puis les genoux, et enfin les cuisses. — On ne laisse ainsi jamais les doigts à la même place, et on saisit près de la vulve chaque partie nouvelle aussitôt qu'elle se présente.

Lorsque les hanches apparaissent, il y a des précautions nouvelles ; on applique une main sur chacun des os iliaques, jamais sur le ventre ; les deux pouces sont placés dans les régions lombaires, les autres doigts contournent les aînes; — quand le doigt peut atteindre l'ombilic, on exerce une légère traction sur l'extrémité placentaire du cordon, afin de le relâcher; si l'on craint la compression, on le place dans la concavité du sacrum; — peu à peu, enfin, des tractions en bas et en arrière amènent le tronc, puis engagent les épaules dans l'excavation pelvienne; — des linges secs sont appliqués sur les parties déjà sorties du fœtus et les enveloppent.

Une fois les épaules engagées, il faut en opérer l'extraction si elle ne se produit pas d'elle-même, car les bras, relevés sur les côtés de la tête de l'enfant, augmenteraient notablement son volume et les difficultés de l'opération. On commence par dégager le bras postérieur, plus facile à amener que l'antérieur. — Pour cela, soulever le tronc du fœtus avec la main qui n'a pas exécuté la version; relever celui-ci légèrement vers le ventre de la mère; se diriger avec la main qui a pratiqué la version vers le périnée; gagner le bras postérieur; — porter le médius et l'indicateur au-dessus de l'épaule, puis le long du bras jusqu'au coude; — fléchir le bras dans cette articulation; le faire descendre au-devant de la tête, de la face, de la poitrine; — enfin, le placer après son dégagement complet sur les côtés de celle-ci. — On extrait ensuite le bras antérieur en abaissant le tronc vers l'anus et en se conduisant de la même manière que précédemment, mais dans une direction et avec une main opposées.

Il reste à opérer l'extraction de la tête. Dans les cas ordinaires, la tête arrive fléchie dans l'excavation, l'occiput tourné vers un des points voisins de la symphyse des pubis; alors des contractions utérines un peu énergiques en opèrent le dégagement, et il suffit, pour le faciliter, de relever le tronc au-devant de la symphyse.

D'autres fois l'expulsion de la tête se fait attendre, et il faut l'aider. Cela tient, tantôt à ce que celle-ci arrive défléchie dans l'excavation, tantôt à ce que l'occiput n'a pas exécuté son mouvement de rotation.

On opère comme il suit le dégagement de la tête dans ces conditions, car il est alors extrêmement dangereux pour l'enfant de vouloir forcer le passage par des tractions. 1° *Si la tête arrive défléchie dans l'excavation*, on soutient le tronc sur l'avant-bras gauche ; — on porte plusieurs doigts de la main du même côté sur la mâchoire supérieure de l'enfant pour rapprocher le menton de la poitrine ; — avec l'extrémité des doigts de la main droite, que l'on a appliqués sur la nuque, on pousse l'occiput ; — par ce double mouvement d'attraction et de répulsion, le menton, la face, le sommet, se dégagent successivement devant le périnée ; — on relève le tronc vers l'abdomen de la mère pour achever la sortie de la tête. — La manœuvre s'exécutera plus facilement si l'opérateur, introduisant deux doigts dans la bouche, comme l'a conseillé Mme Lachapelle, joint à cela un mouvement d'élévation du tronc de l'enfant vers les pubis, mouvement exécuté simultanément par les deux bras. 2° *Si l'occiput est resté placé transversalement au-dessus du détroit inférieur*, on introduit dans le vagin la main opposée au côté où se trouve la face de l'enfant ; — on va appliquer l'extrémité des doigts sur cette partie qu'on embrasse dans la concavité palmaire ; — la main, en se retirant, entraîne la face dans la courbure du sacrum. Enfin, pour plus de détails, relire les irrégularités du mécanisme dans l'accouchement par l'extrémité pelvienne (V. pages 317, 318, 319, 320).

3° *Accidents de l'opération de la version.*

Toutes les parties de la manœuvre de la version ne s'exécutent pas toujours aussi facilement que nous venons de l'indiquer : 1° l'étroitesse de la vulve peut être telle que la main ne la puisse franchir aisément chez les primipares ; 2° la résistance du col utérin peut nécessiter des débridements multiples qui sont du ressort du chirurgien ; 3° la rétraction brusque de l'utérus peut obliger l'opérateur à faire des moments d'arrêt dans la manœuvre, quelquefois même à retirer la main, sauf à l'introduire de nouveau plus tard ; 4° la mobilité extrême du corps de l'utérus peut rendre difficiles la manœuvre de la recherche de la tête ou des pieds et celle de l'évolution, si l'on n'a pas eu soin de faire appliquer les mains d'un aide sur le fond de la matrice pour la maintenir ; 5° la sage-femme a pu mal reconnaître la position, et il faut, si la main introduite n'était pas à portée d'exécuter la manœuvre, la retirer, et en introduire une autre ; 6° dans la version pelvienne, un seul pied a pu être amené à la vulve, au lieu des deux pieds, ce qui oblige quelquefois d'aller à la recherche de l'autre pied ; 7° le cordon peut être entortillé autour du fœtus, ou l'enfant être à cheval sur le cordon ; 8° le mouvement de rotation du tronc, qui a pour objet de porter le dos vers l'une des cavités cotyloïdes, peut avoir été impossible ; 9° le col de l'utérus peut s'être resserré au-dessous de la tête de l'enfant et ne pas lui permettre d'être dégagée avec facilité ; 10° dans la version céphalique, la tête, engagée au détroit supérieur, peut n'être pas expulsée ; 11° dans la version pelvienne, la tête peut être défléchie à cause des tractions exercées à tort sur le tronc ; 12° la tête peut être retenue au détroit inférieur, et il peut être utile d'appliquer le forceps.

Voyons par quelles manœuvres spéciales la sage-femme remédiera aux principaux de ces accidents.

1° Lorsqu'un seul pied a été amené à la vulve, il n'est pas constamment nécessaire d'aller à la recherche de l'autre pied : cela dépend de la position qu'il occupe dans l'utérus. — Il n'est pas utile de rechercher ce pied s'il est dans la courbure du sacrum et si le pied du côté du pubis est à la vulve : des tractions exercées sur ce dernier dégagent l'autre, qui suit la courbure du sacrum sans être arrêté par aucune saillie osseuse. — Il n'en est pas ainsi quand le pied qui reste à extraire est placé en avant ; les pubis peuvent l'arrêter et s'opposer à sa descente ; il faut porter un lacs sur le pied extrait, glisser le long de lui la main gauche si le pied à rechercher est à droite, la main droite si ce pied est à gauche ; quand on y touche avec la main, le saisir alors aussi bien que possible et l'amener à l'extérieur. — S'il était facile d'accrocher le pli de l'aîne avec les doigts, il ne serait pas besoin de rechercher le pied correspondant, et des tractions opérées sur cette partie parviendraient à la dégager ; par cette manœuvre on protége la racine du cordon beaucoup mieux que si le pied était abaissé (Paul Dubois), et on facilite le dégagement ultérieur du fœtus en faisant distendre le périnée par une partie plus volumineuse (Pajot).

2° Si le cordon est entortillé autour de l'enfant, il est important, comme il a été dit (V. page 348), de terminer l'accouchement avec rapidité. — Il faut faire deux ligatures à 3 cent. l'une de l'autre, et opérer la section dans leur intervalle. — On agirait de même si, l'enfant étant placé à cheval sur le cordon, on se trouvait dans l'impossibilité de dégager ce dernier en le passant au-dessous de l'un des genoux de l'enfant.

3° Lorsque la face du fœtus, au lieu de descendre en arrière, se porte vers les pubis, le dégagement de la tête est très-difficile ; la face se défléchit, et le menton, relevé au-dessus des os, ne peut plus avancer. Il faut alors ramener la face dans la concavité du sacrum. Pour cela : — soutenir l'enfant par le siége avec l'une des mains ; — introduire dans la concavité du sacrum la main droite si le dos de l'enfant est à gauche, et la main gauche si le dos est à droite ; — glisser les doigts vers le point où se trouve la face ; — agir avec ceux-ci appliqués en forme de crochet sur la joue placée en avant, et la ramener dans la courbure du sacrum ; — il est de la plus grande importance de faire exécuter alors au tronc un mouvement analogue pour éviter la torsion du cou de l'enfant. (Voir encore sur ce point les irrégularités de mécanisme dans l'accouchement par l'extrémité pelvienne, par rotation de l'occiput en arrière, tête fléchie [pages 318, 319], tête défléchie [pages 319, 320].)

4° Si l'opérateur n'avait pas eu soin d'opérer l'extraction du fœtus pendant les contractions de la matrice, le col utérin, se resserrant brusquement sur la tête au niveau du cou, pourrait empêcher celle-ci de se dégager. C'est là un accident assez sérieux et qui compromet ordinairement la vie de l'enfant. — Il faut alors cesser les tractions ; — exciter des douleurs nouvelles par des frictions sur la matrice ; — attendre.

5° Dans la version céphalique, l'absence des contractions utérines après que la tête a été amenée au détroit supérieur est une des mauvaises conditions de cette version. La seule ressource serait alors, soit l'application du forceps, ce qui est excessivement difficile au détroit supérieur, soit la version pelvienne. On aurait, dans ces circonstances malheureuses, pratiqué deux opérations.

6° La version pelvienne ne met pas toujours non plus l'opérateur à l'abri de deux manœuvres. D'une part, avec la main et par les manœuvres indiquées précédemment, il peut être utile d'aller dégager la tête au-dessus du détroit supérieur, quand le menton est arrêté sur l'angle sacro-vertébral ; de l'autre, quand la tête est dans l'excavation, il est quelquefois nécessaire de l'extraire par le forceps.

4° *Parallèle de la version céphalique et de la version pelvienne.*

On pratique presque exclusivement, de nos jours, la version pelvienne. Voici les raisons qui motivent cette préférence : 1° A partir du moment où le fœtus a perdu sa mobilité dans la matrice par suite de l'écoulement plus ou moins complet du liquide amniotique, la version céphalique n'est plus possible. 2° La version pelvienne, quoique très-difficile dans ces conditions, est cependant encore exécutable à peu près sans dangers, en agissant avec circonspection. 3° Dans l'accouchement qui suit la version céphalique, le produit reste exposé à la compression immédiate de l'utérus pendant tout le temps nécessaire à l'expulsion. 4° La version pelvienne, convenablement exécutée, extrait le produit presque d'emblée, et il n'y a pas à proprement parler de travail consécutif. 5° Quand la procidence du cordon, ce qui est commun, complique la version céphalique, on est obligé, soit de recourir à l'application du forceps pour hâter la terminaison de l'accouchement, soit de pratiquer une seconde version, la version pelvienne. 6° Dans la version pelvienne, la procidence du cordon n'est pas à proprement parler un accident ; on y remédie du même coup par l'extraction rapide de l'enfant. 7° Dans la version céphalique, les contractions utérines peuvent être impropres à terminer l'accouchement. 8° Dans la version pelvienne, les contractions utérines ne sont pas indispensables, et l'extraction de l'enfant suit immédiatement l'opération.

Pour toutes ces raisons, nous décrirons, dans les manœuvres qui vont suivre, la version pelvienne seulement ; nous réservons l'opération céphalique pour le seul cas, que nous avons déjà indiqué ailleurs, où un vice de conformation par étroitesse du bassin devrait nécessiter l'application du forceps. On comprend en effet qu'il est plus facile et moins dangereux pour l'enfant d'opérer sur un sommet engagé le premier, que sur une base du crâne arrêtée dans le bassin après la sortie du tronc.

5° *Manœuvres de version pelvienne modifiées par la présentation et par la position de l'enfant.*

Nous n'avons parlé jusqu'à présent que de la version considérée d'une manière générale. Il faut actuellement indiquer quelles modifications sont importantes dans la manœuvre, suivant la présentation et la position du fœtus.

Etudions ces manœuvres dans les présentations du *sommet*, de la *face* et du *tronc*.

a. **Version dans les présentations du sommet.**

Etant bien reconnue la présentation de l'enfant, toute la manœuvre de la version consiste dans l'introduction et dans le choix de la main la plus commode pour l'opération.

Le choix de la main se déduit de la position de l'enfant : *on introduit la main gauche si l'occiput est à gauche, et la main droite si l'occiput est à droite.*

Puis on opère comme il suit :

1° *Positions occipito-iliaques gauches.* Il faut chercher les pieds du côté droit ; — introduire la main gauche, glisser l'extrémité des doigts entre le front et le côté droit de l'utérus ; — avec la paume de la main, repousser la tête sur la fosse iliaque gauche ; — puis se diriger vers le côté gauche de l'enfant placé en arrière, avec la concavité palmaire le parcourir des épaules aux fesses, saisir les pieds ; — en tirant sur les pieds, courber le tronc du fœtus dans le sens de sa flexion naturelle, et convertir la position occipito-iliaque gauche en lumbo-iliaque droite. — Pendant l'évolution, la main droite appliquée sur le ventre de la femme a soutenu l'utérus, et on a dû repousser la tête vers le fond de la matrice pour faciliter la manœuvre.

2° *Positions occipito-iliaques droites.* Il faut chercher les pieds du côté gauche ; — introduire la main droite, glisser entre le front et le côté gauche du bassin ; — soulever la tête, la repousser sur la fosse iliaque droite ; — diriger la main en arrière vers le côté droit du fœtus, avec la concavité palmaire le parcourir jusqu'aux fesses, saisir les pieds ; — extraire le fœtus en position lumbo-iliaque gauche.

b. **Version dans les présentations de la face.**

Comme dans les présentations de la face la manœuvre de la version n'est guère différente de celle du sommet, le choix de la main se fait de la même manière que dans celle-ci. Toutefois, ce qui guide l'opérateur est la position du front ; il est en effet du côté où se trouve l'occiput et à l'opposé du menton, c'est-à-dire à gauche si le menton est à droite.

1° *Positions mento-iliaques droites.* Il faut chercher les pieds à droite ; — introduire la main gauche ; — embrasser la face dans la concavité palmaire ; — la repousser sur la fosse iliaque gauche ; — gagner le côté gauche du fœtus, le suivre jusqu'aux fesses, prendre les pieds ; — amener le siége en position lumbo-iliaque droite.

2° *Positions mento-iliaques gauches*. Il faut chercher les pieds à gauche; — introduire la main droite, soulever la face, la repousser sur la fosse iliaque droite ; — gagner le côté droit du fœtus, le parcourir jusqu'aux fesses, saisir les pieds ; — extraire l'enfant en position lumbo-iliaque gauche.

c. Version dans les présentations du tronc.

La version offre des manœuvres plus compliquées que les précédentes dans les présentations du tronc. Les complications ordinaires sont : la procidence du cordon, les procidences du bras et de la main, souvent la rupture ancienne de la poche des eaux, etc.

La sage-femme doit appeler un médecin. D'autre part, dans ces présentations, c'est la présentation qui détermine le choix de la main, et non la position. En effet, quelle que soit la position de l'épaule, on se sert de la *main droite si c'est l'épaule droite qui se présente, et de la main gauche si c'est l'épaule gauche.*

1° *Version dans la présentation de l'épaule droite.*

On se sert de la main droite, et on opère comme il suit :

a. **Position céphalo-iliaque gauche.** Il faut rechercher les pieds à droite et en arrière ; — la main droite convenablement graissée est introduite dans le vagin, la main gauche est placée sur le fond de l'utérus afin de le maintenir ; — quand on a rencontré l'épaule, se diriger entre celle-ci et la paroi postérieure de l'utérus ; — puis, en cheminant toujours le long du plan antérieur de l'enfant, on trouve les pieds du côté droit et on les saisit ; — il n'est pas nécessaire ici de fléchir le fœtus directement dans le sens de la flexion, et on peut immédiatement tirer sur les pieds et les amener par une évolution de l'enfant sur le côté gauche ; — le siége descend en position lumbo-iliaque droite.

b. **Position céphalo-iliaque droite.** Il faut rechercher les pieds à gauche et en avant ; — introduire la main droite ; — saisir l'épaule et la refouler vers la fosse iliaque droite ; — diriger la main en arrière entre le côté droit et la face postérieure de l'utérus ; — parcourir ce côté en se dirigeant à gauche et en arrière ; — arriver aux fesses, les contourner et saisir les pieds placés en avant ; — le siége descend en position lumbo-iliaque gauche.

2° *Version dans la présentation de l'épaule gauche.*

On se sert de la main gauche.

a. **Position céphalo-iliaque gauche.** Il faut chercher les pieds à droite et en avant ; — introduire la main gauche ; — saisir l'épaule et la refouler vers la fosse iliaque gauche ; — diriger la main en arrière entre le côté gauche et la face postérieure de l'utérus ; — parcourir ce côté en se dirigeant à droite et en arrière ; — arriver aux fesses, les contourner et saisir les pieds placés en avant ; — le siége se dégage en position lumbo-iliaque droite.

b. **Position céphalo-iliaque droite.** Il faut chercher les pieds à gauche et en arrière ; — la main gauche convenablement graissée est introduite dans le vagin ; — arrivée au col, elle rencontre l'épaule, se dirige entre celle-ci et la paroi postérieure de l'utérus ; — puis, cheminant le long du plan antérieur de l'enfant de droite à gauche, elle rencontre les pieds à gauche et les saisit ; — un mouvement d'évolution de l'enfant sur le côté droit descend les pieds à la vulve et le siége en position lumbo-iliaque gauche.

6° *Dangers de l'opération de la version.*

La version n'est presque jamais une opération sans danger. Elle expose plus l'enfant que la mère. Pratiquée même dans les circonstances les plus favorables, elle peut avoir les conséquences les plus funestes. La mort rapide du fœtus, la compression du cordon, des fractures opérées par des tractions sur les membres, même la rupture de l'utérus quand la manœuvre se fait à sec, peuvent en être les conséquences.

§ III. — MANOEUVRES DESTINÉES A AGRANDIR LES DIAMÈTRES DU BASSIN ET A DIMINUER LE VOLUME DU FOETUS.

Lorsque, chez une femme à terme et affectée de vices de conformation du bassin ou de tumeurs de l'excavation qu'il est impossible de vider ou de déplacer, l'accoucheur ne peut pas extraire le fœtus par l'une des opérations que nous venons d'indiquer, il existe deux manœuvres opératoires pour terminer le travail sans ouvrir une voie artificielle pour le passage de l'enfant. Ces moyens sont : 1° *agrandir les dimensions des diamètres du bassin ;* 2° *diminuer le volume de la tête du fœtus.* Le choix est entre l'une ou l'autre de ces deux opérations.

L'agrandissement des dimensions des diamètres du bassin s'opère par la section de la symphyse des pubis et porte le nom de *sympyséotomie* (je coupe la symphyse). La diminution du volume de la tête du fœtus se pratique au moyen de la perforation du crâne et de l'écrasement de la tête : elle s'appelle *craniotomie* (je coupe le crâne) et *céphalotripsie* (je broie la tête). D'autres opérations, qui diminuent le volume du fœtus en enlevant un des membres de l'enfant ou même le corps tout entier dans des présentations compliquées, pour permettre des manœuvres d'extractions moins dangereuses, ne s'appliquent que sur le fœtus mort, et sont désignées sous la dénomination générale de *mutilation du fœtus, embryotomie.*

La symphyséotomie est une opération qu'on ne pratique plus guère aujourd'hui. Dans la craniotomie et la céphalotripsie, au contraire, l'opérateur peut avoir souvent besoin du concours de la sage-femme. Celle-ci doit donc connaître au moins les instruments mis en usage et leur manœuvre.

A. Craniotomie.

L'instrument qu'on emploie pour la *craniotomie* ou la *perforation du crâne,* a été imaginé par SMELLIE, et porte son nom. On l'appelle *ciseaux de Smellie.* Ces ciseaux sont très-solides, tranchants sur le bord externe de leur extrémité où ils sont renflés en forme d'olive, et ils se terminent par une pointe acérée. Ils ont été modifiés avantageusement par M. BLOT.

On les applique fermés soit à travers une des fontanelles ou une des sutures, soit perpendiculairement à la surface même des os ; puis, en leur faisant exécuter un mouvement de rotation, ils servent à broyer le cerveau dans tous les sens ; enfin, par l'écartement de leurs branches, ils agrandissent l'ouverture d'entrée par où doit s'écouler la substance cérébrale broyée. Quand l'instrument est retiré, une seringue armée d'une longue canule conduit de l'eau dans le crâne pour le vider complétement. Alors, si les forces de la femme ne lui permettaient pas d'expulser le produit ainsi diminué dans son volume, on appliquerait le *forceps* ou le *céphalotribe.*

B. **Céphalotripsie.**

L'instrument destiné à la céphalotripsie se nomme *céphalotribe.* On l'emploie après avoir vidé le crâne par la craniotomie. Deux branches très-longues, terminées en forme de *cuillères* très-solides et articulées à leur partie moyenne, à la manière du forceps, composent cet instrument. Une vis de rappel, manœuvrée par une manivelle et placée à l'extrémité des manches, permet de rapprocher les cuillères, de telle sorte qu'il ne reste plus entre elles qu'un écartement de 5 centimètres environ.

On introduit isolément chaque branche de l'instrument, la main de l'opérateur servant à conduire chacune d'elles sur les côtés de la base du crâne ; puis on articule les branches ; cela fait, une forte pression, exercée au moyen de la manivelle sur les manches, rapproche forcément les cuillères, aplatit la base du crâne ; enfin l'opérateur engage la tête de l'enfant dans le détroit abdominal par des tractions modérées, et la descend jusqu'à son expulsion complète (1).

(1) M. Pajot a conseillé, dans ces derniers temps, de ne pas faire de tractions avec le céphalotribe, et d'abandonner la tête broyée aux efforts d'expulsion naturelle. Ainsi, dit-il, on simplifie l'opération et on la rend moins dangereuse. Si l'expulsion se faisait trop attendre, on réappliquerait le céphalotribe pour diminuer encore le volume de la tête, et on attendrait de nouveau.

§ IV. — MANOEUVRES DESTINÉES A OUVRIR UNE VOIE ARTIFICIELLE POUR LE PASSAGE DU FOETUS.

Opération césarienne.

Une seule opération est destinée à ouvrir une voie artificielle pour le passage du fœtus : c'est l'*opération césarienne,* qu'on pratique en ouvrant les parois abdominales et l'utérus dans la région hypogastrique.

De nos jours, on exécute rarement cette opération. La possibilité de diminuer le volume du fœtus dans l'accouchement à terme, le devoir imposé à la sage-femme et à l'accoucheur de pratiquer l'accouchemont prématuré artificiel chez une femme affectée de vices de conformation du bassin, quand celle-ci les consulte avant terme, ont singulièrement diminué le nombre des conditions de l'opération.

La sage-femme doit savoir qu'elle est praticable et indiquée seulement :

1° Quand la femme est à terme, dans les vices extrêmes de conformation où le bassin mesure moins de 6 centim. dans son plus petit diamètre.

2° Dans les cas de tumeur des ovaires ou du ventre que la ponction ne peut vider, et que les instruments ne peuvent ni faire disparaître ni déplacer.

3° Quand la mutilation du fœtus ne saurait enlever à la mère les chances de mort.

4° Lorsque la mère venant de mourir, il est constant ou probable que le fœtus est encore vivant. Dans ces circonstances si graves, surtout quand la mère succombe par accident, l'opération césarienne est un devoir.

HISTOIRE

DE

LA GÉNÉRATION.

TROISIÈME PARTIE.

ACCIDENTS.

La troisième partie comprend tous les accidents qui viennent compliquer ou entraver, dans leur état normal ou dans leurs anomalies, les différentes phases de la génération. Parfois ces accidents sont légers et méritent à peine de fixer l'attention. Souvent ils présentent la plus haute gravité puisqu'ils peuvent mettre en péril la vie de la mère et celle de l'enfant. Ils apparaissent quelquefois avec une telle promptitude, qu'avant l'arrivée d'un médecin la sage-femme est forcée de prendre une détermination rapide et sûre ; c'est ici qu'elle doit faire preuve de savoir, de présence d'esprit et d'habileté.

Nous étudierons ces accidents successivement chez la femme et chez l'enfant nouveau-né.

CHAPITRE PREMIER.

ACCIDENTS PENDANT LA CONCEPTION.

La conception est environnée d'un voile trop impénétrable pour qu'il ne soit pas difficile ou même impossible de connaître à quels accidents cette fonction peut être exposée. Nous n'avons rien à ajouter à ce qui a été dit ailleurs (V. page 93).

CHAPITRE DEUXIÈME.

ACCIDENTS PENDANT LA GROSSESSE.

La grossesse produit, dans les fonctions de la nutrition, de la circulation et de l'innervation de la femme, des troubles généraux caractéristiques que nous avons indiqués dans la première partie. Lorsque ces troubles s'aggravent au point de compliquer la grossesse et d'en entraver le cours régulier, ils deviennent alors des accidents, des maladies, et ils exigent une description spéciale. D'un autre côté, le produit de la conception peut succomber pendant la gestation, et des signes particuliers servent à démontrer cet état. Nous commencerons par cet accident, parce qu'il a souvent pour effet de produire ou de modifier les maladies qu'on observe chez les femmes enceintes.

ART. Ier — ACCIDENTS DE LA GROSSESSE CONCERNANT EXCLUSIVEMENT LE FOETUS.

Nous avons déjà parlé dans ce manuel des altérations que peut subir l'œuf dans la matrice (V. *fausse grossesse,* page 277), ainsi que des maladies des membranes de l'œuf (V. *hydropisie de l'amnios,* page 280). Or, ces altérations et ces maladies rentraient dans le cadre de ce que nous appelons anomalies de la génération, pour ce motif qu'ils ne produisent pas des désordres passagers seulement. Il n'en est pas de même de la mort du fœtus, dont nous allons dire quelques mots ; ses conséquences sont ordinairement très-subites ; elle peut être ainsi considérée comme un accident véritable dû à des causes brusques et fortuites (V. page 248).

Mort du fœtus.

Causes. Plusieurs genres de causes peuvent amener la souffrance du fœtus d'abord, puis sa mort dans le sein de la mère. Quelquefois ce sont des causes générales, comme des maladies graves chez la mère, variole, choléra, etc., ou la syphilis constitutionnelle, chez le père surtout ; d'autres fois ce sont des violences extérieures plus ou moins considérables, et on a cité des exemples de fœtus affectés de fractures ; d'autres fois enfin ce sont des causes toutes mécaniques, comme la pléthore utérine, des apoplexies placentaires, ou des circulaires du cordon, soit autour des membres, soit autour du cou, et produisant des amputations complètes ou incomplètes, la mort même.

Signes. Il faut distinguer deux périodes dans l'étude des signes et dans les conséquences de la mort du fœtus. Dans la première période, *avant la fin du* 5e *mois,* il n'y a en effet aucun signe certain de la mort de l'enfant ; si l'époque du terme est encore moins avancée, il n'y a même aucun signe de probabilité, car l'embryon tombe en dissolution dans l'eau, et il n'en reste plus de traces (V. *fausse grossesse*). Les circonstances changent *depuis la fin du* 5e *mois jusqu'à terme.* Dans ce cas, le fœtus mort séjourne dans la cavité amniotique, les tissus se macèrent, l'épiderme se soulève et se détache, il se produit chez la femme à la fois des phénomènes putrides et des phénomènes mécaniques qu'on peut apprécier, et en outre on constate l'absence des signes sensibles qui indiquaient sa présence et sa vie. Ainsi, à partir du moment où le fœtus est mort, le premier phénomène qui se présente est l'arrêt de développement de la matrice ; puis le ventre diminue par absorption du liquide amniotique ; ensuite, de temps en temps, des contractions surviennent, et le segment inférieur de l'utérus se ramollit. Après ces caractères apparaissent les phénomènes mécaniques et les phénomènes putrides. Tantôt l'aréole du sein pâlit et les tubercules papillaires s'affaissent; tantôt, chez certaines personnes, la sécrétion laiteuse s'établit comme si l'accouchement avait eu réellement lieu. La femme éprouve des frissons, de la moiteur et de la faiblesse ; il y a de la fièvre, perte de l'appétit et dégoût ; en même temps il se manifeste dans l'abdomen un sentiment de pesanteur et de froid ; lorsque la malade se tourne d'un côté à l'autre, il lui semble sentir la chute d'un poids plus ou moins lourd. Enfin les mouvements actifs cessent, et, si l'on ausculte à plusieurs reprises les bruits du cœur, il y a cessation de ces bruits. Ajoutons que, d'après M. PAUL DUBOIS, la moyenne du séjour de l'enfant mort dans la matrice est de quinze jours à trois semaines.

ART. II. — ACCIDENTS DE LA GROSSESSE CONCERNANT EXCLUSIVEMENT LA FEMME.

Les accidents qu'on observe chez la femme enceinte peuvent survenir dans les fonctions : 1° de la nutrition ; 2° de la circulation ; 3° de l'innervation ; 4° de la locomotion ; 5° de la génération.

§ Ier — ACCIDENTS DU CÔTÉ DE LA NUTRITION.

Les accidents de la nutrition pendant la grossesse sont les *envies de vomir* et les *vomissements*, le *dégoût des aliments*, les *aigreurs*, une *salivation abondante*, la *diarrhée*, la *constipation*. Tous ces accidents sont ordinairement passagers. Nous allons seulement décrire les vomissements et la constipation, à cause de leur fréquence et de leur ténacité.

A. Vomissement.

Définition. Le vomissement est le rejet par la bouche de matières contenues dans l'estomac.

Marche. C'est l'accident le plus commun de la grossesse. On l'observe souvent à son début, puis il disparaît au troisième mois, pour reparaître dans les derniers temps. Tantôt il survient le matin, au moment du lever ; tantôt il arrive après les repas. Dans le premier cas, les matières vomies sont glaireuses et semblables à une dissolution de gomme ; dans le second cas, l'estomac est rebelle aux aliments, et il les rejette aussitôt qu'il les a reçus.

Si cet état persiste quelque temps, la nutrition s'arrête, les femmes maigrissent, la fièvre s'allume, la langue se sèche, puis arrivent l'acidité et la fétidité de l'haleine (CHOMEL), enfin des accidents cérébraux surviennent, puis les vomissements cessent et les malades succombent.

Dans les vomissements ordinaires de la grossesse, la langue est ordinairement humide et rosée ; elle n'est pas couverte d'un enduit sale ; il y a absence de douleur au creux de l'estomac et absence de fièvre.

Conduite de la sage-femme. Dans les cas légers, la sage-femme donnera pour tisane une infusion de thé, de tilleul ou de fleurs d'oranger. Si le vomissement survient après les repas, elle recommandera des aliments de facile digestion, pris en petite quantité et à des intervalles rapprochés.

Dans certains cas de vomissements graves, *incoercibles* comme on les appelle, le médecin sera obligé de provoquer l'accouchement prématuré pour sauver la vie de la mère. M. Dubois a observé 25 cas de mort à la suite de vomissements de ce genre (V. *avortement provoqué*, page 299).

B. Constipation.

Définition. La constipation est l'état d'une personne qui ne peut aller librement à la selle.

Cause et marche. Elle est souvent déterminée par la compression exercée sur le rectum par la matrice devenue plus volumineuse. Dans les derniers mois, elle survient par inertie de l'intestin. La constipation a pour effet de gêner la digestion, de causer des douleurs de reins et quelquefois de provoquer l'avortement ; il est donc nécessaire d'y remédier.

Conduite de la sage-femme. La sage-femme prescrira des boissons délayantes, telles que l'eau miellée, le petit lait, une ou deux cuillerées d'huile d'amandes douces le matin ; elle administrera des lavements huileux ou faits avec une décoction concentrée de graines de lin ; elle conseillera à la femme de faire des efforts modérés pour aller à la selle, car des efforts violents auraient pour effet d'abaisser la matrice, de comprimer davantage le rectum et quelquefois de causer l'avortement.

§ II. — ACCIDENTS DU CÔTÉ DE LA CIRCULATION.

La gêne apportée dans la circulation générale de la mère, par le fœtus et par le développement considérable de la matrice, produit chez la femme des accidents assez sérieux du côté de cette fonction. Ce sont : 1° *la pléthore* ou *surabondance sanguine,* 2° *les varices* ou *dilatation des veines des membres inférieurs,* 3° *les hémorrhoïdes* ou *dilatation des veines du pourtour de l'anus,* 4° *l'œdème* ou *infiltration séreuse de la peau.* Comme les varices et les hémorrhoïdes résultant de la grossesse ne réclament pas un traitement spécial, nous ne nous occuperons que de la pléthore et de l'œdème.

A. Pléthore.

Définition. La pléthore est la surabondance de sang dans l'organisme. C'est la plus fréquente, sans contredit, des lésions de la circulation.

Division. Elle peut être générale ou locale.

La *pléthore générale* s'annonce par des douleurs de tête, des bouffées de chaleur au visage, des vertiges, de la difficulté de respirer, de la somnolence, de la dureté du pouls et une lassitude générale. Souvent la pléthore générale précède la pléthore locale. En effet, lorsque ces phénomènes généraux ont duré un certain temps, on voit survenir des flux sanguins critiques, tels que des saignements de nez ou *épistaxis,* des vomissements de sang ou *hématémèse,* des crachements de sang ou *hémoptysie.* Le cerveau et les poumons peuvent devenir eux-mêmes le siége d'une congestion grave si on ne se hâte pas d'employer les moyens convenables pour la combattre.

La pléthore locale la plus fréquente chez la femme enceinte est celle de l'utérus. Alors, aux signes généraux que nous avons indiqués se joignent la tension et le gonflement du ventre, un sentiment de pesanteur dans le bassin, dans les aînes et dans la partie supérieure des cuisses, des douleurs dans les reins et dans les lombes. Quelquefois de légères contractions surviennent, un peu de sang s'écoule, et il y a imminence d'un avortement prochain.

Conduite de la sage-femme. Le moyen par excellence dans la pléthore, soit générale, soit locale, est la saignée du bras répétée une ou plusieurs fois. En général, il vaut mieux pratiquer plusieurs petites saignées d'une ou deux palettes qu'une saignée copieuse.

Ces émissions sanguines sont surtout indiquées lorsque les mouvements de l'enfant ont diminué de fréquence et même ont cessé complètement; alors, sous l'influence de la saignée, ils se font de nouveau sentir, et cela indique l'utilité de ce moyen. Quand ces accidents arriveront, surtout aux époques correspondant aux règles, il faudra les prévenir quelques jours à l'avance; c'est ainsi que, par de petites saignées répétées plusieurs fois et par le repos absolu, on est parvenu à faire arriver certaines femmes au dernier terme de leur grossesse (1).

B. Œdème.

Définition. L'œdème est l'infiltration séreuse du tissu cellulaire.

Marche. Cette maladie affecte ordinairement les pieds, s'étend souvent aux jambes, aux cuisses et aux grandes lèvres; quelquefois elle les distend au point d'en occasionner la gangrène; d'autres fois, mais rarement, elle envahit tout le corps. Dans le premier cas, cela est dû à la compression exercée par la matrice sur les vaisseaux du bassin, et tout cesse presque complètement si la femme reste dans une position horizontale. Dans le second cas, c'est-à-dire quand l'œdème devient gé-

(1) On sait que, dans la grossesse, le sang s'appauvrit plutôt qu'il augmente de quantité et de richesse (V. page 135). Il ne faudrait donc pas confondre la pléthore sanguine, que nous venons de décrire, avec la *pléthore séreuse*, sorte de *chlorose* des femmes enceintes. Dans ces cas, on conseillera les ferrugineux, les toniques, etc., comme dans l'œdème qui accompagne souvent cet état.

néral et qu'il se caractérise par une bouffissure de toute la peau, il est certain que le sang a perdu de ses qualités; il est plus aqueux, il s'infiltre facilement à travers les vaisseaux dans le tissu cellulaire et dans les cavités des membranes séreuses, les urines contiennent un des principes du sang, l'albumine (1); or cet état est assez fréquent, et il prédispose aux convulsions puerpérales.

Conduite de la sage-femme. Si l'œdème est circonscrit, des fomentations stimulantes faites avec l'eau de Cologne ou l'eau-de-vie camphrée suffisent ordinairement. Dans l'œdème général, la sage-femme devra consulter un médecin qui ordinairement prescrira un traitement tonique dans lequel entreront surtout les préparations ferrugineuses. Mais, au moment de l'accouchement, il faudra redoubler d'attention si on remarque chez la femme des maux de tête, une certaine agitation, des contractions involontaires des muscles de la face, une parole brève, etc. La sage-femme devra se hâter alors de prévenir un médecin (V. *éclampsie).*

§ III. — ACCIDENTS DU CÔTÉ DE L'INNERVATION.

Les accidents nerveux qui surviennent chez les femmes enceintes sont très-nombreux; ce sont: la *céphalalgie* ou *douleurs de tête,* l'*odontalgie* ou *douleurs de dents,* les *vertiges,* les *éblouissements,* les *syncopes,* les *palpitations,* les *douleurs de reins,* les *points de côté,* le *rhumatisme utérin.* Mais tous ces symptômes sont ordinairement passagers et n'offrent aucune gravité. D'autres sont, il est vrai, beaucoup plus sérieux: telle est l'*éclampsie* ou les *convulsions,* etc.; mais il en sera fait amplement question ailleurs. Nous parlerons seulement ici de la syncope.

(1) La présence de l'albumine dans l'urine des femmes enceintes se constate 1° au moyen de la chaleur, en faisant bouillir les urines dans une cuillère, 2° avec l'acide nitrique, dont on verse quelques gouttes seulement dans l'urine suspecte; dans ce dernier cas, l'urine doit avoir été versée préalablement dans un verre à pied étroit et très-allongé.

Syncope.

Définition. La syncope est la perte subite de la connaissance, du sentiment et du mouvement, avec affaiblissement ou suspension totale de la circulation et de la respiration.

Division. Il y a deux degrés dans la syncope : le premier, nommé *lypothymie*, est caractérisé par un affaiblissement seulement du pouls et de la respiration ; le second degré est la *syncope proprement dite,* et il existe une abolition apparente de la vie.

Marche. La marche de la syncope est ordinairement rapide. Quelquefois, immédiatement après la plus légère émotion de joie ou de douleur, à la vue d'un objet qui plaît ou qui déplaît, après une saignée même légère, la femme éprouve des tintements d'oreilles, des éblouissements, de l'obscurcissement de la vue, des vertiges ; les jambes sont faibles et fléchissent immédiatement ; alors les baillements commencent, la région précordiale est brûlante, les femmes essaient de se desserrer elles-mêmes ; mais la face pâlit, les extrémités deviennent froides, une sueur glacée couvre le visage et les membres ; le pouls s'efface, la respiration s'anéantit, les facultés intellectuelles ont disparu : la syncope est complète.

Conduite de la sage-femme. Le traitement est le suivant : Rendre la région précordiale libre en desserrant les vêtements ; — ramener le sentiment par des aspersions saccadées d'eau froide, faites avec les doigts ; — faire respirer à la malade des odeurs excitantes, telles que l'eau de Cologne, le vinaigre aromatique, l'ammoniaque étendue d'eau. — Si la syncope continue, placer la femme dans la position horizontale ; — frictionner le front, les tempes, les narines, avec les substances précédentes ; — enfin, quand la malade a recouvré sa connaissance, administrer une potion antispasmodique, ordonner le repos au lit et une alimentation très-légère. — Si une cause accidentelle avait déterminé la syncope, en prévenir le retour en éloignant les conditions qui l'ont produite.

§ VI. — ACCIDENTS DU CÔTÉ DE LA LOCOMOTION.

Un seul accident du côté de la locomotion mérite de fixer l'attention de la sage-femme, c'est le *relâchement des symphyses.*

Relâchement des symphyses.

Définition. Les mots relâchement des symphyses se définissent d'eux-mêmes ; ils indiquent une plus grande mobilité que de coutume dans les symphyses du bassin.

Les accoucheurs anciens attachaient une importance exagérée à cet état, et ils le considéraient comme indispensable pour la terminaison heureuse d'un accouchement naturel. Aujourd'hui, on admet un certain ramollissement de ces articulations pendant la grossesse ; mais il ne devient accident que quand il est exagéré.

Marche. Il y a relâchement des symphyses quand les femmes ressentent en marchant des mouvements d'oscillation dans le bassin. En outre, en appliquant la main sur la région sacro-iliaque ou sur la région pubienne, et en essayant de les faire mouvoir, on perçoit un mouvement sensible entre les os. Chez certaines femmes, le relâchement peut être tel que ces parties se croisent en quelque sorte l'une sur l'autre. Chez d'autres, on a vu les trois os qui concourent à la formation du bassin écartés de plus de trois centimètres.

Le relâchement des symphyses porté à ces degrés extrêmes est excessivement douloureux, et la douleur ne cesse que dans le repos complet sur un plan horizontal. Elle est vive au contraire quand on touche le niveau des articulations malades, quand la femme marche, se tient debout, ou fait un effort pour changer de place. Mais la station debout est moins pénible que la marche, et la femme a alors conscience de la mobilité du sacrum entre les os des îles. Tous ces accidents augmentent à mesure que la grossesse avance, et, dans son dernier terme, la marche devient impossible sans un appui.

Conduite de la sage-femme. Le relâchement des symphyses, pendant la grossesse, exige peu de soins spéciaux de la part de la sage-femme. Quoi qu'on fasse, on ne peut empêcher la distension des ligaments. L'unique but du traitement doit être de s'opposer à la déchirure des symphyses, qui peut avoir lieu pendant la marche. Les meilleurs moyens, pendant les derniers mois de la grossesse, sont le repos au lit ou sur une chaise longue, et l'immobilité la plus complète des os du bassin. On assure cette immobilité par un bandage contentif régulièrement appliqué.

§ V. — ACCIDENTS DU CÔTÉ DE LA GÉNÉRATION.

Les accidents qui peuvent survenir dans la fonction de la génération, pendant la grossesse, sont : les *écoulements muqueux* ou *fleurs blanches*, les *écoulements de fausses eaux*, l'*avortement* et l'*accouchement prématuré*. Nous avons déjà parlé des écoulements leucorrhéiques (V. page 133) et des fausses eaux (V. page 167); il nous reste à traiter de l'avortement et de l'accouchement prématuré spontané.

A. **Avortement ou fausse couche.**

Définition. L'avortement est l'expulsion du produit de la conception non viable (V. page 149).

Division. On le divise en trois espèces : 1° l'avortement est dit *ovulaire* quand le produit n'a pas encore 20 jours révolus ; 2° il est dit *embryonnaire* si l'œuf n'a pas plus de 90 jours révolus ; 3° l'avortement est appelé *fœtal* quand le produit est âgé de 90 jours à 6 mois. Enfin, on divise encore l'avortement, au point de vue des causes qui peuvent le déterminer, en *spontané, accidentel, provoqué*.

Fréquence. L'avortement est un accident très-fréquent (VELPEAU, DUBOIS, PAJOT). Mme LACHAPELLE, en indiquant 116 cas sur 21,960 grossesses, est très-au-dessous de la vérité. Le relevé d'un hôpital anglais donne au contraire 147 cas sur 515 accouchements ; mais il y a peut-être exagération ici. Il est vrai que beaucoup d'avortements passent inaperçus. Cela tient d'une part à leur fréquence dans les trois premiers mois de la grossesse, et d'autre part à leur apparition à l'époque des règles (9 fois sur 10. BOERHAAVE).

Causes. L'avortement spontané est plus commun chez les femmes nerveuses que chez les autres ; on l'observe plus fréquemment aussi chez les femmes dont la vie est sédentaire que chez celles dont l'existence est un peu plus active. Les femmes qui deviennent enceintes très-jeunes y sont plus exposées que les femmes de 20 à 40 ans. Certaines femmes affectées de syphilis n'ont pu mener des grossesses successives à terme avant un traitement antisyphilitique bien dirigé. Toutes les causes qui sont de nature à développer une congestion utérine favorisent aussi l'avortement. Il en est de même de celles qui développent des contractions réitérées de la matrice. Des tumeurs du bassin ou des parties molles, des vices de conformation par étroitesse, des maladies de l'utérus, des polypes, amènent souvent le même résultat. Enfin, chez certaines femmes, on a vu des fausses-couches antérieures être la cause d'avortements *périodiques* se reproduisant aux mêmes époques de la grossesse, de même que des fruits qui se flétrissent avant d'être complètement développés se séparent et tombent à la moindre secousse de la branche.

Quant aux prédispositions à l'avortement provenant du père, elles sont aujourd'hui démontrées sans contestation (LUGOL, RICORD). La scrofule héréditaire, la syphilis constitutionnelle, l'abus des plaisirs vénériens, les mariages trop précoces, dégradent la puissance génératrice de l'homme, et on n'a pas observé d'enfants sains naître d'un homme qui ne l'est point (1).

L'avortement accidentel est moins commun que l'avortement spontané. Il faut, pour le produire, des causes déterminantes très-énergiques, comme des coups portés sur l'ab-

(1) La réciproque est au contraire parfaitement vraie. Une femme malade peut en effet avoir des enfants sains si elle a été fécondée par un homme sain.

domen, des secousses violentes, une chute sur la région périnéale, des contusions profondes, ayant pour résultat la mort du fœtus dans le sein de sa mère. Mais il est rare que des causes occasionnelles légères déterminent seules l'avortement. Nous rangeons ainsi dans la catégorie des causes douteuses les émotions morales vives, la promenade à cheval ou dans une voiture sur un chemin raboteux, la danse, le saut, les efforts musculaires, les saignées du pied et du bras, les pédiluves et les manuluves chauds ou froids, les purgatifs.

Il reste à indiquer les causes spéciales et efficientes de l'avortement. D'après ce que nous venons de dire, il n'est pas aussi facile qu'on pourrait le croire de provoquer l'avortement. Les médicaments dits *abortifs* déterminent plus souvent des inflammations d'intestins, et la mort même, que l'avortement (Delamotte, Velpeau). Les manœuvres mécaniques employées pour rompre les membranes du fœtus portent ordinairement sur la matrice et y produisent des lésions dont les suites deviennent souvent mortelles.

Symptômes. Les symptômes de l'avortement sont variables comme les causes qui l'ont produit. Ils se développent avec lenteur quand l'avortement est spontané; ils sont brusques et très-rapides quand celui-ci est accidentel; enfin les symptômes ne sont pas les mêmes quand il a lieu dans la période embryonnaire et dans la période fœtale de la grossesse.

a. **Avortement embryonnaire.** Il arrive quelquefois que l'œuf, encore très-peu volumineux, est expulsé entier et presque sans douleur. On dirait une époque menstruelle ordinaire; elle est seulement plus abondante et plus difficile. En outre, en examinant dans l'eau les caillots qui sont expulsés, on trouve au milieu du sang un ovule ou un embryon parfaitement reconnaissables. Cependant, comme il peut arriver que les membranes se soient rompues et que l'embryon n'y soit plus enveloppé, les femmes croient assez fréquemment avoir éprouvé un retard suivi d'un retour abondant et douloureux.

b. **Avortement fœtal.** Les symptômes de l'avortement spontané fœtal sont plus caractéristiques. De plus, comme très-souvent la mort du fœtus a précédé son expulsion, on observe des symptômes précurseurs qui se lient avec ceux de l'avortement lui-même (V. page 413).

La femme est triste et abattue; les yeux sont ternes et cernés ; une pâleur générale est répandue sur le visage; il existe des nausées qui coïncident avec la perte de l'appétit et le dégoût des aliments, etc. Après quelques jours de cet état de malaise, les seins se flétrissent, les paupières se tuméfient, l'haleine devient fétide. Des pesanteurs insolites apparaissent vers l'anus; puis des douleurs utérines se produisent, des tiraillements ont lieu dans les aînes, dans les lombes, dans les cuisses; enfin le travail de l'avortement commence. Ce travail débute par une hémorrhagie. Il se rapproche d'autant plus de celui de l'accouchement, que l'avortement survient à une époque plus avancée de la gestation. L'hémorrhagie est ainsi plus ou moins abondante; elle est moins considérable lorsque le produit n'est expulsé que longtemps après sa mort. Le sang est liquide ou grumeleux, d'une couleur d'autant plus noire, d'une odeur d'autant plus fétide, qu'il a stagné plus longtemps dans la matrice. Des douleurs se font sentir dans les reins et prennent le caractère intermittent des contractions utérines. Les mouvements de l'enfant ne sont plus perçus par la mère; les battements du cœur ne s'entendent plus à l'auscultation; le toucher constate le ramollissement du col et la dilatation de son orifice. Les membranes commencent à proéminer, et, après leur rupture, l'eau de l'amnios s'écoule; enfin, le fœtus et le placenta sont expulsés, soit séparément, soit ensemble.

Conduite de la sage-femme. Le traitement de l'avortement consiste : 1° *à prévenir la fausse-couche;* 2° *à l'arrêter dans sa marche ;* 3° *à remédier aux accidents qui peuvent la compliquer.* Or nous allons étudier ces trois points avec détail, pour compléter les omissions que nous avons faites volontairement dans les paragraphes précédents. Nous terminerons par quelques mots sur la délivrance dans l'avortement.

a. **Moyen de prévenir l'avortement.** S'il y a faiblesse de la malade ou vice général de sa constitution, c'est dans l'intervalle d'une grossesse à l'autre qu'il faut s'attacher à combattre les causes de l'avortement.

La femme dans ce cas devra être soumise à un régime tonique et fortifiant, aux préparations ferrugineuses, aux bains froids, aux bains de mer, etc. On recommandera le repos pendant les premiers mois et surtout à l'époque où a eu lieu une fausse-couche dans une grossesse antérieure. La constipation sera combattue par de fréquents lavements. Dans le cas de congestion locale, si la femme n'est pas affaiblie, on fera une petite saignée de 30 à 60 grammes. Dans le cas contraire, on pourra recommander l'application de cataplasmes de farine de moutarde et d'eau tiède sur le dos et sur les bras, et on évitera tout ce qui peut accroître la circulation vers les membres inférieurs.

La rigidité des fibres de l'utérus, son excès de contractilité, doivent être combattus par des moyens opposés, tels que bains tièdes, régime adoucissant, saignées générales, laudanum et lavements à petites doses.

Dans le cas d'abaissement de l'utérus, il ne faudra pas employer de pessaire qui pourrait être une cause de contraction, mais on recommandera le repos le plus absolu, jusqu'à ce que l'organe se soit élevé au-dessus du détroit supérieur.

Quant aux causes qui dépendent de l'œuf, elles sont hors de la puissance de l'art.

L'espèce de congestion sanguine qui se manifeste chez les femmes abondamment réglées est souvent une cause de fausse-couche aux époques ordinaires des règles, surtout quand antérieurement cet accident a déjà eu lieu. Il faut, dans ce cas, pratiquer tous les mois une petite saignée pendant les premiers temps de la grossesse, quelques jours avant l'époque des règles, et on la continuera jusqu'à ce que le terme des précédentes fausses-couches soit passé.

Enfin la femme devra éviter les excitations physiques et morales, les efforts, la course, la voiture, etc.

b. **Moyens d'arrêter l'avortement.** Deux moyens forment la méthode de traitement, dans les cas où l'avortement semble inévitable : ces moyens sont *la saignée* et *le laudanum*. Leur emploi varie seulement suivant que l'avortement est plus ou moins prononcé.

Pendant la première période, caractérisée par l'apparition des douleurs utérines étendues de l'ombilic au bassin, avec durcissement du ventre et douleurs de reins, sentiment de pesanteur sur le fondement et dans les lombes, lassitude générale, col utérin ramolli, entr'ouvert, saillie des membranes à chaque contraction, la sage-femme ordonnera le repos absolu dans la situation horizontale, la diète légère, une saignée du bras s'il y a pléthore générale ou locale, un lavement entier, puis, quand celui-ci sera rendu, un huitième de lavement avec 15 ou 20 gouttes de *laudanum de* SYDENHAM que la malade gardera. Ensuite, si les contractions ne cessent pas, on reviendra au laudanum administré à la même dose et de la même manière, de demi-heure en demi-heure, jusqu'à la cessation du travail. Il est rare que la première administration de ces remèdes ne suffise pas si le produit est vivant et si l'œuf est à l'état normal.

Pendant la deuxième période, il s'écoule des glaires sanguinolentes, il y a perte de sang légère ou forte, amincissement et dilatation plus grande de l'orifice, engagement de la poche; l'avortement est imminent ; il faut ajouter au traitement : limonade froide et compresses froides sur les cuisses, continuer les lavements comme ci-dessus ; mais leur usage est moins efficace.

Pendant la troisième période, caractérisée par une perte abondante et par la rupture de la poche, tout traitement échoue, et il n'y a plus qu'à attendre l'avortement, et à remédier aux accidents qui peuvent l'accompagner, comme nous allons le dire maintenant.

Remarque. L'administration du laudanum de Sydenham à la dose de 40 ou 50 gouttes pourrait inspirer des craintes; cependant elle n'est jamais suivie d'accidents sérieux. Quelquefois seulement, il survient un peu de somnolence et de la pesanteur de tête, d'engourdissement, un narcotisme léger qu'un peu de limonade froide ou une infusion de café froid dissipe promptement. Ce mode de traitement n'est en outre nullement nuisible au produit. Toutefois il sera toujours prudent d'avertir les parents des symptômes qui peuvent suivre l'administration du laudanum afin qu'ils n'en soient pas effrayés inutilement.

c. **Moyens de remédier aux accidents de l'avortement.** L'hémorrhagie est un des accidents les plus ordinaires de l'avortement. Elle peut précéder, accompagner, ou suivre l'expulsion du produit. Si l'hémorrhagie est légère, il suffit d'employer les moyens que nous avons indiqués pour arrêter l'avortement. Si l'hémorrhagie est grave, elle exige une autre conduite. Or cette conduite varie suivant que l'hémorrhagie est *interne* ou *externe*.

L'*hémorrhagie grave interne* peut facilement être méconnue avant le quatrième mois. Elle se signale par l'accroissement du ventre, dont le volume n'est pas en rapport avec l'époque de la grossesse, par la tension de l'utérus, sa contraction permanente accompagnée de douleurs sourdes dans les reins et dans l'hypogastre, de pression sur le fondement et sur la vessie. A ces symptômes se joignent la faiblesse du pouls, la pâleur de la face, les faiblesses, les syncopes; enfin, du côté du fœtus, la cessation des mouvements actifs et des battements du cœur. Le traitement consiste en boissons froides, lavements froids, cataplasmes de farine de moutarde sur les bras, la poitrine, le dos; on ne fera pas de saignée si l'hémorrhagie est très-considérable. Un bandage de corps sera appliqué autour du ventre; des réfrigérants sur les cuisses et l'hypogastre seulement seront encore employés. La sage-femme pratiquera le toucher pour s'assurer si des caillots ne boucheraient pas l'orifice de l'utérus; dans ce cas, les caillots devraient être extraits pour faciliter l'écoulement du sang au dehors. Le reste du traitement est celui de la perte externe.

Cette hémorrhagie interne, après rupture de l'œuf, sera facilement reconnue par le fait de l'issue à l'extérieur d'une petite quantité de sang qui aura précédé la perte interne.

L'*hémorrhagie grave externe* est la sortie du sang au dehors en assez grande quantité. Il faut insister sur les réfrigérants appliqués seulement sur les cuisses et sur le bas-ventre, en tâchant de réchauffer, par tous les moyens possibles, les parties supérieures du corps. On peut administrer un lavement froid, mais on ne fera pas usage d'injections froides, qui pourraient délayer les caillots et augmenter la perte si elle était due à l'implantation du placenta sur le col. Il faut à chaque instant interroger le pouls et la face, enfin appliquer le tampon si cela devenait nécessaire, l'époque de la grossesse et du travail s'opposant à ce que le produit puisse être extrait. En appliquant le tampon, on aura soin de s'opposer à l'ampliation du ventre par des frictions sur l'abdomen et par l'application d'un bandage serré.

On a proposé plusieurs procédés de tamponnement. Le meilleur est celui-ci : on introduit au pourtour du col un certain nombre de bourdonnets de charpie ou de coton liés par un fil qu'on retient au dehors ; ces bourdonnets sont graissés de cérat; on se sert, pour les introduire, d'un spéculum plein et d'une pince; une fois le cul-de-sac bien rempli par ces bourdonnets, on entasse, par dessus les fils qu'on retient à l'extérieur, de la charpie en grande quantité pour remplir le vagin, et à mesure on retire le spéculum. Quand il est hors de la vulve, le vagin est exactement rempli. On maintient le tout à l'aide de compresses longuettes et d'un bandage en T qu'on aura soin de serrer assez fortement. Ce tampon ainsi appliqué s'oppose efficacement à l'écoulement du sang; toutefois, quelques femmes le supportent difficilement.

REMARQUE. Il faut convenir que bien souvent le tamponnement compromet la marche de la grossesse. Il faudrait l'employer seulement si on ne pouvait empêcher l'avortement d'avoir lieu. Toutefois on se gardera bien de rompre les membranes si l'époque peu avancée de la grossesse peut permettre l'expulsion de l'œuf entier. Ce n'est qu'à une époque très-avancée qu'on pourrait pratiquer la rupture de l'œuf pour faciliter l'expulsion du produit.

d. **Délivrance dans l'avortement.** Dans les premiers mois, la sortie du placenta se fait souvent en même temps que celle du produit, et l'œuf sort en entier. Mais souvent aussi les contractions de l'utérus rompent les membranes, les eaux s'écoulent, et le fœtus seul est expulsé; alors les contractions cessent, le col se contracte, et le placenta est enfermé dans l'utérus. Or, depuis le moment où le fœtus a été chassé jusqu'à celui où la délivrance peut être opérée, un écoulement de sang plus ou moins abondant arrive souvent. La présence du placenta dans l'utérus l'entretient en empêchant le retrait complet de l'organe sur lui-même et en favorisant l'afflux du sang dans ses parois. Aussi l'accoucheur devra-t-il hâter la délivrance pour soustraire la femme au danger de l'hémorrhagie. Si le placenta est décollé, on le trouvera engagé dans le col, et les doigts suffiront pour l'extraire; au besoin même on pourrait employer une pince. Si le placenta est encore adhérent, ou si le col n'est pas suffisamment dilaté, on s'en tiendra aux réfrigérants, au seigle ergoté, au tamponnement.

Mais que faire quand l'accoucheur, appelé tardivement, n'aura pu connaître, à cause de l'occlusion du col, si l'avortement est fait ou à faire, et si le placenta est encore contenu dans l'utérus? *Si l'hémorrhagie est légère,* on emploiera les réfrigérants et le laudanum. *Si la perte est grave,* on emploiera le seigle ergoté, le tampon, etc., etc. Mais jamais on ne tentera de forcer la résistance du col par des manœuvres. D'un autre côté, il faut savoir que, lorsque le placenta est entièrement décollé, souvent il n'y a plus d'hémorrhagie à craindre, même quand il est encore retenu dans l'utérus. Il est vrai que le délivre peut se putréfier. Alors les lochies deviennent fétides, et les phénomènes de la résorption se déclarent, tels que fièvre intense, fétidité de l'haleine, coloration jaunâtre de la face, yeux caves et ternes, frissons, etc. Mais comme tous ces accidents, suite de l'avortement, sont très-graves, la sage-femme devra toujours appeler le plus promptement possible un médecin (1).

B. Accouchement prématuré.

Définition. On dit qu'il y a *accouchement prématuré* quand l'accouchement a lieu dans le 7e ou dans le 8e mois de la grossesse.

Causes. Le plus grand nombre des causes qui provoquent l'avortement peuvent déterminer l'expulsion du fœtus avant terme. Telles sont : la distension excessive de la matrice par plusieurs fœtus ou par une grande quantité de liquide amniotique, la mort accidentelle des fœtus, des efforts musculaires violents, la présence d'une tumeur ovarique gênant le développement régulier et complet de l'utérus, etc. Toutefois, la mort accidentelle du fœtus est la plus fréquente de ces causes (V. page 412).

Marche. La marche de l'accouchement prématuré se rapproche d'autant plus de celle de l'accouchement ordinaire que le terme de 9 mois est plus rapproché. Les douleurs, d'abord irrégulières, indiquent le commencement du travail. Elles sont plus lentes et plus intenses à 7 mois et à 8 mois

(1) Parmi ces moyens, nous conseillons : 1° la délivrance artificielle, soit avec une pince, soit avec la cuvette de RÉCAMIER ; 2° si la délivrance reste incomplète, les injections dans l'intérieur de l'utérus faites avec une extrême lenteur avec eau chlorurée, eau alcoolisée, eau de PAGLIARI ; 3° l'emploi du seigle ergoté, mais exceptionnellement : il contracte l'orifice utérin et empêche l'expulsion ou l'extraction du délivre.

que près du terme. En outre, comme elles ont pour effet la dilatation complète du col, elles se prolongent jusqu'à l'effacement de celui-ci. Enfin, pendant cette période, les femmes sont en général très-inquiètes et très-agitées.

Si la période de dilatation est longue dans l'accouchement prématuré, il n'en est pas ainsi de la période d'expulsion. Le petit volume du fœtus l'abrége en effet considérablement. Mais, l'expulsion du fœtus terminée, il reste à opérer la délivrance. La sage-femme devra y apporter le plus grand soin; les adhérences du placenta, l'irrégularité des contractions, l'inertie d'un utérus épuisé par des douleurs de longue durée, le désemplissement rapide de l'organe résultant d'une expulsion trop prompte, permettent de faire redouter des accidents, et surtout une hémorrhagie (V. *accidents dans la délivrance).*

Conduite de la sage-femme. Lorsqu'une femme est menacée d'accouchement prématuré, il faut, à moins qu'on soit sûr de la mort du fœtus, chercher à enrayer le travail. On prescrira en conséquence un repos horizontal absolu; on pratiquera une saignée du bras si la femme est pléthorique; on administrera enfin, de deux heures en deux heures, un quart de lavement de décoction de racine de guimauve additionnée de 20 gouttes de laudanum de Sydenham.

Si le travail est commencé, la sage-femme doit commander encore le repos pour éviter une hémorrhagie. Il ne faudra pas toucher trop souvent la malade pour éviter d'augmenter les irrégularités des contractions. On pourra pratiquer une légère saignée pour combattre la rigidité du col. On favorisera enfin les contractions régulières par de légères frictions sur le ventre.

Quant à la délivrance, la sage-femme se comportera comme il sera dit plus loin, pour empêcher que les contractions irrégulières et spasmodiques de l'organe resserrent partiellement le placenta et en gênent l'expulsion facile et spontanée.

CHAPITRE TROISIÈME.

ACCIDENTS PENDANT L'ACCOUCHEMENT.

Les accidents de l'accouchement les plus importants à étudier sont ceux qui concernent la femme. Nous en parlerons en premier lieu, et nous les diviserons : 1° en accidents pendant l'accouchement proprement dit ; 2° et en accidents pendant la délivrance. En second lieu, nous indiquerons les accidents qui peuvent affecter le fœtus, mais nous nous bornerons à un énoncé sommaire, car les soins qu'ils nécessitent concernent exclusivement le médecin.

ART. Ier — ACCIDENTS DE L'ACCOUCHEMENT PROPREMENT DIT CONCERNANT LA FEMME EXCLUSIVEMENT.

Les accidents qui peuvent frapper la femme pendant le travail sont : 1° *l'hémorrhagie utérine ;* 2° *l'éclampsie ;* 3° *l'inertie de la matrice ;* 4° *les contractions irrégulières ;* 5° *la rupture de la matrice.*

§ Ier — HÉMORRHAGIE UTÉRINE.

Définition. On donne le nom d'hémorrhagie utérine pendant l'accouchement à toute perte de sang un peu abondante par les parties génitales.

Causes. Cet accident est un des plus formidables qui puissent se déclarer chez une femme en travail, et on divise ses causes en *prédisposantes,* en *déterminantes* et en *spéciales.*

a. **Causes prédisposantes de l'hémorrhagie.** La grossesse est la principale cause prédisposante de l'hémorrhagie. La matrice devient dans cet état un centre de fluxion auquel participent les organes voisins, et qui se trouve accru par toutes les circonstances qui peuvent rendre la circulation plus active : tels sont le tempérament sanguin, les menstrues abondantes, le tempérament lymphatique qui s'accompagne souvent de congestion utérine et qui prédispose certaines femmes à une espèce de molimen hémorrhagique à chaque période menstruelle. Telles sont aussi les excitations physiques et morales, comme une nourriture succulente, l'usage des boissons alcooliques, les veilles dans des réunions nombreuses, etc., etc.

b. **Causes déterminantes de l'hémorrhagie.** Toutes les causes précédentes, quand elles agissent pendant une certaine durée, peuvent devenir causes déterminantes : de plus, toutes les commotions dont il a été question à l'article avortement peuvent aussi déterminer cet accident.

c. **Causes spéciales de l'hémorrhagie.** Les principales causes déterminantes spéciales sont : le décollement prématuré du placenta, les déchirures du col utérin, l'insertion du placenta sur l'orifice ou dans le voisinage.

Le décollement du placenta est une cause d'hémorrhagie d'autant plus dangereuse que le travail est moins avancé. Des contractions normales trop brusques de la matrice, des contractions irrégulières, la brièveté du cordon ombilical, le tiraillement exercé sur les membranes quand le fœtus est coiffé, sont les circonstances qui peuvent le produire. Le danger est encore plus grand quand l'utérus a été très-distendu, soit par une grande quantité d'eau, soit par des jumeaux. Dans cette dernière circonstance, l'hémorrhagie peut avoir lieu après la sortie du premier fœtus, et compromettre la vie de la mère et celle du second enfant. Si elle se déclarait après la sortie des deux enfants, on comprend que la vie seule de la mère soit en danger.

Les déchirures du col utérin n'amènent que des hémorrhagies sans importance. Elles n'ont lieu en outre qu'à la fin du travail, quand le fœtus traverse les organes maternels, et elles ne méritent pas une mention plus grande.

L'insertion du placenta sur le col de l'utérus a une toute autre importance. C'est une cause presque constante de l'hémorrhagie (*hémorrhagie inévitable* des anglais); même si quelquefois, dans ce cas, l'hémorrhagie n'a pas eu lieu, on peut en induire qu'il y a mort déjà ancienne de l'enfant (Moreau).

C'est dans les trois derniers mois de la grossesse que se

produit cette hémorrhagie, mais elle est plus constante à 8 mois et à terme. On l'explique en disant qu'à cette époque le segment inférieur de l'utérus commence à s'amplifier, *forme ovoïde* (V. page 129), et que, par suite de cette dilatation, le placenta, dont le développement est complet, ne peut suivre les rapports de connexion vasculaire qui l'unissent à l'utérus. Ces rapports en effet sont détruits en partie et le sang coule.

Symptômes de l'hémorrhagie utérine. On distingue ces symptômes en *symptômes généraux* et en *symptômes locaux*.

Les *signes généraux* de l'hémorrhagie utérine sont : la faiblesse du pouls, la pâleur de la face, le refroidissement des extrémités, le tintement d'oreilles, les maux de cœur, la syncope.

Les *signes locaux* varient selon que la perte est externe ou interne.

a. **Symptômes de l'hémorrhagie externe.** Le symptôme caractéristique de la perte externe est la perte elle-même. Le sang s'écoule à travers la vulve avec sa couleur vermeille, et se coagule facilement. La violence avec laquelle il s'échappe est parfois telle, qu'il ruisselle avec impétuosité, pénètre le lit, et l'inonde. Rarement l'hémorrhagie se fait goutte à goutte ; dans ce cas, le sang se prend promptement en caillots et cesse de couler, mais bientôt une contraction survient, le caillot qui obstruait l'orifice est expulsé, et le sang coule de nouveau librement au dehors.

b. **Symptômes de la perte interne.** Dans l'hémorrhagie interne, si l'écoulement de sang est peu abondant, il passe facilement inaperçu. Si la perte est considérable, l'utérus prend une forme irrégulière et anfractueuse insolite ; il est plus dur et plus résistant. Quelquefois on sent manifestement deux parties, l'une où est logé le fœtus, l'autre où est le sang épanché, et dans ce point il peut y avoir fluctuation véritable. Le ventre acquiert un développement exagéré et rapide ; il y a cessation des mouvements actifs du fœtus ; enfin il s'y joint les phénomènes généraux des grands épanchements de sang : refroidissement des extrémités, sueurs froides, pâleur de la face, etc. Ajoutons que souvent, dans ce cas, il y a un léger écoulement de sang au dehors, et qu'on peut le produire par une pression sur l'abdomen (MOREAU).

Diagnostic. On pourrait facilement confondre l'hémorrhagie utérine interne avec l'hydropisie de l'amnios ou la tympanite, si on n'avait pas pour le reconnaître les signes généraux dont nous avons parlé. Mais le point important de notre étude est de reconnaître la cause à laquelle est due l'hémorrhagie interne ou externe.

a. **Diagnostic de l'insertion du placenta sur le col.** Quand cette insertion vicieuse a lieu, il y a eu d'autres pertes déjà, car l'hémorrhagie produite par cette cause est *à répétition* (PAJOT) ; dans les cas ordinaires, il y en a eu de 3 à 4, et la première perte a été peu abondante. En outre, elle se produit dès le début du travail, disparaît ou diminue dans l'intervalle des contractions. Quand on peut toucher, au lieu de sentir la surface lisse qu'on sent ordinairement, on rencontre un corps mollasse, vasculaire, spongieux, granulé. Si le placenta ne s'insérait pas centre pour centre, le doigt constaterait sa présence sur les côtés de l'orifice, et on pourrait sentir les membranes épaisses, tomenteuses, c'est-à-dire avec le caractère qu'elles présentent auprès des cotylédons. Enfin, après l'accouchement, on vérifierait le diagnostic en examinant le point où a eu lieu la déchirure de l'œuf (1).

b. **Diagnostic du décollement du placenta.** Dans les cas de décollement du placenta, l'hémorrhagie a une marche inverse de la précédente. L'écoulement sanguin est considérable; au toucher, on ne trouve pas de placenta sur le col ; enfin l'hémorrhagie augmente dans l'intervalle des douleurs, elle diminue au contraire dans l'intervalle des contractions ; souvent

(1) Sur 89 cas d'hémorrhagie par insertion vicieuse du placenta, M. PAJOT a observé 3 fois l'hémorrhagie à la fin du 6e mois, 5 fois du 6e au 7e mois, 19 fois du 7e au 8e, 19 fois du 8e au 9e, 43 fois dans le 9e mois.

enfin la perte a commencé avec les caractères d'une perte interne.

Pronostic. La perte est toujours un accident grave, et son danger varie pour la mère suivant la quantité de sang perdue et suivant l'époque du travail où elle apparaît. Quant au fœtus, il vient mort dans le tiers des cas. Il meurt d'asphyxie lente, et il naît ordinairement avec le facies bouffi, livide et bleuâtre, etc. S'il avait perdu du sang lui-même, il naîtrait pâle, décoloré, exsangué en un mot.

Traitement de l'hémorrhagie. Les tableaux suivants, empruntés aux leçons de M. Paul Dubois, résument toutes les indications que peut présenter cet accident.

1° *Tableau du traitement de l'hémorrhagie avant le travail.*

A. HÉMORRHAGIE LÉGÈRE	Situation horizontale. — Repos absolu. — Air frais. — Boissons acidulées, fraîches. — Saignée s'il y a pléthore. — Vider la vessie et le rectum.
B. HÉMORRHAGIE GRAVE	Mêmes moyens qu'en A, excepté la saignée. — D'abord applications froides. — Puis seigle ergoté, 2 grammes en 3 doses, à 10 minutes d'intervalle (1). — Si ces moyens sont insuffisants, appliquer le tampon (2). — Dans quelques cas particuliers, faire la perforation des membranes.

Remarques. (1) Le seigle ergoté est employé ici comme *hémostatique*; en outre, il peut avoir pour effet de solliciter les contractions.

(2) Le tampon arrêtera d'abord l'hémorrhagie ; puis, par la rétention du sang et par sa présence, il irritera le col et sollicitera ainsi des contractions expulsives ; celles-ci dilateront l'orifice, et cette dilatation permettra plus tard, soit la rupture simple des membranes, soit la terminaison spontanée de l'accouchement.

2° *Tableau du traitement de l'hémorrhagie pendant le travail.*

A. HÉMORRHAGIE LÉGÈRE.	Orifice non dilaté et non dilatable.	Membr. entières.	Mêmes moyens qu'en A, sauf la saignée, qui ne convient que dans la pléthore. — Belladone.
		Membr. rompues	*Id.*
	Orifice dilaté.	Membr. entières.	Mêmes moyens qu'en A, puis attendre ou rompre les membranes (1).
		Membr. rompues	Mêmes moyens qu'en A et attendre ; si les douleurs sont faibles et lentes, donner le seigle ergoté.

Remarque. (1) La rupture des membranes n'a pas ou a peu d'inconvénients dans ce cas ; toutefois il ne faudrait s'y décider que s'il y avait augmentation de l'hémorrhagie.

Tableau du traitement de l'hémorrhagie pendant le travail. (suite.)

B. HÉMORRHAGIE GRAVE.	Orifice non dilaté et non dilatable.	Membr. entières.	Mêmes moyens qu'en A, sauf la saignée, puis les réfrigérants; en cas d'insuffisance, et si les douleurs sont faibles, seigle ergoté, puis rompre les membranes; enfin, si l'orifice ne permettait pas la version, appliquer le tampon.
		Membr. rompues	Mêmes moyens qu'en A, puis réfrigérants, puis seigle ergoté si les douleurs sont faibles et lentes; puis, en cas d'insuffisance, compression de l'utérus (1), tampon, accouchement forcé (2).
	Orifice dilaté ou dilatable.	Membr. entières.	Rompre les membranes; si cette rupture ne suffit pas, faire la version ou appliquer le forceps.
		Membr. rompues	Version si la tête est au-dessus de l'orifice, forceps si la tête est déjà descendue dans l'excavation; extraction simple si l'extrémité pelvienne se présente.

Remarques. (1) La compression de l'utérus se fait avec un large bandage de corps; il faut recommander de l'appliquer avec régularité et avec méthode.

(2) L'accouchement forcé consiste dans la dilatation forcée du col, dans la rupture forcée des membranes au besoin, et, si l'accouchement n'a pas lieu ensuite naturellement, dans l'expulsion ou l'extraction forcée du fœtus. Puzos portait successivement un, deux, trois doigts dans l'orifice pour le dilater; puis il l'irritait en le titillant; puis, si cela ne suffisait pas, il l'écartait avec ménagement; dans les cas de membranes entières, il rompait ensuite les membranes. M. P. Dubois préfère dilater le col au moyen de l'ergot de seigle que de le dilater avec les doigts. Dans les cas extrêmes, on opérerait la dilatation avec de petites incisions latérales sur l'orifice. Enfin Simpson a conseillé, dans les cas d'implantation du placenta sur le col, de pratiquer l'accouchement forcé en faisant l'extraction du placenta avant le fœtus; par ce moyen, il y a 1 cas de mort sur 3, au lieu de 1 cas de mort sur 13 ou 14, et l'hémorrhagie a été arrêtée 19 fois sur 20. Mais ce moyen est encore peu employé en France; il compromet d'ailleurs la vie du fœtus dans la moitié des cas. On lui préfère le décollement du délivre et l'extraction forcée du fœtus; mais cela ne serait toujours qu'un moyen, et il ne faut pas oublier que le tamponnement, l'ergot de seigle et l'expectation ensuite, sont toujours les meilleures ressources.

§ II. — ÉCLAMPSIE.

Définition. L'éclampsie est une espèce de convulsion ou de spasme se manifestant sous forme d'accès, ne se rencontrant que dans la condition puerpérale, c'est-à-dire plus ou moins de temps avant, pendant ou immédiatement après l'accouchement, affectant l'intelligence par la perte absolue de connaissance, le sentiment par la cessation des fonctions sensoriales, le mouvement par les contractures des muscles de la vie organique et des muscles de la vie de relation.

Division. Il y a deux formes de convulsions dans l'éclampsie: 1° la *forme clonique*, caractérisée par l'agitation et par des contractions avec secousses irrégulières répétées ; 2° la *forme tonique*, caractérisée par une contracture permanente. Elles sont suivies d'une période comateuse accompagnée d'abolition plus ou moins totale des fonctions sensoriales et intellectuelles.

C'est une sorte d'épilepsie aiguë (PAUL DUBOIS).

Causes. L'éclampsie atteint plus fréquemment les primipares que les femmes qui ont eu déjà des enfants (14 sur 8) ; Les femmes bien portantes et grasses y sont encore plus sujettes que les femmes maigres, faibles, et disposées aux maux de nerfs. Une forte distension de la matrice, produite par un enfant volumineux ou par des jumeaux, la détermine quelquefois. L'œdème général ou des extrémités inférieures en est une cause à peu près constante, surtout s'il existe en même temps de l'albumine dans l'urine (13 sur 14) (V. page 418). Enfin on a compté au nombre des principales causes déterminantes la réplétion de l'estomac, l'usage d'aliments indigestes, les fortes émotions, les accouchements difficiles. Toutefois cette affection peut venir sans causes particulières, et, dans la plupart des cas, la cause prochaine est une forte congestion sanguine vers la tête. Ajoutons que, sur 197 cas d'éclampsie, 53 fois la maladie s'est montrée avant l'accouchement, 99 fois pendant le travail, 45 fois après le travail.

Symptômes et marche de l'éclampsie. Il faut faire trois périodes dans l'éclampsie : 1° *prodrômes*, 2° *période des accès*, 3° *période comateuse*.

Prodrômes. Les prodrômes sont les signes précurseurs. Tantôt ils manquent, tantôt ils sont assez marqués pour annoncer presque infailliblement la maladie. Si on les reconnaît, on peut même empêcher l'éclampsie de se développer. Les plus importants sont : 1° une céphalalgie excessivement douloureuse, arrachant quelquefois des cris à la malade, et plus fréquente à la région occipitale qu'au front; 2° les troubles de la vue; les femmes ne voient plus, et, si elles sont debout, elles sont étourdies et elles chancellent; 3° l'albuminure ou présence d'albumine dans l'urine. Les phénomènes moins constants qui accompagnent les précédents sont : les vomissements, les vertiges, les tintements d'oreilles, de la douleur épigastrique.

Période d'accès. Plus ou moins longtemps après les symptômes précédents apparaît la période d'accès. Elle est caractéristique. Les convulsions commencent par les muscles de la bouche; puis ils envahissent toute la face. Le globe de l'œil roule dans l'orbite; le visage se décompose et devient méconnaissable; pâle au début, il se gonfle et rougit à mesure que l'accès prend de l'acuité; il est à la fin livide et violacé; l'écume vient à la bouche mêlée de sang, car les mâchoires sont spasmodiquement serrées l'une contre l'autre, et la langue est fréquemment mordue. En même temps, le cou est alternativement gonflé et comme étranglé; la poitrine se dilate et se resserre avec violence; la respiration est irrégulière, saccadée et sifflante; le ventre se soulève et se contracte subitement; enfin les membres supérieurs et inférieurs sont pris de contorsions violentes et s'agitent sur place d'une manière horrible.

Période comateuse. Le coma termine constamment la période d'accès après un temps plus ou moins long. Alors les convulsions cessent, et la malade tombe dans un sommeil profond. Il y a résolution complète. Quelquefois cependant la respiration est stertoreuse et accompagnée de ronflements bruyants. Mais la face n'a pas changé d'aspect : elle est toujours rouge et livide; la bouche est déviée d'un côté comme celle d'un individu qui fume la pipe, etc. Ajoutons à ces symptômes une perte complète de connaissance, qui, commencée avec l'accès, ne se termine que tardivement, après un coma plus ou moins long.

Par malheur pour les pauvres femmes affectées d'éclampsie, il est rare qu'il n'y ait qu'une seule attaque. Après les premiers accès, souvent elles se lèvent sur leur lit, répondent même encore aux questions qu'on leur adresse, mais sans conserver souvenir de ce qui s'est passé. Puis ensuite, elles passent successivement d'un accès nouveau dans le coma, et du coma dans un nouvel accès. Souvent même la maladie se termine sans qu'elles aient repris connaissance, soit par asphyxie, soit par apoplexie cérébrale, soit par syncope, mais par la mort (44 fois sur 100).

Diagnostic. Le diagnostic de l'éclampsie est facile. Si elle ressemble beaucoup à l'*épilepsie,* elle en diffère en ce qu'elle a lieu peu de temps avant le travail, pendant qu'il dure ou après lui; elle en diffère encore en ce que l'épilepsie est une maladie longue, dont les attaques se sont déjà produites et reviennent de temps en temps pendant beaucoup d'années. Elle en diffère enfin par la terminaison: l'épilepsie est passagère; les accès ne se répètent qu'en petit nombre dans une même journée; il y a rarement danger pour la vie. Dans l'éclampsie, il peut y avoir 10, 20, 60 accès, et la maladie est très-souvent mortelle.

L'éclampsie peut encore être confondue avec les convulsions hystériques ou l'*hystérie.* Mais ces convulsions se distinguent aussi par la durée de la maladie et par les accès antérieurs éprouvés par la malade; elles sont rares à la fin de la grossesse; en outre, elles ne sont ni précédées ni suivies de maux de tête; les femmes se portent ordinairement bien une fois les attaques terminées; pendant l'accès, il n'y a pas d'écume à la bouche, la femme ne perd pas entièrement connaissance bien qu'elle ne réponde pas nettement aux questions qu'on lui adresse, les convulsions sont désordonnées, la femme se déplace constamment et se lève, elle éprouve la sensation d'un corps qui remonte vers la gorge, et qui la serre, enfin elle verse des pleurs après l'accès.

Quant à l'*apoplexie,* elle ne sera pas confondue avec l'éclampsie. L'apoplexie résulte d'un épanchement sanguin au cerveau, et est caractérisée par la perte de sensibilité et de mouvement de tout le corps ou d'une partie du corps seulement ; c'est ce qu'on appelle paralysie dans le langage vulgaire. Or, dans ces cas, il n'y a pas de mouvements convulsifs comme on le remarque dans l'éclampsie, et l'erreur ne pourrait être commise que dans la période de coma et si l'on n'avait pas connaissance des convulsions qui l'ont précédée.

Pronostic. L'éclampsie est un accident très-dangereux et qui exige de prompts secours. Elle se termine souvent en effet par la mort ; chaque attaque, et même la première, peut amener cette terminaison. Ces convulsions sont d'autant plus dangereuses qu'elles sont plus fortes et plus prolongées. Elles sont plus dangereuses avant l'accouchement que pendant et après lui. Les convulsions qui alternent avec des intervalles lucides sont les moins dangereuses de toutes. Quand le coma est long et profond, la mort est presque certaine.

Si les convulsions passent à la forme tonique, pendant laquelle la malade est étendue sans connaissance, les membres et le corps raides, la respiration haletante, sifflante et irrégulière, la matrice dure au toucher, le corps entier tremblant, ou si le mal se présente dès l'abord sous cette forme, le danger est encore plus grand, mais à la fois pour la mère et pour l'enfant. Ajoutons 1° que la femme qui a été atteinte d'éclampsie semble avoir une prédisposition à la métro-péritonite puerpérale ; 2° que, dans le cas de retour définitif à la santé, on observe souvent l'abolition complète de la mémoire qui ne revient que peu à peu ; 3° que la mort de l'enfant survient, pendant l'éclampsie, 10 fois sur 16 environ.

Traitement de l'éclampsie. Le traitement de l'éclampsie est *préventif* ou *curatif*.

Le *traitement préventif* a une très-grande importance ; il peut presque à coup sûr, s'il est appliqué à temps, empêcher le développement de la maladie. Le traitement curatif est au contraire à peu près sans action quand la maladie est déclarée. 1° Chez les primipares qui présentent œdème, céphalalgie intense, troubles de la vue, on débutera par une saignée assez forte ; 2° on l'emploiera même si la femme est pâle, anémique et infiltrée (P. Dubois, Pajot); 3° ensuite, on mettra en usage l'eau de Sedlitz ou le calomel à doses purgatives; 4° si l'infiltration est considérable, on renouvellera la saignée s'il y a lieu, et on aura recours aux préparations diurétiques, comme la scille et la digitale.

Le *traitement curatif* doit être établi avec réserve. 1° La saignée n'a plus d'utilité; 2° on évitera de donner des liquides aux malades pendant le coma, car ils s'engageraient dans le larynx et produiraient l'asphyxie; 3° si on promène des sinapismes sur les membres, on ne les maintiendra pas trop longtemps, car il y a tendance des tissus vers la gangrène; 4° on pourra ordonner quelques purgatifs tels que le calomel uni au jalap; 5° on ne pratiquera pas l'accouchement forcé (P. Dubois); mais, si l'éclampsie arrive pendant le travail, on pourra le terminer s'il est possible de le faire sans violence.

Conduite de la sage-femme. Quant au rôle de la sage-femme, il est très-simple : 1° suivre les prescriptions du médecin et les exécuter; 2° surveiller la malade, afin que celle-ci ne se heurte pas violemment la tête, ne tombe pas du lit, etc.; 3° empêcher la langue d'être mordue, et dans ce but introduire entre les mâchoires le manche d'une cuillère enveloppée d'un morceau de linge, et la maintenir en place pendant les accès; 4° il sera superflu de tenir les membres étendus pendant les attaques, de desserrer les doigts, etc.

Tableau synoptique du traitement des convulsions pendant le travail.

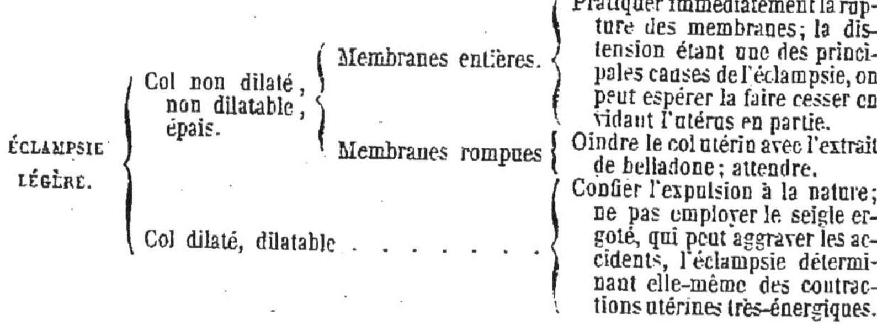

ÉCLAMPSIE LÉGÈRE.	Col non dilaté, non dilatable, épais.	Membranes entières.	Pratiquer immédiatement la rupture des membranes; la distension étant une des principales causes de l'éclampsie, on peut espérer la faire cesser en vidant l'utérus en partie.
		Membranes rompues	Oindre le col utérin avec l'extrait de belladone; attendre.
	Col dilaté, dilatable	. . . .	Confier l'expulsion à la nature; ne pas employer le seigle ergoté, qui peut aggraver les accidents, l'éclampsie déterminant elle-même des contractions utérines très-énergiques.

Tableau synoptique du traitement des convulsions pendant le travail (suite).

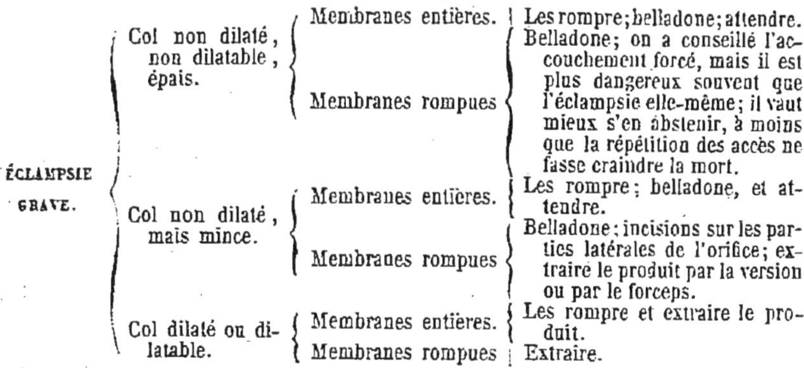

ÉCLAMPSIE GRAVE.	Col non dilaté, non dilatable, épais.	Membranes entières.	Les rompre; belladone; attendre.
		Membranes rompues	Belladone; on a conseillé l'accouchement forcé, mais il est plus dangereux souvent que l'éclampsie elle-même; il vaut mieux s'en abstenir, à moins que la répétition des accès ne fasse craindre la mort.
	Col non dilaté, mais mince.	Membranes entières.	Les rompre; belladone, et attendre.
		Membranes rompues	Belladone; incisions sur les parties latérales de l'orifice; extraire le produit par la version ou par le forceps.
	Col dilaté ou dilatable.	Membranes entières.	Les rompre et extraire le produit.
		Membranes rompues	Extraire.

§ III. — INERTIE DE LA MATRICE.

Définition. L'inertie de la matrice est un état de l'utérus pendant lequel cet organe ne se contracte plus ou ne se contracte que faiblement, soit pour expulser le produit de la conception, soit pour revenir sur lui-même pendant ou après la délivrance.

Le mot inertie de la matrice est ainsi synonyme de faiblesse ou de cessation des contractions. Pendant l'accouchement, le résultat de l'inertie est un arrêt dans le travail.

Causes. Plusieurs causes peuvent occasionner l'inertie de la matrice pendant l'accouchement. Nous allons les étudier successivement, en exposant en même temps les moyens de les combattre.

1° *Inertie par faiblesse constitutionnelle de la femme.* La faiblesse des contractions utérines se manifeste spécialement chez les femmes d'une constitution grêle, débile, ou affaiblie par de grandes maladies. La dilatation est lente; la poche amniotique ne fait pas saillie à travers l'orifice; enfin, si les membranes sont rompues, la tête vient à peine reposer sur le col; quelquefois les contractions de l'utérus, d'abord vives et soutenues, perdent de leur intensité et finissent par cesser tout à fait.

Il faut soutenir les forces de la femme à l'aide de quelques légers toniques, tels que des bouillons et des vins généreux. Mais si les forces ne se relèvent pas, il faut administrer le seigle ergoté quand la dilatation est complète. Nous reviendrons ailleurs sur ce point.

2° *Inertie par faiblesse propre de l'utérus.* La faiblesse propre de l'utérus est indépendante de la constitution de la femme; elle est ordinairement la conséquence d'un travail déjà long et pénible, d'une hydropisie amniotique, de la présence de plusieurs enfants, etc. Quand elle existe, il faut faire des frictions sur l'abdomen, titiller le col de l'utérus, faire marcher la femme, et enfin administrer le seigle ergoté.

3° *Inertie résultant de la pléthore.* La pléthore générale et locale peut aussi ralentir ou suspendre les douleurs ; cela a lieu chez les femmes fortement musclées et vigoureuses. Il y a d'abord contractions violentes ; puis le travail se prolonge à cause de la résistance de l'orifice ou des parties molles ; enfin l'utérus se fatigue et devient inerte. Dans ce cas la saignée doit être pratiquée.

4° *Inertie résultant des impressions morales.* Des impressions morales vives peuvent arrêter les contractions ; telle est la vue de certaines personnes, par exemple. Pour y remédier, il suffit de choisir avec discernement les personnes qui assisteront la femme, etc.

5° *Inertie résultant de la mort de l'enfant.* On a supposé que la mort de l'enfant pouvait causer l'inertie de l'utérus ; c'est une erreur. Seulement la cause qui a déterminé cette mort a pu agir également sur la mère, et c'est cette cause qu'il faut combattre.

6° *Inertie par distension considérable de l'utérus.* La distension considérable de l'utérus peut donner lieu au ralentissement ou à la suppression des douleurs. Cette distension tient à la trop grande quantité du liquide amniotique : dans ce cas, il faut rompre les membranes (V. page 364).

7° *Inertie par rigidité des membranes.* La rigidité des membranes peut aussi retarder l'accouchement en épuisant les forces de la femme. Dans ce cas il faut les rompre comme il a été dit précédemment.

8° Enfin l'inertie peut survenir à cause de *la rigidité du col de l'utérus*, de *son obliquité*, de *la résistance du périnée*, à la suite de *vices de conformation du bassin* et du *fœtus*, comme conséquences de *mauvaises présentations*. Mais les moyens d'y remédier ont été indiqués en leur lieu.

Conduite de la sage-femme. Quelle que soit la cause de l'inertie, si aucun des moyens que nous venons d'indiquer n'avait pu ranimer les contractions, il faudrait extraire le produit. On va chercher les pieds si la tête est au-dessus du détroit supérieur ou à peine engagée dans ce détroit. On extrait l'enfant par le forceps si les premières contractions qui se sont manifestées au début du travail ont engagé la tête dans l'excavation, et si l'inertie est survenue après cet engagement.

Quant au seigle ergoté, il ne sera donné par la sage-femme, pendant l'accouchement, que sur ordonnance du médecin, pour les motifs suivants : 1° souvent l'ergot de seigle produit des contractions irrégulières qui compliquent encore le travail ; 2° si le travail se prolonge, après son administration, une demi-heure, trois quarts d'heure, une heure, l'enfant est en danger de mort ; 3° il faut donc, au moyen de l'auscultation, être toujours en mesure de savoir si l'enfant souffre ou ne souffre pas, or ceci ne se reconnaît qu'après une grande habitude de l'emploi du stéthoscope ; 4° enfin s'il y avait souffrance de l'enfant, il faudrait être préparé à l'extraire par la version ou par le forceps, or ces opérations, la dernière surtout, ne sont pas du ressort de la sage-femme (V. en outre *seigle ergoté*). De là découle le précepte de ne donner l'ergot de seigle que : *a.* si l'orifice est complètement dilaté ; *b.* si les membranes sont rompues ; *c.* si l'enfant se présente par une de ses extrémités ; *d.* si le bassin est bien conformé ; *e.* si les parties molles ne s'opposent pas, par leur rigidité, à une terminaison rapide du travail.

§ IV. — CONTRACTIONS IRRÉGULIÈRES DE L'UTÉRUS.

Définition. Les contractions irrégulières sont à la fois celles qui ne se soutiennent pas d'une manière normale (V. page 159), et celles qui nuisent, par leur mode d'apparition ou par leur marche, à l'ensemble des moyens d'expulsion du fœtus.

Division. Quand les contractions sont générales et continues, on les nomme contractions *toniques*, et cet état s'appelle *tétanos utérin*. Quand les contractions sont partielles et alternent avec des moments de dilatation, mais sans régularité, elles sont dites tumultueuses ou *cloniques*. Enfin, quand le resserrement est limité à certaines parties du muscle utérin, on les nomme *contractions partielles*.

Marche. On reconnaît ces accidents soit en examinant attentivement la marche du travail, soit en appliquant la main sur l'abdomen. Dans les contractions partielles, on sent une très-grande dureté dans certaines parties, tandis que dans d'autres le ventre est mou et dépressible. Dans le tétanos utérin, l'utérus est partout rigide et dur. Dans tous les cas, le fœtus, balloté par ces contractions anormales, ne s'avance que lentement, et le plus souvent ne fait aucun progrès. Les femmes sont en proie à une agitation extrême, au désespoir, même le pouls est fréquent et développé, la peau devient chaude, la face animée et rouge, enfin l'intelligence se trouble. Si on ne remédiait pas promptement à cet état, il pourrait bien amener les convulsions véritables ou l'éclampsie.

Conduite de la sage femme. Le traitement consiste d'abord dans la saignée, qui quelquefois suffit seule. Si au bout de dix minutes ou d'un quart d'heure l'effet sédatif n'est pas produit, il faut recourir aux opiacés et aux bains. On administre un huitième de lavement avec addition de 15 gouttes de laudanum, puis on fait prendre un bain s'il est possible. Si, un quart d'heure après la sortie du bain, l'effet n'est pas obtenu, on reviendra de quart d'heure en quart d'heure aux petits lavements avec addition de 15 gouttes de laudanum, dût la quantité aller jusqu'à 60 ou 80 gouttes. Ces moyens sont presque toujours couronnés de succès (1).

§ V. — RUPTURE DE LA MATRICE.

Définition. On entend par rupture de la matrice les déchirures subites et brusques de la matrice en état de gestation.

Division. Cet accident survient, soit pendant la grossesse, soit pendant l'accouchement ; d'autre part l'utérus peut se rompre dans son corps ou dans son col.

Causes prédisposantes. Tout ce qui peut augmenter la distension ou diminuer la résistance des parois de l'utérus est une cause prédisposante ; tels sont la grossesse double, l'hydropisie de l'amnios, l'affaiblissement de certaines parties de l'organe sans cause connue, l'affaiblissement déterminé par des altérations gangreneuses, l'atrophie du tissu propre, etc.

Causes déterminantes. Les causes déterminantes de la rupture de la matrice sont les contractions énergiques de l'utérus pour vaincre un obstacle mécanique à l'accouchement ; tels

(1) Aux contractions partielles de l'utérus se rapportent le *spasme du col* et la *rigidité du col*. Le spasme est un état actif, tétanique, résultant d'une contraction permanente. La rigidité est un état passif, organique, indépendant des contractions. Le spasme affecte tantôt l'orifice externe et tantôt l'orifice interne. La rigidité affecte l'orifice externe surtout. Ajoutons que dans le spasme il y a douleur au toucher comme dans une vaginite aiguë, bords de l'orifice minces, tranchants, roides, tendus, et que dans la rigidité le col est épais, dur, résistant, sans douleur, etc. Enfin, les auteurs qui n'ont pas voulu distinguer le spasme du col de la rigidité admettent toutefois trois espèces de rigidité : 1° *rigidité spasmodique*, 2° *rigidité anatomique*, 3° *rigidité pathologique*. On remédie à ces états par la saignée d'abord, puis par les douches (V. page 299) et par les bains. Quand ils persistent, on prescrit une pommade belladonée pour badigeonner le col. Quand ces moyens sont impuissants, on débride le col en l'entamant de 2 à 3 millimètres, du côté gauche surtout, et on imite ainsi la déchirure accidentelle du col dans l'accouchement (Dubois, Pajot).

sont les rétrécissements du bassin, une présentation vicieuse de l'enfant; les lésions de cause externe, comme les chutes, les coups, les blessures; mais la cause la plus fréquente vient de manœuvres mal dirigées par l'accoucheur au moment des contractions.

Symptômes. Comme la rupture est un accident subit, il n'y a pas de phénomènes précurseurs. La femme, au moment de la rupture, pousse un cri perçant; elle a entendu un certain bruit comme celui d'une étoffe qui se déchire; les assistants l'ont entendu de même; elle éprouve en un point du ventre une douleur très-vive; elle pâlit; son pouls se déprime; à cette angoisse inexprimable succède un engourdissement; souvent la femme s'évanouit; les contractions cessent tout à coup; l'abdomen est devenu souple, dépressible; on ne sent plus à la même hauteur le fond de l'utérus; on reconnaît à sa place certaines parties du fœtus; d'un autre côté l'utérus, plus ou moins rétracté, s'est abaissé dans la région hypogastrique.

Si l'accident est arrivé avant la rupture des eaux, on constate que la poche devient flasque sans cependant qu'il se soit rien écoulé au dehors et que la partie de l'enfant qui se présentait au détroit supérieur ne s'y trouve plus. Si la dilatation permet l'introduction de la main dans l'utérus, on ne trouve pas le produit, qui peut être remplacé par des anses intestinales. Le plus souvent, quelques parties du fœtus sont encore dans l'utérus, et on peut suivre à travers la crevasse celles qui sont échappées dans le ventre.

Traitement. Dans cet accident, qui amènera certainement ou presque certainement la mort de la femme, l'accoucheur devra amener l'enfant par les voies naturelles, au moyen de l'opération de la version ou de l'application du forceps. Si cela n'est pas possible ou si l'enfant est vivant, on pourra même pratiquer l'opération césarienne. Enfin, après l'extraction de l'enfant, on devra introduire la main dans l'utérus pour opérer la délivrance, et ensuite refouler dans le ventre les anses intestinales qui auront pu s'échapper. Quant au traitement consécutif, il est exclusivement de la compétence du médecin (1).

ART. II. — ACCIDENTS PENDANT LA DÉLIVRANCE.

Un certain nombre des accidents de l'accouchement proprement dit peut se reproduire pendant la délivrance, mais

(1) TROMBUS DE LA VULVE. Parmi les accidents de l'accouchement proprement dit, il en est un, d'une extrême rareté, dont nous n'avons parlé ni dans cet article ni dans l'histoire des anomalies. DENEUX n'en observa que quatre cas à la Maternité de Paris pendant une pratique de 40 années. Il importe toutefois d'en dire ici quelques mots.

On nomme *trombus de la vulve* un épanchement sanguin qui se produit dans le tissu cellulaire des organes externes de la génération. Il est plus fréquent dans les grandes lèvres que dans les petites lèvres, et que dans le vagin. On l'observe toutefois aussi bien dans l'état de vacuité que pendant la gestation (VELPEAU). Les causes qui y prédisposent pendant l'accouchement sont les varices du vagin et de la vulve. Celles qui le déterminent sont les violences exercées sur ces parties par le passage du fœtus, quand la tête ou les fesses font effort pour les franchir. Voici ce qui a lieu : les parois des vaisseaux se rompent ; le tissu cellulaire sous-muqueux s'infiltre de sang, soit pendant le travail, soit après le passage de l'enfant ; une tumeur se forme, tantôt sur une seule lèvre, quelquefois sur les deux ; elle commence par un petit volume, puis elle augmente peu à peu jusqu'à présenter presque le volume d'une tête d'enfant ; alors, à mesure que l'épanchement se rapproche de la surface extérieure, la peau devient violacée, livide et noire ; les cuisses restent forcément écartées ; enfin, dans les cas extrêmes, la tumeur se rompt en donnant lieu à un énorme épanchement de sang extérieur qui peut amener la mort (12 fois sur 22 cas).

Conduite du médecin. 1° Si la femme est en travail, si la tumeur est volumineuse et peut gêner la marche de l'accouchement, inciser le trombus sur le point le plus saillant et le plus aminci ; 2° si la tête reste encore élevée après l'opération, tamponner entre les lèvres de l'incision ; 3° si la tête est basse et exerce elle-même une compression, attendre ; 4° attendre, si la tumeur est petite et ne doit pas gêner le travail ; 5° enfin, dans les trombus pendant la délivrance, inciser si la tumeur est volumineuse et tamponner ensuite, mais se borner à des fomentations astringentes si le trombus est peu étendu.

n'exige pas de traitement spécial; tels sont les *convulsions*, les *syncopes*, la *rupture de la matrice*. D'autres offrent des indications nouvelles, comme *l'inertie de la matrice* et *l'hémorrhagie*. D'autres enfin sont particuliers à la délivrance, comme *l'adhérence du placenta*, *l'enchatonnement du placenta*, *la chute de la matrice*, *le renversement de la matrice*.

§ Ier — INERTIE DE LA MATRICE APRÈS L'ACCOUCHEMENT PROPREMENT DIT.

L'inertie de la matrice, dont nous avons déjà parlé, est un accident plus fréquent après l'expulsion du fœtus que pendant l'accouchement. Il est ordinairement très-grave, car il est presque toujours accompagné d'une hémorrhagie qui, en peu d'instants, peut mettre en danger les jours de la malade.

On reconnaît cet état après la sortie de l'enfant. L'utérus ne se contracte pas; il ne forme pas cette boule ferme, résistante, que la main sent manifestement après la sortie du fœtus dans les régions ombilicales et hypogastriques. Toutefois si la délivrance n'est pas opérée et si le placenta n'est pas décollé, il peut ne se produire aucun accident et celle-ci est seulement retardée. Il n'en est pas de même si la délivrance est complète; alors, ou bien il s'écoule au dehors une abondante quantité de sang (V. *hémorrhagie*), ou bien il se produit une hémorrhagie interne qui ramène peu à peu l'utérus à son volume primitif, etc. Dans tous les cas, il y a chance très-grande de mort.

Causes. Les causes de l'inertie sont : la faiblesse générale, suite de maladies antérieures; un accouchement lent et laborieux qui a épuisé les forces de la femme; un accouchement trop prompt qui n'a pas permis à la matrice de revenir sur elle-même; une extension considérable de cet organe par des jumeaux, par un enfant volumineux ou par une très-grande quantité de liquide; une adhérence partielle du placenta.

Conduite de la sage-femme. Le traitement de l'inertie varie avant ou après la délivrance.

Si la délivrance n'est pas encore opérée, tantôt il n'y a pas d'hémorrhagie, tantôt au contraire il y a perte de sang plus ou moins considérable. S'il n'y a pas d'hémorrhagie, ce qui indique avec certitude que le placenta n'est pas encore détaché, il ne faut faire aucune manœuvre; il faut se contenter de frictionner le bas-ventre et de soutenir les forces de la malade en lui administrant du bouillon, quelques cuillerées de bon vin et une infusion de camomille. On attendra ainsi que la matrice se réveille, et on ne procédera à la délivrance qu'au bout d'une heure ou deux. S'il y a hémorrhagie, comme cela indique que le placenta est détaché en totalité ou en partie, il faut procéder à la délivrance, comme nous allons le dire maintenant :

Manœuvre de la délivrance artificielle. On introduit dans le vagin et dans l'utérus la main droite, dont les doigts sont réunis en cône, et on se dirige en suivant le cordon ombilical; — on arrive ainsi facilement jusqu'au placenta ; — alors on recherche la portion qui est détachée ; — quand on l'a trouvée, on tourne le dos de la main vers la matrice, on passe entre cet organe et le placenta; en manœuvrant lentement, on le décolle petit à petit comme on ferait de deux feuilles de papier accolées l'une à l'autre ; — quand le placenta est détaché en totalité, on le saisit à pleine main par un de ses bords, et on l'entraîne à l'extérieur.

REMARQUE. Quelquefois l'extraction du placenta et les manœuvres que la main de l'accoucheur a été obligée d'exécuter ont fait revenir la matrice sur elle-même et cesser l'hémorrhagie. Mais d'autres fois le sang continue à couler ; il faut alors se hâter d'administrer le seigle ergoté. On applique, en outre, sur le bas-ventre et sur les cuisses, surtout à leur partie interne, des linges trempés dans de l'eau très-froide, à la glace s'il est possible. On pourra même faire des injections d'eau vinaigrée froide dans l'intérieur de la matrice. Pour cela, le doigt indicateur de la main gauche servira de conducteur à la canule de la seringue. On pourra enfin introduire une main dans l'intérieur de l'utérus, pour titiller, gratter les parois de cet organe, et le forcer à se contracter et à chasser par ses efforts la main qui l'irrite.

Mais dans aucun cas il ne faut employer le tamponnement; il en résulterait au contraire une hémorrhagie interne qui serait plus dangereuse que l'hémorrhagie externe.

§ II. — HÉMORRHAGIE APRÈS L'ACCOUCHEMENT PROPREMENT DIT.

L'hémorrhagie après l'expulsion du produit peut précéder, accompagner ou suivre la délivrance; elle est toujours déterminée par l'inertie utérine. C'est, comme nous l'avons dit, un des accidents les plus redoutables de l'accouchement.

L'hémorrhagie peut être *interne* ou *externe.*

Signes de l'hémorrhagie externe. Ils sont faciles à reconnaître, puisque le sang coule au dehors; cependant il faut être assez habitué à apprécier la quantité de sang qu'une femme doit perdre après la délivrance, pour ne pas prendre cet écoulement normal pour une perte, et une perte comme un phénomène physiologique (V. page 237).

Signes de l'hémorrhagie interne. Quand des caillots obstruent le col utérin et mettent un obstacle au cours extérieur du sang, celui-ci s'accumule dans la cavité utérine qu'il distend; le pouls s'affaiblit, la femme pâlit, et est prise de syncopes; il y a baillements, nausées, bourdonnements d'oreille, troubles de la vue; la main appliquée sur le ventre peut reconnaître que l'utérus est mou, plus développé qu'il ne doit l'être; enfin on ne sent plus la tumeur dure, globuleuse qui indique la rétraction normale de la matrice.

Conduite de la sage-femme. Pour combattre le redoutable accident qui nous occupe, il faut faire usage des moyens que nous avons indiqués à l'article *Inertie* (V. page 451). 1° Si le placenta n'est pas extrait, opérer la délivrance artificielle; 2° si la délivrance est complète, employer le seigle ergoté à la dose de 2 ou 3 grammes en deux ou trois doses; 3° dans les cas pressants, opérer la titillation artificielle de l'utérus, comme il a été dit tout à l'heure ; 4° enfin, comme dernière ressource, pratiquer la compression de l'artère aorte à travers les parois abdominales affaissées.

Manœuvre pour la compression de l'aorte. Déprimer les parois abdominales au niveau de la cicatrice ombilicale et dans l'écartement de la ligne blanche ; — chercher, sur la ligne médiane, avec la pulpe des trois doigts indicateur, médius et annulaire, les battements du pouls aortique ; — quand on les a reconnus, comprimer doucement jusqu'à ce qu'on ne sente plus les battements de l'aorte qu'au-dessus des doigts, du côté de la poitrine.

REMARQUE. Si la compression de l'aorte est bien faite, elle arrête à l'instant l'hémorrhagie. Dans tous les cas, si elle ne remédie pas complétement au danger, elle le recule, et permet d'employer plus longtemps les moyens qu'on met en usage. Cette compression est très-fatigante pour celui qui la fait ; on est quelquefois obligé d'employer les deux mains pour avoir plus de force. On doit se faire remplacer quand les efforts sont épuisés.

§ III. — ENCHATONNEMENT DU PLACENTA.

Définition. On appelle enchatonnement du placenta la rétention du délivre dans une espèce de poche formée par le resserrement plus ou moins régulier du corps de l'utérus.

Division. Il y a plusieurs sortes d'enchatonnements : l'enchatonnement est *complet* quand la poche qui enferme le délivre ne communique plus avec l'extérieur que par une ouverture très-étroite ; l'enchatonnement est *incomplet* quand les parois utérines forment autour du placenta un bourrelet plus ou moins volumineux qui l'encadre pour ainsi dire ; enfin l'enchatonnement est *multiloculaire* (VELPEAU), quand le placenta est enfermé dans des poches multiples, chacune d'elles ne contenant qu'une partie seulement du délivre. On a nommé l'enchatonnement incomplet *enchatonnement par encadrement*, ou *encadrement du délivre*.

Marche. Il faut soupçonner un enchatonnement quand, tout annonçant la séparation du placenta (V. page 231), on ne peut cependant l'amener au dehors par des tractions opérées sur le cordon. Alors il faut aller chercher la cause qui retient le délivre. Or, dans l'enchatonnement complet produit par la rétraction de l'orifice interne, le doigt introduit dans le vagin trouvera l'orifice externe du col mou et flasque, mais il rencontrera l'orifice interne fortement contracté et fermé ; cette contraction est la cause de la rétention du placenta. Toutefois, cet état du col peut ne pas exister dans l'enchatonnement complet produit par un resserrement des parois utérines, le col étant à l'état normal. Alors l'ouverture rétractée de la poche est beaucoup plus éloignée, et le placenta est dans une sorte d'*arrière-boutique* (PEU) séparée du reste de la matrice par un collet rétréci. Enfin, par l'examen extérieur, la matrice a la forme d'une calebasse ou d'un sablier. Dans l'enchatonnement incomplet, tantôt le placenta est engagé dans le col où il est circulairement resserré, tantôt certaines parties de l'utérus sont restées dans le relâchement, tandis que d'autres se sont contractées autour du placenta. Or, cela se reconnaîtra encore par le toucher, comme il a été dit plus haut. On s'explique d'ailleurs parfaitement ces conditions et les signes qu'elles devront produire, par la disposition des divers plans musculaires de la matrice, qui a été indiquée ailleurs (V. page 75).

Conduite de la sage-femme. Les premiers moyens à employer dans l'enchatonnement sont : le laudanum à la dose de 10, 15 ou 20 gouttes dans un huitième de lavement ; les embrocations narcotiques sur le ventre ; la saignée s'il y a pléthore. S'ils ne réussissent pas, il faut agir. On introduira alors la main entière dans le vagin et dans l'utérus ; — on en engagera petit à petit chacun des doigts dans l'orifice de la poche formant chaton ; — on forcera ainsi avec ménagement la résistance de cet orifice ; — enfin on saisira le placenta, soit en le prenant directement à pleine main, soit en passant entre sa face externe et la paroi utérine, et on l'entraînera au dehors.

§ IV. — ADHÉRENCES DU PLACENTA.

Définition. On appelle adhérence du placenta l'union anormale du tissu propre du placenta avec le tissu de la face interne de la matrice.

Division. Il ne faut pas confondre l'adhérence anormale du placenta avec l'encadrement partiel de cet organe. Toutefois il importe de savoir que les adhérences véritables sont extrêmement rares, et que l'inflammation du placenta, nommée *placentite*, n'est pas la cause des dépôts blancs, pseudo-membraneux, qui siégent sur les points du délivre soupçonnés adhérents. Les adhérences sont d'ailleurs plutôt partielles que générales, et l'altération qui les a produites siége tantôt à la circonférence seulement du délivre, tantôt à son centre.

Marche. On reconnaît qu'il y a adhérence aux signes suivants : l'utérus est bien revenu sur lui-même ; son globe dur et résistant se fait sentir au-dessus des pubis ; le col est mou et bien conformé. Malgré toutes ces dispositions favorables à la délivrance, la traction sur le cordon n'amène pas le placenta au dehors. En passant la main guidée par le cordon jusque dans la matrice, on sent que le placenta est retenu dans une partie de sa circonférence. Enfin, si l'adhérence était complète, on ne pourrait atteindre un seul point de sa surface, tant sa fusion avec l'utérus serait intime.

Conduite de la sage-femme. Il ne faut pas essayer d'opérer la délivrance avant une heure d'expectation au moins. En effet, peu à peu les contractions peuvent repousser le placenta et rompre naturellement les adhérences. Après ce temps, on excitera l'utérus par tous les moyens indiqués déjà (V. page 451). S'ils sont insuffisants, M. CAZEAUX conseille de pousser dans la veine ombilicale une injection d'eau froide et d'attendre ensuite. Enfin, si ce moyen échoue, il faut opérer la délivrance artificielle (V. page 451).

Quand il existe une adhérence du placenta, il y a plusieurs modes d'opérer, et ils varient suivant qu'il y a adhérence complète ou adhérence incomplète.

1er Mode. S'il y a adhérence complète, les auteurs conseillent d'opérer comme il suit : porter la main dans la matrice en se dirigeant sur le cordon ; — atteindre la face interne du placenta, puis sa circonférence ; — glisser alors la main étendue à plat entre le délivre et l'utérus ; — alors, par de petits mouvements de va et vient, décoller les deux surfaces contiguës par le même mécanisme que celui qu'on emploierait pour décoller deux feuilles de papier adhérentes.

2e Mode. S'il n'y a pas adhérence complète, ou quand une partie du placenta est déjà séparée, M. Paul Dubois préfère le moyen suivant : empoigner à pleine main la portion détachée ; — puis exercer sur elle des tractions pour achever de décoller le reste ; — si l'on n'y parvient pas, il veut qu'on déchire et qu'on enlève toute la portion détachée.

Dans tous les cas, il vaut mieux laisser dans l'utérus quelques parties du délivre que de vouloir les retirer toutes au risque de déchirer l'utérus, ce qui est arrivé dans des faits malheureux qui se sont terminés par la mort. Toutefois, pour éviter que la putréfaction des lambeaux restés dans la matrice donne lieu à une inflammation de l'utérus et à une fièvre de mauvaise nature, il sera utile de faire dans son intérieur des injections souvent répétées d'eau tiède, à laquelle on ajoutera soit un peu de chlorure de chaux, soit quelques cuillerées à café d'eau-de-vie.

§ V. — RENVERSEMENT DE L'UTÉRUS.

Définition. Le renversement de l'utérus est l'état dans lequel le fond de la matrice s'est abaissé dans l'intérieur de la cavité de l'organe, et a ensuite plus ou moins traversé le col pour faire saillie à l'extérieur.

Cause. Le renversement de l'utérus est rarement observé dans la délivrance naturelle. Le plus souvent il résulte de ce que des tractions ont été opérées sur le cordon, alors qu'il existait des adhérences entre le placenta et l'utérus, ce dernier organe étant inerte (V. page 450).

Marche. Le renversement peut être *complet* ou *incomplet.* Mais le toucher et le palper abdominal peuvent seuls éclairer le diagnostic. S'il est complet, on voit, on sent entre les lèvres de la vulve une tumeur ronde, rugueuse, noirâtre, formée par l'utérus, dont la paroi interne est devenue extérieure. S'il est incomplet, on reconnaît au toucher une tumeur demi-sphérique plus ou moins volumineuse, entourée par un bourrelet formé par le col de la matrice. Dans tous les cas, il faut assurer le diagnostic par le palper abdominal, qui permet de constater la dépression en *cul de lampe* du fond de la matrice, condition essentielle du renversement utérin.

Conduite de la sage-femme. Le renversement incomplet se réduit assez aisément; alors la main sera introduite avec précaution et soulèvera immédiatement le fond de l'utérus déprimé. Dans le renversement complet, la manœuvre peut être plus difficile, et le médecin pourra être obligé de recourir à l'emploi du chloroforme. Si le placenta était encore adhérent, il faudrait le détacher d'abord; puis on réduirait l'utérus comme il suit: on porterait l'extrémité des doigts, garnie d'un linge, sur le fond de l'organe; — on le ferait rentrer ensuite petit à petit en dedans de lui-même; — on agirait ainsi par une pression douce jusqu'à ce que la réduction soit terminée.

ART. III. — ACCIDENTS DE L'ACCOUCHEMENT AFFECTANT SPÉCIALEMENT LE FOETUS.

L'enfant peut être affecté, pendant l'accouchement, de plusieurs façons: 1° il peut mourir pendant le travail; 2° il peut naître en état de mort apparente; 3° il peut présenter des ecchymoses, des fractures, des paralysies partielles, des déchirures du cordon ou de l'ombilic, etc.

§ Ier — MORT DU FOETUS PENDANT LE TRAVAIL.

On ne peut reconnaître la mort du fœtus pendant le travail

que par l'auscultation. Il faut la redouter dans les cas suivants : 1° si le travail s'est beaucoup prolongé depuis l'époque à laquelle les membranes se sont rompues; 2° si on a été obligé d'ordonner l'ergot de seigle, et si l'accouchement n'a pas eu lieu une heure au plus après l'administration de ce remède ; 3° s'il y a eu procidence du cordon ; 4° si la tête est restée longtemps au passage dans les cas de présentation pelvienne ou de version pelvienne ; 5° s'il y a eu quelques accès d'éclampsie, ces accès eussent-ils été de peu de durée ; 6° s'il y a eu hémorrhagie par implantation du placenta sur le col par tout autre motif.

Conduite de la sage-femme. Quant à la conduite de la sage-femme dans ces cas, on comprend qu'elle doit être uniquement de s'assurer du concours du médecin. Il faut en effet, quand la vie de l'enfant est menacée, tenter son extraction prompte de la matrice, à moins que cette extraction puisse être préjudiciable à la mère.

§ II. — MORT APPARENTE DU FOETUS.

Définition. On désigne sous le nom de mort apparente du fœtus un état tel, au moment de la naissance, qu'il existe absence complète de la respiration, suppression du sentiment et du mouvement, suspension plus ou moins considérable, mais non absolument complète, des battements du cœur.

Division. Il y a deux variétés dans l'état que présentent les enfants frappés de mort apparente. Ce sont : 1° *état apoplectique,* caractérisé par coloration violacée du visage, des mains, du tronc, avec bouffissure livide, etc.; 2° *état anémique (syncope des auteurs),* caractérisé par une pâleur mortelle des téguments, avec membres pendants et flasques, etc.

Causes. Les mêmes causes ne produisent pas pendant le travail la forme apoplectique et la forme anémique. La première apparence se rencontre en effet quand la mort se produit d'une manière lente ; la seconde a lieu quand il y a eu tendance à la suppression subite de la vie. La forme anémique est ainsi plus grave que la précédente. On observe en conséquence la forme apoplectique dans les cas d'entortillement du cordon, dans les présentations de la face, dans la chute du cordon, après l'usage de l'ergot de seigle, etc. On observe au contraire l'anémie après des hémorrhagies par le cordon ou par insertion du placenta sur le col, dans les extractions difficiles et violentes de la tête du fœtus après la version pelvienne, dans les naissances hâtives avec faiblesse congénitale, etc.

Traitement. Il faut distinguer le traitement de la forme apoplectique et de la forme anémique.

a. **Traitement de la forme apoplectique.** Après avoir coupé le cordon, n'en pas faire immédiatement la ligature; — laisser au contraire couler le sang suivant la force de l'enfant (de une à quatre cuillerées à café au plus); on juge que la quantité de sang répandue est suffisante quand la peau des lèvres, puis celle des joues, enfin celle du corps, deviennent d'une coloration rosée. — Pendant que le sang coule, porter le doigt indicateur dans la bouche pour en retirer les mucosités qui peuvent obstruer les voies de la respiration. — Enfin, si la vie ne revient pas, ce que démontre l'absence complète des mouvements respiratoires, recourir à la respiration artificielle comme nous allons le dire tout à l'heure.

b. **Traitement de l'apparence anémique.** Après avoir coupé le cordon, en faire immédiatement la ligature, ou mieux faire la ligature avant la section. — Débarrasser le fond du pharynx des mucosités qui peuvent l'obstruer. — Si à l'auscultation on entend encore nettement des battements à la région du cœur, plonger l'enfant dans un bain d'eau vineuse chaude, d'eau alcoolisée, etc. — Puis l'envelopper dans des linges chauds, en recherchant fréquemment toutefois si la circulation ne s'embarrasse pas de plus en plus. — Enfin recourir à la respiration artificielle.

Manœuvre de la respiration artificielle. L'insufflation pulmonaire est la manœuvre destinée à opérer la respiration artificielle. C'est un moyen merveilleux de rappeler à la vie un fœtus en état de mort apparente, et il faut le mettre en usage dans tous les cas où on a la certitude que l'état de mort du fœtus est encore récent. Nous l'avons vu réussir même dans des conditions où l'on n'entendait plus à la région précordiale qu'un très-faible frémissement. D'ailleurs, on ne court aucun risque de mettre en usage l'insufflation, d'autant plus que la manifestation de la vie se produit assez vite, pendant la manœuvre (4 à 10 minutes au plus), par l'apparition de battements cardiaques plus ou moins lents et plus ou moins réguliers.

L'insufflation se pratique de deux manières : 1° *bouche à bouche ; 2° au moyen d'un tube spécial nommé tube laryngien.*

Pour opérer bouche à bouche, on agit comme il suit : on place l'enfant, couché horizontalement sur le dos, sur une table ou sur un lit suffisamment élevé, et on le fait maintenir par un aide. — L'opérateur est assis ou à genoux pour agir lentement et sans fatigue. — Puis il saisit la tête de l'enfant d'une main et la fixe, tandis que de l'autre il appuie sur la région thoracique antérieure, complétement à découvert. — Alors, il applique sa bouche contre la bouche de l'enfant préalablement nettoyée, et il la distend par une insufflation lente, qui soulève en même temps les parois de la poitrine en faisant entendre un bruit particulier. — Enfin, quand la poitrine est dilatée, on presse sur la région thoracique pour imiter l'expiration (V. page 4), et alternativement on insuffle et on presse, ce qui produit les mouvements respiratoires que nous connaissons.

Pour opérer avec le tube laryngien, il faut avoir à sa disposition ce tube, qui n'est en réalité qu'une longue sonde métallique recourbée qu'on a armée, à peu de distance de son extrémité, d'une éponge destinée à fermer l'ouverture du larynx. — On porte l'indicateur ou le petit doigt de la main gauche sur la langue jusqu'à l'épiglotte ; — puis on saisit le tube laryngien de la main droite, et on le fait pénétrer en le conduisant le long du doigt placé dans la bouche. — Quand l'instrument est à l'entrée du larynx, on incline son pavillon d'abord vers la commissure gauche des lèvres, et, par quelques mouvements, on essaie de soulever l'épiglotte, ce qui est assez facile. — Enfin on ramène la sonde sur la ligne médiane en la redressant, et on l'enfonce de nouveau pour qu'elle pénètre dans le larynx. — On insuffle enfin comme il a été dit plus haut.

Remarque. Quelquefois le tube passe par l'œsophage ; alors, en insufflant, on voit que la région épigastrique se soulève immédiatement. Quand il est dans le larynx au contraire, la dilatation de la poitrine est uniforme, et il y a seulement abaissement léger du diaphragme. D'un autre côté, on a souvent besoin de presser sur l'éponge pour fermer l'entrée du larynx, sans quoi l'air insufflé sortirait par cette ouverture et ne pénétrerait pas dans les poumons. Enfin il faut quelquefois insuffler très-longtemps, et on s'assurera de plusieurs aides qui doivent se remplacer de temps en temps. On cesse l'insufflation quand il s'est produit plusieurs inspirations naturelles coup sur coup.

§ III. — ECCHYMOSES, PARALYSIES, ARRACHEMENT DU CORDON, FRACTURES.

Ces accidents résultent ordinairement des pressions ou des tractions pendant un accouchement difficile, des manœuvres obstétricales (version, forceps). La résolution des ecchymoses se fait presque toujours spontanément, et l'on a besoin seulement d'employer quelques applications résolutives. Dans les cas de fracture, il faut appeler un médecin. Les paralysies, comme celles de la face, produites par les pressions du forceps, ou comme celles des membres, déterminées par des tractions dans le dégagement du tronc, n'exigent pas de traitement spécial et disparaissent promptement.

L'arrachement du cordon amène une hémorrhagie qui peut

compromettre la vie de l'enfant, et il faut appeler un médecin. En attendant, il faudra : 1° comprimer avec le doigt le point d'où vient l'hémorrhagie ; 2° s'il y a possibilité de ligature, la pratiquer immédiatement ; 3° appliquer sur la plaie de l'amadou et des compresses pliées en plusieurs doubles ; 4° comprimer avec un bandage de corps régulièrement serré et méthodiquement appliqué.

ACCIDENTS DE L'ÉTAT PUERPÉRAL.

L'état puerpéral exige une grande surveillance de la part de la sage-femme. La plus légère imprudence peut déterminer des modifications dans les phénomènes naturels des couches. Cependant ces accidents sont ordinairement légers, mais quelquefois ils deviennent rapidement mortels. Nous allons les examiner successivement dans l'ordre suivant : en premier lieu, nous parlerons des troubles des phénomènes principaux des suites de couches ; en second lieu, nous indiquerons les maladies diverses qu'on peut observer chez la femme en couches, tant dans les organes génitaux que dans les appareils environnants ; en troisième lieu, nous décrirons les vices de conformation et les maladies de l'enfant nouveau-né.

ART. Ier — ACCIDENTS RELATIFS AUX PHÉNOMÈNES DES SUITES DE COUCHES.

§ Ier — ACCIDENTS RELATIFS AUX TRANCHÉES UTÉRINES.

Il est rare que les tranchées utérines (V. page 236), soient assez persistantes et assez douloureuses pour déterminer une véritable maladie. Toutefois, si elles étaient plus intenses qu'à l'ordinaire, il faudrait essayer de les calmer. On prescrira dans ce but à la malade de se tenir chaudement, d'appliquer autour de l'abdomen des linges chauds, de faire de légères frictions avec de l'huile d'amandes douces sur le bas-ventre. On administrera un lavement émollient. Pour boisson, on conseillera une infusion de camomille. Ajoutons que, si l'abdomen était sensible au toucher, et que, s'il survenait de la fièvre, etc. (100, 120 pulsations à la minute), il serait nécessaire d'appeler un médecin.

§ II. — ACCIDENTS RELATIFS AUX LOCHIES.

Les lochies peuvent être abondantes, cesser trop promptement, ou être de mauvaise qualité.

Quand les lochies sanguines sont abondantes au point d'affaiblir l'accouchée, la sage-femme aura soin de faire appeler promptement un médecin, et, jusqu'à son arrivée, elle se conduira comme dans le cas d'hémorrhagie après l'accouchement (V. page 452).

Si les lochies cessent de couler avant la 3e semaine, et si l'accouchée se porte bien du reste, cela n'a aucune conséquence mauvaise. Mais si, avec la cessation rapide des lochies, il survient des douleurs dans le ventre, de la chaleur, de la soif, des maux de tête, un mouvement fébrile, etc., la sage-femme doit, sans retard, demander l'assistance d'un médecin. En attendant, on recommandera à l'accouchée de se tenir au repos complet; on défendra tout ce qui pourrait l'échauffer ou l'irriter; on fera mettre souvent l'enfant à la mamelle; on prescrira enfin des fomentations de décoction de camomille sur le ventre, et on donnera un lavement émollient simple.

Si les lochies commencent à prendre une odeur infecte, la sage-femme doit exiger la plus grande propreté. Si l'écoulement excorie les parties génitales, et si la femme se porte bien du reste, on lavera les parties avec de l'eau de camomille et de sauge, et on fera une injection dans le vagin.

§ III. — ACCIDENTS PROVENANT DE LA LACTATION.

Les accidents de la lactation sont : la *galactorrhée*, l'*agalactie*, les *gerçures des seins*, l'*engorgement des seins*, l'*inflam-*

mation, les *abcès* et les *indurations*, qui sont les conséquences de l'inflammation.

A. Galactorrhée.

Définition. La galactorrhée est un écoulement surabondant de lait.

Marche. On doit faire deux variétés dans cet état : 1° Il y a *hypersécrétion* simple, ce qui est incommode pour l'enfant qui suffoque en tetant, et pour la femme qui est toujours mouillée ; 2° il y a *épuisement de la femme et lait clair et séreux ;* alors la femme s'affaiblit (*phthysie des nourrices, diabète mammaire*), et d'autre part l'enfant ne se nourrit pas et amaigrit rapidement.

Traitement. Comme la première variété de la galactorrhée chez la nourrice ne constitue pas une maladie, on aura le soin de présenter souvent le sein à l'enfant, ou bien on le videra avec un tire-lait. Dans la seconde variété, on ordonnera le sevrage d'abord, puis les ferrugineux et les toniques.

B. Agalactie.

Définition. L'agalactie est le défaut de sécrétion du lait.

Causes. Les causes ordinaires de cette maladie sont : la mauvaise conformation ou l'absence du mamelon, l'atrophie des mamelles. Accidentellement, elle est produite par l'abondance trop grande des lochies, le flux du ventre, les sueurs immodérées. D'autres fois, il faut accuser la trop grande jeunesse ou l'âge trop avancé de la nourrice, l'apparition des règles. Par exception, elle a lieu chez les femmes qui deviennent enceintes pendant la lactation.

Traitement. Si la femme est pléthorique, s'il y a quelqu'inflammation de la mamelle, il faut saigner et employer une médication antiphlogistique. Si au contraire la femme est affaiblie, on recommande un régime tonique et le repos physique et moral. Le mamelon est-il mal conformé, on recherchera s'il est susceptible d'érection sous l'influence des titillations ou des efforts de la succion. Quant à l'enfant, on le nourrira pendant le traitement avec de la bouillie ou avec du bouillon gras coupé avec du lait, tout en continuant à lui donner le sein. S'il y a vice de conformation, le mal est sans remède ; il faut avoir recours à l'allaitement artificiel ou confier l'enfant à une nourrice.

C. Engorgement des seins.

L'engorgement des seins, qui survient pendant la lactation, porte le nom de *poil.*

Marche. Il est caractérisé par le gonflement d'un sein, rarement des deux. Le sein malade devient douloureux, dur, tendu, inégal, et présente une légère rougeur à sa surface. (V. *Inflammation des seins).* Ordinairement cette maladie ne présente aucun danger.

Causes. Ses causes sont : des coups, l'impression du froid, des tiraillements du mamelon, sa sensibilité développée par la succion de l'enfant, une nourriture trop succulente, la cessation brusque de l'allaitement, les excoriations et les gerçures du sein, etc.

Traitement. Quoique le poil se termine habituellement par résolution au bout de quelques jours, il importe d'empêcher sa terminaison par abcès. Si la femme nourrit, on dégorgera la mamelle en présentant l'enfant au sein. Dans le cas contraire, il faut bien se garder d'exercer la succion artificielle. Alors on a comme ressource la diète ou un régime léger, des applications émollientes sur la glande, des purgatifs salins, des tisanes diurétiques et sudorifiques, etc.

D. Inflammation des seins.

L'inflammation des seins n'est qu'un degré plus avancé de la maladie précédente.

Marche. Elle reconnaît les mêmes causes, et présente une certaine gravité. Il y a fièvre intense, perte d'appétit, frisson, puis chaleur de la peau, enfin tous les signes d'une vive irritation. Elle se termine, soit par résolution, comme le poil, soit par la formation du pus ou suppuration, soit par induration.

Nous ne décrirons pas le traitement de cette maladie ; il nous suffit d'indiquer aux sages-femmes qu'il est du ressort de la chirurgie et demande les soins d'un médecin.

E. Gerçures des seins.

Définition. On appelle gerçures des seins, de légères érosions en forme de fentes ou de crevasses qui surviennent sur le mamelon.

Causes. Ces gerçures résultent des efforts de succion de l'enfant, et ont lieu le plus souvent chez les femmes qui nourrissent pour la première fois.

Marche. Elles sont plus ou moins profondes, toujours extrêmement douloureuses, et présentent peu de gravité par elles-mêmes. Quelquefois cependant elles ont pour résultat d'amener la chute totale du mamelon, et alors elles compromettent souvent le succès de l'allaitement.

Traitement. Pour prévenir ces gerçures, on recommande de préparer le mamelon avant l'accouchement, et de l'endurcir par une succion peu énergique, mais souvent répétée. Ce moyen, en outre, a l'avantage d'allonger le bout du sein. Quant au traitement curatif, on a recommandé beaucoup de moyens. Les meilleurs sont : le beurre de cacao en onction, la cautérisation avec le nitrate d'argent, la glycérine et la teinture de benjoin en lotion, enfin l'allaitement médiat avec un bout de sein artificiel. Pendant que l'enfant s'alimente ainsi, le sein guérit petit à petit et assez vite. Toutefois il est bon, de temps en temps, d'essayer l'allaitement immédiat pour voir s'il peut être repris. Ajoutons que, pour faciliter la succion au moyen d'un bout de sein, il faut remplir son godet de lait chaud, puis l'appliquer sur le sein ; l'enfant tette d'abord facilement le lait du godet ; alors le vide se fait, et le lait maternel vient successivement remplacer l'autre.

ART. II. — MALADIES DIVERSES DES FEMMES PENDANT L'ÉTAT PUERPÉRAL.

Sous l'influence d'un accouchement plus ou moins difficile, il survient assez souvent des maladies, et, suivant les régions du corps que ces maladies affectent, elles présentent plus ou moins de gravité. Les plus ordinaires sont les lésions des organes génitaux, soit internes, soit externes. Après celles-ci viennent les accidents du côté des appareils environnants, comme le bassin, le rectum, la vessie, etc. Enfin on observe quelques maladies générales spéciales à la femme en couche, ce sont les plus graves, et quelquefois elles compromettent rapidement la vie.

§ Ier. — ACCIDENTS DU CÔTÉ DES ORGANES GÉNITAUX.

Les lésions des organes génitaux consécutives à l'accouchement sont plus ou moins sérieuses; ce sont : l'*œdème*, les *lacérations des parties molles*, les *déplacements de l'utérus*, l'*inflammation de l'utérus (métrite, métro-péritonite)*. Nous allons les indiquer en quelques mots.

L'*œdème de la vulve*, qui a lieu quelquefois dans la grossesse, se prolonge souvent après l'accouchement. S'il est considérable, quelques mouchetures en diminueront l'intensité. S'il y avait inflammation, il faudrait avoir recours aux cataplasmes, aux fomentations émollientes, etc.

Les *lacérations des parties molles* sont : les déchirures du col de l'utérus, les déchirures du vagin, les perforations de la cloison vésico-vaginale, les perforations de la cloison recto-vaginale, les déchirures vulvaires, la rupture, la destruction, la perforation du périnée. Mais toutes ces lésions exigent les soins d'un chirurgien habile, et toutes ou presque toutes nécessitent des opérations plus ou moins difficiles. Il ne peut ainsi entrer dans notre cadre de faire la description de tous ces accidents, dont le traitement ne peut être abandonné aux sages-femmes.

Les *déplacements de la matrice* sont nombreux : tantôt la

matrice s'abaisse, *chute de la matrice;* tantôt son fond s'incline en avant, *antéversion ;* tantôt il se porte en arrière, *rétroversion,* etc. (V. page 264).

La *chute de la matrice* arrive, pendant les premiers jours des couches, chez les femmes dont les tissus sont lâches et dont le bassin est large, qui ont eu un travail laborieux, dont la délivrance a été difficile, dont le périnée ou la cloison recto-vaginale ont été déchirés. On l'observe encore chez les femmes qui pendant le travail ou après les couches ont fait des efforts inconsidérés ou prématurés. Il importe beaucoup d'éviter cet accident. On fait placer la femme horizontalement sur le dos; on interdit tout effort; on recommande le repos absolu; on fait tenir le ventre libre au moyen de lavements, afin d'éviter les efforts de la défécation; on fera garder le lit quatre à cinq semaines. Ordinairement ces moyens suffisent. Si, malgré leur emploi, la descente se renouvelle, on soutient l'utérus avec un pessaire (V. *Complément).* On y ajoute des injections fortifiantes et astringentes, et un régime tonique, lorsque les lochies ont disparu.

L'*antéversion* et la *rétroversion* surviennent aussi après l'accouchement. Ils peuvent donner lieu à des accidents inflammatoires très-graves, à la rétention d'urine, à la constipation, à la stérilité. Quand une sage-femme reconnaîtra ces déviations, elle devra appeler de suite un médecin pour y porter remède.

L'*inflammation de l'utérus* peut être simple, *métrite,* ou compliquée de l'inflammation du péritoine, *métro-péritonite.* La métrite simple guérit presque toujours à la suite d'un traitement antiphlogistique. La métro-péritonite, au contraire, est la maladie la plus terrible à laquelle soit exposée une femme en couches. Le traitement d'une affection si grave ne peut être abandonné aux soins d'une sage-femme. (V. *fièvre puerpérale).*

§ II. — ACCIDENTS DU CÔTÉ DU RECTUM, DE LA VESSIE ET DU TISSU CELLULAIRE DU BASSIN.

La déplétion de l'utérus amène fréquemment des changements dans les fonctions du rectum et de la vessie. Cela produit tantôt la *constipation* ou la *diarrhée,* tantôt la *rétention d'urine* ou l'*incontinence*. Quelquefois enfin, à la suite des lésions indiquées dans le paragraphe précédent, il peut y avoir *inflammation du tissu cellulaire du bassin*. Voici quelle sera la conduite de la sage-femme dans ces cas.

La *constipation* sera combattue, après la fièvre de lait, par des lavements émollients ou légèrement laxatifs. S'ils sont insuffisants, on ordonnera une potion purgative avec 15 grammes d'huile de ricin ou 30 grammes de sulfate de soude.

La *diarrhée* sera traitée, comme l'irritation intestinale, par les émollients à l'intérieur et à l'extérieur, cataplasmes, quarts de lavements, etc.

Dans la *rétention d'urine,* il faut de toute nécessité vider la vessie au moyen de la sonde. Du reste, cette incommodité ne dure ordinairement que quelques jours. Si elle continue, elle réclame les soins du médecin.

Quant à l'*inflammation du tissu cellulaire du bassin,* elle exige l'emploi du traitement antiphlogistique dans toute sa rigueur; ainsi : injections émollientes, bains, boissons émollientes, diète, sangsues, saignée même. S'il survenait des abcès, il faudrait les ouvrir. Mais on comprend que cela n'est pas du ressort de la sage-femme.

§ III. — MALADIES GÉNÉRALES, SPÉCIALES A LA FEMME EN COUCHES.

On appelle *maladies générales* toutes les maladies dont le siége précis est encore indéterminé, et dont la manifestation, par des symptômes ou par des lésions anatomiques, se produit à la fois dans toutes les parties du corps.

Chez la femme en couches, une maladie de ce genre porte le nom de *fièvre puerpérale.*

Fièvre puerpérale.

En général, on considère cette maladie comme la conséquence d'une altération du sang. Les opinions diffèrent toutefois sur la question de savoir si le mal a été primitivement limité à l'utérus (*métrite, métro-péritonite*) et a ensuite infecté l'économie, ou s'il frappe d'emblée dans toutes les parties du corps, comme le font certains poisons. Quoi qu'il en soit, comme cette maladie est remarquable par son intensité, par la rapidité de sa marche, par l'étendue des troubles qui l'accompagnent, il importe de la reconnaître de bonne heure. Ajoutons qu'ordinairement la fièvre puerpérale est *épidémique*, c'est-à-dire affectant à la fois un certain nombre d'individus dans la même localité, et *contagieuse*, c'est-à-dire se reproduisant par inoculation, par transport et par contact.

Nous allons en indiquer seulement les symptômes primitifs. Quant à l'étude des symptômes consécutifs, des désordres anatomiques et du traitement, elle ne concerne que le médecin.

Dans la plupart des cas, c'est 24, 36 heures après l'accouchement, et chez les primipares surtout, que débute la maladie. En temps d'épidémie, cela peut avoir lieu immédiatement après la délivrance. Par exception, on l'observe après le 8e jour. Trois accidents principaux marquent ordinairement le début du mal : souvent la diarrhée, presque constamment le frisson, après eux les vomissements. Pendant le frisson, la face est livide, les lèvres sont bleuâtres, les yeux sont cernés et excavés. En même temps la femme est prise, sans cause connue, de douleurs aiguës dans le bas-ventre, et cette douleur augmente l'abattement et la tristesse ; enfin le pouls s'élève à 120, 130, 150 pulsations à la minute. Mais la malade ne se réchauffe que lentement ; dans quelques cas même la chaleur du corps reste sensiblement diminuée, ce qui est le contraire de ce qu'on observe habituellement après les frissons ; souvent, au contraire on voit survenir une sueur visqueuse et froide. Alors l'écoulement des lochies diminue, la respiration devient haute et fréquente, sans lésion appréciable des poumons, il survient des vomissements accompagnés de hoquets, et la fièvre puerpérale est déclarée.

ART. III. — MALADIES DE L'ENFANT NOUVEAU-NÉ.

Les maladies chez l'enfant nouveau-né sont nombreuses et souvent dangereuses. Sur 100 enfants, 25 au moins succombent pendant la première année. Ces maladies se divisent en deux groupes : 1° *maladies congénitales* ou *vices de conformation ;* 2° *maladies consécutives à la naissance* ou *maladies proprement dites.*

§ Ier — VICES DE CONFORMATION DES NOUVEAU-NÉS.

Les vices de conformation des enfants nouveau-nés sont très-variés. Les principaux sont : l'*absence d'un ou de plusieurs membres,* des *excroissances* ou des *tumeurs diverses,* l'*absence de la bouche,* le *bec de lièvre,* la *division du voile du palais,* le *filet,* la *persistance du trou de* BOTAL, l'*imperforation de l'anus,* le *spina-bifida* (V. page 350), l'*absence totale ou partielle du cerveau,* l'*hydrocéphalie* (V. page 351), la *hernie du cerveau.* Or, dans la plupart des cas, il n'y a rien à faire, et la mort peut en être rapidement la conséquence. Dans d'autres, quelques opérations sont nécessaires, mais elles ne peuvent être pratiquées que par le médecin. La section du filet peut seule être faite par la sage-femme (V. *opération du filet).*

§ II. — MALADIES PROPREMENT DITES DES NOUVEAU-NÉS.

Les principales maladies de l'enfant nouveau-né affectent les organes suivants : la *peau,* les *yeux* et le *tube digestif.* Ces maladies sont en outre les plus simples, et elles peuvent être confiées quelquefois aux soins des sages-femmes instruites. Il n'en est pas de même des maladies de la *tête* et de la *poitrine,* qui exigent spécialement les secours du médecin. Nous ne parlerons pas de ces dernières ; quant aux autres, nous exposerons brièvement leurs symptômes et leur traitement.

A. **Maladies de la peau de l'enfant nouveau-né.**

1° *Erythème.* L'érythème est la rougeur inflammatoire de la peau. Il est le résultat du contact de corps irritants, tels que les matières fécales et les urines, etc. Il suffit des soins de propreté pour le guérir.

2° *Erysipèle.* L'érysipèle est l'inflammation de la peau, avec chaleur, douleur, et tension de la partie malade. Il affecte le ventre, le thorax et les membres, de préférence à la tête. Quand il siége au ventre, il est presque toujours mortel. Cette inflammation peut se terminer par résolution, desquamation, suppuration, et même gangrène. Le traitement consiste en fomentations émollientes et en onctions avec de la graisse douce. Il sera également avantageux de débarrasser les intestins par des lavements émollients et par des évacuants légers, tels que le sirop de chicorée.

OEdème et induration du tissu cellulaire. L'œdème est dû à une infiltration de sérosité dans le tissu cellulaire; en outre les téguments sont endurcis, gonflés, tendus, rouges, et conservent longtemps les impressions du doigt. Quelquefois le tissu cellulaire est tellement induré que la peau devient aussi dure que du bois. Dans ces cas, les enfants ne peuvent plus crier; ils n'émettent que des sons très-sourds, à cause de l'induration des muscles des mâchoires; enfin la mort a lieu, presque toujours par suffocation ou par asphyxie. Le traitement consiste en bains émollients et toniques souvent répétés et longtemps prolongés; on y ajoute l'emploi de la laine ou de la ouate chaude, appliquées directement sur la peau.

4° *Ictère* ou *jaunisse.* Souvent les enfants deviennent jaunes peu de jours après leur naissance. Cet état tient à ce que le méconium ayant été retenu et le foie ne s'étant pas débarrassé, la bile s'est mélangée avec les éléments du sang. Cet ictère est sans danger. Il se dissipe ordinairement au bout de quelques jours; il n'exige aucun traitement, si ce n'est quand il survient des complications. L'administration d'une cuillerée à café de sirop de chicorée est un moyen très-efficace.

5° *Excoriations.* Les excoriations entre les cuisses, sur les fesses et sous les bras, sont des accidents fort ordinaires chez les enfants pendant les premières semaines de la vie. Presque toujours elles cèdent à la propreté et à de fréquentes lotions avec de l'eau tiéde. Il faut éviter les onguents et les corps gras qui deviennent rances et provoquent de fâcheuses suppurations. Le meilleur moyen de prévenir l'adhérence des parties excoriées est de les saupoudrer avec de la poudre de lycopode ou de guimauve. Si ce traitement simple échouait, et si les excoriations se transformaient en ulcères, on serait autorisé à admettre une affection générale, soit scrofuleuse, soit syphilitique. Alors il serait nécessaire d'examiner les seins de la nourrice, et de consulter immédiatement un médecin, qui prescrirait un traitement spécial.

6° *Suppuration de l'ombilic.* Après la chute du cordon, la cicatrice ombilicale suppure quelque temps. Cet état peut se prolonger si l'on n'y porte remède. Des lotions d'eau blanchie avec quelques gouttes d'extrait de saturne, ainsi que le cérat saturné, suffisent souvent. Quelquefois on est obligé de saupoudrer la plaie avec du calomel ou de la cautériser avec le nitrate d'argent fondu.

B. Maladies des yeux chez les nouveau-nés.

Les ophthalmies des nouveau-nés peuvent être excessivement graves et compromettre définitivement la vision. Pour ce motif, nous allons en indiquer seulement les symptômes. Quant au traitement, il doit être toujours abandonné au médecin.

La maladie débute comme il suit : Soit immédiatement après la naissance, soit quelques jours plus tard, il survient de la rougeur et du gonflement des paupières, avec écoulement; les symptômes s'aggravent ensuite en peu de jours ; l'écoulement surtout prend l'aspect d'une matière d'un blanc jaunâtre et puriforme ; les paupières sont très-gonflées et collées ensemble. Quand les secours ne viennent pas à temps, la maladie se termine ou par la perte de transparence de la cornée, ou par la suppuration et la destruction de l'œil.

Ajoutons que les causes de cette maladie sont les fleurs blanches, une vive lumière pendant les premiers jours qui suivent la naissance, la malpropreté, souvent enfin une maladie syphilitique récente chez la mère.

C. Maladies du tube digestif chez les nouveau-nés.

1° *Muguet.* Le muguet est une inflammation de la bouche caractérisée par des productions végétales parasitaires d'apparence pseudo-membraneuse. On peut l'observer aussi dans le pharynx, l'œsophage, l'estomac, et même dans l'intestin grêle et le gros intestin. Mais il ne sera question ici que du muguet de la bouche. Le muguet peut se présenter sous trois aspects : 1° *sous la forme de très-petits points blancs disséminés ;* 2° *sous la forme de lambeaux plus ou moins larges ;* 3° *sous la forme d'une sorte de membrane véritable.* Dans tous les cas, quand ces plaques blanches se détachent, elles laissent voir à leur place la membrane muqueuse enflammée, d'une couleur rouge-cerise. Puis bientôt celle-ci se recouvre de nouvelles végétations si un traitement actif n'est pas mis en usage. Quand le muguet est peu abondant, on peut se contenter de laver la bouche plusieurs fois par jour avec un pinceau imbibé de miel rosat. Quand il sera très-épais, on devra ajouter à ce miel soit du sel marin, soit du sous-borate de soude, soit de l'alun. Si la maladie se compliquait d'une affection du tube digestif, caractérisée par des vomissements ou de la diarrhée, il faudrait appeler un médecin.

2° *Aphthes.* Les aphthes sont une maladie de la bouche qui apparaît, chez les nouveau-nés, sous forme de petites ulcérations superficielles, disséminées sur les lèvres et sur la langue, et dont les bords sont tantôt arrondis, tantôt irréguliers et taillés à pic. Souvent elles sécrètent une matière blanche qui se détache difficilement, et qu'il ne faut pas confondre avec le muguet. On prévient ces ulcérations en lotionnant fréquemment la bouche avec du miel rosat. On les guérit en les touchant avec du miel chargé de borax ou d'alun.

3° *Éructations.* Les éructations sont des émissions, par la bouche, de gaz venant de l'estomac. Elles dépendent souvent de repas copieux et fréquents; quand elles sont abondantes et répétées, elles indiquent une mauvaise digestion. Elles ne réclament aucun traitement.

4° *Météorisme du ventre.* Le météorisme est le développement du ventre par des gaz. Il s'accompagne de constipation et quelquefois de vomissements. Comme cet état reconnaît pour cause les irrégularités dans le régime, on le préviendra en mettant entre chaque repas de l'enfant deux ou trois heures d'intervalle, pour que la digestion puisse se faire convenablement. On le combattra : 1° en administrant quelques cuillerées d'eau sucrée aromatisée avec de l'eau de fleurs d'oranger; 2° par des cataplasmes émollients sur le ventre; 3° par un bain chaud tous les deux jours; 4° par des suppositoires et de petits lavements. Le sirop de rhubarbe, dit de *chicorée,* à la dose de deux cuillerées à café, compléterait le traitement si le météorisme persistait.

5° *Vomissement.* Dans le plus grand nombre des cas, le vomissement n'est, chez les enfants nouveau-nés, qu'un effort salutaire de la nature pour se débarrasser d'un trop plein, ou d'une matière nuisible contenue dans l'estomac.

Mais le vomissement peut avoir des causes plus importantes et plus éloignées. S'il existe de la fièvre, si la région épigastrique est tendue et douloureuse au toucher, on doit craindre un état inflammatoire de l'estomac. S'il y a fièvre, avec état soporeux et convulsions, le vomissement provient d'un état inflammatoire du cerveau ou de ses enveloppes. Si le vomissement revient d'une manière chronique, il peut indiquer une affection grave, ou la présence de vers intestinaux. Or, dans tous ces cas, le traitement doit être confié au médecin. Tout au plus, dans les vomissements les plus simples, pourra-t-on administrer 25 à 40 centigrammes de magnésie calcinée dans de l'eau sucrée, ou bien un léger purgatif tel que le sirop de chicorée.

6° *Diarrhée.* La diarrhée est un des accidents les plus ordinaires des nouveau-nés. Ses causes sont assez nombreuses ; ainsi elle peut être produite par une véritable indigestion ; quelquefois elle est due à un lait trop ancien, à l'état de grossesse ou de maladie de la nourrice, à un sevrage trop précipité, à des aliments solides donnés prématurément, enfin à une inflammation véritable des intestins. L'allaitement artificiel la détermine 50 fois sur 100, pendant les chaleurs de l'été, et sous la forme la plus grave, *choléra infantilis*. Cela est dû à la transformation du lait qui devient acide. Il en résulte fréquemment la mort.

Cette diarrhée varie sous le rapport de la couleur et de la consistance des matières. La diarrhée jaune, écumeuse et fluide, est l'effet de l'inflammation du gros intestin ; la diarrhée blanche et muqueuse est souvent produite par une irritation de l'intestin grêle ; la diarrhée verte est en général regardée comme un signe d'inflammation des parties supérieures de l'intestin grêle. La diarrhée aqueuse, opiniâtre, avec vomissements fréquents et avec refroidissement de la peau, est l'indice du choléra des nouveau-nés. Ajoutons que presque dans tous ces cas de diarrhée, on observe de l'érythême aux environs de l'anus.

On met en usage, dans la diarrhée simple, les remèdes suivants : le sirop de gomme, les cataplasmes émollients, les lavements d'eau de mauve, l'eau de tilleul et de fleurs d'oranger, les bains entiers, la décoction blanche de Sydenham. Quelquefois la magnésie et le sirop de chicorée seront nécessaires si la maladie n'est pas amendée. Dans les formes graves, il faut faire appeler un médecin.

7° *Chute du rectum.* La chute du rectum est la procidence de la muqueuse du rectum à l'extérieur de l'anus. Elle se produit fréquemment pendant les efforts que fait l'enfant en criant, ou pour aller à la selle, soit dans la constipation, soit dans les diarrhées tenaces. Si l'on n'y remédie pas immédiatement, la muqueuse se boursouffle et forme une tumeur rouge, livide, volumineuse, d'un aspect hideux et inquiétant.

Il faut d'abord, avec les doigts graissés d'huile ou de cérat, faire rentrer la tumeur en la poussant avec ménagement; puis on la maintient par un bandage en forme de T. Si l'infirmité persiste, il faut soutenir le pourtour de l'anus chaque fois que l'enfant va à la selle, et faire de temps en temps sur la tumeur des lotions avec une solution d'alun, d'eau de chaux, de feuilles de noyer, etc.; il est nécessaire d'aider au succès de ces moyens par l'application du bandage.

APPENDICE.

ACTE DE NAISSANCE.

La naissance de l'enfant est constatée sur le registre de l'état-civil par un acte, ou écrit, qu'on appelle *acte de naissance.*

Cet acte est dressé au nom de la loi.

ART. 55 (Code NAPOLÉON). Les déclarations de naissance seront faites *dans les trois jours de l'accouchement* à l'officier de l'état civil du lieu.

ART. 56 (Code NAPOLÉON). La naissance de l'enfant sera déclarée par le père, ou, à défaut du père, par les docteurs en médecine, *sages-femmes,* officiers de santé, et, lorsque la mère sera accouchée hors de son domicile, *par la personne chez qui elle sera accouchée.*

D'après les termes de ces deux articles, la sage-femme est dans l'obligation : 1° de déclarer la naissance de l'enfant dans les trois jours qui suivent l'accouchement, ou à défaut du père, ou si l'accouchement a eu lieu chez elle ; 2° de présenter cet enfant à l'officier de l'état-civil.

ART. 346 (Code pénal). Toute personne qui, ayant assisté à un accouchement, n'aura pas fait la déclaration dans les trois jours, sera punie d'un emprisonnement de six jours à six mois et d'une amende de 16 à 300 fr.

La déclaration de naissance est l'indication du jour, de l'heure, du lieu de la naissance, du sexe de l'enfant et des prénoms qui lui seront donnés.

La présentation du nouveau-né à l'officier de l'état-civil a pour résultat de prévenir des abus, par exemple celui d'inscrire comme né récemment un enfant né depuis un an ou deux, et comme étant de tel sexe un enfant d'un autre sexe.

ACTE DE BAPTÊME.

Le baptême est un acte par lequel l'église s'empare de

l'enfant à son entrée dans la vie, et, au nom de la religion, en fait un être sacré.

Cette consécration s'appelle *ondoiement,* si on se borne à verser de l'eau sur la tête de l'enfant ; elle prend le nom de *baptême solennel,* si l'ondoiement est fait à l'église et est accompagné d'une cérémonie religieuse.

1° *Ondoiement.* La sage-femme est obligée de pratiquer l'ondoiement dans tous les cas où la vie de l'enfant est en péril. Pour accomplir cet acte religieux, elle verse sur le corps de l'enfant de l'eau pure ou de l'eau bénite, en disant : *Je te baptise au nom du Père et du Fils et du Saint-Esprit.*

Dans le cas d'avortement, il faut aussi ondoyer le fœtus. S'il est encore enveloppé de ses membranes, elle versera l'eau lustrale sur l'enveloppe, en prononçant les paroles : *Je te baptise,* etc.

2° *Baptême solennel.* Le baptême solennel est ordinairement pratiqué le dimanche qui suit la naissance de l'enfant. La sage-femme est chargée de porter l'enfant à l'église, de le tenir sur les fonts baptismaux, et souvent d'indiquer au parrain et à la marraine ce qu'ils ont à dire et à faire. Nous n'entrerons pas dans les détails de la cérémonie du baptême. Disons seulement qu'elle se compose de plusieurs temps, savoir : 1° la déclaration du sexe et des prénoms de l'enfant par le parrain et par la marraine ; 2° l'ondoiement sur les fonts baptismaux ; 3° l'application sur la tête de l'enfant d'un petit bonnet appelé *chrémeau ;* 4° la bénédiction de l'enfant à l'autel.

SEVRAGE.

Définition. Le sevrage est la cessation de l'allaitement naturel.

Marche. A mesure que l'enfant prend de l'âge, nous avons dit qu'on devait lui donner une quantité d'aliments graduellement croissante (V. page 243), et l'habituer ainsi de très-bonne heure à une sorte de sevrage spontané. Mais du douzième au quinzième mois, on doit le priver définitivement du lait maternel. Ce n'est que dans les circonstances exceptionnelles, en cas de maladie ou d'extrême faiblesse, en cas de dentition laborieuse ou peu avancée, que la durée de l'allaitement doit être portée au delà de 15 mois. Dans tous les cas, il n'est pas d'enfant qu'on doive allaiter au delà de 18 mois; car, après ce terme, le lait devient un aliment débilitant qui retarde le développement et le progrès des forces.

Lorsque la mère, ou la nourrice, n'a plus de lait, l'enfant finit par laisser le sein où il ne trouve plus sa nourriture, et le sevrage se fait spontanément. Si au contraire le lait vient encore en abondance, le sevrage est plus difficile. D'une part, on est alors obligé, pour ôter à l'enfant le désir de teter, d'appliquer sur les mamelons quelque substance d'une saveur amère; d'autre part, il est indispensable que la mère ne se laisse pas vaincre par la douleur des seins, ni attendrir par les cris de son enfant. On y réussit d'ailleurs en composant les repas de l'enfant avec des aliments qu'il aime et qu'il recherche, tels que soupe au lait et bouillon, œufs, viande hachée, tartines aux confitures et au beurre, etc. Mais on s'appliquera surtout à maintenir une grande régularité dans les repas, car cette régularité produit l'harmonie dans les fonctions, et elle est une des causes essentielles de la santé de l'enfant. Ajoutons que les aliments mous conviennent seuls à cet âge, car les dents molaires ne sont pas encore percées, et les muscles masticateurs n'ont pas assez d'énergie (V. *Dentition.)*

DENTITION.

Définition. On désigne sous le nom de dentition la série des phénomènes qui précèdent et qui accompagnent l'éruption des dents.

Généralités. Pendant les premiers mois qui suivent la naissance, alors que l'enfant n'a besoin que de téter, la bouche est conformée comme un organe de succion. Les lèvres sont relativement plus longues qu'à toute autre époque de la vie ; le rebord alvéolaire des mâchoires est garni d'un cartilage gingival encore mou et flexible ; la langue, le voile du palais et la luette ont aussi des dimensions considérables. Or, pendant la succion, les lèvres s'appliquent à la base du mamelon maintenu fixé par le cartilage gingival, la langue prend la forme d'une gouttière, embrasse ce mamelon en dessous et le presse en haut contre le palais ; l'enfant attire le mamelon dans sa bouche comme s'il voulait l'avaler, et il en exprime le lait, en faisant le vide par l'inspiration, et en le pressurant de la base au sommet.

Mais cet acte n'est que temporaire, il doit bientôt être remplacé par celui de la *mastication*, ou action de mâcher et de broyer les aliments solides. Or c'est à cet usage qu'est destiné l'appareil dentaire.

L'appareil dentaire a pour organes essentiels les *dents*. Les dents sont de petits os qui garnissent le bord de chaque mâchoire.

Marche. Pendant l'enfance, il survient *deux éruptions dentaires* ou *deux dentitions*. La première a lieu dans le cours des trois premières années de la vie ; la seconde, vers la septième année. Le nombre des dents de la première dentition est de vingt ; celui de la seconde est de trente-deux. Les vingt dents de la première dentition tombent toutes vers six à sept ans, et sont remplacées par celles de la seconde ; c'est pour cela qu'elles sont appelées dents provisoires ou temporaires, *dents de lait*. Celles de la seconde sont appelées *dents permanentes* ou *de remplacement*.

Nous ne nous occuperons ici que de la première dentition, car elle seule mérite l'attention des sages-femmes.

Appareil dentaire. Les dents de la première dentition sont au nombre de 20, dix à chaque mâchoire ; elles sont en outre divisées, d'après leur forme et leur destination, en trois ordres, qui ont reçu les noms 1° de *dents incisives*, 2° de *dents canines*, 3° de *dents molaires*.

Les dents incisives sont au nombre de 8, *quatre* à chaque mâchoire; elles en occupent la partie antérieure. *Les dents canines*, au nombre de 4, *deux* à chaque mâchoire, sont situées en dehors des incisives, une à droite et l'autre à gauche. *Les dents molaires*, au nombre de 8, *quatre* à chaque mâchoire, sont placées en dehors des canines, deux à droite et deux à gauche.

Première éruption dentaire. La sortie de ces dents n'a pas lieu simultanément; elle est successive. Mais l'ordre dans lequel elle se fait est assujetti à des règles qui comportent de nombreuses exceptions. Voici toutefois ce qui nous a paru le plus conforme à l'observation : 1° les dents de la même espèce apparaissent par paire, une à droite et l'autre à gauche; 2° dans chaque série, les dents de la mâchoire inférieure précèdent, dans leur apparition, celles de la mâchoire supérieure (BÉCLARD) ; 3° chaque paire de dents sort en partant de la ligne médiane; 4° les *deux* incisives inférieures médianes apparaissent les premières, du 6ᵉ au 8ᵉ mois ; 5° immédiatement après celles-ci viennent les *deux* incisives supérieures médianes; 6° les incisives latérales supérieures précèdent les incisives latérales inférieures (HERVIEUX), mais au 10ᵉ mois cette évolution des incisives est ordinairement complète; 7° l'éruption des premières molaires et des canines est plus variable; tantôt ce sont les molaires qui commencent à apparaître (TROUSSEAU), tantôt ce sont les canines (HERVIEUX); cependant l'évolution est ordinairement terminée du 15ᵉ au 24ᵉ mois ; 8° les dernières molaires naissent du 24ᵉ au 36ᵉ mois.

COMPLÉMENT.

PRÉPARATIONS PHARMACEUTIQUES USUELLES

ET

OPÉRATIONS DE PETITE CHIRURGIE

DU RESSORT DES SAGES-FEMMES.

La *thérapeutique* est cette partie de l'art de guérir qui s'occupe des moyens de traiter les maladies (1).

Les moyens de traiter les maladies sont de deux sortes : 1° *pharmaceutiques* ou tirés de l'officine du pharmacien ; 2° *chirurgicaux* ou empruntés à l'art manuel des opérations. Or, comme souvent l'art manuel des opérations exige l'emploi des moyens pharmaceutiques, nous allons commencer par ces derniers.

CHAP. I. PRÉPARATIONS PHARMACEUTIQUES.

On appelle *préparations pharmaceutiques* les corps végétaux, animaux et minéraux, employés dans le traitement des maladies, et que contient l'officine du pharmacien.

Ces corps s'appellent encore *médicaments*.

Le *pharmacien* est l'homme qui a appris l'art de les connaître, de les choisir, de les conserver, et de les préparer.

Le pharmacien a le monopole de son art. Les médecins ou

(1) La thérapeutique des sages-femmes est excessivement limitée ; en effet, celles-ci n'ordonnent pas seules les moyens destinés à combattre les maladies ; nous nous bornerons donc à indiquer les connaissances qui leur sont indispensables pour veiller et servir à l'exécution complète et fidèle de l'ordonnance du médecin.

les sages-femmes, qui préparent, fournissent, vendent des médicaments là où existe une officine de pharmacien, exercent illégalement l'art de la pharmacie.

Les médicaments sont excessivement nombreux et variés.

Les uns sont employés seuls et sans avoir subi aucune préparation : ce sont les médicaments *simples*. D'autres sont combinés entre eux et mélangés, et sont nommés médicaments *composés*.

Certains médicaments existent tout préparés dans l'officine du pharmacien ; on les appelle médicaments *officinaux*. Un grand nombre ne se prépare que sur une ordonnance de médecin, et sont dits pour cela *magistraux*.

Les médicaments jouissent de propriétés différentes. On appelle *toniques*, les substances destinées à relever les forces, comme le *vin* et le *fer*. Les *astringents* sont ceux qui, appliqués sur une partie, la resserrent et empêchent l'afflux du sang ; tels sont l'*alun* et le *vinaigre* étendu d'eau. Les *irritants* rougissent la peau ou soulèvent l'épiderme, comme la *farine de moutarde*, les *vésicatoires*. On nomme *émollients* les médicaments destinés à diminuer la rougeur, la douleur et le gonflement des organes ; tels sont les *cataplasmes de farine de graines de lin*. Les *évacuants* provoquent l'expulsion des matières contenues dans les intestins : un médicament *vomitif* est celui qui, comme l'*émétique*, provoque cette expulsion par la bouche ; un *purgatif* la provoque par l'anus, Ex. l'*eau de Sedlitz* ; on nomme *vermifuge* les évacuants dont l'effet est de déterminer l'expulsion de vers contenus dans les intestins. Les *antispasmodiques* sont les médicaments qui combattent les spasmes, comme les *éthers*. Enfin les médicaments qui ont pour effet, comme le *seigle ergoté*, d'augmenter momentanément l'énergie des forces vitales, sont appelés *excitants*.

Au point de vue de leur application, les médicaments s'emploient de deux manières. Les médicaments portés à l'intérieur de l'estomac sont dits *internes*, et agissent à la fois par les propriétés spéciales qu'ils possèdent et par les propriétés nouvelles que leur donne la digestion. Les médicaments employés à l'extérieur sont dits *externes;* ils comprennent toutes les substances appliquées à la surface du corps et celles qu'on verse dans les cavités de certains organes extérieurs, telles que le rectum et le vagin, etc.

Nous allons étudier les médicaments à ce point de vue plus pratique pour les sages-femmes, et nous commençons par les médicaments internes.

ART. Ier — MÉDICAMENTS INTERNES.

On fait usage sous deux formes des médicaments qui sont administrés à l'intérieur : 1° *sous la forme liquide,* ce qui est le plus commun ; 2° *sous la forme solide.*

§ Ier — MÉDICAMENTS INTERNES LIQUIDES.

Trois sortes seulement de médicaments internes sont employées sous forme liquide; ce sont : 1° les *tisanes ;* 2° les *sirops ;* 3° les *potions*. Nous citerons des exemples des médicaments de ce genre les plus usités.

A. **Tisanes.**

Une tisane est la boisson, peu chargée de principes médicamenteux actifs, qui sert ordinairement à désaltérer les malades. On les additionne de certaines substances spéciales quand on veut augmenter les propriétés dont elles sont douées. L'eau entre pour la plus grande partie dans les tisanes.

Il existe plusieurs espèces de tisanes. Ces espèces varient suivant que le principe médicamenteux a été incorporé à l'eau à froid ou à chaud. On les dit ainsi : 1° tisane par *solution;* 2° tisane par *macération ;* 3° tisane par *infusion ;* 4° tisane par *décoction*.

1° *Tisane par solution*. Cette tisane se fait en délayant dans l'eau une substance entièrement soluble dans ce liquide. Trois procédés servent à effectuer complétement cette solution : 1° la *trituration,* ou la *division* par le broiement du corps à dissoudre ; 2° l'*agitation* plus ou moins longtemps continuée ; 3° la *chaleur*.

Exemples. a. EAU MIELLÉE OU HYDROMEL. Choisir le meilleur miel. Le miel de *Narbonne*, sans être le plus blanc, est le plus estimé. Il présente l'odeur suave du romarin ; il est blanc et très-grenu. Après lui vient le miel du *Gâtinais*, plus uni que le précédent, d'une saveur plus aromatique, mais d'une blancheur plus éclatante. Les mauvais miels sont en général jaunâtres, coulant avec une grande facilité, et d'une saveur désagréable. Pour faire de l'*hydromel*, prenez eau, 1 litre; miel, 60 grammes; et agitez. C'est une tisane légèrement laxative.

b. EAU VINAIGRÉE OU OXYCRAT. Pr. eau commune, 1 litre; vinaigre blanc, 30 grammes; sirop, 60 grammes. Usité comme tisane rafraîchissante.

c. EAU LAITEUSE OU HYDROGALA. Cette tisane est fréquemment employée dans la médecine des enfants. Le lait de vache en est la base. Si l'on faisait usage de cette tisane dans les temps chauds, n'employer que du lait frais. Il est souvent prudent, dans les grandes chaleurs, d'additionner le lait de 1 gramme de bi-carbonate de soude par litre pour l'empêcher de se cailler.

d. EAU ALBUMINEUSE. Elle se fait avec les blancs d'œufs, et jouit de propriétés astringentes. Très-usitée dans les diarrhées. Pr. eau, 1 litre; blancs d'œufs, n° 3 ; et faites la tisane à chaud ou à froid.

2° *Tisane par macération*. On appelle ainsi une tisane faite en laissant tremper une plante plus ou moins longtemps dans l'eau à la température ordinaire. On se sert de ce procédé toutes les fois : 1° que la plante contient un principe soluble à froid ; 2° que ce principe existe mélangé avec d'autres solubles à chaud ; 3° que la chaleur pourrait altérer le produit qu'on veut obtenir.

Exemples. a. TISANE DE CITRON OU LIMONADE. Les citrons en forment la base. Les choisir ni tachés, ni trop durs. Pour faire la tisane, pr. eau, 1 litre; citron, n° 1 ; privez le citron de son écorce, et coupez-le par tranches. *En laissant l'écorce*, on obtient une tisane beaucoup plus amère ; laisser macérer une ou deux heures. On la conseille dans les fièvres graves, dans les hémorrhagies, etc., etc. On fait encore une limonade par infusion (V. 3°), et on la nomme *limonade cuite*.

b. TISANE DE RÉGLISSE OU DE BOIS-DOUX. Pr. eau, 1 litre; bois-doux coupé par lanières minces, 12 grammes ; faites macérer deux ou trois heures. En faisant bouillir avec l'eau, on dissoudrait une huile résineuse âcre que le bois-doux contient.

c. TISANE DE RACINE DE GUIMAUVE. Pour préparer cette tisane, il ne faut pas soumettre la racine à l'eau bouillante ; la tisane serait trop épaisse, visqueuse et désagréable. Au contraire, Pr. eau, 1 litre ; racine de guimauve, 15 grammes ; faites macérer.

3° *Tisane par infusion.* Une infusion se fait en versant de l'eau bouillante sur une plante dont on veut extraire les parties solubles. Rarement on laisse durer le contact au delà de 10 ou 15 minutes. On doit retirer la plante quand l'infusion est terminée.

L'infusion est le mode de tisane qui convient pour extraire les principes aromatiques des fleurs ou des feuilles. On doit, pour obtenir une bonne préparation, l'opérer dans des vases bien clos, et ne faire qu'une tasse au plus de tisane à la fois.

Exemples. a. Les fleurs de tilleul, les fleurs et les feuilles d'oranger, les fleurs pectorales, les feuilles et les fleurs de bourrache, les fleurs de camomille, de coquelicot, sont traitées par infusion. On en prend 2 ou 4 grammes pour 500 grammes d'eau.

b. TISANE DE GRAINES DE LIN. Elle se fait par infusion ; seulement on laisse durer le contact jusqu'au refroidissement de l'eau. Pr. eau, 1 litre ; graines de lin, 8 grammes. Tisane émolliente employée pour augmenter la sécrétion urinaire, etc.

c. TISANE DE SAFRAN. Cette tisane, usitée communément chez les filles non réglées, se fait comme il suit : Pr. eau, 500 grammes ; poudre de safran, 30 à 80 centigrammes. On ordonne deux tasses environ par jour de cette infusion.

d. TISANE LAXATIVE. Si l'on veut rendre laxative une tisane par infusion, pour l'employer comme anti-laiteux, Pr. : infusion de camomille ou de thé, 500 grammes ; dissolvez sel duobus *(sulfate de potasse)*, 12 grammes.

4° *Tisane par décoction.* La tisane par décoction se prépare en soumettant la plante à l'action prolongée de l'eau bouillante. Ce procédé est le moyen usité pour enlever aux végétaux durs et difficilement pénétrables les principes qu'ils contiennent, surtout quand ces principes, comme l'amidon et la gélatine, cèdent seulement à l'action prolongée de la chaleur ; il a en même temps pour effet d'opérer la séparation des huiles âcres et volatiles que certaines plantes renferment.

Comme les décoctions sont les tisanes qui renferment les

principes actifs des plantes aux doses les plus élevées, on en fait fréquemment usage. Il importe de savoir que, par le repos et le refroidissement, elles laissent en général un dépôt assez considérable au fond des vases, ce qui les rend troubles par l'agitation.

Exemples. a. TISANE D'ORGE. L'orge s'emploie sans préparation ou entière, dépouillée de son écorce ou *perlé,* quelquefois *germée.* La plus usitée est l'*orge perlé.* Pour tisane, Pr. eau, 1 litre 1/4; orge perlé, 15 grammes; faire bouillir une heure. Quand on prépare la tisane avec l'orge entière, on jette la première eau. La tisane d'orge germée est plus sucrée et plus nourrissante, mais s'aigrit avec une grande facilité.

b. TISANE DE GRUAU. Le gruau est l'avoine dépouillée de son écorce ou *perlée.* C'est une tisane très-nourrissante, qu'on coupe avec du lait, pour la nourriture des enfants à la mamelle. Pr. eau, 1 litre; gruau, 15 grammes.

c. TISANE DE RIZ. La décoction de riz est employée comme la précédente. C'est la tisane ordinairement conseillée dans la diarrhée. Pr. eau, 1 litre; riz, 15 grammes. Sa couleur est blanchâtre, et il se forme au fond du vase un dépôt de fécule assez abondant.

d. Les plantes suivantes se donnent en tisane par décoction; ce sont: la *canne,* substance inerte, usitée à tort comme moyen de s'opposer à l'afflux du lait dans le sein; la *grande consoude,* conseillée dans les hémorrhagies comme tisane astringente; le *chiendent,* ordonné comme excitant de la sécrétion urinaire; la *chicorée,* plante laxative, d'un emploi très-journalier, etc.

B. **Sirops.**

On nomme *sirop* un médicament liquide, d'une consistance visqueuse qu'il doit à une forte proportion de sucre. Le sucre y entre pour deux parties sur trois.

Comme les sirops permettent de rendre les médicaments plus faciles à administrer, on les emploie très-souvent dans la médecine des enfants.

Les sirops sont *simples* ou *composés.* Le type du sirop *simple* est le sirop fait avec l'eau et le sucre. Toutefois on appelle encore sirop simple tout sirop fait avec du sucre et de l'eau contenant déjà certaines substances qu'on y a incorporées. Sont des sirops simples : le sirop de gomme fait avec une solution de gomme, le sirop de guimauve fait avec une macération de guimauve, le sirop *diacode* ou de *pavots blancs*, préparé avec le suc épaissi de la plante. Les sirops *composés* contiennent au contraire plusieurs substances, et sont d'une préparation compliquée.

Comme la sage-femme n'a pas à préparer les sirops, nous nous bornerons à indiquer l'usage et le mode d'emploi des plus importants.

1° *Exemples de Sirops simples. a.* SIROP DE SUCRE. Il s'emploie pour édulcorer les tisanes.

b. SIROP DE GOMME. On fait ordinairement usage du sirop de gomme pour sucrer les tisanes pectorales. Il importe de ne pas accepter comme tel le sirop de sucre simple, ce que le commerce livre quelquefois. On reconnaît la bonne qualité en versant dans le sirop quelques gouttes d'esprit de vin qui précipitent la gomme en poudre blanche si le sirop en contient. Il ne se produit aucun dépôt quand on essaie ainsi du sirop de sucre.

c. SIROPS DE GUIMAUVE et DE CAPILLAIRE. Ils ont le même usage que les précédents. Ils sont fréquemment falsifiés dans le commerce, qui livre à leur place du sirop de sucre.

d. SIROP DIACODE OU DE PAVOTS BLANCS. Ce sirop est un médicament véritable, et même un médicament actif; il est fréquemment employé, et très-usité comme calmant. On l'administre étendu dans de l'eau ou dans une potion, comme nous le dirons plus loin. Chez une femme adulte, ne pas dépasser 20 à 30 grammes à prendre en cinq ou six fois. La sage-femme ne doit pas en faire usage dans la médecine des enfants.

2° *Exemple de Sirop composé.* SIROP DE CHICORÉE. Ce médicament est le purgatif des enfants, et on le prescrit pour combattre les coliques ou *tranchées*. On le donne pur ou mélangé par parties égales avec l'huile d'amandes douces. Une cuillerée à café le matin, continuée pendant quelques jours, suffit chez les très-jeunes enfants pour produire le résultat qu'on attend; on peut toutefois porter la dose à deux et même à trois cuillerées à café dans la journée. Ce sirop contient de la racine et des feuilles de chicorée et de la rhubarbe; il leur doit ses propriétés purgatives.

C. Potions.

Le mot *potion* désigne tout médicament magistral liquide qui s'administre par cuillerées à café ou à bouche à des époques plus ou moins rapprochées.

Il existe deux variétés de potions : 1° le *looch* ; 2° le *julep* ou *potion simple*.

1° Le *looch* est un liquide épais, d'apparence laiteuse, que l'on fait *naturellement* en broyant des amandes avec de l'eau, ou *artificiellement* en opérant avec l'eau, l'huile d'amandes douces et la gomme. Le premier porte le nom de *looch blanc*, le second s'appelle *looch huileux*. On donne rarement un looch simple blanc, et on le remplace avantageusement chez les enfants par le *lait de poule* ou *looch jaune*. On emploie plus souvent le looch huileux qu'on additionne de médicaments actifs, tels que sirop de chicorée, sirop diacode, etc., etc.

Exemples. a. POTION HUILEUSE. On en fait usage comme purgatif chez les enfants. Son principe actif est l'huile extraite des amandes douces. Pr. huile d'amandes douces, 30 grammes; gomme arabique, 8 grammes; sirop de sucre, 24 grammes; eau, 125 grammes; eau de fleurs d'oranger, 4 grammes.

b. LOOCH JAUNE OU LAIT DE POULE. Pr. jaune d'œuf, n° 1 ; eau presque bouillante, 125 grammes; sucre en poudre, quantité suffisante pour édulcorer convenablement. Ecrasez le jaune d'œuf avec le sucre, versez l'eau peu à peu, puis délayez à mesure en opérant avec rapidité.

2° La *potion* ou le *julep* est plus fréquemment employée que le looch. Sa composition, sa consistance, sa couleur, sa saveur, varient suivant la couleur de l'infusion ou de l'eau distillée qui la constituent, suivant la quantité du sirop destiné à l'édulcorer, suivant la saveur du médicament actif qu'il tient en dissolution.

Exemples. a. POTION CALMANTE. Un médicament d'un usage assez commun entre dans cette potion, c'est le *laudanum de Sydenham*. Il est limpide, d'une couleur jaune rougeâtre, d'une odeur forte due à celle du safran, d'une saveur amère ; son principe actif est l'opium. Le liquide dans lequel cette substance est incorporée est le vin de Malaga; le safran, la cannelle, le girofle, complètent la composition du médicament. Il importe de savoir que 20 gouttes de ce laudanum représentent 5 centig. environ d'opium. Le laudanum s'emploie à la dose de 12 à 20 gouttes dans la potion calmante, qu'on formule ainsi : Pr. eau de laitue, 125 grammes; sirop de fleurs d'oranger, 30 grammes; laudanum de Sydenham, 10 gouttes.

b. POTION ANTISPASMODIQUE. L'*éther* et le sirop diacode sont les médicaments actifs de cette potion. L'éther ou *éther sulfurique* est un liquide excessivement fluide et clair, d'une odeur spéciale et d'une saveur excessivement forte; il est très-volatil, disparaît avec rapidité quand on l'expose à l'air libre, ce qui implique la nécessité de le conserver dans des vases bien clos. Versé sur la peau, il y produit une impression vive de froid. Il est très-inflammable et exige une certaine prudence dans son emploi. On l'ordonne à l'intérieur à la dose de 6 gouttes à 1 gramme. Pour la potion antispasmodique, Pr. eau de tilleul, 125 grammes; sirop diacode, 30 grammes; éther sulfurique, 15 gouttes.

§ II. — MÉDICAMENTS SOLIDES INTERNES.

Les médicaments employés à l'intérieur sous forme solide sont très-nombreux ; mais un très-petit nombre doit entrer dans les préparations qui sont du ressort des sages-femmes. Nous noterons seulement : 1° les *poudres*; 2° les *tablettes*; 3° les *pilules*.

A. **Poudres.**

Les poudres sont le résultat de la division des substances médicamenteuses solides en particules très-ténues.

Comme le plus grand nombre des substances réduites en poudre peut être incorporé dans des loochs, dans des potions, dans des pilules, on fait assez peu usage de poudres à l'intérieur. Il n'y a guère que celles dont la saveur est à peu près nulle qu'on administre sous cette forme.

Exemples. a. POUDRE DE MAGNÉSIE. Cette poudre est blanche, douce au toucher ; elle est très-peu soluble dans l'eau, et n'a pas de saveur bien prononcée. On l'emploie sous deux états : 1° *calcinée*, 2° *non calcinée*. La magnésie calcinée, plus active, s'administre seulement à la dose de 30 centig. à 1 gr. pour combattre les aigreurs des femmes enceintes. La magnésie non calcinée se donne dans le même cas à la dose de 1 gramme à 4 grammes. On prend ces médicaments en une ou plusieurs fois dans de l'eau sucrée.

b. POUDRE DE SOUS-NITRATE DE BISMUTH. Ce médicament s'emploie comme le précédent. Il est blanc, sans saveur, rude au toucher et assez pesant. Il combat efficacement les vomissements qui compliquent la grossesse. Il agit en outre activement contre la diarrhée des enfants. On en fait prendre aux femmes 2 grammes en cinq ou six fois dans la journée, dans de l'eau sucrée. Chez les enfants, on peut en prescrire de 20 centigrammes à 1 gramme pour donner en plusieurs doses.

c. POUDRE D'ERGOT DE SEIGLE OU DE SEIGLE ERGOTÉ. L'ergot de seigle est une production qui se développe sur le seigle à la place des grains, particulièrement dans les années pluvieuses. Il est allongé, brun-noirâtre, recourbé sur lui-même à la façon d'un ergot de coq, aminci à ses deux extrémités, et long en général de 1 à 4 cent. On administre l'ergot de seigle en poudre ; c'est le meilleur mode d'emploi de ce médicament. Cette poudre est blanchâtre et mélangée de violet ; elle doit, pour déterminer une action certaine, être préparée immédiatement avant de s'en servir. L'ergot de seigle est un excitant spécial des contractions musculaires de l'utérus ; il jouit aussi de propriétés anti-hémorrhagiques très-manifestes. Il faut l'employer avec réserve, car il produit la mort du fœtus quand l'accouchement tarde à se faire après son administration (V. page 445). On le donne dans les hémorrhagies à la dose de 2 grammes, en 3 doses, une toutes les dix minutes, dans une cuillerée d'eau tiède ; on cesse le médicament à la troisième dose, et l'effet est alors ordinairement produit (V. page 452).

B. Tablettes ou pastilles.

Les tablettes ou *pastilles* entrent fréquemment dans la médecine des enfants. La saveur sucrée de ces remèdes, leur ressemblance avec des dragées, permettent de vaincre la répugnance des enfants pour prendre des médicaments. Des poudres plus ou moins actives, du sucre, de la gomme, constituent les parties importantes des tablettes.

Exemples. a. PASTILLES D'IPÉCACUANHA. Ces pastilles sont un remède populaire pour faciliter l'expectoration dans les rhumes ou dans la coqueluche. Quand on veut produire un effet vomitif, on donne 4 ou 5 pastilles, chaque pastille de dix minutes en dix minutes ; quand on les emploie comme expectorants, on fait prendre la même dose, mais chaque tablette à des intervalles éloignés.

b. PASTILLES DE VICHY. Ces pastilles jouissent de propriétés digestives. On les administre fréquemment à ce titre chez les femmes pendant la grossesse. La dose est de 4 à 12 par jour, deux ou trois pastilles avant et après le repas.

C. Pilules.

Les pilules sont des médicaments sous la forme d'une petite boule, et d'une consistance assez ferme, dans lesquels on incorpore des substances actives et désagréables. Les pilules varient presqu'à l'infini dans leur composition ; le plus souvent, elles ne se préparent que d'après une ordonnance de médecin. Toutefois, la sage-femme pourra prescrire celles dont nous donnons l'indication.

Exemples. a. PILULES D'OPIUM. L'extrait d'opium, dont l'action est sédative, se prescrit ordinairement en pilules. Quelques-unes contiennent 3 centig. de ce médicament, d'autres 5 centig., rarement davantage. On donne habituellement une seule pilule le soir avant le coucher; une pilule de 3 centig. suffit pour les premières administrations, mais il devient urgent de prescrire une pilule de 5 centig. dans la suite, si l'on veut continuer l'effet calmant du remède.

b. PILULES DE BLAUD. Ce médicament officinal est d'un usage très-vulgaire. Il jouit de la propriété, à cause du fer qu'il contient, de ranimer les forces épuisées des femmes aux pâles couleurs. On se trouve très-bien de leur emploi pendant la grossesse, chez les personnes molles, nonchalantes et lymphatiques, malgré les apparences de congestion qu'elles se plaignent d'éprouver vers la tête (V. page 417). On administre aussi dans le même but les *pilules de* VALLET, les *dragées de lactate de fer*, etc.

ART. II. — MÉDICAMENTS EXTERNES.

Les médicaments externes du ressort de la sage-femme sont plus variés que les médicaments internes. Quelques-uns, en effet, peuvent s'appliquer indistinctement à toutes les parties du corps, comme le *bain*, etc.; d'autres sont au contraire spéciaux à certains organes ou à certaines cavités, et ont reçu des noms différents. Chacun d'eux mérite d'ailleurs un examen assez court. Nous les étudierons, comme les précédents, suivant qu'ils sont employés : 1° *sous la forme liquide* ou *demi-liquide;* 2° *sous la forme solide*. Les médicaments externes employés *sous forme de vapeurs* ne sauraient être usités sans indication spéciale dans la médecine des femmes en couches et des enfants.

§ Ier — MÉDICAMENTS EXTERNES LIQUIDES.

Les médicaments sous forme liquide ou demi-liquide, qui peuvent être appliqués indistinctement sur toutes les parties du corps, sont : 1° les *bains;* 2° les *lotions* ou *fomentations;* 3° les *cataplasmes;* 4° les *liniments*. Ceux dont l'usage est affecté spécialement à telle ou telle partie sont : 1° les *gargarismes* et les *collutoires ;* 2° les *collyres ;* 3° les *injections ;* 4° les *lavements.*

A. Bains.

Un bain est un médicament dans lequel on plonge et on fait séjourner plus ou moins longtemps la totalité du corps ou seulement quelqu'une de ses parties. On nomme *bain entier* un bain dans lequel on plonge tout le corps, *bain de siége,* un demi-bain pour le bassin et le haut des cuisses, *manuluve,* un bain pour les mains ou les bras, *pédiluve,* un bain pour les pieds ou les jambes.

Les bains sont simples ou médicamenteux, chauds ou froids. En général, on fait usage de bains marquant 25 à 30° centigrades. Le bain frais, ou de 18 à 25°, est tonique ; le bain chaud, ou de 30 à 38°, est considéré comme débilitant. On administre des bains médicamenteux qu'on nomme *alcalins, sulfureux,* etc.

Exemple. PÉDILUVE SINAPISÉ. Pr. eau chaude, q. s.; farine de moutarde, 125 à 250 grammes. Délayez la farine de moutarde dans l'eau tiède d'abord, couvrez le vase pendant une demi-heure, puis versez une q. s. d'eau chaude.

B. Lotions, Fomentations.

Les lotions sont des médicaments liquides destinés à échauffer, humecter ou laver les parties extérieures du corps. Les fomentations diffèrent des lotions parce que le liquide employé reste appliqué sur les parties pendant un temps plus ou moins long.

Quand on prescrit une lotion, il faut indiquer : 1° le lieu de son application ; 2° le temps de sa durée ; 3° la température du liquide employé. Il en est de même des fomentations. On les fait sur le front, sur la poitrine, sur le ventre, sur les extrémités inférieures. Le liquide employé est tantôt une décoction, tantôt une infusion, quelquefois une solution. Une flanelle, un linge, des éponges, sont les moyens dont on se sert pour les appliquer et pour les étendre sur les parties.

Exemples. a. FOMENTATIONS ÉMOLLIENTES. Décoction de racine de guimauve. Décoction de graines de lin.

b. FOMENTATIONS CALMANTES. Pr. têtes de pavot, nº 2; décoction de guimauve, 2 livres ; faites bouillir.

c. LOTIONS STIMULANTES. Ces lotions se pratiquent avec un assez grand nombre de liquides. EAU-DE-VIE CAMPHRÉE. Pr. Eau-de-vie à 22º, 500 grammes ; camphre, 10 grammes ; faites dissoudre. — VINAIGRE DES QUATRE-VOLEURS OU ANTI-SEPTIQUE. Il faut l'étendre d'eau pour l'usage.

Quand on veut entretenir toujours humides les linges qui servent aux fomentations, il est bon de les couvrir de taffetas gommé. Il convient de les renouveler souvent si l'on n'a pas pris cette précaution.

C. Cataplasmes.

Le cataplasme est un médicament de la consistance d'une bouillie épaisse destinée à être appliquée sur quelques parties du corps. Les cataplasmes sont préparés, tantôt avec des pulpes de fruits ou de racines, tantôt avec des farines; souvent on les saupoudre de substances pulvérisées pour augmenter leur activité.

Le cataplasme fait avec la farine de moutarde porte le nom de *sinapisme.*

Exemples. a. CATAPLASME ÉMOLLIENT. On le fait à la campagne avec de la mie de pain ou de la farine bouillie avec de l'eau. Ceux qu'on prépare avec la farine de graines de lin ou avec la fécule sont préférables. Pr. *farine de graines de lin,* 120 grammes; eau, q. s.; délayez la farine dans l'eau tiède de manière à faire une bouillie très-claire; puis faites chauffer jusqu'à consistance convenable en ayant soin de remuer continuellement avec une cuillère de bois. On l'étend entre deux linges pour l'usage.

b. CATAPLASME CALMANT. Pr. décoction de têtes de pavot (voir ci-dessus), q. s.; farine de graines de lin, 120 grammes. Souvent on rend calmant le cataplasme ordinaire en arrosant sa surface, quand il est entre les deux linges, de 6 à 10 gouttes de laudanum de Sydenham.

c. CATAPLASME SINAPISÉ OU SINAPISMÉ. La farine de moutarde en est la base. Pr farine de moutarde, 120 grammes ; eau, q. s ; délayez dans l'eau à 30º environ. On peut encore faire un sinapisme en saupoudrant de farine de moutarde un cataplasme ordinaire, qu'on applique alors à nu sur la peau. Le cataplasme suivant, fait avec le vinaigre et la mie de pain, pourrait, dans certains cas, remplacer ce dernier, surtout chez les enfants. Pr. mie de pain, 60 grammes; solution de sel de cuisine, 15 grammes; vinaigre, q. s.; faites bouillir.

D. Liniments.

On entend par liniment un liquide ordinairement huileux qui sert à oindre la peau au moyen de frictions faites avec la main, de la flanelle ou du coton. Souvent on laisse l'étoffe, imbibée du liniment, appliquée sur la peau comme pour les fomentations.

Exemples. a. LINIMENT STIMULANT. Pr. huile de camomille, 70 gr.; camphre, 10 grammes.

b. LINIMENT VOLATIL. Pr. huile d'olives, 15 grammes; ammoniaque liquide, 15 grammes.

E. Gargarismes, Collutoires.

Les gargarismes sont des médicaments liquides destinés à faire des lotions dans l'intérieur de la bouche ou de la gorge. Ils ne sont pas du ressort de la sage-femme.

Les collutoires sont usités surtout dans le muguet des petits enfants. C'est un médicament de consistance épaisse qu'on emploie dans la bouche au moyen d'un pinceau ou d'une éponge.

Exemple. COLLUTOIRE BORATÉ. Pr. sous-borate de soude, 10 gram.; miel, 10 grammes; utile dans le muguet.

F. Collyres.

On nomme collyre tout médicament spécialement destiné aux maladies des yeux. La sage-femme ne doit pas les prescrire sans l'assistance du médecin.

G. Injections, Douches.

Les injections sont des médicaments liquides qu'on introduit avec une seringue dans les cavités et les canaux naturels ou morbides des corps.

On appelle *douche* l'injection faite avec un jet de liquide plus ou moins rapide, et dont on détermine la force dans le but de produire sur les parties une secousse spéciale.

Les seringues pour injection et pour douches sont très-variées. La seringue ordinaire en étain pour injection dans le vagin est du volume d'une seringue à enfant; l'extrémité qu'on introduit dans ce canal est longue, recourbée presque à angle droit, et renflée en olive percée de plusieurs trous. La meilleure seringue pour douche et pour injection est l'irrigateur d'EGUISIER.

Exemples. a. INJECTION ÉMOLLIENTE. Décoction de grande consoude. Pr. eau, 1 litre ; grande consoude, 30 grammes.

b. INJECTION CALMANTE. Pr. décoction de graines de lin, 200 gram.; laudanum de Sydenham, 1 gramme.

c. INJECTION ASTRINGENTE. Eau blanche ou eau de GOULARD. Pr. extrait de Saturne, 16 grammes, eau de rivière, 1 litre ; aromatisez suivant l'usage avec eau de Cologne, vinaigre aromatique, etc.

d. INJECTION DÉSINFECTANTE Pr. eau, 500 grammes ; chlorure d'oxide de sodium ou liqueur de LABARRAQUE, 30 à 90 grammes.

H. Lavements.

Un lavement est une injection spécialement destinée à être introduite dans le rectum et dans les gros intestins.

Le liquide dont on se sert pour les lavements est excessivement variable. Souvent c'est une décoction ou une infusion végétale additionnée d'autres médicaments actifs; quelquefois c'est un bouillon de viande plus ou moins étendu d'eau. La dose de ce liquide est 125 grammes à 500 grammes. Un lavement de 125 grammes est un quart de lavement; un lavement de 500 grammes est un lavement entier ; chez un enfant, le lavement entier est de 125 grammes. On donne les lavements froids ou à la température de 24 à 30° centigrades.

Les seringues pour lavement sont aussi variées que les seringues pour injection. L'irrigateur d'EGUISIER est encore ici l'instrument le plus commode.

Exemples. a. LAVEMENT CALMANT. Pr. décoction de racine de guimauve, 500 grammes ; têtes de pavot, n° 2, et faites bouillir ; l'administrer en deux fois dans la journée.

b. LAVEMENT ANTISPASMODIQUE. Pr. assa fœtida, 30 grammes ; faites dissoudre dans jaune d'œuf, n° 1 ; ajoutez décoction de guimauve, 250 grammes.

c. LAVEMENT D'AMIDON. Pr. amidon, 15 grammes; eau commune, 500 grammes; délayez l'amidon dans 250 grammes d'eau froide, puis ajoutez le reste de l'eau quand elle est bouillante. Dans la diarrhée, on administre ce lavement par quarts, un quart le matin, un quart le soir, et on les additionne de 6 à 10 gouttes de laudanum de Sydenham.

d. LAVEMENT PURGATIF. Pr. feuilles de séné, 8 grammes; sulfate de soude, 15 grammes; eau bouillante, q. s.

§ II. — MÉDICAMENTS EXTERNES SOLIDES.

Deux médicaments externes sont employés par la sage-femme sous forme solide : ce sont 1° les *cérats*, 2° les *suppositoires*.

A. Cérats.

Les cérats sont des médicaments d'une consistance molle, qui sont composés d'un mélange d'huile et de cire.

Il existe plusieurs variétés de cérat : le *cérat simple* qui est tantôt blanc, tantôt jaune, suivant qu'il est préparé avec la cire blanche ou la cire jaune ; le *cérat composé*, dans lequel le cérat a servi d'excipient à des matières médicamenteuses très-diverses. On étend les cérats sur un linge ou sur du papier pour les appliquer sur les parties malades (1).

Exemples. a. CÉRAT SIMPLE BLANC. Pr. huile d'amandes douces, 460 grammes; cire blanche, 120 grammes; faites liquéfier la cire dans l'huile, à la chaleur du bain-marie; versez dans un mortier de marbre échauffé; triturez jusqu'à refroidissement complet et jusqu'à ce que le cérat soit parfaitement uni.

b. CÉRAT SATURNÉ. Pr. cérat simple, 80 grammes; extrait de Saturne, 1 gramme; mêlez.

B. Suppositoires.

Les suppositoires sont des médicaments d'une consistance assez ferme, de forme conique, destinés à être introduits dans le rectum, et à y séjourner plus ou moins longtemps. On les fait du volume du petit doigt environ, sur une longueur

(1) Nous passons sous silence d'autres médicaments externes, d'un consistance molle, tels que les *pommades* et les *onguents*, qui sont aussi composés en grande partie de corps gras, mais que la sage-femme n'aura pas l'occasion de préparer ou de prescrire.

de 3 à 4 centim. Ils ont pour résultat de produire l'évacuation des matières fécales. Ils sont très-souvent employés dans la médecine des enfants.

Exemples. a. SUPPOSITOIRES DE BEURRE DE CACAO. *b.* SUPPOSITOIRES DE SAVON. *c.* SUPPOSITOIRES DE SUIF. Les deux derniers sont plus fréquemment usités à la campagne.

CHAP. II. OPÉRATIONS DE PETITE CHIRURGIE.

Les opérations de petite chirurgie qui sont du ressort des sages-femmes sont excessivement limitées : ce sont 1° la *saignée;* 2° l'*application des sangsues;* 3° l'*application des ventouses;* 4° la *vaccination;* 5° le *cathétérisme;* 6° l'*application du spéculum;* 7° l'*application des pessaires;* 8° l'*opération du filet.*

ART. Ier — SAIGNÉE.

La saignée est une opération par laquelle on extrait une certaine quantité de sang par une ouverture faite sur les vaisseaux.

Le mot *saignée* est spécialement réservé à l'opération de ce genre faite sur les veines.

On se sert pour la désigner encore du mot *phlébotomie,* qui signifie section de veine; on l'emploie alors par opposition avec le mot *artériotomie,* qui indique la saignée par section d'une artère.

Il ne sera question ici que de la saignée des veines du bras, la seule qu'on pratique ordinairement.

ANATOMIE. On rencontre au pli du bras un assez grand nombre de veines sous-cutanées qui toutes peuvent être ouvertes dans la saignée. Ces veines sont d'abord les *veines céphalique* et *basilique,* placées de chaque côté de l'extrémité inférieure du bras, la céphalique en dehors, la basilique en dedans. De chacune de ces deux veines partent deux branches, savoir : 1° de la céphalique, *la radiale antérieure* et la *céphalique médiane;* 2° de la basilique, la *cubitale antérieure* et la *basilique médiane.* La radiale antérieure occupe le bord externe de l'avant-bras ; la cubitale antérieure, le bord interne ; les médianes céphalique et basilique se dirigent toutes deux vers le milieu du pli du bras, où elles se réunissent pour former une autre branche qui s'appelle *médiane commune*. *L'artère brachiale* marche au-dessous de la veine basilique, et croise la basilique médiane; mais elle est séparée de la peau, au niveau du pli du bras, par l'aponévrose d'un muscle situé entre la céphalique et la basilique et nommé *muscle biceps*. Un cetrain nombre de filets nerveux rampe au-dessous de la peau et entoure la veine cubitale antérieure.

Préliminaires de la saignée. Pour faire une saignée, il faut 1° une *lancette* bien tranchante; les lancettes à lame large sont préférables; 2° une bande de laine ou de fil, large de deux travers de doigt et longue d'un mètre au moins; 3° un vase pour recevoir le sang; 4° un drap pour protéger les vêtements ou le lit du malade; 5° des compresses et une bande de toile pour le pansement après la saignée; 6° de l'eau de Cologne, du vinaigre, s'il survenait une syncope.

On saigne la femme assise sur une chaise ou couchée. Elle doit être à jeun, ou n'avoir pas mangé depuis quatre heures au moins. Enfin, au moment de pratiquer l'opération, on met à nu le pli du bras, en ayant soin de ne pas laisser les vêtements produire une constriction trop forte au-dessus du membre.

Opération de la saignée. 1° Pour ne pas léser l'artère brachiale, il faut d'abord interroger ses battements et bien connaître sa direction. 2° Il ne faut pas saigner la basilique médiane qui est placée au-dessous de l'artère, à moins que les autres veines ne soient pas apparentes. 3° On ne saigne pas ordinairement les veines cubitale ou radiale antérieures qui donnent peu de sang, et qui sont entourées de filets nerveux. 4° Il importe de se méfier des veines volumineuses qui sont roulantes sous le doigt, car elles fuient sous la pression de la lancette. 5° Il convient de choisir ordinairement la veine céphalique médiane.

Manœuvre. On prend alors la bande de laine ou de fil dont il a été parlé plus haut, et on fait une ligature à deux ou trois travers de doigt au-dessus de la veine qu'on veut diviser; cela a pour but d'interrompre la circulation veineuse et de rendre le vaisseau plus saillant. La ligature s'applique en posant le plein de la bande déroulée à plat sur la surface antérieure du bras, et en ramenant les extrémités à droite et à gauche après les avoir croisées en arrière; on les noue enfin en avant et en dehors par une simple rosette.

On s'arme ensuite de la lancette. On rend la lame libre, et on forme avec la châsse un angle obtus. Puis on la saisit, à un centimètre de la pointe, entre l'indicateur et le pouce; on se sert de la main droite pour saigner le bras droit, et de la main gauche pour saigner le bras gauche. Enfin la main opposée embrasse le coude dans la cavité palmaire, tandis que le pouce est ramené en avant pour fixer la veine qu'on veut saigner.

C'est directement au-dessus de lui qu'il faut piquer le vaisseau. La pointe de la lancette est alors enfoncée transversalement et doucement jusqu'à ce que du sang apparaisse sur les côtés de la lame; on appelle ce temps *temps de ponction*; puis si l'ouverture n'est pas assez grande, on relève la pointe obliquement en agrandissant la plaie; on nomme ce temps *temps d'élévation*. Quand la saignée est bien faite, le sang coule de la veine en arcade et par un jet continu. Il est utile, pour l'entretenir, de placer dans la main du malade un étui arrondi que celui-ci fait rouler, tandis que l'opérateur soutient l'avant-bras dans la meilleure position possible pour l'écoulement du liquide.

On termine l'opération quand on a tiré assez de sang. On pose le pouce de la main gauche sur la plaie, on ôte la ligature, et on fléchit l'avant-bras. On lave ensuite le membre. On fixe enfin une compresse pliée en double sur l'ouverture, et on la maintient appliquée avec les tours d'une bande disposée en 8 de chiffre. Il est indispensable que cet appareil demeure en place 24 heures, et que la femme tienne pendant ce temps l'avant-bras demi-fléchi.

Obstacles et accidents pendant l'opération de la saignée. Plusieurs événements peuvent se produire pendant la saignée.

1° *Les veines peuvent ne pas être apparentes.* Il faut appliquer une ligature plus serrée ; — frictionner le membre avec la paume de la main ; — faire exécuter des mouvements à l'avant-bras ; — si cela ne suffit pas, placer le membre dans un bain d'eau chaude.

2° *Les veines peuvent être de petit calibre et la veine basilique seule être assez volumineuse.* Choisir cette dernière, mais être bien fixé sur la direction de l'artère ; — si l'artère est en dedans, piquer en dirigeant la pointe de la lancette en dehors, et *vice versâ.*

3° *La veine qu'on doit saigner peut être très-volumineuse.* L'ouvrir largement ; sinon le sang s'écoule entre la peau et la veine ; une tumeur sanguine se forme, il y a *trombus.*

4° *La veine peut être roulante.* La fixer fortement avec le pouce ; — la piquer enfin perpendiculairement à sa direction avec une lancette bien tranchante.

5° *La veine peut n'avoir pas été piquée.* Recommencer l'opération soit au-dessous, soit dans la même ouverture, mais dans une meilleure direction.

6° *Le sang peut s'écouler mal ou ne pas s'écouler, quoique la veine ait été piquée.* Cela tient à l'une ou à l'autre des causes suivantes : 1° La ligature est trop serrée, et cela se reconnaît à la cessation des battements du pouls ; il faut desserrer la ligature. 2° Il y a *trombus ;* opérer alors sur une autre veine ou mieux sur l'autre bras. 3° Le parallélisme entre l'ouverture de la peau et l'ouverture de la veine est détruit ; rétablir ce parallélisme, soit en changeant la position donnée à l'avant-bras du malade, soit en tirant la peau dans le sens de l'ouverture faite à la veine. 4° Souvent un peloton de graisse ferme l'ouverture faite à la peau ; le refouler avec un petit stylet ou l'exciser avec des ciseaux.

7° *Le sang peut s'écouler avec une couleur rutilante et par jet saccadé.* Cela indique ordinairement qu'une artère est ouverte. On en a la preuve en se comportant comme il suit : 1° en portant le pouce au-dessous du vaisseau pour le comprimer, le jet augmente; 2° en desserrant la ligature faite au-dessus de la veine, le jet augmente; 3° en comprimant sur le trajet de l'artère brachiale, en dedans du muscle biceps, le jet disparaît.

Il convient de constater ces différents points, car le jet du sang veineux peut être rutilant quand l'ouverture faite à la veine est petite, et saccadé quand la veine ouverte est directement placée au-dessous d'une artère.

Si l'artère avait été ouverte, fléchir fortement l'avant-bras; — établir une forte compression sur le vaisseau au niveau du bras; — envoyer immédiatement et en toute hâte chercher un médecin.

Accidents après l'opération de la saignée. Plusieurs accidents peuvent survenir après la saignée; ce sont : 1° la *syncope;* 2° le *trombus*; 3° l'*inflammation de la veine* ou *phlébite;* 4° un *anévrisme,* ou tumeur animée de battements et résultant de l'ouverture de l'artère.

On remédie à la syncope: 1° en desserrant les vêtements qui peuvent gêner ou trop serrer la malade; 2° en faisant des aspersions d'eau froide sur la face; 3° en plaçant sous les narines un flacon ou une compresse d'eau de Cologne, de vinaigre aromatique, etc.; 4° enfin en ordonnant le repos horizontal.

On remédie au trombus en appliquant des compresses d'eau froide sur le membre et en les serrant assez fortement avec une bande. La durée de cette tuméfaction est de 24 heures au plus.

Quant à la phlébite et à l'anévrisme, ce sont des accidents sérieux qui peuvent amener la mort. La sage-femme appellera donc un médecin. Nous devons noter toutefois en terminant que la phlébite est ordinairement la conséquence de l'usage d'une lancette mal essuyée, et dont la pointe émoussée a lacéré les parois de la veine sans les diviser nettement.

ART. II. — APPLICATION DES SANGSUES.

Les SANGSUES sont des vers aquatiques qui ont la propriété de boire avec avidité le sang des animaux. On se sert de deux sortes de sangsues : la *sangsue grise*, la *sangsue verte*. La *sangsue noire*, qui n'offre à sa surface aucun pointillé, et qu'on rencontre dans les fossés, n'est pas employée. Les meilleures sangsues sont celles qui paraissent les plus vivaces. Ce ne sont pas toujours les plus volumineuses. Certaines grosses sangsues sont tout simplement dégorgées; alors, en les comprimant entre les doigts, on voit qu'elles laissent sur le linge une trace de sang. Il faut les refuser. On conserve les sangsues dans l'eau et on ne les retire qu'au moment de s'en servir.

On applique les sangsues en plus ou moins grand nombre et sur toutes les parties du corps. Certains points sont pourtant des lieux d'élection. Ainsi on choisit dans les maladies de la tête les *tempes* et les *apophyses mastoïdes ;* ces apophyses sont des éminences situées derrière les oreilles. Dans les maladies de la poitrine ou du ventre, on applique des sangsues à l'*épigastre* ou au *creux de l'estomac*. Pour les maladies de la matrice, on choisit la *partie interne et supérieure des cuisses.*

Application. Pour poser des sangsues, faire placer la malade au lit; — nettoyer convenablement avec de l'eau le point où elles doivent être appliquées; — garnir le lit d'un drap plié en plusieurs doubles; — avoir à sa disposition des éponges, du linge, de l'eau froide et de l'eau chaude.

Si les sangsues sont en petit nombre, on les introduit dans un linge, ou mieux dans un verre étroit et peu profond, ou mieux encore dans une pomme un peu verte, creusée en godet; puis on renverse l'appareil sur la peau, où on le fixe. Si les sangsues sont en grand nombre, on se sert de plusieurs vases, et on répète l'opération autant de fois qu'il le faut. Rarement on est obligé de poser les sangsues une à une, ou deux à la fois seulement. Les sangsues tombent ordinairement d'elles-mêmes quand elles sont gorgées de sang; alors elles ont acquis un volume considérable, et à la place que chacune occupait, il existe une ouverture triangulaire de laquelle s'écoule beaucoup de sang. Si la quantité de sang versé ne suffit pas, on applique sur ces points un cataplasme bien humide et fréquemment renouvelé qui sert à faciliter l'évacuation et à la rendre quelquefois très-abondante. Quand la quantité est assez considérable, on panse à plat avec un linge, et on pose sur chaque ouverture deux ou trois pièces d'amadou qui font corps avec la peau et empêchent le sang de couler. Enfin, quand les sangsues sont tombées, on les fait dégorger dans de la cendre, et on les lave à grande eau pour les conserver.

Accidents et obstacles dans l'application des sangsues. Il peut arriver pendant l'application des sangsues, comme pendant la saignée, des obstacles et des accidents. Il en survient rarement après.

1° *Les sangsues peuvent ne pas prendre.* Avant de les réappliquer, les tremper vivement dans une solution d'eau et de vin, dans du cidre ou dans de la bière pure ; — les laver ensuite à l'eau froide.

2° *Les sangsues peuvent rester attachées à la peau sans tomber.* Saupoudrer leur dos avec du sel ou du tabac.

3° *Le sang peut ne pas couler après la chute des sangsues et se coaguler sur l'ouverture.* Eponger avec de l'eau chaude ; — donner un bain à une température de 30 à 35° ; — entretenir sur les parties des cataplasmes fréquemment renouvelés et humides.

4° *Le sang peut s'écouler en trop grande quantité.* Ce fait est assez commun, surtout dans les endroits abondamment fournis de veines, en dedans des cuisses, au cou, etc. Cette hémorrhagie peut même devenir mortelle. On opère comme il suit : couvrir la plaie de bourdonnets de coton ouaté ou de morceaux d'amadou multipliés, et comprimer avec les doigts ; — appliquer ensuite un bandage assez solide et plus ou moins serré ; — quand le sang s'écoule en jet par une veine ouverte, cautériser avec la pierre infernale ou même avec un stylet rougi au feu. — Dans ce dernier cas, la sage-femme doit appeler un médecin.

ART. III. — APPLICATION DES VENTOUSES.

Les ventouses sont des vases en verre avec lesquels on fait

le vide sur la peau pour y produire un afflux de sang considérable.

Quand on fait de petites incisions ou mouchetures sur la partie ainsi gorgée pour en tirer du sang, la ventouse est dite *scarifiée*. Dans le cas contraire, on la nomme ventouse *sèche*. La ventouse scarifiée est un moyen de saignée locale qu'on emploie souvent pour remplacer les sangsues.

Opération. L'appareil le plus simple pour appliquer des ventouses, sèches ou scarifiées, se compose : 1° d'un verre ordinaire à bords réguliers et épais ; 2° d'un corps combustible pour opérer la raréfaction de l'air ou le vide ; 3° d'une lancette ou d'un bistouri, si on veut faire des scarifications.

Les verres ont la forme d'une cloche surmontée d'une petite boule, et leur ouverture rétrécie offre un diamètre d'un tiers ou de moitié plus petit que celui de la cavité même de la cloche. On met la partie à découvert ; — on entoure le malade pour garantir le lit ou les vêtements s'il doit y avoir écoulement de sang ; — on opère le vide dans la cloche au moyen d'un corps en ignition ; — on se sert pour cela d'une bougie, d'un peu de charpie ou de coton imbibé d'alcool, ou d'un petit morceau de papier bien sec qu'on enflamme et qu'on laisse brûler au fond du verre pendant quelques instants ; quelquefois on se contente de verser dans le verre quelques gouttes d'éther ou d'alcool qu'on enflamme. — On renverse le verre rapidement sur la partie, on le presse régulièrement, et la combustion cesse à l'instant où la cloche est appliquée ; — l'air qu'elle contient se condense à mesure que la température s'abaisse, ce qui a lieu promptement ; — il se fait sous la cloche un vide imparfait ; — enfin la peau, moins comprimée, s'élève et forme une tumeur dans la cavité de la ventouse, les vaisseaux correspondants se gorgent de liquides, la tumeur est d'un rouge foncé, il se forme assez souvent de petites ecchymoses à la surface ; — après quelques minutes d'application l'effet est produit. — Enfin, pour détacher le verre, on déprime la peau avec le doigt sur un des points de la circonférence, et on renverse la ventouse du côté opposé.

Quand on veut obtenir à la fois l'effet de la ventouse et celui de la saignée locale, il faut pratiquer à ce moment de légères incisions sur la partie tuméfiée, et l'on se sert ordinairement de la lancette. A cet effet, on tient l'instrument comme une plume à écrire, et on le promène rapidement en commençant par la partie la plus élevée. — On laisse entre chaque incision 5 à 6 millimètres d'intervalle ; — on peut doubler le nombre de ces incisions par d'autres mouchetures transversales ; — on aura grand soin toutefois de ne pas diviser la peau dans toute son épaisseur.

Il reste alors à appliquer de nouveau la ventouse comme il a été dit ci-dessus, pour favoriser l'écoulement du sang. Enfin, pour tout pansement après l'opération, on lave la partie scarifiée, on la recouvre d'un linge fin, et l'écoulement cesse de lui-même.

ART. IV. — VACCINATION.

La vaccine est une maladie éruptive, pustuleuse, qu'on observe sur les trayons des vaches *(cow-pox)*, et qu'on communique à l'homme, pour le préserver de la petite vérole, par introduction du virus vaccinal sous l'épiderme.

On ne doit pas confondre ensemble les mots *vaccination*, *vaccin*, *vaccine*. La *vaccination* est l'opération pratiquée pour introduire le vaccin. Le *vaccin* est le liquide ou virus qu'on introduit. La *vaccine* est la maladie qui suit cette introduction.

Il y a deux espèces de vaccine : la *vraie*, qui préserve de la petite vérole ; la *fausse*, qui n'en préserve pas. La sage-femme, qui sera très-souvent appelée à vacciner, doit s'attacher à reconnaître facilement la vraie vaccine de la fausse vaccine.

Caractères de la vraie vaccine. Dans la vraie vaccine, on ne voit rien pendant les 48 heures qui suivent l'inoculation du vaccin. — Du 2e au 3e jour ou du 3e au 4e seulement, on aperçoit un petit point rouge à la place de chaque piqûre, et si on le touche, on sent une légère dureté. — Ce noyau d'engorgement se prononce davantage le lendemain ; alors, le bouton se dessine, il devient circulaire et prend la forme *ombiliquée*, c'est-à-dire qu'il présente une dépression dans son milieu. — Le 5e jour, la teinte rouge s'éclaircit, un bourrelet entouré d'un cercle rouge se forme et s'élargit. — Le 6e jour, le volume augmente, le bourrelet s'aplatit et prend un aspect argenté. — Le 7e, la matière contenue dans la pustule offre une teinte plus foncée; la couleur du cercle rouge devient plus vive, l'inflammation se propage au tissu cellulaire souscutané. — Le 8e jour, le bourrelet circulaire est plus large, plus élevé, plus rempli de matière ; une belle auréole apparaît. — Le 9e, le bourrelet continue à s'élargir, l'auréole acquiert deux lignes de diamètre, la peau sur laquelle elle siége est quelquefois très-tuméfiée : c'est la *tumeur vaccinale ;* la surface paraît granulée et légèrement pointillée ; la chaleur est mordicante; le bras est pesant ; le malade éprouve quelquefois des douleurs dans les ganglions axillaires ; il existe souvent un mouvement fébrile. — Au 10e jour, le bouton-vaccin dépasse d'une ou deux lignes le niveau de la peau ; il ressemble à une grosse lentille ; sa couleur est argentée; il est dur au toucher. — Le 11e jour, la dessiccation commence; la dépression centrale prend l'aspect d'une croûte, le liquide contenu dans le bourrelet circulaire se trouble, l'auréole pâlit et la tumeur se déprime; ce changement peut arriver dès le 10e jour. — Enfin, à dater de ce moment, le bouton se dessèche et se transforme en une croûte d'un jaune noirâtre, dure, qui tombe du 20e au 25e jour en laissant une cicatrice permanente, blanche et profonde, parsemée de petites lignes gaufrées.

La vraie vaccine ne suit pas toujours cette marche régulière. 1° Il arrive que toutes les piqûres ou quelques piqûres seulement manquent leur effet. 2° L'incubation peut quelquefois se prolonger bien au delà du terme ordinaire, par exemple jusqu'au 11e, 25e jour et même au delà. 3° Les pustules peuvent être irrégulières par la réunion de plusieurs boutons. 4° Des pustules vaccinales se montrent quelquefois sur différentes parties du corps.

Mais il faut savoir qu'un seul bouton dont la marche a été régulière suffit pour préserver de la variole.

Caractères de la fausse vaccine. La fausse vaccine diffère de la vraie vaccine en ce que la piqûre s'enflamme le jour même ou le lendemain de la vaccination. Il se forme une vésicule conique ou hémisphérique irrégulièrement déprimée, *non ombiliquée;* ce n'est pas une véritable pustule. L'humeur qu'elle contient se trouble promptement, et devient purulente; l'auréole est moins étendue et d'un rouge plus foncé que celle de la vaccine; la période inflammatoire est très-rapide; on n'aperçoit ni tumeur, ni induration circonscrite; la dessiccation se fait du 3e au 8e jour; les croûtes tombent peu après; elles ne laissent pas de cicatrice gaufrée; seulement il reste à la peau des taches brunâtres, mais elles se dissipent en quelques mois.

Opération de la vaccination. On vaccine à tous les âges, depuis l'instant de la naissance jusqu'à l'âge le plus avancé. Le printemps et l'automne sont regardés comme les saisons les plus favorables à la vaccination. Les chaleurs excessives accélèrent la marche du bouton; les froids rigoureux en retardent le développement.

Le vaccin est bon à inoculer toutes les fois qu'il est visqueux, transparent, qu'il s'échappe avec lenteur du bouton qui le fournit, qu'il se dessèche promptement à l'air. Il est moins bon quand il est très-liquide ou lactescent. L'époque la plus favorable pour recueillir le vaccin de la pustule qui le fournit est du 6e au 8e jour. On peut même le prendre aussitôt qu'il paraît formé, car le liquide est d'autant meilleur que le bouton est plus jeune. Néanmoins, quand on prendra du vaccin sur une personne, on aura soin de ne pas épuiser les boutons et d'en laisser au moins un ou deux intacts.

On peut pratiquer la vaccination par les procédés suivants :

1° par *la piqûre*, 2° par *l'incision*, 3° par le *fil imbibé de vaccin* ou par *les croûtes vaccinales*, 4° par le *vésicatoire*.

Nous ne décrirons ici que le procédé par piqûre, car c'est celui que la sage-femme devra préférer.

Manœuvre. On choisit le côté externe du bras pour l'opération. — On prend une lancette acérée avec laquelle on commence par ouvrir le bouton de vaccin, puis on recueille le fluide qui s'en écoule. — Quand l'instrument est chargé, l'opérateur saisit d'une main le bras qu'il se propose de vacciner; — il tend fortement la peau afin que l'instrument soit introduit plus facilement, et afin que les lèvres de la plaie, en revenant sur elles-mêmes, retiennent mieux le vaccin ; — de l'autre main il introduit la pointe de la lancette à la profondeur de 1 à 2 millimètres, obliquement et à plat sous l'épiderme ; — il relève ensuite le manche pour que le fluide reste plus sûrement dans la plaie ; or, l'introduction oblique de la lancette a pour but de prévenir l'écoulement du sang, et moins les piqûres saignent, plus on est assuré du succès de la vaccination. — On est dans l'habitude de pratiquer 3 à 4 piqûres à la partie externe de chaque bras, soit sur une même ligne, soit en triangle, soit en losange, etc.

Après l'opération, il faut attendre quelques minutes avant d'habiller l'enfant, dans la crainte que le frottement des vêtements enlève le vaccin avant qu'il soit desséché.

Moyens de conserver le vaccin. Quand on est obligé de transporter le vaccin à de grandes distances ou de le conserver pour en faire usage dans un temps éloigné, on peut le faire de plusieurs manières.

Les principaux moyens sont les *lancettes*, les *plaques* et les *tubes capillaires*.

Conservation du vaccin sur des lancettes. Les lancettes conviennent quand on vaccine 12 ou 24 heures après avoir recueilli le virus : plus tard, l'oxidation de la lame altère le vaccin et nuit à sa reproduction. A leur place, les sages-femmes qui habitent les campagnes se servent de plumes de volaille qu'elles taillent en forme de cure-dents. Elles en imprégnent les pointes de virus-vaccin, et, lorsque celui ci est desséché, elles renferment ces tuyaux de plume dans un étui de telle sorte que les pointes éprouvent le moins de frottement possible. Elles s'en servent plus tard comme elles le feraient d'une lancette, en ayant soin de tremper légèrement la pointe dans un peu d'eau tiède.

Conservation du vaccin sur des plaques de verre. On se munit de deux plaques de verre à vitre carrées de petite dimension. — On pose l'une d'elles sur un bouton de vaccin largement ouvert. — Quand elle s'est recouverte d'une quantité suffisante de fluide, on la laisse exposée à l'air quelques instants. — Puis on applique les deux morceaux de verre l'un contre l'autre, et on les lute avec de la cire blanche, jaune, ou à cacheter. — On les abrite enfin de l'action de la lumière en les enveloppant d'une feuille d'étain ou de papier noir simplement, et on les conserve dans un lieu sec et pas trop chaud.

Ajoutons que, pour se servir de ce vaccin, on râclera avec un couteau la cire qui a servi à luter les plaques, et on présentera leur surface recouverte de vaccin desséché à la vapeur d'eau chaude. La vapeur redonne au vaccin sa fluidité. On peut alors le recueillir en passant plusieurs fois sur la plaque de verre la pointe d'une lancette. Quand celle-ci est chargée, on inocule le vaccin comme on le ferait de bras à bras.

Conservation du vaccin dans des tubes capillaires. Les tubes capillaires sont le meilleur moyen pour conserver le vaccin (1). — On prend un tube entre deux doigts; — on l'approche, par son extrémité la plus fine, du bouton ouvert, et

(1) Un tube capillaire est ainsi nommé à cause du petit diamètre de sa cavité, diamètre comparable à celui d'un cheveu. Un caractère essentiel des tubes capillaires est d'élever le niveau du liquide dans leur intérieur quand on les plonge dans l'eau par exemple, ou dans tout autre corps qui mouille leur parois. C'est par suite de cette propriété que le virus-vaccin dans lequel le tube est plongé s'élève dans ce tube, d'autant plus que celui-ci est plus incliné sur le bouton rempli de liquide.

le liquide monte ; — quand le tube est plein ou presque plein, on le ferme par de la cire à cacheter, ou en approchant ses extrémités de la flamme d'une bougie.

Pour se servir du vaccin ainsi conservé, on brise les deux bouts du tube, on adapte à l'un d'eux un chalumeau dans lequel on souffle doucement pour chasser le vaccin sur une plaque de verre ; puis on charge la lancette comme ci-dessus, et l'on opère.

ART. V. — CATHÉTÉRISME.

On donne le nom de cathétérisme à l'introduction d'une sonde dans la vessie, pour évacuer l'urine contenue dans cet organe.

Cette opération doit être pratiquée dans des circonstances trop fréquentes, soit pendant la grossesse, soit pendant ou après l'accouchement, pour qu'une sage-femme ne soit pas familiarisée avec elle. On devra en conséquence avoir toujours à sa disposition l'instrument dont on se sert dans ces circonstances.

La sonde est une petite canule d'argent, creuse, longue de 16 centimètres environ, légèrement recourbée vers sa pointe, et fermée par cette extrémité seulement. Toutefois elle présente à cet endroit des yeux latéraux. Quant à l'autre extrémité, elle est ouverte un peu plus largement, et munie d'un anneau.

Opération. La femme étant couchée sur le dos, les cuisses éloignées l'une de l'autre, la sage-femme saisit entre le pouce et l'index de la main droite la sonde préalablement enduite d'un corps gras. — De la main gauche elle écarte d'abord les grandes lèvres, puis les petites, et met ainsi à découvert le méat urinaire. — C'est par cette ouverture qu'elle introduit l'instrument, dont la concavité doit être tournée du côté du pubis. — Elle le dirige doucement en haut et en arrière, suivant la direction du canal de l'urètre. — On pénètre ainsi dans la vessie, ce qui est indiqué par la sortie de l'urine à travers l'ouverture de la sonde.

REMARQUE. Quelquefois, pendant la grossesse et pendant

l'accouchement, l'urètre éprouve dans sa direction des changements (V. page 132) qui occasionnent le déplacement de son orifice extérieur, et donnent lieu à des méprises ou à des difficultés très-grandes lorsqu'il s'agit de pratiquer le cathétérisme. L'élévation de l'utérus, l'allongement qui en résulte du vagin, accolent l'urètre contre le pubis, et entraînent son orifice externe derrière la symphyse. Lorsqu'on veut sonder les femmes en pareille circonstance, il faut avoir soin d'introduire la sonde derrière la symphyse, et parallèlement à sa direction. En même temps, on doit diriger en arrière et en bas l'extrémité de la sonde que l'on tient dans la main. D'autre part, si le méat urinaire n'est pas visible, on portera un doigt dans le vagin, et, de l'autre main, on engagera la sonde directement au-dessus du tubercule qui termine en avant la colonne antérieure du vagin (V. pages 81 et 87).

ART. VI. — APPLICATION DU SPÉCULUM.

Le spéculum est un instrument dilatateur destiné à être introduit dans les cavités externes et profondes du corps pour connaître et pour étudier leurs maladies.

Le spéculum le plus employé est le *spéculum vaginal*. Il s'introduit dans le vagin pour déterminer l'état de ce canal, celui du col de l'utérus, la coloration de ces organes, les ulcération et les diverses altérations dont ils peuvent être le siége. Les autres spéculum, *de la bouche, de l'oreille, de l'anus*, etc., ne sont pas du ressort de la sage-femme.

On fabrique diverses espèces de spéculum. Il y a des *spéculum pleins*, en forme de tube métallique conique, d'un seul morceau. D'autres sont divisés en deux, trois ou quatre valves qu'on peut réunir ou écarter à volonté, on les nomme *spéculum brisés* ou *à valves*. Enfin, on en fait à trois valves et à *recouvrement*, qui ont les avantages des spéculum pleins et des spéculum brisés sans en avoir les inconvénients. Toutefois le spéculum brisé est d'une introduction moins douloureuse; on s'en sert chez les femmes dont les parties génitales sont étroites; mais il laisse quelquefois la membrane muqueuse du vagin s'engager entre les valves, et on risque de la pincer.

Ajoutons que, pour faciliter l'introduction du spéculum, on peut y adapter un embout.

Opération. Pour l'application, voici les règles qu'il convient de suivre. On commence par tremper l'instrument dans de l'eau tiède pour le mettre à une température convenable ; puis on l'enduit d'un corps gras ; — la malade est ensuite placée en travers sur son lit, les tubérosités ischiatiques au niveau du bord des matelas, les jambes écartées, les pieds posés sur deux chaises, le corps renversé sur des oreillers qui la soutiennent, et les mains croisées sur la tête ; — le chirurgien ou la sage-femme se place devant la malade et commence par toucher ; on s'assure ainsi de la position, de la forme, de la sensibilité, en un mot de l'état du col ; — puis, avec deux doigts de la main gauche, on écarte les grandes lèvres ; de la droite on prend le spéculum par le manche et on présente l'extrémité rétrécie de l'instrument à la vulve, le manche tourné vers l'anus ; — on l'introduit alors en suivant une ligne qui irait du centre de l'orifice vaginal à la partie inférieure du coccyx ; — enfin, quand l'instrument a pénétré à un pouce de profondeur, l'opérateur lui fait exécuter un mouvement de bascule qui le ramène dans la direction de l'axe du détroit périnéal.

Dès que le spéculum a franchi l'orifice vulvaire, l'opération se modifie suivant que l'on emploie un spéculum plein ou un spéculum à valves ; — d'abord, on cesse d'écarter les grandes lèvres ; — puis, pour éviter des tiraillements, on fait pénétrer l'instrument avec lenteur, en le tournant légèrement sur son axe, et en lui imprimant un mouvement qui ramène le manche au-devant du pénil ; — si le spéculum est plein, il arrive, en poussant l'instrument, que les parois du vagin tendent à s'engager dans le bout supérieur en formant un bourrelet à ouverture centrale, et plusieurs fois ce bourrelet a été pris pour le museau de tanche ; mais, avec de l'attention, on évitera facilement cette erreur. — Au contraire, si le spéculum est à valves, on presse sur le manche pour écarter les valves, et on recherche le col pour l'étudier.

Mais le col de l'utérus n'est pas toujours accessible au spéculum. Le plus ordinairement il s'engage complétement dans le bout supérieur; d'autres fois, il est tellement incliné en arrière qu'on n'aperçoit que sa lèvre antérieure. Dans ce cas, il faut retirer un peu l'instrument, puis déprimer la paroi postérieure du vagin et engager la malade à pousser en bas. — Enfin, lorsque le spéculum est en place, on examine l'état du col, sa couleur, etc., s'il existe de l'écoulement; — on l'absterge avec un petit pinceau de charpie; — on s'assure ensuite s'il n'y a pas d'ulcération.

Plusieurs praticiens se servent, pour l'examen au spéculum, de la lumière d'une bougie ou d'une lampe; mais la lumière naturelle nous paraît préférable quand on peut l'employer.

ART. VII. — APPLICATION DU PESSAIRE.

Le pessaire est un instrument qu'on introduit dans le vagin et qui sert à maintenir l'utérus dans sa position naturelle.

Il y a plusieurs espèces de pessaires. Les uns sont en gomme ou en bois, à anneau ou à cuvette, et percés à leur centre d'un trou ou canal, pour permettre aux liquides qui proviennent de l'utérus de s'écouler avec facilité. D'autres sont en caoutchouc et forment une sphère vide qu'on remplit d'air au moyen d'un soufflet, de manière à distendre le vagin et à relever en même temps l'utérus; on appelle ces derniers *pessaires à air*. Enfin M. Paul Dubois préfère le pessaire à tige nommé *pessaire à bilboquet;* on le fabrique en ivoire et de dimension assez petite pour que la femme puisse l'enlever tous les soirs et le replacer elle-même chaque matin.

Manœuvre de l'application du pessaire. Quand on veut placer le pessaire à demeure, comme un pessaire à anneau de gros volume, il est convenable que la femme soit couchée; — puis, l'utérus étant réduit, on enduit le pessaire d'huile, et on le saisit de la main droite avec le pouce et le médius, le doigt indicateur embrassant une partie de la circonférence de l'instrument; — on écarte alors de la main gauche les grandes lèvres, et, de la main droite, on présente un des côtés du pessaire à la vulve; — on l'enfonce ensuite dans le vagin en l'appuyant sur la paroi postérieure de ce canal. — Quand l'instrument est introduit, il ne s'agit plus que d'en changer la direction en le plaçant dans une position horizontale. — Pour cela faire, le doigt indicateur fait exécuter à l'instrument un mouvement de bascule qui le place de façon que la face excavée soit en contact avec l'utérus, puis on l'accommode de façon que l'ouverture centrale soit en regard de l'orifice; — il est utile, avant de retirer le doigt, de parcourir avec celui-ci la circonférence du pessaire, pour effacer les plis que le vagin pourrait former au-dessus et au-dessous de l'instrument.

Les pessaires à tige ou à air sont d'une manœuvre si facile que tout le monde peut les introduire. Mais ils ne se soutiennent pas d'eux-mêmes comme les pessaires à anneau, et il faut les fixer avec des rubans que l'on tend plus ou moins, et qu'on attache à une ceinture placée autour du corps.

ART. VIII. — SECTION DU FILET.

On donne le nom de filet à un repli muqueux produit, sur la face inférieure de la langue, par le prolongement en avant du frein de cet organe.

Il en résulte une adhérence trop étendue de la pointe de la langue au plancher de la bouche, et cela entrave les mouvements nécessaires à la succion (V. page 244).

Il faut faire la section de ce frein trop étendu. Pour cela, on fait tenir l'enfant la tête renversée sur sa nourrice; on prend une sonde cannelée; — on soulève la langue au moyen de la plaque qui termine cette sonde; — on introduit le filet dans la fente qui s'y trouve; — enfin, avec des ciseaux, on incise le repli muqueux en dirigeant la pointe des ciseaux en bas, afin d'éviter les veines ranines qui suivent les côtés du frein en haut.

Souvent on se contente de faire une très-légère incision et de présenter immédiatement l'enfant au sein; les efforts de succion achèvent de déchirer le repli muqueux, et cela permet l'allongement convenable de la langue en avant.

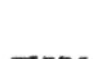

FIN.

TABLE DES MATIÈRES.

DEUXIÈME PARTIE. — ANOMALIES.

TROISIÈME PARTIE. — ACCIDENTS.

APPENDICE.

PRÉPARATIONS PHARMACEUTIQUES USUELLES ET OPÉRATIONS DE PETITE CHIRURGIE.

FIN DE LA TABLE

Chartres. — Imprimerie de Félix Durand, rue Serpente, 8.

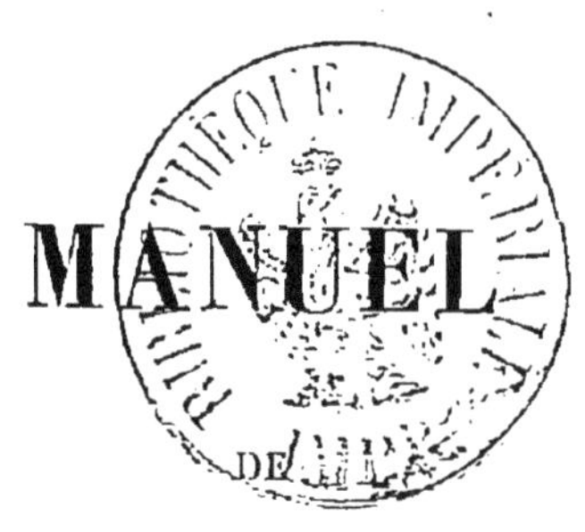

MANUEL

DE

L'ART DES ACCOUCHEMENTS

ATLAS

FIG. 1. — DIAMÈTRES DU DÉTROIT SUPÉRIEUR DU BASSIN.

1. Ligament sacro-iliaque; au-dessus le ligament ilio-lombaire. — 2. Petit ligament sacro-sciatique. — 3. Grand ligament sacro-sciatique. — *aa*. Diamètre antéro-postérieur ou sacro-pubien. — *bb*. Diamètre bis-iliaque ou transverse. — *cc*, *cc*. Diamètres obliques. — *ac*. Distance sacro-cotyloïdienne.

FIG. 2. — DIAMÈTRES DU DÉTROIT INFÉRIEUR DU BASSIN.

1. Crête de la première apophyse épineuse du sacrum. — 2. Symphyse des pubis. — 3. Épine iliaque antérieure et supérieure droite. — 4. Tubérosité ischiatique gauche. — *aa*. Diamètre antéro-postérieur ou coccy-pubien. — *bb*. Diamètre bis-ischiatique ou transverse. — *cc*, *cc*. Diamètres obliques.

Fig. 1.

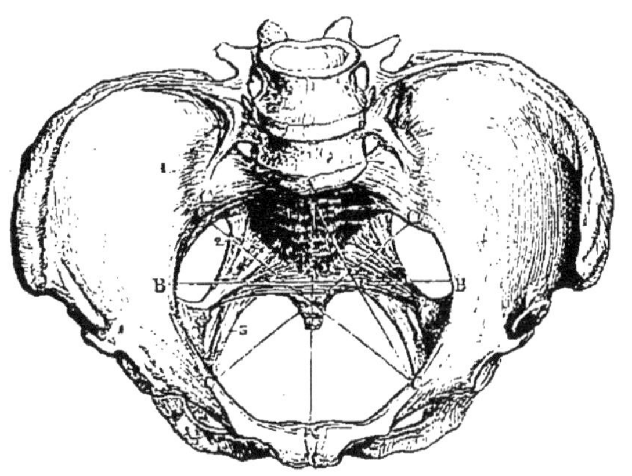

Fig. 2

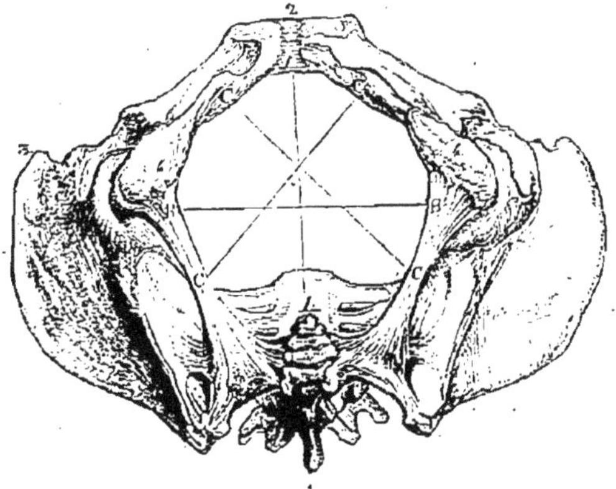

Fig. 3. — Ensemble des parties génitales internes.

1. Cavité du corps de l'utérus. — 2. Canal de la trompe droite. — 3. Ovaire droit fendu pour montrer les vésicules de Graaf. — 4. Cavité du col de l'utérus et du vagin.

Fig. 4. — Coupe théorique d'une vésicule de Graaf.

1. Tunique péritonéale de l'ovaire. — 2. Sa tunique fibreuse ou tunique propre. — 3. Son tissu nommé stroma. — Entre 3 et 4, deux lignes, dont l'une mince est la membrane fibreuse de la vésicule, et dont l'autre, épaisse, figure le réseau vasculaire. — 4, 5, 6. Parties divisées de la paroi interne, tapissant la cavité de la vésicule. — 6. Membrane granuleuse ou épithéliale. — 7. Amas des cellules épithéliales formant le disque proligère. — 8. Ovule formé de deux parties : l'enveloppe transparente, en dehors ; le jaune ou vitellus, en dedans. Dans le vitellus, une petite vessie claire nommée vésicule germinative. — 9. Cavité de la vésicule. — 10. Origine des vaisseaux du réseau vasculaire.

Fig. 5. — Transformation de l'ovule dans la trompe après la fécondation.

1. Vitellus après la segmentation ayant produit le corps muriforme. — 2. Liquide entre ce corps et 3, membrane vitelline. — 4. Les spermatozoïdes qui ont opéré la fécondation. — 5. Couche albumineuse recouvrant la membrane vitelline.

Fig. 3.

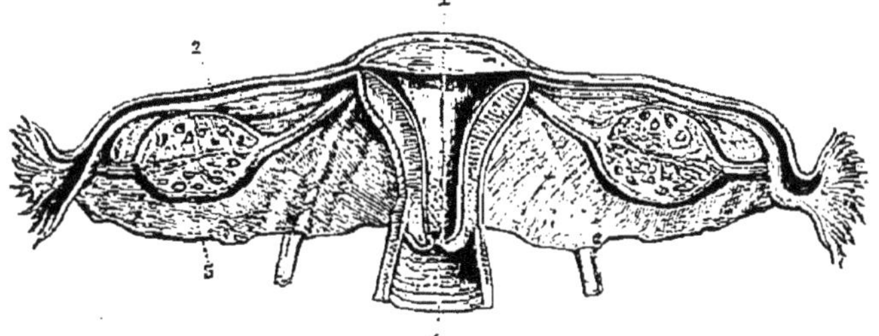

Fig. 4.

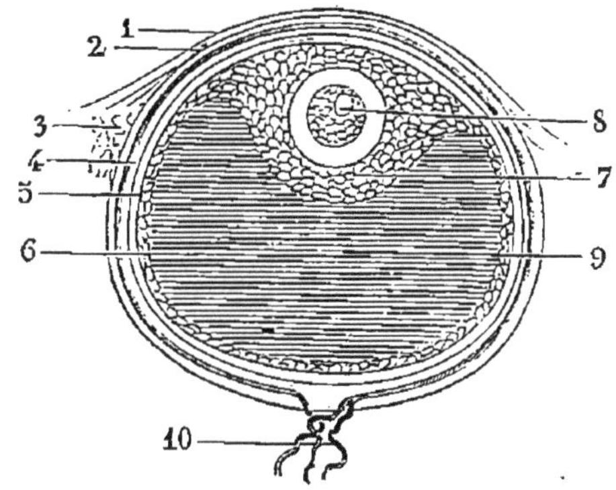

Fig. 5.

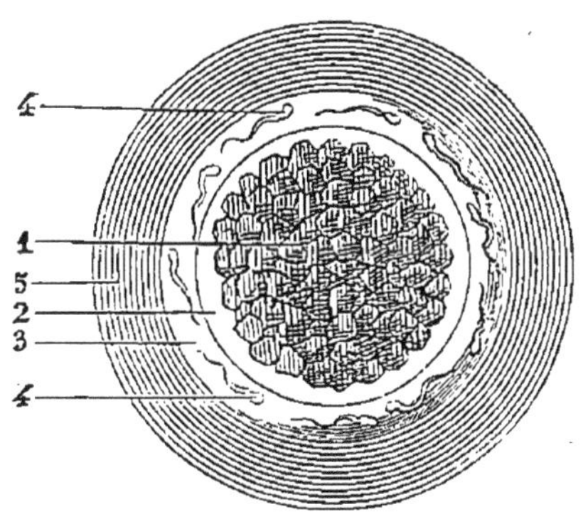

FIG. 6. — DISPOSITION DE LA MEMBRANE CADUQUE
(*théorie nouvelle*).

1. Ovule couvert de villosités. — 2. Boursouflement de la muqueuse utérine autour de lui, ou caduque réfléchie. — *c*, Portion de l'ovule non encore recouverte, formant l'ombilic caducal. — 3. Caduque utérine. — *ab*. Côté de l'ovule en rapport avec la caduque utérine, dite pour cela caduque ovulaire. — 4. Tissu utérin. — 5. Ouverture du col libre. — 6. Orifice de la trompe resté libre aussi. — 7. Cavité du corps de l'utérus.

FIG. 7. — ŒUF ABORTIF DE QUATRE MOIS ENVELOPPÉ DE SES MEMBRANES.

1. Caduque utérine. — 2. Caduque réfléchie. — 3. Cavité de la matrice. — 4. Chorion. — 5. Cavité du chorion. — 6. Sac amniotique dans lequel on voit l'embryon. — 7. Placenta.

Fig. 6.

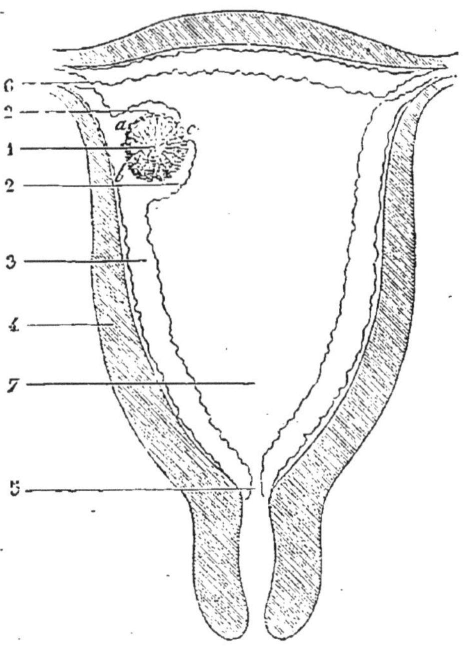

Fig. 7

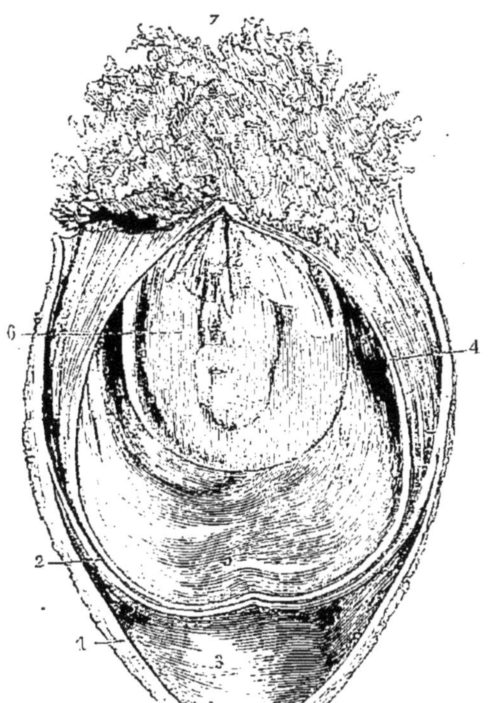

FIG. 8. — TRANSFORMATION DE L'OVULE DANS L'UTÉRUS. DÉVÉLOPPEMENT DE L'EMBRYON ET DE SES ANNEXES.

1. Membrane vitelline ou premier chorion. — 2. Feuillet séreux du blastoderme. — 3. Replis ou capuchon de ce feuillet refléchi. — 4. Corps de l'embryon. — 5. Extrémité céphalique. — 6. Extrémité caudale. — 7. Capuchon céphalique. — 8. Capuchon caudal. — 9. Endroit où les replis gauche et droit du feuillet séreux vont se rapprocher ; on le nomme ombilic dorsal. — 10. Cavité amniotique encore incomplétement fermée. — 11. Intestin de l'embryon. — 12. Conduit omphalo-mésentérique. — 13. Vaisseaux omphalo-mésentériques. — 14. Réseau formé par les vaisseaux sur la vésicule ombilicale. — 15. Vésicule ombilicale formée par le feuillet muqueux du blastoderme. — 16. Vésicule allantoïde à son origine. — 17. Partie de l'œuf remplie de liquide.

FIG. 9. — TRANSFORMATION PLUS AVANCÉE DE L'OVULE DANS L'UTÉRUS. DÉVÉLOPPEMENT DE L'EMBRYON ET DE SES ANNEXES.

1, 2. Deuxième chorion formé par la réunion du chorion primitif avec le feuillet séreux isolé de la partie réfléchie qui a formé l'amnios. — 3. Vésicule allantoïde développée et tapissant la face interne de l'œuf. — 4. Portion qui formera le placenta. — 5. Portion qui, en se soudant à 1 et 2, formera le troisième chorion ou chorion définitif. — 6. Vaisseaux ombilicaux. — 7. Cordon allantoïdien qui, rapproché du conduit omphalo-mésentérique placé à droite, formera le cordon ombilical. — 8. Portion de l'allantoïde qui deviendra la vessie urinaire. — 9, 10, 11. Embryon. — 12. Parois de l'amnios. — 13. Cavité amniotique fermée et remplie de liquide. — 14. Intestin presque isolé. — 15. Vésicule ombilicale commençant à s'atrophier.

FIG. 8.

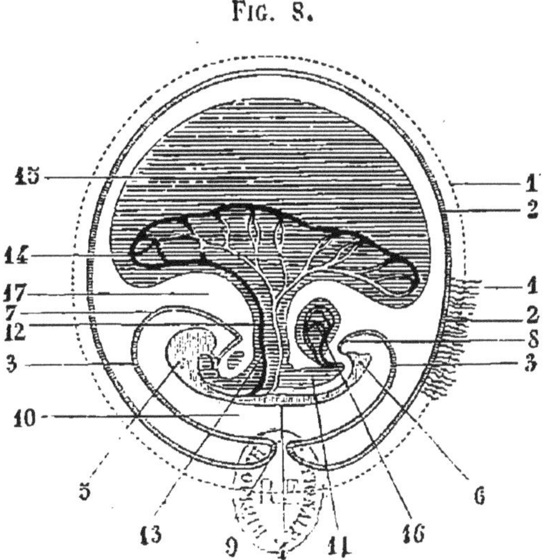

FIG. 9.

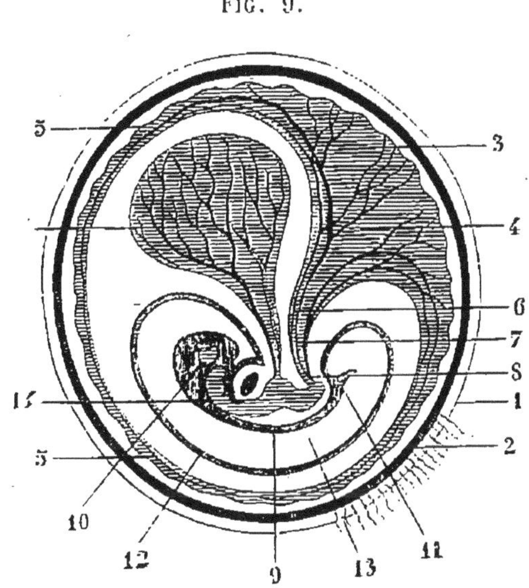

FIG. 10. — CIRCULATION DU FOETUS.

1. Aorte à son origine. — 2. Artère pulmonaire. — 3. Veine cave supérieure. — 4. Veine brachio-céphalique droite. — 5. Veine brachio-céphalique gauche. — 6. Veine jugulaire interne. — 7. Carotide primitive droite. — 8. Aorte avant sa division en iliaques primitives. — 9. Veine cave inférieure. — 10. Artère mésentérique inférieure, au-dessus la supérieure coupée. — 11. Canal veineux. — 12. Veine porte à sa réunion avec la veine splénique et la grande mésentérique. — 13, 13. Artères ombilicales. — 14. Artères et veines ovariques. — 15. Aorte tronc cœliaque. — 16. Veine iliaque primitive gauche. — 17. Uretère du côté gauche. — 18. Veine rénale gauche. — 19. Artère rénale gauche. — 20. Vaisseaux du cordon réunis. — 21. Veine ombilicale. — 22. Diaphragme. — 23. Rectum. — 24. Ouraque. — 25. Artère ovarique gauche. — A. Cœur. — B, B. Poumons. — C. Corps thyroïde. — D. Foie. — E. Vésicule biliaire. — F. Rate. — G, G. Reins. — J. Utérus. — K. Vessie.

FIG. 11. — DIAMÈTRES DE LA TÊTE DU FOETUS.

aa. Diamètre occipito-mentonnier. — *ab*. Diamètre occipito-frontal. — *cd*. Diamètre vertical. — *ec*. Diamètre trachélo-bregmatique. — *fc*. Diamètre trachélo-occipital. — *bc*. Diamètre trachélo-frontal. — *Non figurés :* de 1 à *d*, diamètre sous-occipito-frontal, de *d* à *a*, diamètre mento-bregmatique, de *b* à *a*, diamètre fronto-mentonnier ou facial.

FIG. 12.

1. Fontanelle occipitale. — 2. Suture sagittale. — 3. Grande fontanelle ou fontanelle antérieure. — 4. Suture fronto-pariétale. — 5. Suture lambdoïde. — *aa*. Diamètre bi-pariétal. — *bb*. Diamètre bi-temporal.

FIG. 10.

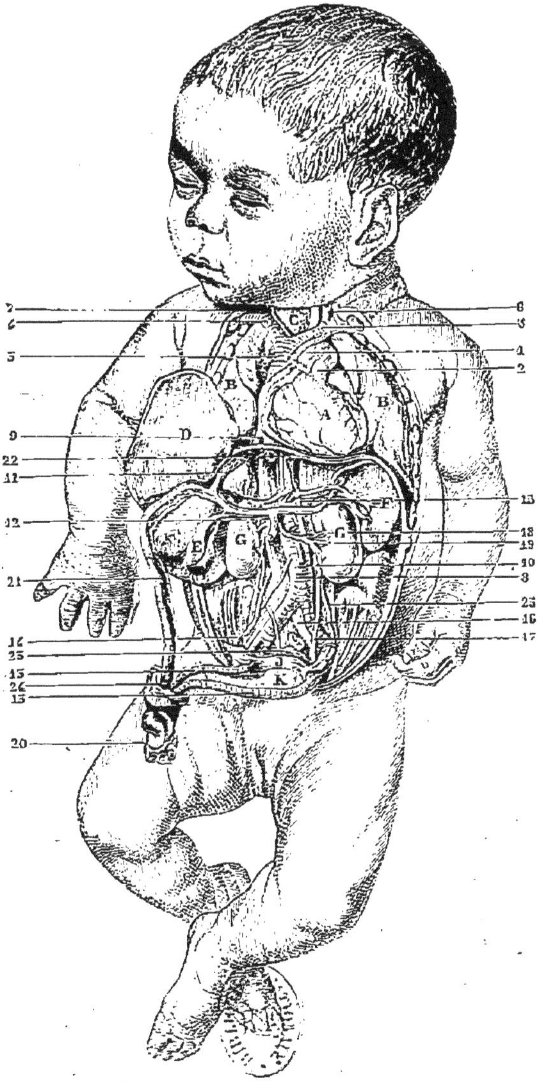

FIG. 11.

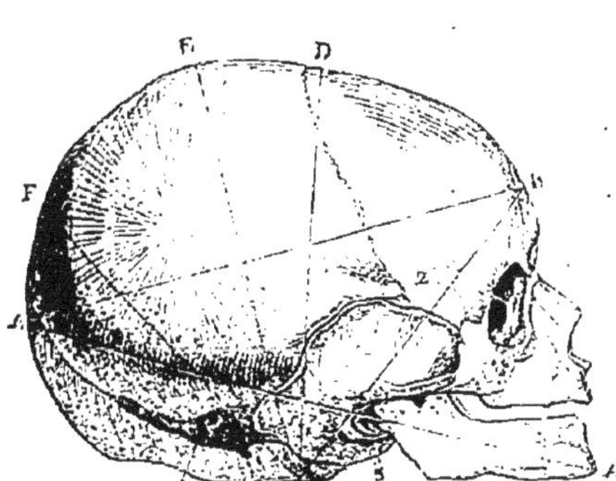

FIG. 12.

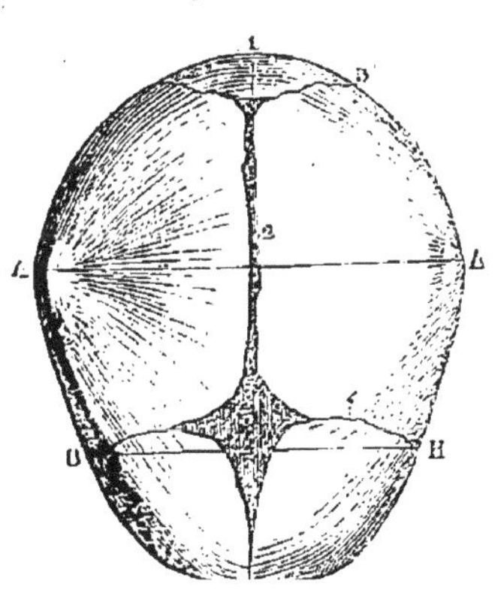

FIG. 13. — PRÉSENTATION DU SOMMET (19,730 fois sur 20,357 accouchements). (BOIVIN.)

Position occipito-iliaque gauche antérieure (15,785 fois sur 19,584 présentations du sommet). (BOIVIN.)

FIG. 14. — PRÉSENTATION DU SOMMET.

Position occipito-iliaque droite postérieure. (La plus fréquente après la position occipito-iliaque gauche antérieure d'après NAEGELÉ, P. DUBOIS, STOLTZ, etc.)

Fig. 13.

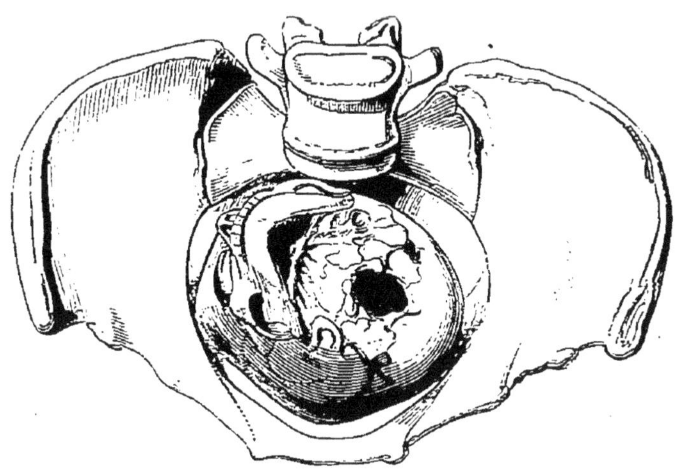

Fig. 14.

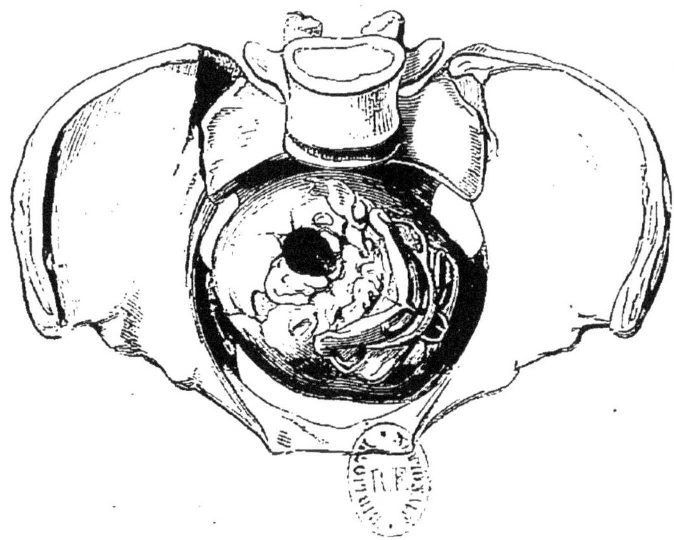

Fig. 15. — Mécanisme de l'accouchement dans la présentation du sommet.

Position nécessaire de l'occiput sous les pubis après le temps de rotation intérieure.

Fig. 15.

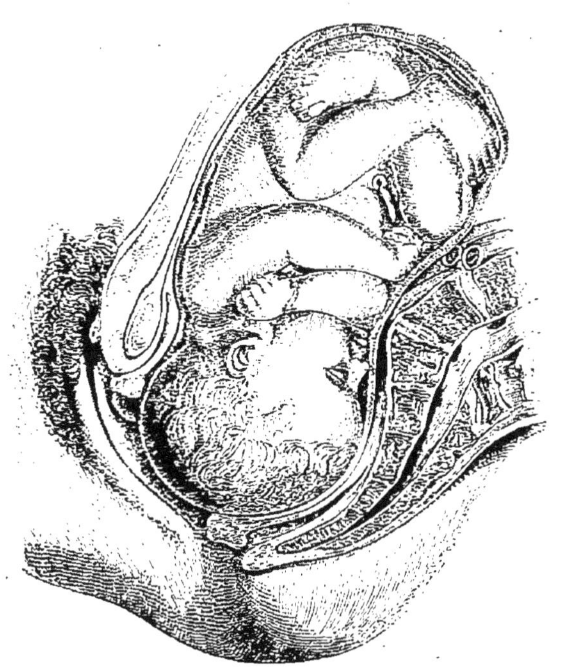

Fig. 16. — Dégagement exceptionnel de la tête en position occipito-postérieure.

Le temps de rotation intérieure a porté le front sous la symphyse pubienne, au lieu de l'amener sous les pubis comme dans la figure 15.

Fig. 17. — Distension du périnée et dilatation de la vulve au moment de la sortie de la tête, dans la présentation du sommet.

Fig. 16.

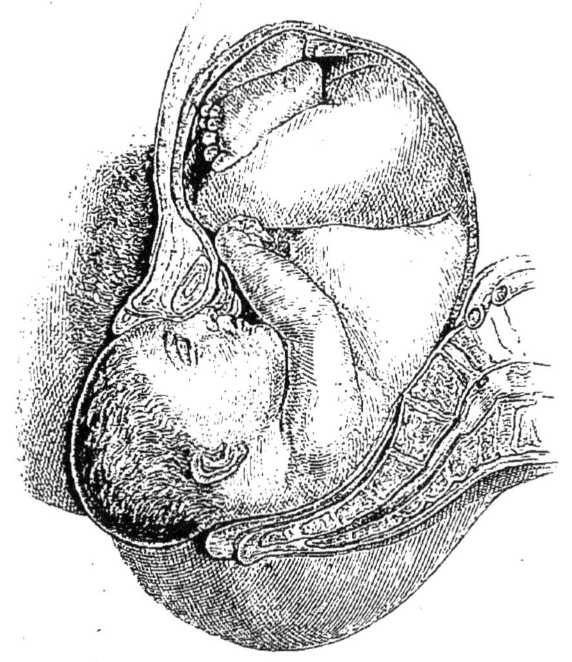

Fig. 17.

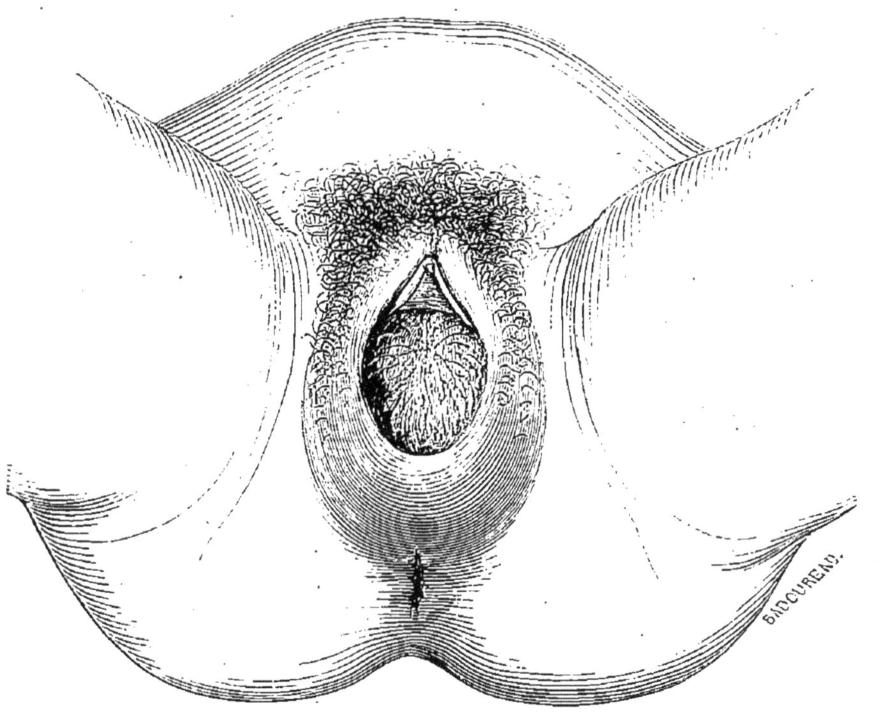

FIG. 18. — PRÉSENTATION DE LA FACE (74 fois sur 20,517, BOIVIN).

Position mento-iliaque droite (45 fois sur 85, P. DUBOIS).

FIG. 19. — MÉCANISME DE L'ACCOUCHEMENT DANS LA PRÉSENTATION DE LA FACE.

Position nécessaire du menton sous les pubis après le temps de rotation intérieure.

Fig. 18.

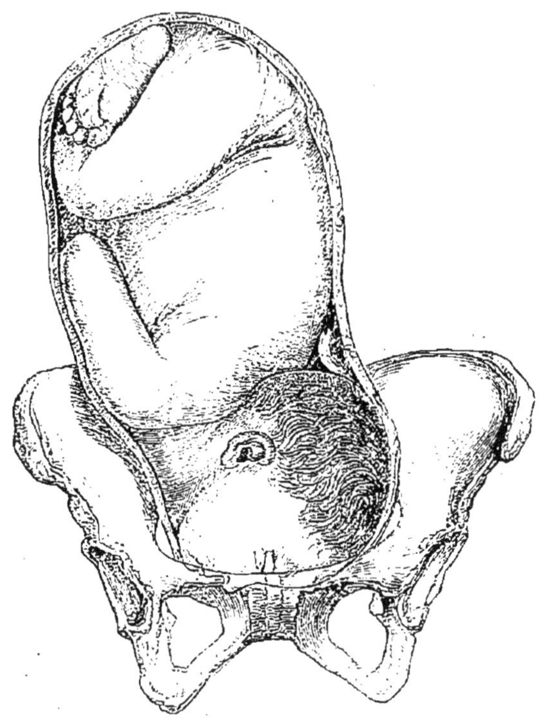

Fig. 19.

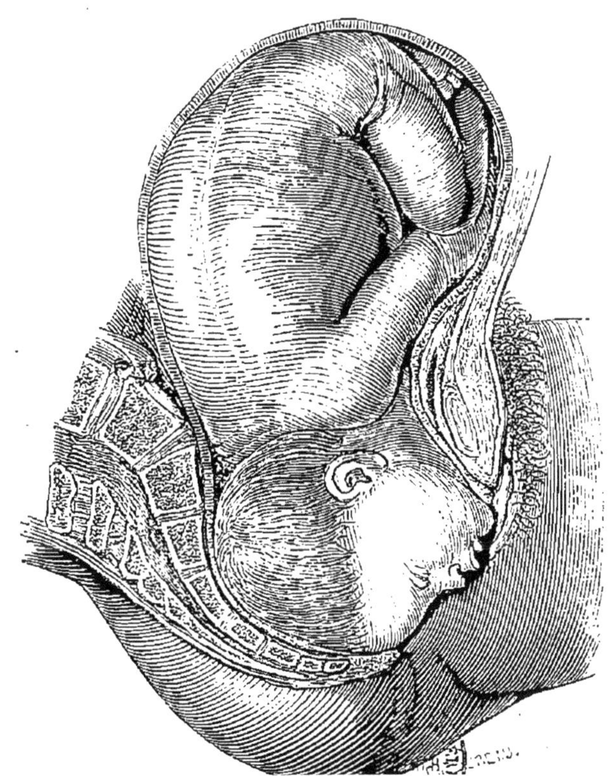

Fig. 20. — Présentation du siége. (611 cas sur 20,517, Boivin.) — Mécanisme de l'expulsion des fesses.

Position sacro-iliaque droite; l'une des hanches est sous les pubis, après le temps de rotation intérieure.

Fig. 21. — Dégagement de l'extrémité pelvienne.

Temps d'inflexion du pelvis sur le côté du fœtus situé sous la symphyse des pubis.

Fig. 20.

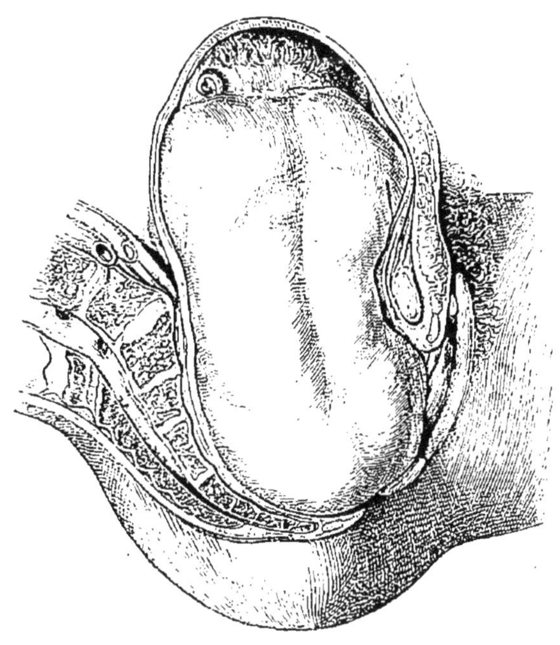

Fig. 21.

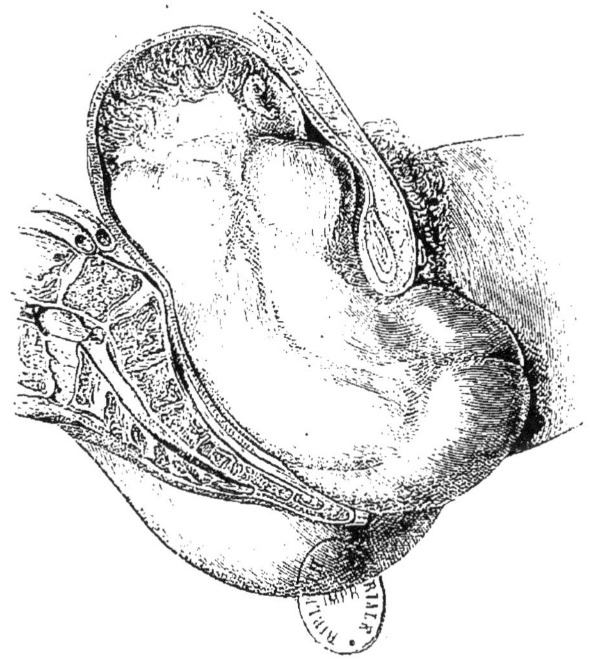

FIG. 22. — MÉCANISME DE L'EXPULSION DES ÉPAULES DANS LA PRÉSENTATION DU SIÉGE. (*Position sacro-iliaque gauche.*)

Quelle qu'ait été la position primitive des épaules, l'une d'elles doit se placer nécessairement vers la symphyse des pubis par un mouvement de rotation intérieure; l'épaule postérieure se dégage la première.

Fig. 22.

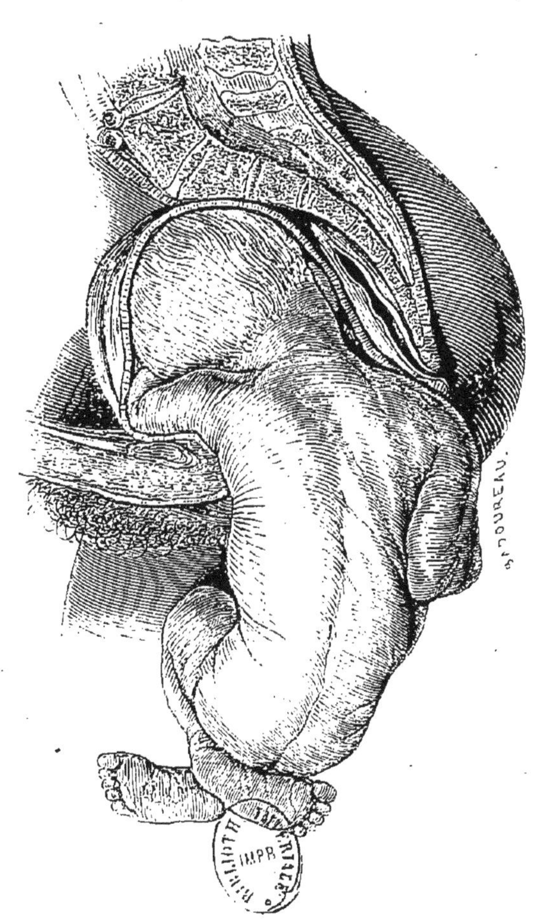

Fig. 23. — Vices de conformation du bassin.

Bassin en forme de 8 renversé; rétrécissement par compression antéro-postérieure ou aplatissement d'avant en arrière.

Fig. 24.

Bassin oblique ovalaire; variété de bassin déformé par compression oblique unilatérale, ou enfoncement des parties antérieures et latérales d'un seul côté.

Fig. 25.

Bassin en forme de feuille de trèfle, vicié par compression combinée; ce qui domine est la déformation par compression oblique bilatérale ou enfoncement des parties antérieures et latérales des deux côtés.

Fig. 23.

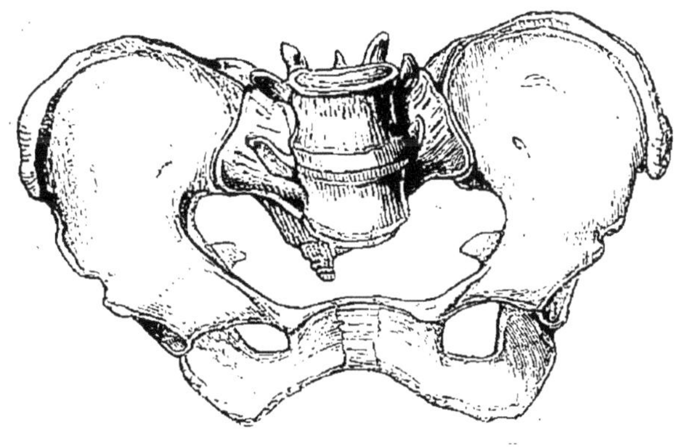

Fig. 24.

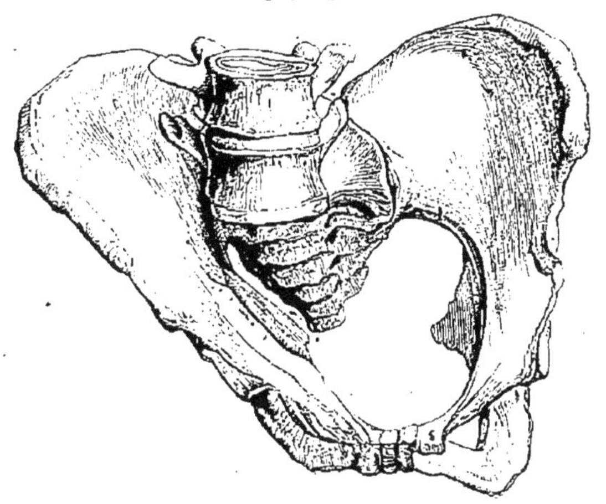

Fig. 25.

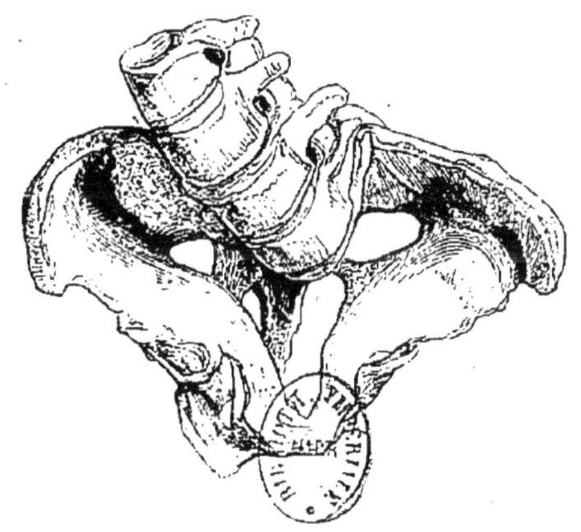

Fig. 26. — Disposition de la main pour franchir l'orifice vulvaire et l'orifice utérin dans les diverses manœuvres obstétricales.

Premier temps ou temps d'introduction de la main pour la version.

Fig 27. — 2e temps de la version dans la présentation de l'épaule droite.

Position céphalo-iliaque gauche. Temps d'évolution du fœtus. La main droite de l'opérateur saisit les pieds pour abaisser le siége en sacro-iliaque gauche.

Fig. 26.

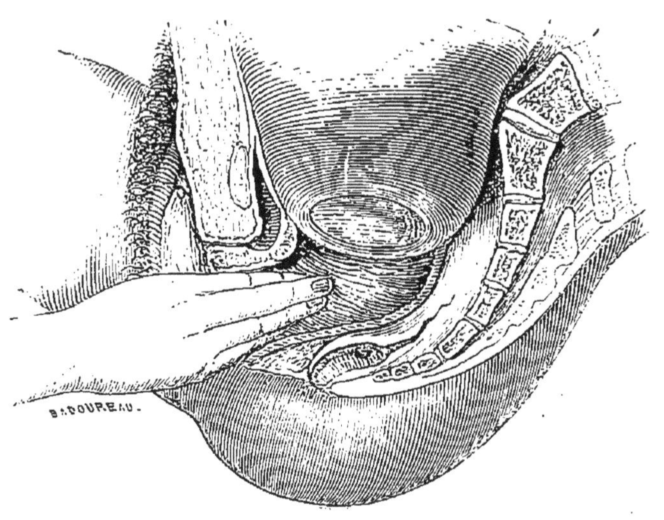

Fig. 27.

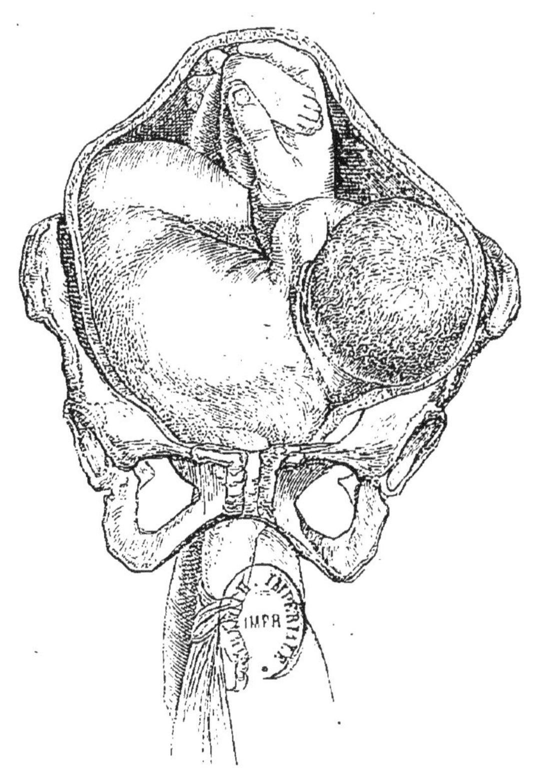

FIG. 28. — 3e TEMPS DE LA VERSION, EXTRACTION DU FOETUS.

Le siége a franchi la vulve. Les épaules se placent obliquement pour franchir le détroit supérieur. Le dos est en avant.

FIG. 29.

Dégagement des épaules. La main droite de l'opérateur abaisse l'épaule postérieure qui doit se dégager la première. (Voyez figure 22.)

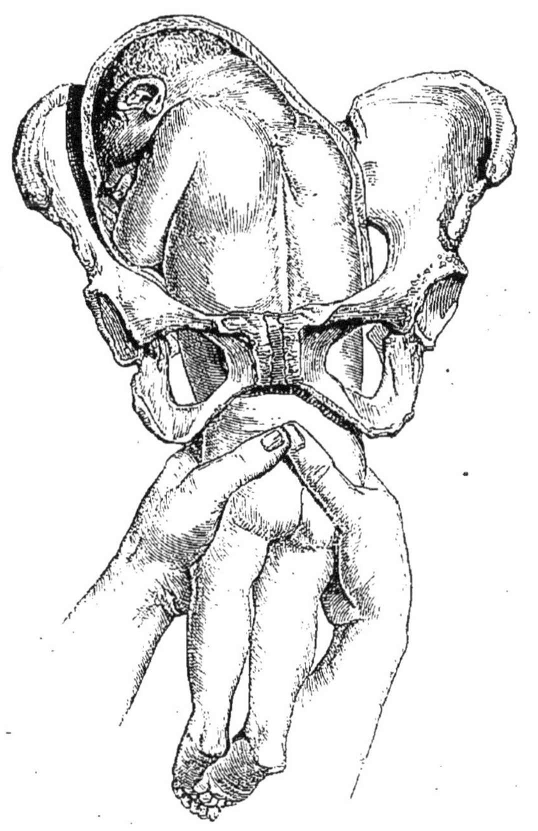

Fig. 29.

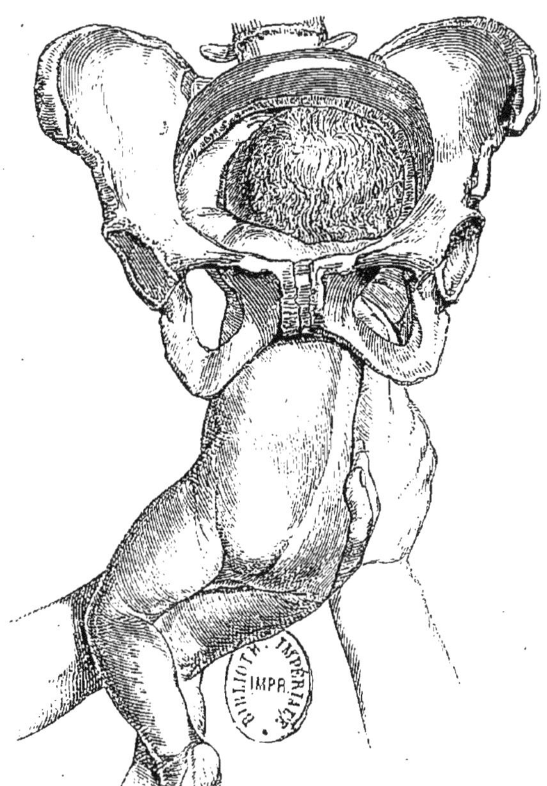

FIG. 30. — MANOEUVRE DE L'APPLICATION DU FORCEPS.
TEMPS D'EXTRACTION.

La tête est en présentation du sommet, et l'occiput a subi déjà son temps de rotation intérieure. Les branches ont saisi la tête directement sur ses parties latérales, bosses pariétales et joues. Une main fixe l'instrument en dessus près de l'articulation; l'extrémité des branches est maintenue par un lacs et par l'autre main placée en dessous. Il reste à abaisser encore le sommet jusqu'à ce que la nuque soit sous la symphyse pubienne; puis les mains relèveront les branches de l'instrument vers l'abdomen de la mère.

Fig. 30.

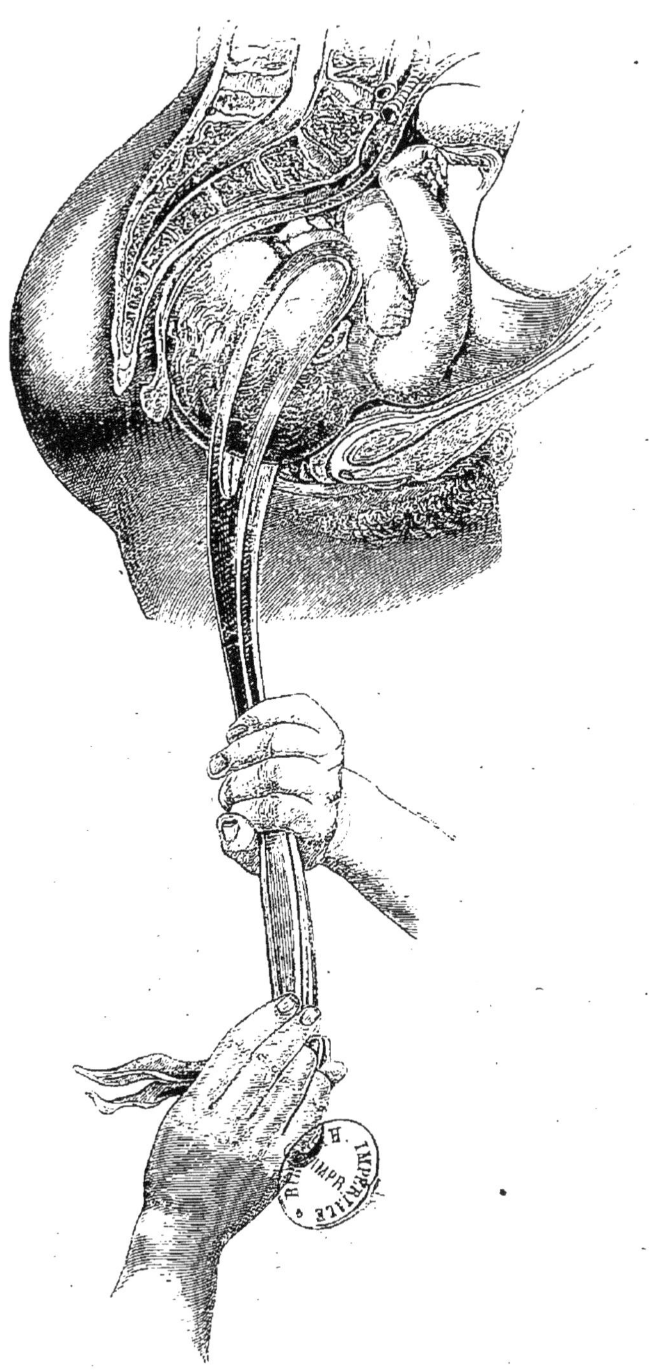

LIBRAIRIE ...

17, RUE DE L'ÉCOLE ...

BAUDELOCQUE. **L'art des accouchem...** 1,340 pages, avec 17 pl.

BRACHET. **Traité de l'hystérie.** 1848, 1 vol. in-8.

BRACHET. **Traité pratique des convulsions de ...** 1837, 1 vol. in-8.

BECQUEREL. **Traité clinique des maladies de l'u... annexes,** par M. L.-A. Becquerel, médecin de l'hôpital de la Pitié ... à la Faculté de médecine de Paris, etc., 1859, 2 vol. in-8 de 1,061 pag... de 18 pl. (dont 5 coloriées) représentant 44 figures.

BÉRAUD et ROBIN. **Manuel de physiologie de l'homme et ... cipaux vertébrés,** répondant à toutes les questions physiologiques du ... des examens de fin d'année, par M. Béraud, chirurgien des hôpitaux de Paris, ... M. Ch. Robin, agrégé de la Faculté de médecine de Paris, 1856-1857, 2 vol. ... 2e édition entièrement refondue.

DUPARCQUE. **Traité des maladies de la matrice,** 1839, 2 vol. ... 2e édition.

JACQUEMIER. **Manuel des accouchements et des maladie... femmes grosses et accouchées,** contenant les soins à donner ... veau-nés. 1846, 2 vol. gr. in-18 de 1,520 pages, avec 63 fig. dans le texte.

JAMAIN. **Nouveau traité élémentaire d'anatomie descri... et de préparations anatomiques,** par M. le docteur Jamain, ... gien des hôpitaux, suivi d'un **Précis d'embryologie,** par M. Verneuil, ... et chirurgien des hôpitaux, 2e édition. 1861, 1 vol. grand in-18 de 900 pages ... fig. intercalées dans le texte.

JAMAIN. **Manuel de petite chirurgie contenant les pansem...** les médicaments topiques, les bandages, les appareils de fractures et des affe... ticulaires, l'application des bandages herniaires et des pessaires, les pansement... plaies, des hémorrhagies, de la gangrène, des brûlures, des ulcères, la rubéfactio... vésication, la cautérisation, les ponctions, la vaccination, les incisions, la saignée, ... ventouses, le cathétérisme, l'extraction des dents, les agents anesthésiques, etc., ... 3e édition refondue. 1 vol. gr. in-18 de 716 pages, avec 307 fig.

MOREAU. **Atlas de 60 planches sur l'art des accouchements.** ... planches exécutées d'après nature, par M. Emile Beau, sur les préparations ... du docteur Jacquemier, ancien interne de la maison d'accouchement de Paris, ... destinées à servir de complément à tous les traités d'accouchements.
Prix de l'atlas cartonné avec figures noires.
» avec figures coloriées.

NÆGELÉ. **Manuel d'accouchements à l'usage des élèves ... femmes,** nouvelle traduction de l'allemand sur la dernière édition, par M. ... Schlesinger-Rahier, augmentée et annotée par M. le docteur Jacquemier, ancien ... de la maison d'accouchements de Paris, suivi d'un appendice contenant la ... ventouses, la vaccine et les préparations pharmaceutiques les plus usuelles ... simples, et terminé par un **Questionnaire** complet. (Ouvrage placé, ... ministérielle, au rang des livres classiques des élèves sages-femmes de la ... Paris). 1 vol. gr. in-18, avec 87 fig. Nouvelle édition, augmentée. 1857.

PICHARD. **Maladies des femmes.** Des ulcérations et des ulcères ... matrice et de leur traitement. 1848, 1 vol. gr. in-8 de 500 pages, avec 27 ...

VANIER (du Havre). **Clinique des hôpitaux des enfants,** ... spective médico-chirurgicale, thérapeutique et hygiénique des maladies de l'enfa... 1843, 3 vol. in-8.

Chartres. — Imprimerie de Félix DURAND, rue Serpente, 8.

www.ingramcontent.com/pod-product-compliance
Ingram Content Group UK Ltd.
Pitfield, Milton Keynes, MK11 3LW, UK
UKHW012141240726
13966UKWH00001B/101